# 静脉用药调配中心处方审核实践

主　编　侯疏影　王金华　汪立梅

科学出版社

北　京

# 内 容 简 介

处方审核是静脉用药调配中心工作流程中极其重要的环节，是促进临床合理用药的关键。本书从静脉用药调配中心的实际工作角度出发，除介绍常用静脉药物处方审核要点外，还引用当前抗肿瘤药物和肠外营养制剂临床应用的相关指南及专家共识，将之与处方审核工作相结合，全面阐述这两类高危药品全医嘱审核的模式及标准，并阐明如何结合患者的生理、疾病、治疗、输注途径等因素进行个体化审核。

本书内容系统全面，具有较强的针对性及指导性，希望能够为静脉用药调配中心及医院药学从业人员的处方审核工作提供参考。

---

图书在版编目（CIP）数据

静脉用药调配中心处方审核实践 / 侯疏影，王金华，汪立梅主编. —北京：科学出版社，2023.9
ISBN 978-7-03-076389-1

Ⅰ. ①静… Ⅱ. ①侯… ②王… ③汪… Ⅲ. ①静脉注射-注射剂-处方-检查 Ⅳ. ①R944.1 ②R451

中国国家版本馆 CIP 数据核字（2023）第 177605 号

责任编辑：戚东桂 刘天然 / 责任校对：张小霞
责任印制：赵 博 / 封面设计：吴朝洪

科学出版社出版

北京东黄城根北街 16 号
邮政编码：100717
http://www.sciencep.com

中煤（北京）印务有限公司印刷
科学出版社发行 各地新华书店经销

\*

2023 年 9 月第 一 版 开本：787×1092 1/16
2024 年 9 月第二次印刷 印张：26 1/2
字数：611 000

定价：148.00 元
（如有印装质量问题，我社负责调换）

# 《静脉用药调配中心处方审核实践》编委会

汪立梅（哈尔滨医科大学附属第一医院）

王　莹（哈尔滨医科大学附属第一医院）

王金华（哈尔滨医科大学附属第一医院）

王智勇（厦门大学附属翔安医院）

魏　华（哈尔滨医科大学附属第一医院）

邢　玥（哈尔滨医科大学附属肿瘤医院）

张　勇（哈尔滨医科大学附属第二医院）

张立芬（哈尔滨医科大学附属肿瘤医院）

张炜霞（哈尔滨医科大学附属第一医院）

朱小红（哈尔滨医科大学附属肿瘤医院）

# 前　　言

　　《静脉用药调配中心处方审核实践》从静脉用药调配中心（PIVAS）的实际工作角度出发，并依据 PIVAS 的处方特殊性编写，更加适用于新形势下 PIVAS 的处方审核。本书还参考了大量抗肿瘤药物及肠外营养制剂临床应用相关指南及专家共识，并将之与处方审核工作相结合，首次全面阐述这两类高危药品全处方审核的模式及标准。

　　本书内容上划分为总论及各论两部分。总论简述了静脉用药调配中心的发展，阐明静脉用药调配中心的功能，并对静脉用药调配中心处方审核的意义及相关法规进行了较为详细的介绍。各论包括抗肿瘤药物处方审核、肠外营养处方审核及常见静脉药物处方审核三篇内容，各审核要点均通过大量案例分析，采用理论与实践相结合的方式，深入浅出地进行讲解，充分体现了本书的实用性和可实践性。其中，抗肿瘤药物处方审核不仅包括常见肿瘤疾病治疗原则及最新药物治疗进展，而且紧密围绕创新性化疗方案，综合临床诊断、患者机体状态、各器官功能状况、药物相互作用、给药顺序、给药周期间隔、预处理方案等相关联的审核要点，首次在实际案例中展示了如何合理应用临床及药学知识开展对抗肿瘤药物的处方审核。肠外营养处方审核不仅包括配方的适应证、配伍稳定性、配方合理性审核，而且还包括结合患者的生理、疾病、治疗、输注途径等因素进行个体化审核。

　　本书构建的审核模式将处方审核前置，充分利用辩证思维、临床思维、循证思维等多种思维模式，对提升处方审核工作的科学性、规范性、可操作性具有重要的意义。本书旨在提高静脉用药调配中心处方审核水平，实现处方审核标准化、规范化、个体化。限于编者的学识、经验及时间，书中内容难免存在疏漏，不足之处恳请读者批评指正。

编　者

2023 年 6 月

# 目　　录

## 第一篇　总　　论

## 第二篇　抗肿瘤药物处方审核

## 第三篇 肠外营养处方审核

## 第四篇 常见静脉药物处方审核

# 第一篇
## 总　论

# 第一章　静脉用药调配中心

## 第一节　静脉用药调配中心概况

静脉用药调配中心（pharmacy intravenous admixture service，PIVAS）是医疗机构为患者提供静脉用药集中调配专业技术服务的部门。PIVAS 通过静脉用药处方审核干预、加药混合调配、参与静脉输液使用评估等药学服务，为临床提供优质可直接静脉输注的成品输液。

PIVAS 将原本分散在病区开放环境下进行配制的静脉用药，集中于符合药品生产质量管理规范（Good Manufacturing Practice of Medical Products，GMP）标准、依据药物特性设计的操作环境下，由受过专业培训的技术人员，严格按照标准程序进行调配，为临床提供安全的直接静脉用成品输液。PIVAS 也是药学服务重要的组成环节，其承担着静脉用药处方审核、用药咨询、成品输液质量检查等工作，在提升医院合理用药水平、降低给药错误风险、确保患者用药安全等方面发挥着重要作用，实现医院药学由单纯供应保障型向技术服务型的转变。

PIVAS 的建立保证了静脉输注药物的无菌性，有效防止了输液微粒污染，有效提升了药品使用环节的质量控制，有利于解决不合理用药现象，减少药物浪费，降低用药成本，确保药物相容性和稳定性，将给药错误降至最低。此外，专业的配制环境可有效降低毒性药物对医护人员的职业伤害。PIVAS 作为医院的新部门，对合理用药和加强药品管理具有非常重要的意义。

2002 年 1 月卫生部与国家中医药管理局共同颁布的《医疗机构药事管理暂行规定》首次提出集中调配，第二十八条规定：对肠外营养和抗肿瘤等静脉用药实行统一调配和供应；2010 年 4 月 20 日卫生部医政司正式颁布《静脉用药集中调配质量管理规范》和《静脉用药集中调配操作规程》。2021 年 12 月，国家卫生健康委员会颁布《静脉用药调配中心建设与管理指南（试行）》，进一步加强了医疗机构 PIVAS 的建设与管理。相关规定的标准化和制度的规范化为我国 PIVAS 的健康、有序发展奠定了基础。

目前我国有超过 2000 家医疗机构建立了 PIVAS，服务床位超过 180 万张，每天调配输液量 810 万袋（瓶）以上。而 PIVAS 的普及不但提升了医院合理用药水平，降低了药费开支，用药医嘱合格率也大幅提高，不适宜用药从 3.5%～4% 下降至 0.02%～0.13%，同时还节省了人力资源（>36.8%）。

PIVAS 是医疗机构中提供药学服务的重要科室，PIVAS 整合医院各个病区的药物进行统一调配，这为医院药师提供了更为广泛的服务平台，使药师可以更多地参与临床药物治疗，药师也能更好地实现自身的专业技术价值，加速药学服务模式的转变，为患者提供优质和个性化的药学技术服务。PIVAS 的建立对于促进临床合理用药和保障患者用药安全有着重要意义。

# 第二节　静脉用药调配中心的配套设施

医疗机构 PIVAS 的成立代表着其静脉药物治疗跨入新的里程碑，但是 PIVAS 的工作在国内开展的经验有限，依然存在很多不足，建设初期调研不足，配制环境不达标，软件或硬件设备缺陷，缺乏相应的配制及管理规范，员工专业能力欠缺，配送能力不足，这些都会导致 PIVAS 无法完全履行其专业职能，致使工作流程阻滞，拖慢临床正常用药，造成医护人员及患者的不满，甚至出现严重的用药差错或医疗事故。因此 PIVAS 的建立要有足够的调研，满足《静脉用药集中调配质量管理规范》及《静脉用药调配中心建设与管理指南（试行）》的同时，也要了解自身需求，因地制宜，建立符合本医疗机构需求的 PIVAS。此外，还要制订合理的规章制度及应急处置方法，严格培训并考核操作人员药品理论知识及无菌操作流程，定期对软硬件设施进行检查、更换，以提高患者输液安全。了解国内外 PIVAS 的现状，借鉴多方经验，依托自身特点，建立合情、合理的 PIVAS，对于我国 PIVAS 的规范建设和合理发展、加强药师和护士的职业防护、保护患者用药安全、促进患者合理用药等方面，都具有十分重要的意义。

# 一、硬　件　建　设

PIVAS 的建设流程包括建设方案、项目设计、技术咨询、建筑装修施工、设施与设备安装、工程验收与洁净环境监测。

建立符合实际情况的 PIVAS 非常重要，规模过大会导致资源的浪费，规模偏小无法满足临床需求，也不利于长远发展，所以在开工建设前，应对所在医疗单位用药情况进行充分的药学调研，走访临床科室，了解各病区用药意向、用药时间及特殊要求。确定 PIVAS 的配制规模及配送范围（日配制量≤1000 袋：不少于 300m²；日配制量为 1001～2000 袋：300～500m²；日配制量为 2001～3000 袋：500～650m²；日配制量≥3001 袋时，每增加 500 袋，配送范围递增 50m²），做好人员规划及建设方案。依据《静脉用药集中调配质量管理规范》要求，按照 GMP 的规范设计和建造。

2021 年 12 月 10 日，国家卫生健康委员会办公厅组织制定的《静脉用药调配中心建设与管理指南（试行）》对 PIVAS 的建设进行了规范。选址：PIVAS 应建于人员流动少、位置相对独立的安静区域，便于与医护人员沟通和成品输液配送，不宜设立在地下室和半地下室。此外，选址应尽量远离污染源，确保周边环境不会对 PIVAS 和成品输液配制过程造成污染。洁净区采风口周围 30m 内环境洁净无污染，离地面不低于 3m。布局：PIVAS 使用面积应与日调配量相适应，应设置洁净区、非洁净控制区、辅助工作区三个功能区。三个功能区之间的缓冲衔接和人流、物流走向应安排合理，避免交叉。不同洁净级别区域间应有防止交叉污染的相应设施，严格控制流程布局上的交叉污染风险。PIVAS 内不设置地漏。淋浴室及卫生间应设置于科室外，并严格把控。洁净区面积应与设置的洁净操作台相匹配，应设有综合性会议示教休息室，为工作人员提供学习、开会与休息的场所。

## 二、软件配套

静脉用药调配是专一的药学服务和先进的静脉配液技术的结合体，所以 PIVAS 是特殊的药学服务型科室。人员构成区别于传统的药学部门，包括药师和护士，配送的药品以成品输液为主。职能科室及人员构成的独特性导致 PIVAS 的管理更为复杂，在强调专业技能的同时，还需要弱化职业上的分工，从而确保人员配合的高默契度。因此，PIVAS 的建立需要制订严格的管理制度，配套合理的管理模式。

PIVAS 强调处方集中审核及药品的集中调配，在一定程度上实现成品输液的量产。由于成品输液自身的特殊性和临床用药的时效性，需要保证药品的质量和配送的及时性。实现成品输液的量产，涉及诸多环节，如处方审核的量化、药品配制的量化、成品配送的量化等。工艺及技术方面必须要达到统一，实现各环节标准化操作，有效避免差错，保证产能及质量。

20 世纪 90 年代初，美国发生了一些严重的医疗事故，其主要原因就是 PIVAS 在集中配制时出现配制制剂成分错误、配制方法错误、微生物污染和剂量错误。一项调查发现，5 家美国医院在 1679 次静脉药的配制中，发生错误达 145 次，占 9%，其中多数为剂量错误，而全肠外营养（TPN）错误发生率最高，手工配制和部分自动配制的错误率分别是 37%和 22%。这些例子说明即使建立 PIVAS，若没有合适的管理制度，不仅不能给患者带来好处，反而会酿成严重事故。

因此，PIVAS 内的每一项工作环节，包括用药处方审核、贴签摆药、混合调配、成品输液核对、输液的包装及运送、医疗废物的处理、环境的清洁消毒等，都必须要制订详细的管理制度、岗位职责和标准化操作规程，这三项内容是 PIVAS 管理的三大要素。此外，还应配套严格的质量控制标准，培训考核制度、差错处理流程及突发事件应急预案。细化每一个工作环节，执行严格的管理，才能保证成品输液质量的统一和产能的高效，避免用药事故的发生，保障患者用药安全。

## 三、人力资源配置

根据《静脉用药调配中心建设与管理指南（试行）》要求，一般可根据每人每日平均调配 70～90 袋（瓶）成品输液的工作量匹配药学专业技术人员和工勤人员。工作人员每年至少进行一次健康检查，建立健康档案。从事静脉用药集中调配的工作人员，均应接受岗位专业知识和技术操作规范培训并考核合格，每年应当参加与其岗位相适应的继续教育。对患有传染性疾病、其他可能污染药品的疾病或精神性疾病等不宜从事药品调配工作的人员，应调离此工作岗位。

具体要求：PIVAS 负责人应当由具有药学本科及以上学历、药学专业中级及以上专业技术职务任职资格、具有药品调剂经验和管理能力的药师担任。负责用药处方审核的人员应当具有药学专业本科及以上学历、药师及以上专业技术职务任职资格、具有 3 年及以上门急诊或病区处方调剂工作经验、接受过处方审核相关岗位的专业知识培训并考核合格。负责贴签、摆药、核对、药品调配的人员，原则上应当具有药士及以上专业技术职务任职资格，负责成品输液核查人员，应当具有药师及以上专业技术职务任职资格，不得由非药学专业技术人员从事此项工作。

PIVAS 除专业技术人员外，还需配置相应数量的内部工勤人员和（或）外部工勤人员。工勤人员经培训后，应能熟练掌握物品消毒工作及相关流程，负责 PIVAS 所有区域的清洁卫生，包括办公室、库房、卫生间等区域及药筐、送药箱、送药车等所有物品的清洁消毒；独立完成成品输液的包装、运输、交接等工作。

# 第三节 静脉用药调配中心建立的目的和意义

PIVAS 是医疗机构中司职静脉用药的专科部门，对合理用药和加强药品管理具有非常重要的意义。建立 PIVAS 可以保证静脉输注药物的无菌性，防止微粒污染，还可解决不合理用药现象，减少药物浪费，降低用药成本，确保药物相容性和稳定性，将给药错误发生率降至最低。空气净化装置的防护作用可大幅减少毒性药物对医护人员的职业伤害。因此，引入静脉药物集中配制的目的是加强对药品使用环节的质量控制，保证药品质量体系的连续性，提高患者用药的安全性、有效性，实现医院药学由单纯供应保障型向技术服务型转变，实现以患者为中心的药学服务模式，提高医院的现代化医疗质量和管理水平。

## 一、统一执行标准，提高药品调配质量

传统的静脉用药调配工作分散在各个病区，通常在治疗室内完成。治疗室属于开放性环境，病区人员流动性大，微粒、细菌、热源普遍存在，环境因素难以控制，无法进行洁净配制，发生细菌和不溶性微粒污染的风险高。

病区护士多数缺乏药学背景，对处方医嘱的适宜性、药物的配伍禁忌、具体的配制方法、用药时间等没有足够的认知。患者通常多药联用，药物间的配伍变化越来越复杂，单纯地执行医嘱及经验性配制难以保证患者用药安全。

病区过于分散，难以统筹管理，无法统一操作规程及执行标准，规章制度的执行也缺乏监督，配制错误不易被发现，无法保证成品输液的质量。此外，病区护理工作繁重，无法专注配制，如遇突发情况，难以保证配制的连贯性，存在配制隐患。治疗室为开放的环境，危害药品难以单独配制，没有生物安全柜，也缺乏相应的防护设备，存在严重的职业暴露风险。

PIVAS 的建立则可以有效解决以上问题。PIVAS 将原本分散在病区开放环境下进行配制的静脉用药集中于符合 GMP 标准、依据药物特性设计的操作环境下，由受过专业培训

的技术人员严格按照标准程序进行调配，从而有效降低微生物、热原及不溶性微粒的污染率，最大限度地避免输液反应，为临床提供安全的直接静脉用成品输液。

## 二、司职静脉用药与针对性药学服务

现代药学服务是医疗服务重要的组成部分，应贯穿患者所有用药过程，指导用药、发现问题、纠正错误。这要求药师应尽可能多地参与患者用药的环节，更多环节的参与意味着更好的干预。

PIVAS 整合了药师和部分护士的工作，直接供给成品输液，这使得 PIVAS 的药师有机会参与更多的用药环节，如药品的配制、成品输液的核对等，可以有效减少配伍禁忌，提高输液质量。此外，PIVAS 药师还可以在处方审核阶段，根据患者的用药情况，通过调整患者用药批次，制订合理的用药间隔和用药顺序，进一步保障患者用药安全。有文献报道指出，在 PIVAS 建立后，药师审核处方的步骤及专业技术人员的配置使得不合格的处方或用药医嘱发生率降到 0.02%～0.13%，处方质量大大提高，提升了静脉用药的安全性。

PIVAS 的建立使得医院内部出现了司职静脉用药的药学专科部门，其负责整合和汇集医疗机构内部的静脉用药，统一进行药品管理、处方审核，集中配制和配送，在节约成品的同时，可提供更为专业的药学服务。PIVAS 的药师司职审核静脉用药医嘱，专业上分工明确，这样就使得 PIVAS 药师的专业针对性强，工作精力也更为集中，提高了处方审核的质量和效率。PIVAS 有针对性的处方审核，加速暴露了一些院内静脉用药存在的问题和不良用药习惯，在分析汇总后，可统一进行干预和指导，有效提高医院的静脉用药质量和水平，减少医疗事故和医疗纠纷。广泛的用药平台、针对性的药学服务，可确保患者静脉用药的合理性，安全性、有效性是 PIVAS 药师的专业特点。

## 三、避免资源浪费，节约用药成本

曾有报道指出，PIVAS 的建立可以有效节约医疗成本。PIVAS 将原本分散在各个病区的静脉用药实施集中调配，医疗及人力资源得到有效整合，可显著降低医疗成本，带来良好的经济效益、生态效益和社会效益。

传统的模式下，静脉用药配制分散在各个病区，人员及耗材均以病区为单位，难以进行统一管理，无法做到科学化、合理化地分配人员及使用耗材，造成人力、物力的浪费。

PIVAS 实现了对静脉用药配制的统一管理。PIVAS 执行统一的标准操作规范，加之严格的监督制度，保障了成品输液的质量，降低了配制差错率，避免了非必要的人为损失。此外，PIVAS 本身就是为了完成静脉用药调配规划和设计，故应设备完善，防护到位。科学化地匹配员工数量及分配耗材，从而做到以最少的人力和物力，消耗更少的时间，完成更多的配制任务，降低了医院的运行成本。

PIVAS 的出现实现了静脉用药集中存储和管理，为病区节约了存储成本及存储空间，可以接收更多的患者。PIVAS 内规划了独立的药库，配备了专业的风机设备，控制温湿度在合格范围，在降低存储成本的同时，保障了药品的存储安全。以有限的空间存储更多的药品。同时应根据运行规模，配备专业的管理人员，避免人力资源的浪费。

## 四、降低职业暴露风险

医务人员职业暴露是指医务人员在从事诊疗、护理活动过程中接触有毒、有害物质或传染病病原体，从而损害健康或危及生命的一类职业暴露。日常的静脉用药配制工作中，注射器反复抽吸、分离安瓿瓶瓶颈都不可避免地造成药液的喷溅，致使空气中存在游离的药液飞沫，手套、口罩及操作台上有药液残留等。游离的药液通过皮肤接触、呼吸道进入人体，造成机体的被动吸收。配制人员暴露于细胞毒性药物和肿瘤化疗药物环境中，长时间、小剂量、高频率地被动吸入药液，引起药液在体内蓄积，造成不可逆的损伤，包括生殖、泌尿及肝肾系统的毒害，且具有致癌、致畸、生殖毒性。

PIVAS 具有先进的硬件设备，规划了负压洁净配制区，配备了足够数量的生物安全柜及个人防护装备。此外，PIVAS 还制定了危害药品的配制规范、危害药品溢出的应急处置预案、独立的配制和配送流程、危害药品医疗废物处理规范，最大限度地降低了职业暴露风险。

## 五、发展临床药学，推广合理用药

《静脉用药集中调配质量管理规范》颁布后，PIVAS 承担了更多细胞毒性药品及肠外营养的调配工作，这给 PIVAS 药师的工作提出了新的要求和挑战，也提供了更好的药学服务平台。细胞毒性药物用药无固定剂量，一般根据体重、体表面积计算给药，还需根据肝脏功能、肾脏功能、血常规等进行调整，不同的化疗方案用量、频率都不一样。肠外营养用药要监控患者处方的糖脂比、卡氮比、渗透压。根据患者情况选择不同类型的氨基酸、脂肪乳等。因此，细胞毒性药品及肠外营养对个体化的要求十分苛刻，医嘱集中于 PIVAS 后，PIVAS 的药学服务得到了拓展，如为临床医师提出建议、发现处方不足、共同探讨和制订用药方案等，可以更好地推广合理用药，保障患者用药安全。PIVAS 作为新的平台，加深了药师与临床医生的联系，建立了良好的药学服务环境，更好地发挥了药师的职业潜能，更高层次地提升了药学服务质量，有助于提高药学部门在医院中的地位。

## 第四节　静脉用药调配中心的信息化和智能化

PIVAS 的信息化和智能化是在大数据和人工智能加持下诞生和快速发展的新模式，其诞生和发展符合社会发展的整体需求。医院信息系统（hospital information system，HIS）利用计算机软硬件技术、网络通信技术等现代化手段，覆盖医院所有业务及业务全过程的信息管理系统。PIVAS 建设初期所采用的操作系统及信息管理系统通常是基于所在医疗机构原有的 HIS，按照 PIVAS 工作流程设计开发，存在功能简单、使用烦琐和效率不足等缺陷。

　　随着 PIVAS 的发展，其对信息化提出了更高的要求，原有的系统难以匹配。特别是与处方审核工作密切相关的医院其他业务系统，主要有医院信息系统、电子病历系统、医学影像信息系统、实验室信息管理系统、病理图文报告系统等，如果各个业务系统间无法实现数据共享，信息相对独立，药师就无法有效地提取各业务系统数据信息，难以全面地了解患者病情，处方审核过程中存在大量盲区，会出现误审、漏审的情况，严重影响处方审核工作质量。为了实现更好的药学服务，PIVAS 的信息系统需要不断升级优化，开发 PIVAS 专用信息系统。实现 PIVAS 处方审核系统与医院其他业务系统数据间的无缝交互，使药师能够随时查阅患者的诊断信息、病程信息、护理记录、手术记录、检验结果、检查报告、病理报告等数据，快速、准确地掌握患者病情，在处方审核工作中为药师提供可靠依据。

　　PIVAS 系统还应集成医嘱反馈通道和信息平台，从审方、医嘱执行、混合调配、核对等方面实施 PIVAS 的全过程信息化管理，实现全过程可查、可追溯及绩效的量化统计。HIMSS EMRAM 6 级评审的核心内容中提出"至少一个病区应用药物闭环管理"。在新医疗形势下，PIVAS 处方审核系统以信息化为基础，运用二维码监管技术，为每一条医嘱匹配唯一的二维码，通过手持终端扫码实现对各个工作环节的状态、责任人及时间点的全程监控和实时反馈，严格控制 PIVAS 医嘱执行过程中的处方审核、发药、调配、复核、运送、签收等环节的工作质量，使工作全流程形成"闭环管理"，进一步降低医疗差错的发生率，保证患者的用药安全。

　　近年来，机械化、自动化、智能化技术越来越多地应用到 PIVAS 的各环节工作中，包括智能针剂库、统排机、盘点机、贴签机、半自动或全自动配液机器人、成品输液分拣机等。现代化设备的介入提高了静脉药物调配效率，减少了毒性药物对操作人员的伤害，有效降低了调配差错率。

# 第二章　静脉用药调配中心合理用药与处方审核

## 第一节　静脉用药调配中心处方审核

### 一、静脉用药调配中心进行处方审核的必要性

药师审核处方是确保临床安全用药的重要环节，是 PIVAS 防范用药错误及药物不良事件的有效措施。处方医嘱中存在的任何疑问或错误都可能对患者的治疗和康复造成不良影响，甚至酿成严重的医疗事故，药师可以通过审核处方发现潜在的问题，并向医师反馈，使其进行修改或撤销用药，避免医嘱错误对患者造成的伤害，因此药师处方审核十分必要。

静脉用药通过患者静脉给予液体或注射性药物，是高风险、高获益的临床用药方法。有资料显示，我国二级以上医院住院患者静脉输液使用率在 90% 左右，《国家药品不良反应监测年度报告（2021 年）》显示，静脉注射给药发生不良反应事件报告占不良反应报告总数的 59.7%。因此，针对静脉用药的处方审核是必要的措施，尤其是司职静脉用药的 PIVAS 药师，开展专科处方审核对于保障静脉用药安全性和合理性十分重要。

2010 年 4 月，卫生部出台《静脉用药集中调配质量管理规范》，提出医疗机构应当设置静脉用药集中调配中心（室），要求全静脉营养液（肠外营养液）、危害药品静脉用药在 PIVAS 内集中调配与供应，并制定了《静脉用药集中调配操作规程》，PIVAS 逐渐成为医疗机构内细胞毒性药物及全静脉营养液处方审核、调配工作的主导科室。

全肠外营养（TPN）作为营养支持治疗的方式，其合理性使用对患者治疗起着积极的作用。临床设计 TPN 处方时会综合考虑患者情况，遵循个体化原则来确定各营养要素的配比，以更好地满足患者需求，故 TPN 的医嘱组成复杂，必要性审核项目多，包括糖脂比、卡氮比、糖胰比、阳离子浓度等，且患者病情多样，传统处方审核难以达到安全用药的目的。化疗是目前肿瘤治疗最重要的手段，肿瘤疾病类型多、药品种类多样化、用药方案因人而异且常需联合用药、处方审核难度高，不合理使用抗肿瘤药物与肿瘤治疗效果和药物不良反应存在直接关系。综上，TPN 及化疗药的处方审核，复杂且个体化程度高，这就对 PIVAS 药师专业知识的深度和广度提出了更高的要求，如果药师的知识结构、能力水平和职业道德达不到要求，就有可能出现差错甚至事故。

PIVAS 整合了药师和部分护士的工作，直接供给成品输液，这使得 PIVAS 的药师有机会参与更多的用药环节，如静脉用药处方审核、药品的调配、成品输液核对等过程。因此，PIVAS 的处方审核项目更为广泛，可以多方面地规范临床用药。同时，PIVAS 药师对于静

脉用药医嘱的针对性审核可以加速暴露一些院内静脉用药存在的问题和不良用药习惯。例如，PIVAS 药师还可以通过判断注射器、输液器及用药方式（避光、遮光、滴注速度等）的合理性，减少输液反应的发生。此外，应充分考虑患者的用药情况，制订合理的用药间隔和用药顺序，有效干预和指导医院的静脉用药，降低医疗事故和医疗纠纷。

PIVAS 为药师提供了一个与临床医师探讨合理用药的途径和密切联系的平台，使药师从后台走到了药学服务的前台，广泛的用药平台及有针对性的药学服务为药师积极参与临床服务提供了机遇。

## 二、静脉用药调配中心进行处方审核的内容

PIVAS 药师应充分发挥司职静脉用药的专业优势，利用自身丰富的药代动力学、药效学知识，综合各种药学信息严格审方，科学甄别不同药物之间、药物与溶媒之间的相容性及溶媒选择等，提出合理用药方案，最大限度地规避药物不良反应及不合理用药现象的发生。依据《医疗机构处方审核规范》，PIVAS 用药处方的审核内容包括合法性审核、规范性审核及适宜性审核。

（一）处方医嘱合法性审核

（1）处方开具人是否根据《中华人民共和国执业医师法》取得医师资格，并执业注册。

（2）处方开具时，处方医师是否根据《处方管理办法》在执业地点取得处方权。

（3）麻醉药品、第一类精神药品、医疗用毒性药品、放射性药品、抗菌药物等药品处方是否由具有相应处方权的医师开具。

（二）处方医嘱规范性审核

（1）处方是否符合规定的标准和格式，处方医师签名或加盖的专用签章有无备案，电子处方是否有处方医师的电子签名。

（2）处方前记、正文和后记是否符合《处方管理办法》等有关规定，文字是否正确、清晰、完整。

（3）条目是否规范。年龄应当为实足年龄，新生儿、婴幼儿应当写日龄、月龄，必要时要注明体重；中药注射剂要单独开具处方；每一种药品应当另起一行，每张处方不得超过 5 种药品；药品名称应当使用经药品监督管理部门批准并公布的药品通用名称、新活性化合物的专利药品名称和复方制剂药品名称，或使用由卫生部公布的药品习惯名称；医院制剂应当使用药品监督管理部门正式批准的名称；药品剂量、规格、用法、用量准确清楚，符合《处方管理办法》规定，不得使用"遵医嘱""自用"等含糊不清的字句；普通药品处方量及处方效期符合《处方管理办法》的规定，抗菌药物、麻醉药品、精神药品、医疗用毒性药品、放射药品、易制毒化学品等的使用符合相关管理规定。

（三）处方医嘱适宜性审核

处方医嘱的适宜性审核包括：处方用药与诊断是否相符；规定必须做皮试的药品，是

否注明过敏试验；处方剂量、用法是否正确；选用剂型与给药途径是否适宜；是否有重复给药和相互作用的情况；是否存在配伍禁忌；是否有用药禁忌；溶媒的选择、用法用量等。

**1. 适应证审核** 适应证是指药物或治疗方法所能治疗的疾病范围。适应证审核是审核处方用药与临床诊断是否相符，目的是规范临床用药，让药品回归其治疗属性，避免滥用。不合理情况主要包括临床诊断不全、适应证不适宜、无适应证用药、无适当理由超说明书用药等。适应证的审核难点在于了解治疗目的，临床的治疗原则包括对因治疗、对症治疗、辅助治疗、预防用药，治疗目的或角度不同，适应证的范围也不尽相同，应根据病因、病程、药效学、药代动力学做出判断。

**2. 皮试药品，过敏审核** 药物过敏反应也称药物变态反应，属于 B 型药物不良反应，是由药物引起的过敏反应，与人的特异性过敏体质相关，仅见于少数人。为避免药物过敏反应的发生，临床上在使用某些药物前需要进行过敏试验。其中，皮肤敏感试验（以下简称皮试）是最常用的一种方法。《中华人民共和国药典临床用药须知》、药品说明书、《抗菌药物临床应用指导原则》（2020 版）中明确规定了部分药品使用前必须做皮试。《处方管理办法》（2022 版）要求药师在进行处方用药适宜性审核时，应审核"规定必须做皮试的药品，处方医师是否注明过敏试验及结果的判定"。

PIVAS 常见的需要进行试敏的药品包括抗生素（青霉素类、头孢菌素类）、生物制剂（主要是源自动物血清蛋白的药物）、细胞色素 C、胸腺肽注射液、门冬酰胺酶等。

此外，药师也应关注患者过敏史，审核时需要注意患者是否对药物中某一成分过敏，对于高敏体质者应谨慎用药、密切监测。例如，对磺胺类药物过敏的患者，可能对很多与其结构相似的药物都有交叉过敏现象，包括呋塞米、氢氯噻嗪、塞来昔布、柳氮磺吡啶、格列本脲、格列吡嗪、布林佐胺等。药师审方时需密切关注，警惕药物过敏。

**3. 处方剂量、用法审核** 处方剂量及用法是说明书的核心内容之一，是指药品的使用剂量、频次和使用方法，是处方审核的重要依据及基本原则。处方剂量审核是整个药物治疗的核心，剂量不同，机体对药物的反应程度也不同，剂量过小，无法达到预期的疗效；剂量过大，患者无法耐受，易出现不良反应。不同个体对药物的反应性存在差异，需注意用药剂量。因此，应根据药品说明给予正确的药物剂量，不应过大或过小。对于疑似低剂量或超剂量处方，要结合临床实际情况及用药目的进行判断分析，不可盲目拒绝。

正确的给药频次是由药物的半衰期和有效血药浓度决定的。对于半衰期短的药物，给药次数相应增加；对于消除慢、毒性大的药物，应规定每日的用量和疗程。患者肝脏功能、肾脏功能降低时，应适当减少给药次数，以防止蓄积中毒。目前，抗生素给药时间、给药频次不当是临床不合理治疗方案中普遍存在的问题。抗菌药物的给药间隔取决于其半衰期、药代动力学和药效学特点及抗生素后效应（PAE），根据抗菌药物的后两个特征，将其分为浓度依赖性抗菌药物及时间依赖性抗菌药物两大类。原则上，浓度依赖性抗菌药物应将其一日剂量集中使用，适当延长给药间隔，以提高血药峰浓度。而时间依赖性抗菌药物的效果主要取决于血药浓度超过所针对细菌的最低抑菌浓度（MIC）的时间，与血药浓度关系不大，故其给药原则上应缩短间隔时间，使 24 小时内血药浓度高于致病菌 MIC 的时间至少占 60%，或者一个给药间隔期内超过 MIC 的时间必须大于 40%～50%，方可达到良好的杀菌效果。青霉素类、头孢菌素类、碳青霉烯类、克林霉素、部分大环内酯类抗生素属于时间依赖性抗菌药物，它们的杀菌效果主要取决于血药浓度超过 MIC 的时间，用药后 24 小时内超过 50%的时间，体内血药浓度大于 MIC 时临床有效；当血药浓度达到 MIC 的 4～5 倍时，杀菌率即处于饱和，此时再提高给药剂量也不会提高杀菌效果，反而会增加不良反应发生率。因此，时间依赖性抗菌药物的用药原则是将给药间隔缩短，不必每次大剂量给药，一般 3～4 个半衰期给药 1 次，每日剂量分 3 次或 4 次给药，日剂量 1 次给药无法满足抗菌要求且极易使细菌产生耐药性。氨基糖苷类、甲硝唑等 PAE 长的抗菌药多属于浓度依赖性抗菌药物，其杀菌活性及临床疗效与血药浓度呈正相关，药物浓度越高，杀菌率越高，杀菌范围越广。这些药物可在日剂量不变的情况下有较宽的给药间隔。氨基糖苷类每日 1 次给药方案可以增强组织穿透力及感染组织中的抗菌药物浓度，同时由于谷浓度降低，能减少耳毒性、肾毒性等不良反应的发生率，抑制耐药菌的发生。

**4. 选用剂型与给药途径审核**　同一种药物，给药途径不同，其药效可能存在极大的差别。临床治疗时常出现药物剂型与给药途径不适宜的情况，从而影响了药物的合理应用与药效的发挥。强化药物剂型的合理应用意识、确保药物给药途径的合理性，是提高药物应用有效性与安全性的关键，也是提高医院医疗服务质量的重要保障。

PIVAS 常见的问题是肌内注射剂被用于静脉滴注。由于同一药物不同规格的注射剂所用的溶媒不同，工艺处方不同，制剂工艺和质量标准要求不同，随意替代使用可能引起严重的不良反应，甚至危及患者的生命安全。

油溶液型注射剂，包括维生素 $D_2$、维生素 $D_3$、维生素 A、黄体酮注射液等，此类药物因在水中不溶解或不稳定或为了延缓药效而采用非水溶剂，如注射用油制成油溶液型注射剂，只能肌内注射或局部注射，不能用于静脉给药。混悬型注射剂，如苄星青霉素等，仅可肌内注射。加入局部镇痛剂的注射剂，有的药物注射时可引起剧烈疼痛，有时会加入局部镇痛剂，一般仅限于肌内或皮下注射，如普鲁卡因青霉素注射液。可引起严重不良后果的注射剂，如氨基糖苷类静脉注射时，血药浓度骤然升高，可引起呼吸抑制作用，只可肌内注射和静脉滴注；因剂型特点或其他原因不能用于静脉给药的注射剂，包括肾上腺素注射液、维生素 $K_1$、维生素 $B_1$、维生素 $B_2$、维生素 $B_{12}$、预混胰岛素等。

**5. 重复用药审核**　药物治疗时，经常需要联合用药以达到良好的治疗效果，合理的联合应用可增强治疗效果、降低药物不良反应。药物联用时，重复用药较为常见。重复用药包括：同一药用成分但不同商品名、相同药理作用的药物、同类药物及同种作用机制的药物重复应用。重复用药不仅浪费药物资源、增加患者的代谢及经济负担，还会引发药源性事故。

同一成分不同商品名的药品越来越多，致使临床上存在开具不同商品名的同一药物的现象（重复用药）。2007 年 5 月 1 日，《处方管理办法》正式实施，规定"医师开具处方应当使用经药品监督管理部门批准并公布的药品通用名称、新活性化合物的专利药品名称和复方制剂药品名称"。因此药师首先要对医嘱中的药品名称进行审核，避免重复用药现象的发生。

我国中药品种多、成分复杂、名称相似，临床应用时容易出现重复用药的情况，如西药与含有相同西药成分的中药同用在处方审核时容易被忽视。中药和西药联合应用时，药师应关注中药有效成分，关注叠加的药物剂量，避免重复用药导致药物剂量超标，引发不良反应。相同药理作用或作用机制的药物重复应用常见于心脑血管用药、护肝药、抗酸药，通常建议联用相同疗效但作用机制不同的药物，以减少不良反应，提高疗效。处方审核时，药师应了解药物的化学成分、药理作用、常见的联合用药方案（抗肿瘤为主），加强对不合理的重复用药的拦截和干预。

**6. 药物相互作用审核** 药物相互作用是指药物的作用受到其他药物或化学物质的干扰，使该药的疗效发生变化或产生药物不良反应。药物的相互作用有多种表现，但主要有3 种作用方式：①药物在药代动力学方面的相互作用，影响药物的吸收、分布、代谢、排泄过程；②药物在药效学方面的相互作用，影响药物的药理学效应（协同作用、拮抗作用等）；③中西药物相互作用，中西结合治疗在临床上十分常见，但中药成分复杂，联合用药的理论依据十分有限。

审核药物相互作用，需要评估相互作用是否存在临床意义；判断是否可以通过用药交代或调整用药方案合理规避；审核药师应具备扎实的知识储备，熟知常见的存在相互作用的药物，合理地借助查询软件，如用药助手中的"相互作用"模块、UpToDate 软件嵌入的药物信息数据库"Lexicomp"等。

**7. 配伍禁忌审核** 配伍禁忌是两种或两种以上药物配伍使用，发生物理变化、化学反应或药理学改变，是不利于临床治疗的配伍变化。配伍禁忌是静脉输液中常见的问题，常见的如药物之间或药物与溶媒之间配伍后出现变色、沉淀、结晶等现象，也有很多配伍变化肉眼难以发现，如失效、pH 变化、不溶性微粒增多等。配伍禁忌根据性质不同可分为物理性、化学性及药理性。

配伍禁忌的危害：有些药物间的配伍使得治疗作用减弱或失效；有些药物间的配伍使得毒副作用或不良反应增加；有些药物间的配伍使得治疗作用叠加，导致过度治疗。患者病情复杂时，临床上常需联合用药，联合用药影响机体对药物的吸收、药效及安全性，处方审核时应给予高度重视。多种药物之间的配伍问题也是药师审方难点，尽量做到一种溶媒配伍一种药物，合理规避药物与药物之间或药物与溶媒之间的配伍禁忌。对于绝对的禁忌，应避免配伍；对于相对禁忌，可通过合理地调整给药时间及用药顺序进行规避。

静脉药物配制的日常工作中，由于需配制药液的数量多、时间有限等原因，药师无法对多种配制药物间可能存在的药物相互作用进行全面审核，因此，建议药师在允许的情况下，可参照《新编 380 种注射液理化与治疗学配伍检索表》《400 种中西药注射剂临床配伍应用检索表》《药品注射剂手册（第 14 版）》等书籍进行深入的药理学配伍禁忌审核。

**8. 用药禁忌审核**（特殊人群用药） 药师审核时应注意特殊人群用药，包括儿童、老年人、孕妇及哺乳期妇女、脏器功能不全患者等，由于身体组织、器官的特殊性，这些人群本身的生化、生理及病理等机制与普通人存在较大差异，导致所用药物产生的疗效、不良反应、药效学特征、药代动力学特征都异于普通人，临床用药复杂，审核时应判断是否有禁忌使用的药物。

儿童患者的器官功能尚未完全发育，酶系统、免疫系统及中枢神经系统发育也不健全，所以在用药过程中应该对其用药剂量进行量化控制；孕妇及哺乳期妇女处方审核首要的职责是保证孕产妇及胎儿或乳儿的用药安全。应重点关注孕体发育的不同阶段、用药是否符合妊娠期妇女的用药原则、药物禁忌证、所选药物的特性及安全性、用法用量、指南推荐用药的合理性及超说明书用药等。老年患者因为器官功能衰退或合并其他基础性疾病，用药过程中需要结合老年人的特点，避免多重用药，遵循小剂量、个体化原则。对于脏器功能不全患者，应注意使用某类药物是否会增加其异常脏器的损害程度、是否会发生药物相互作用而增加药物毒性、是否对药物体内过程产生影响等，对所用药物种类、剂量、疗程，以及联合使用其他药物的种类都必须特别关注。此外，药师审核时也应注意患者用药是否有食物及药物过敏史禁忌证、诊断禁忌证、疾病史禁忌证与性别禁忌证。

**9. 溶媒的种类、用法用量及静脉给药速度审核**　溶媒适宜性审核十分重要，包括溶媒的种类、溶媒体积、成品输液浓度等，溶媒选择不当是临床常见的问题。某些药物在0.9%氯化钠溶液中不稳定，易降解，如奥沙利铂、洛铂等。多烯磷脂酰胆碱不能与氯化钠配伍，因为氯化钠会破坏多烯磷脂酰胆碱分子结构，使其药效降低。紫杉醇脂质体与氯化钠配伍会导致脂质体聚集。有些药物则在5%葡萄糖注射液中不稳定，易出现沉淀，如依托泊苷、羟喜树碱等。每种药物都有其规定的pH范围，对加入的药物稳定性存在不同程度的影响。在选择溶媒时，应充分考虑pH的影响，尽量选择与药物pH接近的溶媒，如青霉素水溶液pH为6.0～6.5，5%葡萄糖注射液pH为3～5，二者配伍会导致青霉素的β-内酰胺环水解、效价降低，不适宜的溶媒会导致药物出现浑浊、沉淀、效价降低或失效等问题，发生药源性事件。审核时需要掌握药物的物理化学性质，了解调配情况。

药物在静脉滴注时，常因给药速度过快而引起一些不良反应，严重时可危及患者生命。静脉输液的速度根据患者的病情、输注药物种类的不同，输液速度也会不同。例如，治疗炎症时，如果患者为年轻人，输注青霉素、头孢呋辛等药物时应快速滴注，但输注阿奇霉素、左氧氟沙星等药物时，因其可引起胃肠道不适，应缓慢滴注；如果为老年患者，特别是合并心功能不全的老年患者，应严格控制滴速，避免输液过快诱发心力衰竭。部分药品如硝酸异山梨酯等扩张血管的药物，应严格控制滴速，一般为15～20滴/分，避免因滴速过快引起血管扩张造成低血压。

# 第二节　临床药学思维在静脉用药调配中心处方审核工作中的实践

静脉输液时，药品通过静脉进入人体，起效迅速，是高风险、高获益的临床用药方法。不合理的静脉用药不仅无法起到治疗作用，还会破坏机体内环境稳定，造成严重不良反应。因此，静脉用药的安全性尤为重要。

PIVAS是医疗机构中司职静脉用药的科室，因此PIVAS药师与传统药师相比，其职业风险更高，PIVAS药师必须要明确自己的责任，掌握高水平药学专业知识，具备系统的药学专业基础知识和临床思维，熟悉临床的治疗过程，确保提供优质的药学服务并保障患者用药安全。此外，PIVAS整合了药师和部分护士的工作，直接供给成品输液，这使得PIVAS的药师有机会参与更多的用药环节，更好地实现药学价值。

PIVAS处方审核工作中，PIVAS药师应该结合自身优势，不能仅依据说明书开展工作，也不能仅依据处方信息审核药物应用的合理性，PIVAS 药师应深入理解药物结构、性质、剂型与功能（含药代动力学）的关系，建立药学思维；深入理解药物不良反应、不良相互作用特点及其发生机制，建立临床药学思维；深入学习临床药物治疗学，建立临床治疗思维。应该从患者的角度出发，依据患者的病情、治疗目的及辅助检查结果等相关信息，结合患者的具体情况进行精细化和个体化审核，否则无法给予正确的用药指导。

PIVAS 药师在处方审核工作中应建立药学思维，首先要考虑的是患者用药后的安全性，仔细评估药物之间是否有配伍禁忌、相互作用，是否对各脏器有损害、不良反应的叠加和严重程度，以及对药代动力学的影响等，然后再考虑药物使用有效性及经济性；尤其应注意肝脏功能、肾脏功能异常患者的药物代谢、排泄功能是否受损，儿童及老年患者机体不能负荷正常药物用量，对于女性患者，还要考虑其是否妊娠，以免对胎儿及孕妇造成不利影响。

PIVAS 药师运用药学思维进行处方审核的基础是药师对药物的药效学、药代动力学、不良反应、注意事项、配伍禁忌等药物固有属性的掌握，以及时发现、解决潜在或实际存在的用药问题，从而促进患者合理、安全、经济地用药，并保护患者免受或减少、减轻与用药有关的伤害。但是，单纯的药学思维也有其不足之处，那就是它来源于书本、说明书，与临床实践存在脱节现象。实际审方工作应当将药学思维与临床思维有机结合，如此才能对药学服务起到增益作用。

PIVAS 药师处方审核的临床思维基于对药物、药物治疗方案及其预期治疗效果的诊断，要点是审核药物治疗的目的、用药时机、药物治疗方案，监测疗效和不良反应，分析疗效不佳的原因及提高疗效的方法。这就要求 PIVAS 药师将思维的重点放在药物使用的合理性上。PIVAS 药师利用药学知识在药物治疗、疑难病例讨论、死亡病例讨论、医疗纠纷的评估中分析出那些通常不被临床医师所关注的问题，保障用药的安全性、有效性及经济性，提升药物治疗水平。

此外，PIVAS 药师司职静脉用药，日常工作中可以接触并收集很多药学信息，这些信息都是处方审核的依据，直接或间接地培养了对于静脉用药的职业敏感性，使药师能从药物因素来分析临床上出现的不良事件，而这些问题往往在治疗过程中被医师忽略，这也是 PIVAS 药师建立药学思维的意义。

# 第三节　静脉用药调配中心处方审核系统

处方审核是 PIVAS 的核心工作，是保证患者用药安全的重要环节，也是 PIVAS 药师的首要任务和职责。传统的人工审核处方需要药师对医嘱全部项目进行审核。药师自身的素质，如对专业技术知识的掌握、对审核标准的理解甚至审核的态度都会影响处方审核的准确性，造成审核结果主客观偏倚。此外，重复项审核也严重拉低了审方效率。难以实现处方审核的标准化。建立合理有效的审核支持系统是提高审方药师审核效率、保证审核同质性的重要手段之一。

PIVAS 处方审核系统，即在药物合理使用的基础上，以知识库和数据库为技术内核，通过数据转译与 HIS 互联互通，依据上市药品说明书中已注明的用法，并结合循证医学证据，形成适应 PIVAS 特色的"基础数据库+精细化数据库"的多维度数据点评模式。处方信息首先通过系统预设的诊疗模块进行第一层审核，必要时后台审方药师开展人工交互予以第二层审核，"系统审核+人工复核"在提高审核效率的同时降低了人为因素及主观意识的影响，可以最大限度地实现处方审核的准确度及标准化。

目前 PIVAS 应用的处方审核系统主要分为两大类：第一类是由软件公司设计开发的合理用药监测系统，配备完备的数据库。通过内嵌的方式与医院的系统相结合，通过提取医院的信息与数据库的信息匹配并判断，进而给出用药建议。目前应用较多的是四川美康公司的"合理用药监测系统"和上海大通医药信息技术有限公司的"药物咨询及用药安全监测系统"。此类系统的数据库中的数据信息较为全面，但难以实现与 HIS 数据的完全共享及对患者用药的全程跟踪与监控，综合处理患者基本信息和用药信息的能力仍存在局限性，在监测警示的合理性、实用性及分析处理信息的智能化方面有待进一步加强。此外，中西药学辞典升级与更新相对滞后，因为从国家专业部门相应的药学知识库或药典信息更新出台到数据库字典信息的更新，还需要计算机工程技术人员针对合理用药软件的要求进行重新组织、编译，导致更新相对滞后，并且数据更新需要二次付费，后期维护成本高，进而造成医院的信息与数据库匹配度低。

第二类是由软件公司根据医院的实际情况自建的审核平台，其数据库是由医院自行维护的自建数据库。其优点是与医院的系统兼容性高，显示内容全面，更容易建立有自主特色审核支持的系统，由信息药师即可完成数据库的更新；不需要向软件公司二次付费。为减轻患者药品费用负担，国家开始实施"4+7"药品带量采购政策，医院药品品种更换更趋频繁。在此背景下，药品使用规则维护流程操作也存在明显的缺点。第一，增加新的药品使用规则时，若交由药学部制订，需 3~5 个工作日才可投入应用，若由审方药师制订，则因规则制订的专业性较强，操作复杂，花费的时间可能更长，导致新增规则的应用延后。第二，在优化完善"一品两规"药品的使用规则时，药物相互作用、重复给药等方面的使用规则相对较多，可能出现使用规则更新缺漏的情况，从而影响用药安全性。此外，在药品使用规则维护上，药师须投入大量的时间和精力，工作强度大、效率低。

PIVAS 可以根据自身条件选择合理的处方审核系统，并结合医院特色进行数据库完善。日常应用时药师可依据实践经验建立个性化数据库，归纳及细化不同适用人群、适应证、超说明书用药、新药信息更新等。此外，PIVAS 药师也应结合自身优势，对审方问题进行收集和统计，并进行数据分析，由临床医生、药剂科、医务部等相关部门针对不合理问题进行集中讨论，最后由医务部确定后更改用药规则，建立一套完整的、适合医院特色的审方体系。

PIVAS 也应制订基于循证医学的数据库更新管理流程，同时进一步重视加强药学专业人才培训，提高专业知识运用能力和反应能力，完善"系统审核+人工复核"标准，保障 PIVAS 处方审核的精准及高效。

# 第三章　静脉用药调配中心处方审核相关要求

## 第一节　静脉用药调配中心处方审核流程及标准操作规程

### 一、静脉用药调配中心工作流程

PIVAS 的工作流程如下，由临床医师下达的静脉用药处方经过药师的用药处方审核、打印输液标签、摆药贴签核对、加药混合调配、成品输液核查与包装及成品输液发放运送等环节，以成品输液的形式配送至病区核对签收。具体的流程见图 3-1。

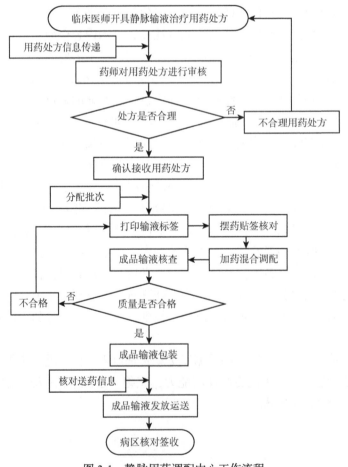

图 3-1　静脉用药调配中心工作流程

# 二、静脉用药调配中心处方审核流程

PIVAS 处方审核是指 PIVAS 药师运用药学、临床医学、相关法律法规等多学科专业理论知识和实践经验，依据国家及所在医疗机构的有关规定，对经医院信息系统发送至 PIVAS 的医师开具的静脉用药处方进行审核，并做出是否同意执行配液决定的药学技术服务的过程。

处方审核是 PIVAS 药学服务的重要组成部分，亦是 PIVAS 药师的基本职责及核心工作。PIVAS 各工作环节中处方审核是起始步骤，有承上启下的作用。具体的处方审核流程见图 3-2。

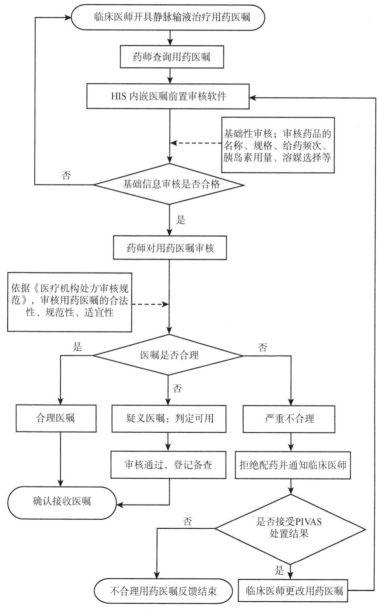

图 3-2　静脉用药调配中心处方审核流程

## 三、静脉用药调配中心处方审核标准操作规程

（1）用药处方审核应根据药品说明书，遵循合理用药原则，依据法律、法规、规章制度的有关规定对用药医嘱的安全性、有效性、经济性、适宜性进行药物治疗学审核与评估。

（2）用药处方审核应当以"人（药师）+专业技术"为主，以计算机信息技术系统为支撑。

（3）确认药物的适宜性，以下任意一项有问题，则判断为用药医嘱不适宜。

1）确认处方用药与临床诊断或功能主治的相符性。

2）确认患者药物皮试结果为阴性、患者体质与用药史，以及某些药品的严重或者特殊不良反应等重要信息。

3）确认用药医嘱的药品品种、剂型、规格、给药途径、用法、用量、给药时间、频次和疗程的正确性与适宜性。

4）确认选用溶媒品种及溶媒用量的适宜性。

5）确认用药混合配伍的合理性、相容性和稳定性。

6）确认是否有重复给药现象。

7）确认是否存在超说明书用药。

8）确认用药与调配规范操作的适宜性。

9）确认静脉滴注用药物与输液包装容器的相容性。

10）对于根据患者的体重、体表面积、年龄、肝肾功能和其他生理信息计算给药量的静脉用药医嘱，应进行用药量的计算与核对。

11）确认儿童、老年人、孕妇及哺乳期妇女用药，是否有禁忌使用的药物。

12）审核患者疾病情况及临床检查的危急值与用药医嘱是否有潜在风险。

13）药物经济性审核，如用药医嘱所选药品品种、规格、用量对患者和调配是否经济。

14）是否存在潜在临床意义的药物之间或药物与食物之间的相互作用。

15）无正当理由不首选国家基本药物。

16）其他用药不适宜。

（4）对不适宜的用药医嘱，应当及时与处方医师沟通，说明原因并提出调整建议，请其修改用药医嘱并签名，确认无误后进入下一步流程。对于有用药错误或者不能保证成品输液质量的用药医嘱，而且医师又不同意修改的，应当依法拒绝调配，并在系统中正确选择拒绝原因。对于超说明书用药的情况，应当符合相关管理规定。

# 第二节　静脉用药调配中心处方审核依据
## 及审核药师资质要求

## 一、静脉用药调配中心处方审核依据

处方审核是指药学专业技术人员运用专业知识与实践技能，根据相关法律法规、规章

制度与技术规范等，对医师在诊疗活动中为患者开具的处方进行合法性、规范性和适宜性审核，并做出是否同意调配发药决定的药学技术服务。

处方审核的法律依据：国家药品管理相关法律法规及规范性文件包括《中华人民共和国药品管理法》《处方管理办法》《医疗机构处方审核规范》《医疗机构药事管理规定》等。

处方审核专业临床用药依据：《中华人民共和国药典》（简称《中国药典》）、药品说明书、教科书、相关临床诊疗规范和指南及专家共识。《中国药典》是国家为保证药物质量可控，确保人民用药安全制定的用药法典，是国家药品标准体系的核心。药品说明书是药品重要信息的法定文件，经医学、药学专家评估认同，由国家药品监督管理部门审核批准。教科书是在教育部、国家卫生健康委员会支持下，由全国临床医学专业教材评审委员会审定的，具有科学性及权威性。临床诊疗指南丰富多样，且经不断地审议与修订，可以帮助临床医生或药师依据特定的临床情况做出恰当的指导意见，具备有效性、可靠性、可重复性、灵活性及明确性。专家共识强调专家经验在制定过程中发挥了作用，专家经验来源于多学科专家代表组成的团队针对具体临床问题进行共识的结果，一般具有自发性和一定的权威性。上述处方审核临床依据，依据法律效力及权威性排序为药典＞药品说明书＞教科书＞临床诊疗指南＞专家共识。

医疗机构应参考上述依据，并结合实际情况，由药事管理与药物治疗学委员会牵头，充分考虑患者用药安全性、有效性、经济性、依从性等综合因素，参考专业学（协）会及临床专家认可的临床规范、指南等，制订适合本机构的临床用药规范、指南，为处方审核提供依据。

## 二、静脉用药调配中心处方审核药师资质要求

由于静脉用药的特殊性，司职静脉用药的 PIVAS 药师比传统药师具有更高的职业风险。PIVAS 的处方审核工作不仅仅是监督合理用药，还包括对患者个体的药物使用决策，如是否用药物治疗，对药物的遴选、给药剂量和途径、给药方法做出正确的判断等，要求药师以患者为中心，承担用药监护的义务与责任。相关责任的提升也对 PIVAS 处方审核药师资质提出了新的要求。

根据 2021 年颁布的《静脉用药调配中心建设与管理指南（试行）》的要求，负责用药处方审核的人员应当具有药学专业本科及以上学历、药师及以上专业技术职务任职资格，具有 3 年及以上门急诊或病区处方调剂工作经验，接受过处方审核相关岗位的专业知识培训并考核合格。

此外，PIVAS 药师应明确自己的责任，掌握高水平药学专业知识，具备系统的药学专业基础知识、临床思维、熟悉临床的治疗过程，确保提供优质的药学服务并保障患者用药安全。

## 第三节　静脉用药调配中心药师开展处方审核规范化培训

PIVAS 不能仅仅依据说明书开展工作，这样会束缚思维，阻碍药学服务的发展。处方

审核工作应以人为本，结合患者的具体情况进行精细化和个体化审核，否则无法给予正确的用药指导。例如，儿科用药，若儿童的体重、年龄不明，则无法审核剂量的准确性；老年用药，若肝肾功能不明，是否有基础疾病不明，则无法确定用药的准确性；肿瘤患者，若无法判断化疗的疗程及患者的疗效，则不能监测化疗方案的合理性。目前多数情况下，PIVAS 处方审核只涉及患者的静脉用药部分，且患者所用的静脉用药并不都在 PIVAS，这就造成处方审核时易断章取义，忽视临床医嘱的完整性。由于审方内容的不完整，药师往往只考虑一组输液中药物配伍的合理性，而忽视多组输液连续滴注过程中可能发生的配伍禁忌。因此，PIVAS 处方审核药师上岗前必须进行系统化及规范化培训。

开展审核工作前应对 PIVAS 药师进行培训，深入理解药物结构、性质、剂型与功能（含药代动力学）的关系，建立药学思维，深入理解药物不良反应、相互作用特点及其发生机制。建立临床药学思维，深入学习临床药物治疗学，建立临床治疗思维。作为专业性、针对性强的药学服务科室，PIVAS 对工作人员专业素质和其他素质的要求必须与实际工作要求相符合，才能保障 PIVAS 的工作高质量开展。对于药师的基本要求体现在门槛设置和经常化的培训及考核，应鼓励药师提高学历。

经过培训，PIVAS 药师应以药物治疗的临床思维为指导，从疾病（病因、评估）、患者（一般情况、疾病史、手术史、用药史）、药物（治疗药物的分类、药效学、药代动力学、剂型与给药方式、剂量、不良反应、相互作用）3 个方面综合分析患者的给药方案是否合理。

# 第四节　静脉用药调配中心处方审核发展方向

## 一、完善审方系统

与处方审核工作密切相关的医院其他业务系统主要有医院信息系统、电子病历系统、医学影像信息系统、实验室信息管理系统、病理图文报告系统等。如果医院各个业务系统间无法实现数据共享，信息各自独立，药师就无法有效地提取各业务系统数据信息，不能全面地了解患者病情，致使处方审核过程中存在大量盲区，造成误审、漏审的情况，严重影响处方审核工作质量。构建集成数据智能化审核平台的主要目标是运用信息化技术将原本分散在不同业务系统中的数据集成共享，使医院各业务系统间形成有效连接，实现 PIVAS 处方审核系统与医院其他业务系统数据间的无缝交互，从而使药师能够随时查阅患者的诊断信息、病程信息、护理记录、手术记录、检验结果、检查报告、病理报告等数据，快速、准确地掌握患者病情，为处方审核工作提供可靠依据。结合药学专业知识对 PIVAS 系统处方审核功能模块进行优化，由 PIVAS 药师对抗肿瘤药品的说明书内容进行精炼、整理后编写处方审核规则，内容包括：单次与单日给药剂量上下限；单次与单日给药浓度上下限；特殊年龄阶段给药剂量上下限；药物溶媒种类限制；给药途径限制；给药频次限制；药物配伍禁忌等。优化后的处方审核系统使 PIVAS 药师的审核信息涉及范围更加全面，弥补了传统处方审核工作中药师对临床实际情况掌握不足的短板，为药师提供了充分的处方审核依据，提高了处方审核工作的效率和质量，从而将处方审核工作落在了实处。这些对规范临床合理用药、加快医院药学部门信息化建设、推动医院药学服务模式转型和进一步保障患者用药安全等起到了全面促进的作用。

## 二、加强与临床药师的合作

临床药师是医生、患者、护士联系的纽带，在 PIVAS 实际工作中，临床医师了解患者病情，因此可与临床药师合作，全面审核患者的全部用药，这样有利于及时发现和纠正患者静脉用药中的重复用药及不合理的药物配伍。此外，临床药师工作具有连续性，可审核患者若干天的医嘱甚至是整个用药过程，这将有助于纠正临床频繁换药及用药疗程过长等不合理用药现象。药师若要做好对患者的个体化用药指导，仅凭医嘱是不够的，需要深入临床一线，全面了解患者的信息。

PIVAS 药师参与临床静脉用药岗位的规范如下。

（1）参与临床静脉用药岗位的药师在 PIVAS 主任领导下，负责根据科室学科发展规划，围绕科室中心工作，开展临床药学服务。

（2）参与临床静脉用药岗位的药师应组成专业小组，分管临床各专业。负责深入临床，对患者个体化应用静脉药物治疗提供建议，参与临床药物治疗。

（3）协助临床医师进行静脉药物新药上市后的临床观察、收集、整理、分析，反馈药物安全信息，开展严重不良反应监测。

（4）直接向临床医师、护士、患者及其他相关人员提供与静脉用药相关的信息与咨询服务，宣传合理用药知识，指导患者安全用药。

（5）参与临床静脉用药岗位的药师负责与病区协调工作，深入临床了解药物应用情况，对药物临床应用提出改进意见，听取病区和患者意见，改善静脉用药调配工作，并及时反馈。

（6）开展处方点评、药物评价和药物利用研究。

## 三、加强与临床医生的沟通

药师应定期归纳、总结和分析在 PIVAS 发现的临床不合理用药问题，并及时反馈给临床一线以避免同类问题重复发生。由于临床经验欠缺，药师要善于沟通，向临床医生请教临床医学知识，这就要求药师要富有亲和力、善于控制情绪，保持性格和心境的稳定，这样才能融入临床团队，展开合作。

## 四、培养临床思维能力

临床思维能力对于药师十分重要。PIVAS 不能仅仅依据说明书开展工作，这样会使药学知识得不到发展，脱离患者具体情况的审方思维需尽快改进。在 PIVAS 的常规审方中，应培养临床思维能力，药师不能仅依据处方信息审核药物应用的合理性，需结合患者的病情及辅助检查结果等相关信息，这样才能为临床提供进一步的合理用药指导。药师必须深入理解药物结构、性质、剂型与功能的关系，深入理解药物不良反应、不良相互作用特点及其发生机制，深入学习临床药物治疗学，才能建立临床治疗思维。

# 第五节　静脉用药调配中心处方审核常见检索工具

PIVAS 是集临床应用与科研于一体的新型项目，可最大程度地保证患者用药安全、合理，是开展临床药学服务的重要场所，对提高医疗质量和管理水平具有积极的作用和意义。随着药学的发展及药品的多样化，PIVAS 的处方审核过程势必会出现新问题、新挑战，这就需要 PIVAS 不断地探索分析和归纳总结，如监测静脉用药安全性、研究药物相容性及稳定性、探讨合理用药、分析肠外营养处方及抗肿瘤用药方案选择的合理性等。此外，PIVAS 需要开展相关的科研活动，开展科研工作可以提升 PIVAS 的处方审核质量，提高 PIVAS 的学术地位。本节提供了一些处方审核常用的工具及其功能简介，便于读者查询学习。

## 一、UpToDate 临床顾问

UpToDate 临床顾问是全球著名的临床决策支持系统。超过 30 项独立研究发现，UpToDate 临床顾问是唯一能够提高临床质量的临床决策支持系统。UpToDate 并非单纯汇总或报告新近的研究成果，而是基于循证医学原则、持续不断地将现有的医学证据和临床经验相结合，经过多层多轮的筛选、总结，编写成实用医学信息。权威、准确、实用、前沿是 UpToDate 的特点。UpToDate 临床顾问以临床专题的方式，为医药工作者提供公正真实和随时更新的在线临床医疗信息，方便快速地解答临床问题，并提供相应的处理建议。所有临床专题在循证医学原则的指导下，按教科书的形式进行撰写。专题内容包括了疾病的各个方面，同时提供比指南更多、更详细、更具可操作性的分级推荐意见和药物信息。此外，UpToDate 临床顾问将国内药物专论数据库整合至专题，帮助医学工作者了解实用临床用药信息，促进国内合理用药与合理医疗。

## 二、临 床 指 南

临床指南是一款面向临床医师的指南查询阅读手机应用，它汇集了国内外各权威机构发布的指南及国内专家解读、翻译的文献，支持检索功能，可按科室、疾病检索临床指南，并且可以阅读和下载由中华医学会、欧洲肿瘤内科学会（ESMO）、美国心脏协会（AHA）、欧洲心脏病学会（ESC）等医学会医学专家制定的临床指南。其内部收录超过 30 000 份原版药品说明书，涵盖中药西药的用法用量、安全用药、药理毒理等，并持续更新用药经验，提供最新的医学资讯，有来自《柳叶刀》《新英格兰医学杂志》《美国医学会杂志》等的医学前沿动态。

## 三、药智网数据库

药智网数据库是目前全国最大的医药数据库，是一款专业的医药数据查询工具。数据库范围广泛，包括药品中标数据库、药品销售数据库、药品说明书、中药饮片炮制规范和药材标准、中国上市药品数据库、国家医保目录查询、注册与受理等，涵盖医疗器械、中药、保健品、化妆品数据库等方面的数十个医疗健康产业数据库，数据信息与国家权威网站同步。此数据库提供综合搜索功能，输入药品名称即可查询药品的多种相关信息，亦可在线下载药品标准、药品说明书、《中华人民共和国药典》、国外药典、药材标准、药材辞典、红外光谱图、基本药物目录等。此外，药智网数据库定期发布全面的医药行业新闻报道、数据报告等专业资讯。

## 四、用 药 助 手

用药助手是面向广大医务工作者的实用临床决策工具。软件已收录上万种药品说明书、上千种临床用药指南及常用医学计算工具。目前用药助手有网页版及手机 App 客户端，可通过商品名、通用名、疾病名称、形状等迅速找到药品说明书内容，查看临床用药指南及专家共识，设有特殊人群（老人、儿童、妊娠期及哺乳期妇女）用药模块及药物相互作用模块。

## 五、用 药 参 考

用药参考是临床药品信息查询平台，主要服务于医生、药师、护士及其他医药工作者。软件已收录超过 30 000 份权威原版药品说明书，11 000 余份专业药品相关临床指南，100 000余条药物相互作用、配伍禁忌相关信息，可帮助医药工作者安全合理用药。此外，软件开通妊娠期和哺乳期用药等级和说明查询功能、大型三甲医院药品信息处方集查询功能，并提供常用医学计算工具。

## 六、文献数据库

万方数据库和中国知网是常用的中文数据库，可以提供中文及外文文献、医学指南、学位论文、专家共识等资源。常用的英文数据库是 PubMed 和 EMBASE。PubMed 是互联网上使用最广泛的免费 MEDLINE 检索工具，提供生物医学和健康科学领域的文献搜索服务，此数据库包含超过 3200 万篇生物医学文献和摘要，虽然不提供期刊文章的全文，但是通常会附有指向全文的链接。EMBASE 是生物医学与药理学信息的专业检索引擎，涉及学科广泛，内容涵盖整个临床医学和生命科学，包括药物研究及药理学、实验与临床医学、生物医学工程与技术、药学经济学、替代医学等。

# 参 考 文 献

杜雅薇，刘维，王干城，等，2021. 一项静脉用药调配中心对比分析的横断面研究. 中国医院药学杂志，
　41（2）：207-209，234.

封宇飞，裴艺芳，倪倩，等，2014. 静脉输液技术发展沿革. 临床药物治疗杂志，12（6）：11-15.

黄继勋，陈凯霞，2017. 我院静脉用药集中调配中心自动化智能建设与实践. 中国药房，28（34）：4839-4842.

王立江，苏学军，王文刚，等，2018. 注射液中不溶性微粒国家标准变革和微粒防控技术. 河北医药，40
　（4）：609-613.

吴永佩，颜青，张健，2016. 全国静脉用药集中调配工作模式与验收管理培训教材. 北京：科学技术文献
　出版社.

杨春松，张伶俐，林芸竹，等，2019. 我国静脉用药调配中心人员培养模式的循证评价. 中国药房，30（5）：
　708-711.

叶旭辉，陈霓，丘艳贞，等，2021. 静脉用药调配中心闭环管理基础上的医院信息互联互通建设体会. 临
　床合理用药杂志，14（34）：174-175，178.

# 第二篇
# 抗肿瘤药物处方审核

# 第四章　肿瘤化学药物治疗概述

## 第一节　肿瘤概论

### 一、肿瘤的流行病学

恶性肿瘤是多病因、多过程、多结果的全身性复杂性疾病。2019 年，据世界卫生组织（World Health Organization，WHO）统计，癌症是目前 112 个国家人口的第一或第二大死因，以及 23 个国家人口的第三或第四大死因。中国是世界上的癌症大国，肺癌、胃癌、乳腺癌、肝癌、食管癌、结直肠癌等发病率较高，数据显示，2020 年中国癌症新发病例 4 568 754 例，死亡病例 3 002 899 例，分别约占该年全球癌症发病和死亡总数的 23.7% 和 30.2%，均高于该年中国人口占全球人口总数的比例（18.6%）。从疾病负担看，癌症已成为中国人口的最主要死因之一，因癌症导致的健康寿命损失是全球平均水平的近 2 倍，且增速较快。癌症的治疗费用也快速上升，给社会和家庭带来巨大的经济和社会负担。加大预防和早期筛查诊断力度、建立完善的数据统计信息系统等防治和科研工作越来越重要和迫切。

### 二、肿瘤的病因

肿瘤是机体在各种致癌因素下，局部组织的某一个细胞在基因水平上失去对其生长的正常调控，导致其克隆性异常增生而形成的新生物。致癌因素包括外界致癌因素和内源性致癌因素两大类。

（一）外界致癌因素

**1. 物理致癌物质**　如紫外线和电离辐射。

**2. 化学致癌物质**　如石棉、烟草烟雾成分、黄曲霉毒素和砷。

**3. 生物致癌物质**　如某些病毒、细菌或寄生虫。

（二）内源性致癌因素

**1. 原癌基因**　是一类参与细胞的生长代谢，促进与调节细胞增殖和分化的基因，原癌基因一旦被激活，就会变成致癌的癌基因，有些癌基因促使细胞产生过多的生长因子，导致细胞生长与增殖。*EGFR* 和 *KRAS* 都属于原癌基因。

**2. 抑癌基因**　是指抑制细胞癌基因活性的一类基因，其功能是抑制细胞过度增殖、促进细胞分化和抑制细胞迁移。抑癌基因的缺失或失活也会导致肿瘤，*p53* 基因的失活突变最多见。

## 三、肿瘤的诊断要点

（一）临床表现

肿瘤症状包括早期症状和中晚期症状，肿瘤早期常无特殊症状，一般依赖肿瘤筛查和健康体检发现，有时会出现某些症状或具有提示性意义的信号，识别出这些症状，有利于早期发现、早期诊断、早期治疗肿瘤；中晚期症状可能是由肿瘤本身引发的，或肿瘤相伴发的，或由肿瘤局部浸润、转移所引发的，但肿瘤症状复杂、多变，在诊断时必须结合临床所有资料，综合分析。

（二）实验室检查及其他辅助检查

**1. 实验室检查**　包括基本常规检查、血清学相关检测、免疫学检测（肿瘤标志物）及基因检测。

**2. 影像学检查**　目前临床常用的影像学检查包括 X 线、计算机体层成像（CT）、磁共振成像（MRI）、超声检查、单光子发射计算机体层显像（SPECT）、正电子发射计算机体层显像（PET/CT）检查等。

**3. 内镜检查**　可直接了解肿瘤的形态、范围、性质等，更重要的是可以取活组织进行病理诊断。目前临床常用的内镜检查方法有鼻咽镜、支气管镜、胃镜、肠镜、胸腔镜、纵隔镜、腹腔镜、子宫镜、膀胱镜等。

**4. 病理学检查**　分为组织病理学和细胞病理学两大部分，目前常用的病理诊断取材方法包括脱落细胞学检查、活组织检查、经皮穿刺活组织病理检查。

（三）分　期

肿瘤分期根据个体内原发肿瘤及其播散程度来描述恶性肿瘤的严重程度和受累范围。目前最为常用的是美国癌症联合委员会（American Joint Committee on Cancer，AJCC）和国际抗癌联盟（Union for International Cancer Control，UICC）建立的 TNM 分期系统，该系统可根据未治疗前原发性肿瘤的大小和浸润范围、区域淋巴结和远处转移进行分期，在获得手术和病理学检查证据后予以补充和修正，因此有两种分期方法：临床分期（治疗前临床分期），又称 cTNM 分期；病理分期（治疗后病理分期），又称为 pTNM 分期。TNM 分期系统可以帮助临床医师制订治疗计划、评估预后和治疗效果。在 TNM 分期中，T 代表原发肿瘤，N 代表区域淋巴结，M 代表远处转移。除此之外，肿瘤分期方法还有 SEER 综合分期系统、FIGO 分期系统、Duke 分期系统、Clark 分期系统、Breslow 分期系统、Jewett/Marshall 分期系统等。

# 四、肿瘤的治疗

肿瘤的治疗始于 19 世纪初，传统的三大治疗方法为手术、放疗和化疗，随着肿瘤基础研究与诊疗技术的进展，肿瘤的生物治疗也成为重要的治疗手段之一。近 50 年来，合理、有计划的综合治疗已取代传统单一治疗，在相当多的肿瘤中取得较好的疗效，通过多学科的协作与互补，在循证医学基础上的综合治疗会取得更加显著的效果。肿瘤综合治疗原则是根据患者的机体状况、免疫功能状况、病理学类型、侵及范围采取多学科综合治疗模式，强调个体化治疗。有计划、合理地应用手术、化疗、生物靶向、放疗、免疫治疗等手段，以期达到根治或最大程度控制肿瘤、提高治愈率、改善患者的生活质量、延长生存期的目的。

## （一）外科手术

外科手术是目前治疗肿瘤的重要手段，约 80%的实体瘤可采用手术治疗。恶性肿瘤外科治疗常用的手术方式包括预防性手术、诊断性手术、根治性手术、姑息性手术、肿瘤急症手术、激素依赖型肿瘤的内分泌腺切除术、重建与康复手术等。

早期癌症以外科手术治疗为主，术后 5 年生存率可达 80%以上；中期患者通常采用以外科手术为主的综合治疗，5 年生存率在 30%～60%；少数晚期患者可以做姑息切除或减状手术后综合其他疗法，以减轻患者痛苦，延长生存期限。

## （二）放射治疗

放射治疗，简称"放疗"，是应用放射线对肿瘤及肿瘤区域进行照射，从而杀灭肿瘤的一种局部治疗方法。放疗是治疗恶性肿瘤的重要方式之一，它与手术治疗、化疗为恶性肿瘤治疗的主要手段。

临床放疗可分为单纯放疗和综合放疗两大类。单纯放疗根据治疗目的分为根治性放疗和姑息性放疗，对肿瘤比较局限、全身状况较好的患者采用根治性放疗，结合手术可达到根治效果；姑息性放疗可减轻晚期患者痛苦，缓解症状。综合放疗中，放疗与手术综合应用包括术前放疗、术中放疗、术后放疗；放疗与化疗综合应用包括先化疗后放疗（称新辅助化疗）、先放疗后化疗（称辅助化疗）、同步放化疗。

## （三）化学治疗

化学治疗（简称化疗）是利用化学药物杀死肿瘤细胞、抑制肿瘤细胞生长繁殖和促进肿瘤细胞分化的一种全身性治疗方式。化疗对原发灶、转移灶和亚临床转移灶均有治疗作用。

临床上常见的化疗方式包括根治性化疗、新辅助化疗、辅助化疗、姑息性化疗。根治性化疗是对一些可能治愈的肿瘤进行治疗，如急性淋巴细胞白血病、恶性淋巴瘤、骨髓瘤等；新辅助化疗又称诱导化疗，是指肿瘤手术切除之前或放疗之前施行的化疗；辅助化疗是指肿瘤手术切除后或放疗后实施的化疗，以延缓或控制肿瘤的复发与转移；姑息性化疗是指对晚期无手术和放疗指征的肿瘤患者所实施的化疗，目的是缓解病情、减少痛苦，提高生存质量和争取延长生存期。

### （四）生物治疗

肿瘤生物治疗是指应用生物反应调节剂包括蛋白质、抗体、细胞和基因等，干扰肿瘤细胞的发生、生长、分化、凋亡、侵袭、转移和复发，促进机体免疫细胞重建的一种治疗方式。

生物治疗主要包括细胞因子治疗、单克隆抗体治疗、过继性免疫细胞治疗、基因治疗、肿瘤疫苗治疗、抗新生血管生成治疗等技术。

# 第二节　抗肿瘤药物分类及常用治疗药物

目前临床应用的抗肿瘤药物种类繁多且发展迅速，可分为细胞毒性抗肿瘤药物和非细胞毒性抗肿瘤药物两大类。细胞毒性抗肿瘤药物即传统化疗药物，主要通过影响肿瘤细胞核酸和蛋白质的结构与功能，直接抑制肿瘤细胞增殖和（或）诱导肿瘤细胞凋亡，如抗代谢药和抗微管蛋白药等；非细胞毒性抗肿瘤药物是一类新型作用机制的药物，主要以肿瘤分子病理过程的关键调控分子为靶点，选择性干预肿瘤细胞的过度增殖、浸润和转移，如调节体内激素平衡药物、分子靶向药物和肿瘤免疫治疗药物等。

## 一、细胞毒性抗肿瘤药物

### （一）影响核酸生物合成的药物

影响核酸生物合成的药物又称抗代谢药，通过特异性干扰核酸的代谢，阻止细胞的分裂和繁殖，大多数抗代谢药物的化学结构和核酸代谢的必需物质相似。此类药物主要作用于 S 期细胞，属于周期特异性药物。

**1. 二氢叶酸还原酶抑制剂**　可竞争性抑制二氢叶酸还原酶，也可阻止嘌呤核苷酸的合成，能干扰蛋白质的合成，如甲氨蝶呤。雷替曲塞是特异性胸苷酸合成酶抑制剂，培美曲塞是多靶点叶酸拮抗剂，可抑制胸苷酸合成酶（TS）、二氢叶酸还原酶（DHFR）和甘氨酰胺核苷酸甲酰转移酶（GARFT）的活性，从而发挥作用。

**2. 胸腺核苷合成酶抑制剂**　氟尿嘧啶在细胞内转变为 5-氟尿嘧啶核苷，以伪代谢产物形式掺入 RNA 中干扰蛋白质的合成，对其他各期细胞也有作用。

**3. 嘌呤核苷酸互变抑制剂**　抑制嘌呤核苷酸互变，干扰嘌呤代谢，对 S 期细胞作用最为显著，对 $G_1$ 期有延缓作用。如巯嘌呤等。

**4. 核苷酸还原酶抑制剂**　可抑制核苷酸还原酶，从而抑制 DNA 的合成，对 S 期细胞有选择性杀伤作用。如羟基脲等。

**5. DNA 聚合酶抑制剂**　抑制 DNA 聚合酶的活性，从而影响 DNA 合成，也可掺入 DNA 中干扰其复制，使细胞死亡。如阿糖胞苷等。

（二）影响 DNA 结构与功能的药物

此类药物可直接破坏 DNA 的结构或抑制拓扑异构酶活性，从而影响 DNA 复制和修复功能。

**1. 烷化剂**　属细胞周期非特异性药物，是可将烷基转移到其他分子上的高度活泼的化合物。如氮芥、环磷酰胺、塞替派、白消安、卡莫司汀等。

**2. 破坏 DNA 的铂类化合物**　属细胞周期非特异性药物，主要通过进入肿瘤细胞后与 DNA 形成 Pt-DNA 加合物，从而介导肿瘤细胞坏死或凋亡，进而产生抗癌效果。如顺铂、卡铂、奈达铂、奥沙利铂、洛铂等。

**3. 破坏 DNA 的抗生素类**　这类药物通过直接嵌入 DNA 分子阻止转录过程，从而抑制 DNA 及 RNA 的合成，属周期非特异性药物，对 S 期细胞有更强的杀灭作用。如丝裂霉素、博来霉素等。

**4. 拓扑异构酶抑制剂**　属周期非特异性药物，通过抑制拓扑异构酶，使 DNA 不能复制，造成不可逆的 DNA 链破坏，从而导致肿瘤细胞凋亡。拓扑异构酶 I 抑制剂对 S 期细胞的作用强于对 $G_1$ 期和 $G_2$ 期细胞的作用，如伊立替康、拓扑替康、羟喜树碱；拓扑异构酶 II 抑制剂主要作用于 S 期和 $G_2$ 期细胞，如依托泊苷、替尼泊苷。

（三）干扰转录过程和阻止 RNA 合成的药物

药物可嵌入 DNA 碱基对之间，干扰转录过程，阻止 mRNA 的合成。如多柔比星、柔红霉素等蒽环类抗生素和放线菌素 D。

（四）抑制蛋白质合成与功能的药物

药物可干扰微管蛋白聚合功能、干扰核糖体的功能或影响氨基酸供应，从而抑制蛋白质的合成与功能。

**1. 微管蛋白活性抑制剂**　长春碱类属细胞周期特异性药物，主要作用于 M 期细胞，与微管蛋白结合，抑制微管聚合，从而使纺锤丝不能形成，使细胞有丝分裂停止于中期，如长春碱、长春新碱、长春地辛、长春瑞滨等；紫杉类药物通过影响肿瘤细胞在有丝分裂时的纺锤丝形成，导致染色体数目异常，从而抑制肿瘤细胞分裂增殖，如紫杉醇、多西他赛等。

**2. 干扰核糖体功能的药物**　三尖杉生物碱属细胞周期非特异性药物，对 S 期细胞作用明显，可抑制蛋白质合成的起始阶段，并使核糖体分解，释出新生肽链，但对 mRNA 或 tRNA 与核糖体的结合无抑制作用。如三尖杉酯碱和高三尖杉酯碱。

**3. 影响氨基酸供应的药物**　门冬酰胺酶属于细胞周期特异性药物，可作用于 $G_1$ 期细胞，降解血液中的左旋门冬酰胺，使肿瘤细胞缺乏门冬酰胺而呈现营养缺乏状态，阻止其蛋白质合成。如 L-门冬酰胺酶。

# 二、非细胞毒性抗肿瘤药物

（一）调节体内激素平衡药物

调节体内激素平衡药物又称内分泌药物，其通过与激素受体结合或下调激素相关通路来缓解癌细胞增殖率，进而控制肿瘤进展。使用内分泌药物治疗的肿瘤包括乳腺癌、前列腺癌和神经内分泌肿瘤等。

**1. 抗雌激素类**　通过与雌激素受体的活性位点竞争性结合而产生拮抗作用，使肿瘤细胞停滞在 $G_1$ 期，抑制肿瘤生长，还具有雌激素样作用，如他莫昔芬、托瑞米芬、雷洛昔芬、拉索昔芬。氟维司群是选择性雌激素受体下调剂，可用于绝经后晚期乳腺癌患者。

**2. 芳香化酶抑制剂**　通过抑制芳香化酶的作用，可减少体内雌激素水平，从而抑制肿瘤生长。如氨鲁米特、福美司坦、依西美坦、来曲唑和阿那曲唑。

**3. 孕激素类**　孕激素通过反馈抑制垂体促性腺激素的分泌，抑制卵巢滤泡，减少雌激素的产生，这类药物还作用于雌激素受体，干扰与雌激素的结合，抑制肿瘤细胞。如甲羟孕酮和甲地孕酮。

**4. 抗雄激素类**　这类药物与雄性激素竞争雄激素受体，并与后者结合，进入细胞核，与核蛋白结合，可抑制雄激素依赖的前列腺癌。如氟他胺。

**5. 促性腺激素释放激素类**　促性激素释放激素能抑制垂体生成和促性腺激素的释放，并进一步抑制卵巢和睾丸对促性腺激素的反应，从而减少性激素的生成。如戈舍瑞林、亮丙瑞林。

（二）分子靶向药物

分子靶向药物主要针对恶性肿瘤病理生理发生、发展的关键靶点进行治疗干预，如封闭受体、抑制血管生成、阻断信号通路等方法，特异性抑制肿瘤细胞的生长，促进肿瘤细胞凋亡。

**1. 与表皮生长因子受体相关的分子靶向药物**　表皮生长因子受体属于受体酪氨酸激酶，包括 EGFR（HER1/ErbB-1）、ErbB-2（HER2/neu）等。EGFR 与配体结合后，受体蛋白形成二聚体，发生自磷酸化，激活下游信号通路。根据作用靶点和药物性质，可分为酪氨酸激酶抑制剂（tyrosine kinase inhibitor，TKI）和单克隆抗体（monoclonal antibody，mAb），其中 TKI 常用药物有吉非替尼、厄洛替尼、埃克替尼、阿法替尼、奥希替尼等；mAb 常用药物有西妥昔单抗、尼妥珠单抗、曲妥珠单抗、帕妥珠单抗等。

**2. 与血管生成抑制相关的分子靶向药物**　这类药物通过抑制肿瘤血管生成，阻断肿瘤的营养来源和迁移通道，从而达到治疗目的。可分为直接和间接血管形成抑制剂两类，前者包括沙利度胺、重组人血管内皮抑制素等，后者包括贝伐珠单抗、阿柏西普、舒尼替尼、索拉替尼、阿帕替尼等。

**3. 与细胞膜特异性抗原相关的分子靶向药物**　通过与细胞膜表面抗原结合，启动补体依赖的细胞毒作用或抗体依赖细胞介导的细胞毒作用，导致肿瘤细胞凋亡。常用药物有利妥昔单抗、阿仑单抗、吉妥珠单抗。

**4. 其他 Raf/MEK/MAPK 信号通路相关抑制剂**　如维罗非尼和达拉非尼；PI3K/Akt/mTOR 信号通路相关抑制剂，如依维莫司、西罗莫司；Bcr-Abl 激酶抑制剂，如伊马替尼、尼洛替尼、达沙替尼；蛋白酶体抑制剂，如硼替佐米和卡非佐米。

（三）免疫治疗药物

肿瘤免疫治疗药物可提高肿瘤细胞的免疫原性和对效应细胞杀伤的敏感性，激发和增强机体抗肿瘤免疫应答，协同机体免疫系统高效杀伤肿瘤细胞。

**1. 免疫检查点抑制剂**（immune checkpoint inhibitor，ICI） 参与抗肿瘤免疫反应的 T 细胞活化后，其表面多种抑制性调节受体表达上调，与肿瘤细胞表面高表达的相应配体结合，对免疫反应产生抑制作用，下调肿瘤相关免疫反应的强度。目前研究较多的是程序性死亡分子及其配体的抑制剂、细胞毒性 T 淋巴细胞相关抗原单克隆抗体等。常用药物如纳武利尤单抗、帕博利珠单抗、信迪利单抗、伊匹单抗、特瑞普利单抗等。

**2. 肿瘤疫苗** 利用适应性免疫识别癌症相关抗原达到有效抗肿瘤反应的目的，肿瘤疫苗分为细胞性疫苗、蛋白/多肽疫苗和基因疫苗三大类，目前唯一批准用于晚期癌症的疫苗是治疗性前列腺癌的疫苗。

**3. 细胞因子** 此类药物利用影响免疫细胞活性的细胞因子和其他相关物质的众多下游功能发挥作用，如白细胞介素-2、来那度胺、泊马度胺、干扰素 α-2b、卡介苗等。

## 参 考 文 献

刘宗超，李哲轩，张阳，等，2021. 2020 全球癌症统计报告解读. 肿瘤综合治疗电子杂志，7（2）：1-14.

田华琴，2017. 常见恶性肿瘤综合治疗学. 北京：人民卫生出版社.

童荣生，李刚，陈岷，等，2019. 药物比较与临床合理选择肿瘤分册. 北京：人民卫生出版社.

Sung H，Ferlay J，Siegel RL，et al，2021. Global Cancer Statistics 2020：GLOBOCAN estimates of incidence and mortality worldwide for 36 cancers in 185 countries. CA Cancer J Clin，71（3）：209-249.

# 第五章　抗肿瘤药物处方审核概述

## 第一节　常见细胞毒性抗肿瘤药物的审核要点

### 甲氨蝶呤（methotrexate，MTX）

【适应证】　用于急性白血病、绒毛膜癌、骨肉瘤、睾丸肿瘤等。

【用法用量】　静脉滴注：低剂量单次用药＜100mg/m$^2$；中剂量单次用药 100～1000mg/m$^2$；高剂量单次用药 1000mg/m$^2$ 以上。

【调配方法】　用 5%葡萄糖注射液或 0.9%氯化钠注射液稀释，浓度为 1%～2%。

【成品输液的稳定性】　混合后的溶液必须即配即用，在任何情况下，必须在 24 小时内完成。混合后溶液必须保存于 2～8℃。

【禁忌】　①孕妇及哺乳期妇女禁用。②对本品过敏者禁用。③有严重肝肾功能损害的患者禁用。④甲氨蝶呤治疗过程中不可接种活疫苗。

### 雷替曲塞（raltitrexed）

【适应证】　在患者无法接受联合化疗时，本品可单药用于治疗不适合氟尿嘧啶/亚叶酸钙的晚期结直肠癌患者。

【用法用量】　推荐剂量为 3mg/m$^2$，每 3 周重复 1 次。

【调配方法】　用 5%葡萄糖注射液或 0.9%氯化钠注射液 50～250ml 稀释。

【成品输液的稳定性】　静脉输注，给药时间 15 分钟。

【禁忌】　①孕妇、治疗期间妊娠或哺乳期妇女禁用。②重度肾功能损害者禁用。

### 培美曲塞（pemetrexed，PEM）

【适应证】　用于治疗恶性胸膜间皮瘤、晚期非鳞状非小细胞肺癌。

【预处理】　①补充维生素：每日口服叶酸制剂或含叶酸的复合维生素（350～1000μg）。在首次培美曲塞给药前 7 天中，至少有 5 天每日必须口服一次叶酸，而且在整个治疗过程中直至培美曲塞末次给药后 21 天，也应继续口服叶酸。在培美曲塞首次给药前 1 周中，给予一次维生素 B$_{12}$（1000μg）肌内注射，此后每 3 周注射一次。在以后，可以将维生素 B$_{12}$ 注射与培美曲塞安排在同一天。②补充皮质类固醇：如地塞米松（或同类药物），在培美曲塞给药前一天、给药当天和给药后一天进行地塞米松（4mg）每日两次口服给药。

【用法用量】　静脉用药：推荐单药剂量为 500mg/m²，每 3 周重复 1 次；联合用药的推荐剂量为 500mg/m²，每 3 周重复 1 次。

【调配方法】　用 0.9%氯化钠注射液 100ml 稀释。

【给药速度】　注射时间应超过 10 分钟。

【成品输液的稳定性】　在冷藏温度下，培美曲塞重新溶解和输注溶液的物理和化学性质可在 24 小时内保持稳定。从微生物生长角度考虑，应立即使用。如果没有立即使用，在 2～8℃的条件下储存不超过 24 小时。

【禁忌】　①对培美曲塞或该制剂中的任何其他成分过敏的患者。②同时接种黄热病疫苗的患者。

## 氟尿嘧啶（fluorouracil，5-FU）

【适应证】　抗菌谱较广，主要用于治疗消化道肿瘤，或用较大剂量氟尿嘧啶治疗绒毛膜上皮癌。亦常用于治疗乳腺癌、卵巢癌、肺癌、宫颈癌、膀胱癌及皮肤癌。

【用法用量】　静脉滴注：通常每日 300～500mg/m²，连用 3～5 天。

【调配方法】　用 5%葡萄糖注射液或 0.9%氯化钠注射液稀释。

【给药速度】　每次静脉滴注时间不得少于 6～8 小时；静脉滴注时可用输液泵连续给药维持 24 小时。

【成品输液的稳定性】　在给患者用药前，将稀释的氟尿嘧啶溶液在室温（25℃）下储存 4 小时。

【禁忌】　①妊娠初期及哺乳期妇女禁用。②伴发水痘或带状疱疹时禁用。

## 阿糖胞苷（cytarabine，Ara-C）

【适应证】　适用于成人和儿童急性非淋巴细胞白血病的诱导缓解和维持治疗，对其他类型的白血病也有治疗作用，如急性淋巴细胞白血病和慢性髓细胞性白血病（急变期）。

【用法用量】　静脉滴注 0.1～0.2g/m²，每 12 小时 1 次或每日 1 次，连用 4～5 天或 7～8 天。高剂量：2～3g/m²，每 12 小时 1 次，共 12 次。中等剂量：0.5～1.0g/m²，每 12 小时 1 次，共 12 次。

【调配方法】　用 5%葡萄糖注射液或 0.9%氯化钠注射液稀释。

【给药速度】　持续滴注 1～24 小时，高剂量静脉滴注 1～2 小时以上，中等剂量静脉滴注 1～3 小时。

【配伍禁忌】　在物理性质上，阿糖胞苷与肝素、胰岛素、氟尿嘧啶、青霉素类如萘夫西林、苯唑西林和青霉素、甲泼尼龙琥珀酸钠和 B 族维生素有配伍禁忌。

【成品输液的稳定性】　输注液浓度为 0.5mg/ml 时，其在室温下可保持稳定 7 天；输注液浓度为 8～32mg/ml 时，亦可在室温、-20℃和 4℃下保持稳定 7 天。

【禁忌】　①对本品活性成分或任何辅料成分过敏者禁用。②退行性和中毒性脑病者禁用，特别是在使用甲氨蝶呤或电离辐射治疗后，以及由于癌症外的原因存在非常低的血细胞计数时。

# 吉西他滨（gemcitabine，GEM）

**【适应证】** 用于局部晚期或已转移的非小细胞肺癌、胰腺癌，也用于乳腺癌、膀胱癌、卵巢癌、小细胞肺癌。

**【用法用量】** ①非小细胞肺癌：单药化疗剂量为 1000mg/m$^2$，每周 1 次，治疗 3 周后休息 1 周；联合化疗，3 周疗法剂量为 1250mg/m$^2$，第 1 天和第 8 天给药或 4 周疗法剂量为 1000mg/m$^2$，每周 1 次，治疗 3 周后休息 1 周。②胰腺癌：剂量为 1000mg/m$^2$，每周 1 次，连续 7 周，休息 1 周；随后改为 4 周疗法。

**【调配方法】** 200mg 规格本品用 5ml 0.9%氯化钠注射液溶解后体积为 5.26ml，1000mg 规格本品用 25ml 0.9%氯化钠注射液溶解后体积为 26.3ml；再用 0.9%氯化钠注射液进一步稀释。

**【给药速度】** 静脉滴注 30 分钟。

**【成品输液的稳定性】** 最高浓度＜40mg/ml，混合后的溶液为无色至淡黄色，在 20～25℃室温下保持稳定 24 小时，不要冷藏，因为可能会发生结晶。

**【禁忌】** ①已知对本品高度过敏的患者。②应用本品同时放射治疗的患者（由于有辐射敏化和发生严重肺及食管纤维样变性的危险）。③联合顺铂化疗合并严重肾功能不全的患者。④中性粒细胞计数（NEU）＜1.5×10$^9$/L 且血小板计数（PLT）＜100×10$^9$/L。

# 美法仑（melphalan，MEL）

**【适应证】** 用于多发性骨髓瘤患者造血干细胞移植前的高剂量预处理治疗；用于不适合口服剂型治疗的多发性骨髓瘤患者的姑息治疗。

**【用法用量】** ①清髓性预处理治疗：本品推荐剂量为每天 100mg/m$^2$，自体造血干细胞移植（ASCT，第 0 天）前连续 2 天（第 3 天和第 2 天）静脉输注；②姑息治疗：本品推荐剂量为 16mg/m$^2$，每 2 周 1 次，连续给药 4 次，待血常规充分恢复后每 4 周 1 次。

**【调配方法】** 用 0.9%氯化钠注射液 8.6ml 溶解本品，配制成浓度为 5mg/ml 的溶液。再将本品要求的体积加入到适当体积的 0.9%氯化钠注射液中，配制成终浓度为 0.45mg/ml 的混合溶液。

**【给药速度】** 清髓性预处理治疗：每次输注 30 分钟以上；姑息治疗：单次输注时间 15～20 分钟。

**【成品输液的稳定性】** 本品的混合溶液在室温下可稳定保存 4 小时。

**【禁忌】** 对本品主要成分严重过敏者禁用。

# 塞替派（thiotepa，TSPA）

**【适应证】** 主要用于卵巢癌、乳腺癌、膀胱癌（局部灌注）等，也用于胃肠道肿瘤。

**【用法用量】** 静脉注射（单一用药）：每日 10mg（0.2mg/kg），连续 5 天后改为每周 3 次，一个疗程总量 300mg。

**【调配方法】** 用 0.9%氯化钠注射液溶解。

**【禁忌】** 对本品过敏者、有严重肝肾功能损害者、严重骨髓抑制者禁用。

## 环磷酰胺（cyclophosphamide，CTX）

【适应证】　用于白血病、恶性淋巴瘤、转移性和非转移性的恶性实体瘤（卵巢癌、乳腺癌、小细胞肺癌、成神经细胞瘤、尤因肉瘤）。

【用法用量】　①对于持续治疗的成人或儿童，每日 $120\sim240mg/m^2$；②对于间断性治疗，$400\sim600mg/m^2$，间隔 $2\sim5$ 天；③对于大剂量的间断性治疗和大剂量冲击治疗，$800\sim1600mg/m^2$，间隔 $21\sim28$ 天。

【调配方法】　将 10ml 0.9%氯化钠注射液加入瓶内配制成注射溶液，可加入 0.9%氯化钠注射液或葡萄糖注射液 500ml 内进行输注。

【给药速度】　输注持续时间，根据容量不同可从 30 分钟至 2 小时。

【成品输液的稳定性】　本品在 0.9%氯化钠注射液中稳定保存 6 小时。

【禁忌】　①已知对环磷酰胺及其代谢产物过敏的患者；②严重的骨髓功能损害、膀胱炎症（膀胱炎）、尿路阻塞、急性感染患者。

## 异环磷酰胺（ifosfamide，IFO）

【适应证】　用于软组织肿瘤、转移性骨瘤、睾丸肿瘤、恶性淋巴瘤、胰腺癌、宫颈癌、卵巢癌、乳腺癌、肺癌等。

【用法用量】　①分次给药，每日剂量 $1.2\sim2.4g/m^2$，最高为 60mg/kg，连续使用 5 天；②单次大剂量 24 小时连续静脉输注，剂量为 $5g/m^2$，不应高于 $8g/m^2$。

【调配方法】　用 5%葡萄糖注射液或 0.9%氯化钠注射液稀释。

【给药速度】　药液稀释在 250ml 溶液中静脉输注需 $0.5\sim2.0$ 小时；药液稀释在 500ml 溶液中静脉输注需 $1\sim2$ 小时以上；大剂量时（$5g/m^2$），24 小时连续输注需用 3000ml 溶液稀释。

【成品输液的稳定性】　本品在室温 24 小时内稳定。

【禁忌】　①已知对异环磷酰胺过敏的患者；②严重的骨髓功能损害、膀胱炎、肾功能不全及尿路梗阻、尿路感染患者。

## 白消安（busulfan，BUS）

【适应证】　联合环磷酰胺，作为慢性髓系白血病同种异体的造血干细胞移植前的预处理方案。

【用法用量】　本品应通过中心静脉导管给药，成人剂量通常为 0.8mg/kg，每 6 小时给药一次，连续 4 天，共 16 次。

【调配方法】　稀释液选用 0.9%氯化钠注射液或 5%葡萄糖注射液。溶剂量应为本品原液体积的 10 倍，以保证白消安的终浓度约为 0.5mg/ml。

【给药速度】　每次持续滴注 2 小时。

【成品输液的稳定性】　在室温下（25℃）可稳定保存 8 小时，以 0.9%氯化钠注射液稀释的本品稀释液可在冷藏（2～8℃）条件下稳定保存 12 小时。

【禁忌】　对本品的任何一种成分有过敏史的患者。

## 卡莫司汀（carmustine，BCNU）

【适应证】 对脑瘤、脑转移瘤和脑膜白血病有效，对恶性淋巴瘤、多发性骨髓瘤有效，与其他药物合用对恶性黑色素瘤有效。

【用法用量】 静脉滴注：每日剂量为 $100mg/m^2$，连用 2～3 天；或 $200mg/m^2$，用 1 次，每 6～8 周重复。

【调配方法】 溶入 150ml 5%葡萄糖或 0.9%氯化钠注射液中。

【给药速度】 快速滴注。

【禁忌】 既往对本品过敏的患者。

## 达卡巴嗪（dacarbazine，DTIC）

【适应证】 用于治疗恶性黑色素瘤，也用于软组织肉瘤和恶性淋巴瘤等。

【用法用量】 静脉滴注：每日 2.5～6mg/kg 或 200～$400mg/m^2$，连用 5～10 天，每 3～6 周重复 1 次。单次大剂量：650～$1450mg/m^2$，每 4～6 周重复 1 次。

【调配方法】 用 0.9%氯化钠注射液 10～15ml 溶解后，再用 5%葡萄糖注射液 250～500ml 稀释后滴注。

【给药速度】 30 分钟以上滴完。

【禁忌】 ①水痘或带状疱疹患者禁用；②严重过敏史者禁用。

## 顺铂（cisplatin，DDP）

【适应证】 用于小细胞肺癌、非小细胞肺癌、睾丸癌、卵巢癌、宫颈癌、子宫内膜癌、前列腺癌、膀胱癌、黑色素瘤、肉瘤、头颈部肿瘤、各种鳞状上皮癌和恶性淋巴瘤的治疗。

【用法用量】 静脉滴注：每日 20～$30mg/m^2$，连用 3 天，每 3～4 周重复 1 次；单次大剂量：第 1 天 80～$120mg/m^2$，每 3～4 周重复 1 次。

【调配方法】 需用 0.9%氯化钠注射液或 5%葡萄糖注射液稀释后静脉滴注。

【给药速度】 1～2 小时滴完。

【禁忌】 对顺铂和其他含铂制剂过敏者、孕妇、哺乳期妇女，骨髓功能减退、严重肾功能损害、失水过多、水痘、带状疱疹、痛风、高尿酸血症、近期感染及因顺铂而引起的外周神经病等患者禁用。

## 卡铂（carboplatin，CBP）

【适应证】 用于卵巢癌、小细胞肺癌、非小细胞肺癌、头颈部鳞癌、食管癌、精原细胞瘤、膀胱癌、间皮瘤等。

【用法用量】 静脉滴注：第 1 天 200～$400mg/m^2$，每 3～4 周重复；或每日 $60mg/m^2$，连用 5 天，每 4 周重复 1 次；或根据 Calvert 公式计算：卡铂总剂量（mg）=设定 AUC×（GFR+25）。

【调配方法】 用 5%葡萄糖注射液溶解本品，浓度为 10mg/ml，再加入 5%葡萄糖注射液 250～500ml 中静脉滴注。

【禁忌】　①有明显骨髓抑制和肝肾功能不全者；②对顺铂或其他含铂化合物过敏者；③对甘露醇过敏者。

## 奥沙利铂（oxaliplatin，OXA）

【适应证】　与氟尿嘧啶和亚叶酸联合应用于转移性结直肠癌的一线治疗、原发肿瘤完全切除后的Ⅲ期（Duke 分期 C 期）结肠癌的辅助治疗、与卡培他滨联合（XELOX）用于Ⅱ期或Ⅲ期胃腺癌患者根治切除术后的辅助化疗。

【用法用量】　静脉滴注：$130mg/m^2$，每 3 周 1 次；或 $85mg/m^2$，每 2 周 1 次。

【调配方法】　需用 5% 葡萄糖注射液 250～500ml 稀释后静脉滴注，浓度为 0.2mg/ml 及以上。

【给药速度】　静脉滴注 2～6 小时。

【成品输液的稳定性】　正常情况下，溶液的物理化学稳定性在 2～8℃可保持 24 小时。

【禁忌】　已知对奥沙利铂过敏或对其他铂类化合物过敏者禁用。

## 奈达铂（nedaplatin，NDP）

【适应证】　用于头颈部癌、小细胞肺癌、非小细胞肺癌、食管癌、卵巢癌等实体瘤。

【用法用量】　静脉滴注：剂量为第 1 天给药 80～$100mg/m^2$，每 3～4 周重复 1 次。

【调配方法】　临用前用 0.9% 氯化钠注射液溶解，再稀释至 500ml。

【给药速度】　滴注时间不应少于 1 小时。

【成品输液的稳定性】　室温避光 120 小时所配制溶液中的药物含量不明显改变，尤其在 72 小时内药物含量几乎无变化。

【禁忌】　①有明显骨髓抑制及严重肝、肾功能不全者。②对其他铂制剂及右旋糖酐过敏者。

## 洛铂（lobaplatin，LBP）

【适应证】　用于治疗乳腺癌、小细胞肺癌及慢性粒细胞白血病。

【用法用量】　静脉滴注：第 1 天 $50mg/m^2$，每 3 周重复 1 次。

【调配方法】　使用前用 5ml 注射用水溶解。

【成品输液的稳定性】　此溶液应在配制好的 4 小时内应用（存放温度 2～8℃）。

【禁忌】　骨髓抑制患者、有凝血机制障碍的患者（可增加出血的危险或出血）和肾功能损害患者禁用。对铂类化合物有过敏反应者禁用。

## 放线菌素 D（dactinomycin，ACD）

【适应证】　用于肾母细胞瘤、侵蚀性葡萄胎、绒毛膜上皮癌、恶性淋巴瘤、横纹肌肉瘤、睾丸肿瘤等。

【用法用量】　静脉注射：每日 300～400μg（6～8μg/kg），10 天为一个疗程，间歇期 2 周，一个疗程总量 4～6mg。

【调配方法】　溶于 0.9%氯化钠注射液 20～40ml 中。

【禁忌】　有水痘病史者禁用。

## 博来霉素（bleomycin，BLM）

【适应证】　用于皮肤癌、头颈部癌、肺癌、食管癌、恶性淋巴瘤、子宫颈癌、神经胶质瘤、甲状腺癌。

【用法用量】　静脉注射：每次 15～30mg，出现严重发热反应时，一次静脉给药剂量应减少到 5mg 以下，可增加给药次数。每周 1～2 次，一个疗程总量 300～500mg。

【调配方法】　溶于 5～20ml 0.9%氯化钠注射液或注射用水中。

【给药速度】　缓慢静脉注入。

【禁忌】　①严重肺部疾病、严重弥漫性肺纤维化；②对本类药物（培普利欧等）有过敏史；③严重肾功能障碍；④严重心脏疾病；⑤胸部及其周围接受放射治疗。

## 丝裂霉素（mitomycin，MMC）

【适应证】　用于胃癌、肺癌、乳腺癌、肝癌、胰腺癌、结直肠癌、食管癌、卵巢癌及癌性腔内积液。

【用法用量】　静脉注射：每次 6～8mg，每周 1 次；也可每次 10～20mg，每 6～8 周重复。

【调配方法】　溶于 0.9%氯化钠注射液。

【禁忌】　①水痘或带状疱疹患者禁用；②用药期间禁止活病毒疫苗接种和避免口服脊髓灰质炎疫苗。

## 平阳霉素（bleomycin A5）

【适应证】　用于头颈部鳞癌、皮肤癌、乳腺癌、宫颈癌、食管癌、阴茎癌、外阴癌、恶性淋巴癌和坏死性肉芽肿等。

【用法用量】　每次剂量为 8mg，每周给药 2～3 次。显示疗效的剂量一般为 80～160mg，一个疗程的总剂量为 240mg。

【调配方法】　用 0.9%氯化钠注射液或葡萄糖注射液 5～20ml 溶解本品。

【禁忌】　对博来霉素类抗生素有过敏史的患者禁用。

## 米托蒽醌（mitoxantrone，MITX）

【适应证】　用于恶性淋巴瘤、乳腺癌和各种急性白血病。

【用法用量】　单用：一次 12～14mg/m²，每 3～4 周 1 次；或每次 4～8mg/m²，连用 3～5 天，间隔 2～3 周。联合用药：一次 5～10mg/m²。

【调配方法】　溶于 50ml 以上的 0.9%氯化钠注射液或 5%葡萄糖注射液中。

【给药速度】　静脉滴注时间不少于 30 分钟。

【禁忌】　①对本品过敏者禁用；②有骨髓抑制或肝功能不全者禁用；③呈恶病质，伴有心、肺功能不全的患者禁用。

## 多柔比星（doxorubicin，ADM）

【适应证】 用于急性白血病、淋巴瘤、软组织肉瘤、骨肉瘤、儿童恶性肿瘤及成人实体瘤，尤其可用于乳腺癌和肺癌。

【用法用量】 单用：每次 $60\sim75mg/m^2$，每 3 周 1 次。联合用药：每次 $40\sim60mg/m^2$，每 $3\sim4$ 周 1 次。

【调配方法】 溶于 0.9%氯化钠注射液、5%葡萄糖注射液。

【成品输液的稳定性】 配制后的溶液于室温避光条件下可稳定保存 24 小时，$4\sim10℃$ 下可保持稳定 48 小时。

【禁忌】 ①既往细胞毒性药物治疗所致持续的骨髓抑制或严重的口腔溃疡者；②全身性感染患者；③明显的肝功能损害患者；④严重心律失常、心功能不全、既往心肌梗死患者；⑤既往蒽环类和蒽二酮类治疗已达药物最大累积剂量患者。

## 表柔比星（epirubicin，EPI）

【适应证】 用于恶性淋巴瘤、乳腺癌、肺癌、软组织肉瘤、食管癌、胃癌、肝癌、胰腺癌、黑色素瘤、结肠直肠癌、卵巢癌、多发性骨髓瘤、白血病。

【用法用量】 常规剂量：一次 $60\sim120mg/m^2$，一次单独或者连续 $2\sim3$ 天分次给药，每 3 周重复 1 次；优化剂量：用于治疗肺癌和乳腺癌，单用剂量为 $135mg/m^2$，一次单独给药或在第 $1\sim3$ 天分次给药，每 $3\sim4$ 周重复，联合化疗时，起始剂量每次为 $120mg/m^2$，每 $3\sim4$ 周重复。

【调配方法】 用 0.9%氯化钠注射液或注射用水溶解，其终浓度不超过 2mg/ml。

【禁忌】 ①持续的骨髓抑制患者；②严重肝损伤患者；③心肌病、最近发作过心肌梗死或严重的心律不齐患者；④既往蒽环类和蒽二酮类治疗已达药物最大累积剂量患者。

## 柔红霉素（daunorubicin，DNR）

【适应证】 用于急性粒细胞白血病和急性淋巴细胞白血病，以及其他肿瘤，包括神经母细胞瘤及横纹肌肉瘤。

【用法用量】 单次剂量：$0.5\sim3mg/kg$；$0.5\sim1mg/kg$ 时至少间隔 1 天，$2mg/kg$ 时至少间隔 4 天，$2.5\sim3mg/kg$ 时须间隔 $7\sim14$ 天。

【调配方法】 使用前每支加 10ml 0.9%氯化钠注射液溶解，再用 0.9%氯化钠注射液 250ml 溶解后滴注。

【给药速度】 在 1 小时内滴完。

【成品输液的稳定性】 药物溶液须避光保存。室温下 24 小时或 $4\sim10℃$温度下 48 小时，药物可保持稳定。

【禁忌】 ①对活性成分或辅料过敏、对蒽环类药物过敏；②持续的骨髓抑制、存在严重的感染、严重的肝脏功能损伤或肾脏功能损伤、心肌功能不全、近期发生过心肌梗死、严重心律失常；③既往使用过最大累积剂量的盐酸柔红霉素或其他蒽环类药物。

## 伊达比星（idarubicin，IDA）

【适应证】 用于急性非淋巴细胞白血病、急性淋巴细胞白血病。

【用法用量】 静脉注射：急性非淋巴细胞白血病，每日 12mg/m$^2$，连用 3 天，或每日 8mg/m$^2$，连用 5 天；急性淋巴细胞白血病，每日 12mg/m$^2$，连用 3 天，儿童 10mg/m$^2$，连用 3 天。

【调配方法】 将本品溶于注射用水，用 5ml 溶剂溶解 5mg 本品，10ml 溶剂溶解 10mg 本品。

【成品输液的稳定性】 配制后溶液于 2～8℃可至少稳定 48 小时，室温可稳定 24 小时。但建议配制后溶液在 2～8℃保存，不超过 24 小时。

【禁忌】 ①对伊达比星或其辅料、其他蒽环类或蒽二酮类药物过敏者；②严重肝肾功能损害、严重心肌功能不全、近期发生过心肌梗死、严重心律失常、持续的骨髓抑制者；③曾以伊达比星和（或）其他蒽环类、蒽二酮类药物最大累积剂量治疗者。

## 吡柔比星（pirarubicin，THP）

【适应证】 用于治疗乳腺癌、恶性淋巴瘤、急性白血病、膀胱癌、肾盂输尿管癌、卵巢癌、子宫内膜癌、子宫颈癌、头颈部癌、胃癌。

【用法用量】 静脉给药：一次 25～40mg/m$^2$。乳腺癌推荐一次 40～50mg/m$^2$，急性白血病一次 25mg/m$^2$，每 3～4 周重复 1 次。

【调配方法】 将本品加入 10ml 5%葡萄糖注射液或注射用水中溶解。

【成品输液的稳定性】 溶解后的药液应及时用完，室温下放置不得超过 6 小时。

【禁忌】 ①因化疗或放疗而造成明显骨髓抑制的患者禁用；②严重器质性心脏病或心功能异常者及对本品过敏者禁用；③已用过大剂量蒽环类药物（如多柔比星或柔红霉素）的患者禁用。

## 阿柔比星（aclarubicin，ACR）

【适应证】 用于急性白血病、恶性淋巴瘤，也用于其他实体恶性肿瘤。

【用法用量】 静脉注射或静脉滴注。白血病与淋巴瘤：每天 15～20mg，连用 7～10 天，每 2～3 周 1 次；实体瘤：每次 30～40mg，一周 2 次，连用 4～8 周。

【调配方法】 临用前，加 0.9%氯化钠注射液或 5%葡萄糖注射液溶解。

【禁忌】 心、肝、肾功能异常或有严重心脏病史者禁用。

## 羟喜树碱（hydroxycamptothecine，HCPT）

【适应证】 用于原发性肝癌、胃癌、膀胱癌、直肠癌、头颈部上皮癌、白血病等恶性肿瘤。

【用法用量】 静脉注射：每天 4～6mg；白血病：成人剂量一日 6～8mg/m$^2$，静脉滴注。

【调配方法】 用 0.9%氯化钠注射液 20ml 溶解后静脉注射，或加入 0.9%氯化钠注射液中静脉滴注。

【禁忌】　对本品过敏者禁用。

## 伊立替康（irinotecan，CPT-11）

【适应证】　用于晚期大肠癌患者的治疗：与氟尿嘧啶和亚叶酸联合治疗既往未接受化疗的晚期大肠癌患者；作为单一用药，用于经含氟尿嘧啶化疗方案治疗失败的患者。

【用法用量】　单药推荐剂量为每次 350mg/m²，每 3 周 1 次；2 周治疗方案推荐剂量为每次 180mg/m²，每 2 周 1 次。

【调配方法】　必须用 5%葡萄糖注射液或 0.9%氯化钠注射液稀释至终浓度为 0.12～2.80mg/ml 的输注液。

【给药速度】　静脉滴注 30～90 分钟。

【成品输液的稳定性】　输注液在 2～8℃条件下贮藏时间不应超过 24 小时，或在室温条件下（25℃）贮藏时间不超过 6 小时。

【禁忌】　①慢性炎性肠病和（或）肠梗阻者；②对盐酸伊立替康三水合物或本品中的赋形剂有严重过敏反应史者；③胆红素超过正常值上限的 3 倍者；④严重骨髓功能衰竭者；⑤肿瘤患者体能状态评分，ECOG（美国东部肿瘤协作组）评分＞2。

## 拓扑替康（topotecan，TPT）

【适应证】　用于初始化疗或序贯化疗失败的转移性卵巢癌患者，也用于对化疗敏感、一线化疗失败的小细胞肺癌患者。

【用法用量】　剂量为每天 1.2mg/m²，连用 5 天，每 3 周 1 次。

【调配方法】　先用无菌注射用水溶解，再用 0.9%氯化钠注射液或 5%葡萄糖注射液稀释，以得到浓度为 25～50μg/ml 的溶液。

【给药速度】　静脉滴注 30 分钟。

【成品输液的稳定性】　由于本品不含抗菌防腐剂，配制后的溶液应立即使用。配制好的盐酸拓扑替康注射液在 30℃以下、不避光可稳定保存 24 小时。

【禁忌】　①有对拓扑替康和（或）其辅料严重过敏反应的病史；②用药开始第一个疗程之前已经有严重的骨髓抑制，表现为基线 NEU＜1.5×10⁹/L 和（或）PLT＜100×10⁹/L。

## 依托泊苷（etoposide，VP16）

【适应证】　用于治疗小细胞肺癌、恶性淋巴瘤、恶性生殖细胞瘤、白血病，对神经母细胞瘤、横纹肌肉瘤、卵巢癌、非小细胞肺癌、胃癌和食管癌等有一定疗效。

【用法用量】　静脉滴注。实体瘤：一日 60～100mg/m²，连续 3～5 天，每 3～4 周 1 次；白血病：一日 60～100mg/m²，连续 5 天。

【调配方法】　将本品需用量用 0.9%氯化钠注射液稀释，浓度＜0.25mg/ml。

【给药速度】　静脉滴注时间不少于 30 分钟。

【禁忌】　①骨髓抑制，白细胞、血小板明显低下者禁用；②心、肝、肾功能有严重障碍者禁用；③本品含苯甲醇，禁止用于儿童肌内注射。

## 替尼泊苷（teniposide，VM26）

【适应证】 用于中枢神经系统原发及转移性恶性肿瘤、急性白血病、恶性淋巴瘤、小细胞肺癌、卵巢癌、睾丸肿瘤、膀胱癌、神经母细胞瘤等。

【用法用量】 静脉滴注。单药治疗每疗程总剂量300mg/m²，分3～5天给予，每3周1次。

【调配方法】 将本品稀释于50ml、125ml、250ml或500ml的5%葡萄糖注射液或0.9%氯化钠注射液中，替尼泊苷的终浓度分别为1mg/ml、0.4mg/ml、0.2mg/ml和0.1mg/ml。

【给药速度】 静脉滴注时间不少于30分钟。

【成品输液的稳定性】 本品稀释后放置不宜超过4小时，1.5～2小时内给药安全有效。

【禁忌】 ①对替尼泊苷或本品中的任何成分过敏者禁用；②严重白细胞减少或血小板减少患者禁用。

## 长春新碱（vincristine，VCR）

【适应证】 用于治疗急性白血病、霍奇金病、非霍奇金恶性淋巴瘤，也用于乳腺癌、肺癌、软组织肉瘤、神经母细胞瘤等。

【用法用量】 静脉注射，一次1～1.4mg/m²，一次量不超过2mg，每周1次，一个疗程总量20mg。

【调配方法】 临用前加0.9%氯化钠注射液适量使溶解。

【给药速度】 直接快速静脉给药，防止药物漏出血管外。

【禁忌】 ①本品不能肌内、皮下或鞘内注射；②不得用于脱髓鞘型进行性神经性肌肉萎缩综合征患者。

## 长春地辛（vindesine，VDS）

【适应证】 对非小细胞肺癌、小细胞肺癌、恶性淋巴瘤、乳腺癌、食管癌及恶性黑色素瘤等恶性肿瘤有效。

【用法用量】 静脉注射：3mg/m²，每周1次，连续用药4～6次。

【调配方法】 用0.9%氯化钠注射液溶解后缓慢静脉注射，亦可溶于5%葡萄糖注射液500～1000ml中。

【给药速度】 缓慢静脉滴注6～12小时。

【成品输液的稳定性】 药物溶解后应在6小时内使用。

【禁忌】 ①对本品或其他长春花生物碱过敏者禁用；②骨髓功能低下和严重感染者禁用。

## 长春瑞滨（vinorelbine，NVB）

【适应证】 用于不可手术切除的局部晚期或转移性非小细胞肺癌，也用于转移性乳腺癌的单药或联合化疗。

【用法用量】　常用量为 25~30mg/m²，第 1 天、第 8 天各给药一次，每 3 周重复，给药后输入至少 250ml 等渗溶液冲洗静脉。

【调配方法】　本品在 20~50ml 的 0.9%氯化钠注射液或 5%葡萄糖注射液中稀释。

【给药速度】　在 6~10 分钟内静脉输入。

【成品输液的稳定性】　配制后的稀释液在密封的玻璃瓶或输液袋内于室温下可保存 24 小时。

【禁忌】　①已知对长春瑞滨或其他长春花生物碱，或本品中的任何成分过敏者；②NEU<$1.5×10^9$/L 和（或）PLT<$100×10^9$/L 者；③不可与黄热病疫苗合用。

## 紫杉醇（paclitaxel，PTX）

【适应证】　用于卵巢癌、乳腺癌、肺癌、头颈部癌的一线或二线药物治疗；以及恶性黑色素瘤、晚期食管癌、胃癌、膀胱癌、精原细胞瘤、复发性非霍奇金淋巴瘤、脑瘤等其他肿瘤的治疗。

【预处理】　在用本品治疗之前 12 小时及 6 小时给予地塞米松（20mg）口服，或在用本品之前 30~60 分钟静脉滴注地塞米松（20mg）；在用紫杉醇之前 30~60 分钟静脉注射或深部肌内注射苯海拉明或其同类药（50mg），以及在注射本品之前 30~60 分钟给予静脉滴注西咪替丁（300mg）或雷尼替丁（50mg）。

【用法用量】　静脉滴注：每次 135mg/m² 或者 175mg/m²，每 3 周 1 次。

【调配方法】　本品用 0.9%氯化钠注射液或 5%葡萄糖注射液稀释至最后浓度为 0.3~1.2mg/ml。

【给药速度】　静脉滴注剂量 175mg/m² 时，滴注时间大于 3 小时；或静脉滴注剂量 135mg/m² 时，滴注时间大于 24 小时。

【成品输液的稳定性】　本品溶液的理化性质在环境温度（约 25℃）及室内照明条件下可保持稳定达 27 小时。

【禁忌】　①紫杉醇禁用于对紫杉醇或其他以聚氧乙烯蓖麻油配制的药物有过敏反应病史者；②对于基线 NEU<$1.5×10^9$/L 的实体瘤患者，或者基线 NEU<$1×10^9$/L 的获得性免疫缺陷综合征相关性卡波西肉瘤患者，不能使用紫杉醇。

## 多西他赛（docetaxel，DTX）

【适应证】　用于卵巢癌、乳腺癌、非小细胞肺癌，以及其他实体瘤如头颈部癌、小细胞肺癌、黑色素瘤、胃癌、胰腺癌等。

【预处理】　口服糖皮质激素类，如地塞米松，在多西他赛使用的前一天服用，16mg/d（如一日两次，每次 8mg），持续 3 天；治疗前列腺癌时，同时给予泼尼松或泼尼松龙，患者在接受多西他赛治疗前 12 小时、3 小时及 1 小时，分别口服地塞米松 8mg。

【用法用量】　静脉滴注：推荐剂量为 75mg/m²，每 3 周 1 次。

【调配方法】　用 5%葡萄糖注射液或 0.9%氯化钠注射液 250ml 溶解，如果多西他赛超过 200mg，则要增大稀释液体积，以使最终浓度不超过 0.74mg/ml。

【给药速度】 滴注时间 30～60 分钟。

【成品输液的稳定性】 多西他赛预注射液应于配制后立即使用，在 2～8℃或室温保存，预注射液的稳定性为 8 小时；注射液在室温条件下应于配制后 4 小时内使用。

【禁忌】 ①对本活性物质或任何一种辅料过敏者；②多西他赛不应用于基线 NEU＜1.5×10⁹/L 的患者；③由于没有相关数据，多西他赛不应用于肝功能有严重损害的患者。

### 高三尖杉酯碱（homoharringtonine，HH）

【适应证】 用于急性非淋巴细胞白血病、慢性粒细胞白血病、真性红细胞增多症和恶性淋巴瘤等。

【用法用量】 静脉滴注：每天 1～4mg，以 4～6 天为一个疗程，间歇 1～2 周再重复用药。

【调配方法】 用 5%葡萄糖注射液 250～500ml 溶解。

【给药速度】 缓慢滴入 3 小时以上。

【禁忌】 严重或频发的心律失常及器质性心血管疾病患者禁用。

### 门冬酰胺酶（asparaginase，ASP）

【适应证】 用于治疗急性淋巴细胞白血病、急性粒细胞白血病、急性单核细胞白血病、慢性淋巴细胞白血病、霍奇金病及非霍奇金病淋巴瘤、黑色素瘤等。

【用法用量】 日剂量 500U/m² 或 1000U/m²，最高可达 2000U/m²；以 10～20 天为一个疗程。

【调配方法】 用 0.9%氯化钠注射液或 5%葡萄糖注射液 500ml 稀释。

【成品输液的稳定性】 稀释液一定要待澄清后才能使用，且要在稀释后 8 小时内应用。

【禁忌】 ①对本品有过敏史或皮试阳性者；②有胰腺炎病史或现患胰腺炎者；③现患水痘、广泛带状疱疹等严重感染者；④有青霉素过敏史者。

# 第二节 特殊人群应用细胞毒性抗肿瘤药物的审核要点

## 一、老年患者应用细胞毒性抗肿瘤药物的审核要点

随着我国人口老龄化程度加深，大多数癌症类型在 65 岁及以上人群的发病率急剧增加。目前，约 50%的癌症发病及 70%的癌症死亡发生于老年人，预期此比例将继续增加。伴随年龄的增长，老年患者重要器官系统的功能衰退，年龄相关生理储备下降，老化过程可显著改变化疗药物的药代动力学和药效学，可能引起化疗药物毒性增加，又因共存疾病和功能障碍，老年患者可能需要减量、推迟甚至终止化疗。

（一）老年患者特点

**1. 年龄相关器官功能衰退** 老年患者重要器官系统的功能衰退导致生理储备极少，

在暴露于化疗等巨大刺激时会存在失代偿的风险。若肝功能减退，药物代谢和消除可能减慢，可能使患者长时间暴露于较高的血药浓度；若肾功能减退，依赖肾脏排泄清除的药物会产生过度毒性；老年患者发生重度长期化疗相关血细胞减少的风险较高；肌肉量下降使老年人可能出现与恶性肿瘤和化疗影响有关的进一步肌肉萎缩，进而降低活动力和影响功能状态。

**2. 共存疾病多** 老年患者在诊断癌症的同时常合并多种疾病，常见的包括贫血、高血压、胃肠道疾病及心脏病等。对于存在严重共存疾病的重症老年患者，全身化疗弊大于利，应接受支持治疗；对于慢性疾病不会危及生命的转移癌老年患者，可进行姑息化疗。

**3. 多药治疗** 至少 90% 的老年患者使用至少 1 种药物，平均每例患者至少使用 4 种药物。使用多种药物会增加发生药物相互作用的风险，特别是通过细胞色素 P450 系统代谢的药物。抑制细胞色素 P450 酶活性的药物可能增加化疗药物的毒性，诱导细胞色素 P450 途径酶的药物可因增强活性药物的代谢而降低化疗药物的疗效。

**4. 身体功能和储备降低** 化疗期间老年患者常出现不良事件，体能状态差的老年患者无法耐受标准剂量和方案的化疗药物，导致化疗相关的毒性增加，又因年龄相关的身体健康变化的个体差异较大，需要仔细评估患者体能状态，根据身体功能的综合评估指导治疗的决策。

（二）审核要点

**1. 化疗耐受性审核** 体能状态不能充分反映老年患者功能障碍的程度，需要结合日常生活能力量表评分、共存疾病、心理状况、社会支持、认知功能、营养及多药治疗等进行综合评估，以指导治疗决策。器官功能受损的老年患者，如有肾功能不全但体能状态良好的患者可以接受化疗，但要根据计算的肌酐清除率调整给药剂量；对已有肝功能障碍的老年患者，有必要进行剂量调整或完全禁用；对有腹水和胸腔积液的老年患者，需注意甲氨蝶呤在第三间隙液中的蓄积，避免增加全身暴露及药物毒性风险；发生骨髓抑制的老年患者多表现为重度中性粒细胞减少和（或）贫血，中性粒细胞减少可通过减少药物剂量或使用粒细胞集落刺激因子改善，化疗相关的贫血可使用红细胞生成刺激剂；存在隐匿性心脏病的老年患者使用蒽环类药物可增加药物相关心力衰竭的风险，应用氟尿嘧啶可增加冠状动脉痉挛的风险。接近正常状态的老年患者可耐受全剂量化疗，对于虚弱的老年患者，以积极化疗来延长生存期不是治疗目标，应注重改善患者生存质量和缓解症状。详见表 5-1 特殊人群化疗药物审核要点。

**2. 化疗方案合理性审核** 对于接近正常状态的老年患者，可与年轻患者一样，从应用标准剂量和方案的化疗药物中获益，而对于晚期已转移的老年癌症患者，常选择单药序贯，而非联合化疗，或根据器官功能状况进行减量化疗。因老年患者常使用多种药物，会增加发生有害药物相互作用的可能性，当与肝药酶抑制剂合用时，其转化的无毒代谢物减少或有毒代谢物增加，可能增加化疗药物的毒性；若与肝药酶诱导剂合用，如地塞米松、抗癫痫药、乙醇，可因增强化疗药物的代谢而降低疗效。

## 二、儿童患者应用细胞毒性抗肿瘤药物的审核要点

1%～3%的恶性肿瘤发生于儿童，儿童恶性肿瘤是儿童最主要的死亡原因之一。儿童肿瘤绝大多数起源于中胚层或间叶组织细胞，由不成熟的胚胎组织发展而来，常发生于造血系统、淋巴系统、中枢神经系统、周围神经系统及肌肉等组织器官。儿童肿瘤与成人肿瘤有很大的不同，多数恶性程度高、发病隐匿，局部浸润和全身转移发生早，预后与病理、临床分期、基因状态等生物学特性密切相关，单一治疗效果差，预后与总体综合治疗方案密切相关，如早期治疗，其总体治愈率可达 70% 以上。

（一）儿童患者特点

**1. 器官功能特点**　儿童时期贯穿新生儿到青春期，其机体各器官处于不断发育和成熟过程中，在解剖、生理、对药物的反应及耐受性等方面，都与成人存在很大的差异，如儿童神经系统、内分泌系统发育不完善；药物代谢的酶系统不成熟，许多药物代谢酶在低浓度下表达。例如，出生后第一天被诱导产生 CYP2E1 和 CYP2D6，CYP3A4 和 CYP2C 亚家族在出生后第一天出现，CYP2A1 在出生后 1～3 个月表达，CYP3A7 仅存在于胎儿肝脏中；新生儿肝脏、肾脏的解毒和排毒功能较弱，必须减少某些药物剂量，以避免药物的毒性累积；儿童血脑屏障作用不健全，体内脂肪含量、形体大小及血容量也与成人不同，其药物吸收、分布、代谢、排泄都存在差异，因而在生理变化期间，如新生儿、早产儿和青春期个体，药代动力学变异性往往较高。

**2. 用药种类多**　儿童肿瘤治疗通常需要应用多种药物,这些化疗药物的治疗窗口很窄，治疗剂量接近潜在毒性剂量，可能存在的药物相互作用也会增加毒性，降低治疗效果。

**3. 给药剂量个体差异大**　在儿童期，药物的清除和代谢不会根据体重或体表面积呈线性变化，因此没有可靠的公式来计算儿童用药的安全有效剂量。与成人不同，儿童用药应按每日或每次每千克体重来计算用药剂量，有些药物按照体表面积计算，且每次的剂量还应根据其生理及病理状况进行适量调整。

**4. 不良反应多**　部分在成人体内不良反应发生率较低的药物，在儿童身上不良反应发生的概率和强度可能会显著增加。与成人相比，儿童更易在抗肿瘤治疗过程中出现严重的并发症。

（二）审核要点

**1. 化疗耐受性审核**　儿童肿瘤化疗耐受性审核重点在于适应证和禁忌证的审核，由于抗肿瘤药儿童专用药的缺乏，成人用抗肿瘤药用于儿童的信息缺失，导致超说明书用药在儿童抗肿瘤治疗过程中不可避免，常用抗肿瘤药氟尿嘧啶、米托蒽醌均未提及儿童用药信息。儿童作为一个特殊群体，较难开展临床试验研究，由于缺乏临床试验研究资料，导致药品说明书中有关儿童用药的信息缺乏或者不全，这样将会增加儿童用药安全性的风险。针对超说明书用药需要参考 WHO 推荐的儿童药物，以及专家共识等相关文献，再由医院

制订相关制度指导超说明书用药，使用时与患者签署"超说明书用药知情同意书"，以保障肿瘤患儿得到有效的治疗。详见表 5-1 特殊人群化疗药物审核要点。

**2. 化疗方案合理性审核**　主要审核儿童化疗方案中单次给药剂量、给药途径及给药浓度的合理性。有研究报道超单次用药剂量主要集中在门冬酰胺酶、柔红霉素、环磷酰胺及依托泊苷的使用，对于这种超说明书用药需要加强对此类患者的用药监护，防止大剂量使用导致的不良反应。审核化疗药物给药途径，如表柔比星、柔红霉素等静脉注射给药改为静脉滴注给药，但因静脉滴注长时间持续刺激血管壁，静脉炎的发生率升高，且有研究发现静脉注射给药比持续静脉滴注给药的疗效更好，故不宜采用静脉滴注给药。有些用药因限制儿童每日液体的出入量，给予的溶媒剂量过少，导致计算的给药浓度超过成人的用量限制，造成潜在毒性增加的可能。

**3. 辅助用药审核**　在治疗化疗引起的肝损伤时，儿童患者应禁用硫普罗宁，因其是一种与青霉胺相似的含巯基类药物，可能引起与青霉胺相似的不良反应，有报道硫普罗宁注射剂可致过敏性休克，严重者可导致死亡。

## 三、妊娠期、哺乳期妇女应用细胞毒性抗肿瘤药物的审核要点

妊娠合并恶性肿瘤并不多见，但由于近年初产妇女年龄逐渐增大，妊娠期恶性肿瘤发生率有所增加，最常见的是乳腺癌、宫颈癌和卵巢癌。临床上在不终止妊娠的情况下进行抗肿瘤治疗，需要对妊娠期妇女立即化疗与延迟化疗的获益，以及对胎儿可能导致的损害之间进行权衡，选择毒性小、对胎儿影响小的治疗药物。

（一）妊娠期、哺乳期患者特点

**1. 妊娠期药代动力学的变化**　给药剂量基于体表面积计算，与非妊娠妇女相似，随体重的持续增加而调整；血容量增加及肝肾清除率增加会降低活性药物的浓度，妊娠期血浆白蛋白减少会增加未结合活性药物的量，但该效应也会被高水平的雌激素抵消。

**2. 化疗药物暴露的时期对胎儿的影响**　早期妊娠暴露于化疗药物，发生先天畸形、染色体异常、死产和自然流产的风险最大，当此期使用单一化疗药物时，畸形的风险为7%～17%，联合治疗则增加至 25%；妊娠中期及晚期进行化疗，胎儿畸形的风险较低，但可发生胎儿宫内生长受限、早产及低出生体重，以蒽环类药物为基础的化疗，妊娠期首选多柔比星，而不是伊达比星或表柔比星，在妊娠中晚期使用是安全的。另外，围生期给予化疗可能会增加新生儿毒性反应，主要因为胎盘的药物清除效率一般高于新生儿的肝脏和（或）肾脏。

**3. 胎盘屏障对胎儿的保护**　胎盘屏障在胎儿免受化疗药物暴露的防御机制中发挥关键作用，药物在胎盘转运的主要机制是被动扩散和主动转运，只有药物的非蛋白结合部分才能通过被动扩散穿过胎盘屏障；另一种胎盘转运机制是能量依赖性蛋白泵的主动转运，多药耐药相关蛋白和乳腺癌耐药蛋白在胎盘高表达，可以主动清除化疗药物，降低胎儿血药浓度，有利于保护胎儿免受化疗药物的影响。

**4. 化疗药物对母乳的影响**　很多细胞毒性药物（尤其是烷化剂）可排泄至母乳中，环

磷酰胺和多柔比星可进入母乳中，因此大多数细胞毒性药物化疗期间禁止母乳喂养。

（二）审核要点

**1. 化疗耐受性审核** 妊娠合并恶性肿瘤患者化疗药物的选择及其剂量尚无定论。实施化疗与患者的意愿、孕龄、肿瘤类型、分期、预期疗效和可能发生的治疗风险等因素有密切关系。孕早期诊断的进展缓慢的肿瘤或早期肿瘤，可短期观察直到孕中期；对侵袭性强的肿瘤或晚期肿瘤，应该立即开始适当的治疗，通常是联合化疗，以避免不良的肿瘤结局。在某些情况下，治疗前需要选择终止妊娠。开始化疗前，必须确保患者及其家人充分了解继续妊娠的风险及延迟治疗的后果。孕早期可以考虑单药化疗，孕中期开始使用标准的联合化疗，这种治疗策略似乎是安全的。详见表 5-1 特殊人群化疗药物审核要点。

**2. 化疗方案合理性审核** 以蒽环类药物为基础的化疗，在妊娠期首选多柔比星，而非伊达比星或表柔比星，因有研究报道宫内暴露于后两种药物后出现新生儿心脏问题；在紫杉烷类药物选择中，紫杉醇被认为是首选药物，而多西他赛具有更高的组织亲和力，妊娠期使用对胎儿的毒性可能较紫杉醇大；铂类药物具有极高的胎盘转运率，但卡铂与胎儿畸形、毒性或新生儿不良反应无关，因此妊娠期化疗更多地选择使用卡铂；长春花生物碱的血浆蛋白结合率较高，与其他药物联合使用甚至单用时，也有出现严重胎儿畸形的报道，需要谨慎。

**3. 化疗辅助用药审核** 妊娠期间，化疗不良反应与非妊娠期相似，化疗辅助性药物只有在潜在益处高于胎儿面临潜在风险的情况下才使用。5-HT$_3$ 受体拮抗剂用于缓解化疗呕吐，在妊娠期使用的风险较低；抗组胺药，H$_1$ 受体拮抗剂和 H$_2$ 受体拮抗剂用于预防化疗相关过敏反应，在妊娠期间使用是安全的，首选肠外 H$_1$ 受体拮抗剂；需用糖皮质激素时可选择使用甲泼尼龙或氢化可的松，其经胎盘代谢，不影响胎儿，最好避免使用地塞米松，因其可以通过胎盘进入胎儿血液循环；对于妊娠期化疗所致的中性粒细胞减少症，使用粒细胞集落刺激因子可能是安全的。

## 四、肝功能异常患者应用细胞毒性抗肿瘤药物的审核要点

肝脏是药物在体内转化和代谢的主要场所，肝功能减退的肿瘤患者接受细胞毒性药物治疗可直接诱导肝毒性增加，若原有基础肝病，尤其是病毒性肝炎，可引起药物代谢变化，使得血药浓度更高，药物存在时间更久，从而导致全身毒性增加或使肝功能进一步恶化。细胞毒性药物本身、药物代谢产物、患者特殊体质所致对药物的超敏性或耐受性减低，都可能导致药物性肝损伤。

（一）肝功能异常患者特点

**1. 已有肝脏疾病的患者** 存在肝胆转移、免疫功能受损、慢性肝病、营养缺乏或使用肠外营养时，机体对化疗诱导性肝损伤的易感性可能会增加。已有肝脏疾病的患者应在化疗前进行全面诊断性检查，以明确肝病的原因及其严重程度，特别是发现有慢性乙

型肝炎病毒感染或既往乙型肝炎病毒感染的患者，需要评估风险来确定是否启动抗病毒预防性治疗。

**2. 化疗诱导肝毒性特点**　化疗药物本身对肝脏的毒性反应在大多数情况下是可以预料的，然而也有部分药物诱导的毒性反应是特异质的，非剂量依赖性，无法预期。化疗药物肝毒性反应表现为肝细胞损伤、炎症和（或）胆汁淤积，也可导致内皮损伤或血栓形成，进而引发血管并发症，如肝窦阻塞综合征。多见于应用达卡巴嗪、放线菌素 D、硫鸟嘌呤、硫唑嘌呤、奥沙利铂等药物时。

**3. 高风险人群**　合并活动性感染、肾脏病、风湿病、糖尿病、器官移植、脂代谢紊乱、肥胖和营养不良患者；长期大量饮酒者；合并使用其他肝毒性药物，如抗结核药物、抗生素、非甾体类药、抗癫痫药、降血糖药、降血脂药等；合并其他治疗，如肝脏放射治疗、肝动脉栓塞介入等；合并免疫抑制剂治疗，如糖皮质激素、抗淋巴细胞抗体等；既往有药物毒副反应和肝功能损害者；老人、儿童、女性。

（二）审核要点

**1. 化疗耐受性审核**　化疗前需全面了解有无传染性肝炎等肝病史，肝功能需达到以下器官功能与实验室指标标准才考虑化疗：血清胆红素≤1.5ULN（正常值上限），AKP（碱性磷酸酶）、AST（天冬氨酸转氨酶）和 ALT（丙氨酸转氨酶）≤2.5ULN，若有肝转移，AKP、AST 和 ALT≤5ULN；合并肝炎者，监测病毒载量，必要时用拉米夫定治疗。对有基线肝损害的患者应减量，目前关于肝病患者中化疗药物的药代动力学知识尚不全面，少数研究仅限于轻度至中度肝功能不全的肿瘤患者，因此，对已存在肝损害情况下的剂量调整主要基于经验，必须结合临床，个体化用药。

**2. 化疗方案合理性审核**　审核时主要关注各类细胞毒性药物使用过程中的剂量调整，大多数化疗都是联合方案，而非单药治疗，联合方案中很难判断潜在的肝毒性，停药直至肝毒性被逆转，或调整化疗方案中的药物剂量，这种剂量的调整不仅限于可能致肝毒性的药物。具体的烷化剂通常不依赖肝脏代谢，很少有肝毒性；抗代谢药大多通过肝脏代谢，肝功能障碍患者需要减少剂量；蒽环类药物在肝脏代谢，约 80%在胆汁排泄，胆汁淤积患者全身毒性更高，需要减量；作用于微管蛋白的药物也需要减量；紫杉烷类均通过 CYP450 系统氧化，随胆汁排泄，已有肝脏疾病的患者需要减量，对于有转移癌的严重肝功能障碍者是否禁用多西他赛尚不明确；铂类衍生物如顺铂、卡铂、奥沙利铂均通过肾脏排泄，肝功能障碍患者无须调整剂量。详见表 5-1 特殊人群化疗药物审核要点。

## 五、肾功能异常患者应用细胞毒性抗肿瘤药物的审核要点

肾脏是许多抗肿瘤药及其代谢产物的主要消除途径，肾损害可导致药物排泄和化疗药物代谢延迟，以及全身毒性增加。化疗药物可通过不同机制影响肾脏，可导致血清肌酐升高和电解质紊乱，许多化疗药物在肾功能不全的情况下需要调整剂量。对于肿瘤患者，需要频繁评估肾功能，以确保化疗药物的剂量合适，并监测正在进行的治疗是否会

引发肾毒性。

## （一）肾功能异常患者特点

**1. 肿瘤患者合并肾病常见类型** 肾病患者可发生多种肾脏并发症，包括急性肾损害、慢性肾损害、蛋白尿、肾病综合征及电解质紊乱。急性肾损伤是肿瘤患者常见的并发症，可导致治疗剂量强度下降、缓解率降低、疾病控制持续时间更短、死亡率升高、住院时间延长及费用增加。慢性肾损伤的部分原因是肿瘤患者既存的慢性肾脏疾病，存在慢性肾损伤的患者死亡风险可能升高。

**2. 化疗药物肾脏排泄特点** 多数药物的肾毒性呈剂量依赖性，大剂量、多次及联合使用时肾毒性增加。细胞周期特异性弱的抗肿瘤药，如影响细胞核酸、DNA合成、破坏DNA结构的药物，对增生活跃的细胞，包括肾小管上皮细胞具有直接杀伤作用，易产生肾毒性；干扰蛋白质合成的药物，如长春新碱、紫杉醇，对肾脏的毒性较小；经肾脏排泄的化疗药物，或在肾脏组织中浓度较高者，容易引起肾毒性。致肾血管损伤的药物有吉西他滨、顺铂、丝裂霉素；致肾小管及间质损伤的药物有顺铂、异环磷酰胺、喷司他丁、培美曲塞、环磷酰胺、长春新碱。

**3. 高风险人群** 由外部丢失（呕吐、腹泻）或体液隔离（腹水或水肿）引起的血管内容量不足的患者；存在或不存在肾功能障碍的患者合用离子型造影剂或肾毒性药物，如氨基糖苷类抗菌药、非甾体抗炎药和质子泵抑制剂；继发于肿瘤的尿路梗阻患者；特发性的肾实质疾病，与其他合并症、年龄或肿瘤本身相关的肾功能损害患者。

## （二）审核要点

**1. 化疗耐受性审核** 肾功能受损时，经肾排泄的化疗药物原型或其代谢产物的消除依赖肾脏的排泄量，可通过测定肌酐清除率来确定功能性肾单位的数量，常用Cockcroft-Gault公式估算肌酐清除率或使用MDRD公式或CKD-EPI公式估算肾小球滤过率，以调整抗肿瘤药物的剂量。美国处方信息推荐和加拿大安大略癌症治疗中心指南建议肾病患者抗肿瘤药均采用估算的肌酐清除率来调整剂量；慢性肾脏病患者和透析患者的具体药物用法指南可在UpToDate的Lexicomp药物数据库中查询。

**2. 化疗方案合理性审核** 烷化剂中环磷酰胺、异环磷酰胺主要的泌尿系毒性是出血性膀胱炎，对已有肾功能不全的患者是否需要剂量调整存在争议，亚硝基脲类及美法仑需要调整剂量；抗代谢药的清除部分依赖肾功能，包括阿糖胞苷、吉西他滨、甲氨蝶呤、喷司他丁，甲氨蝶呤有显著肾毒性，需要根据血清药物浓度调整剂量，肾功能不全患者需要减量；抗微管药物，其中紫杉烷类经肾脏排泄极少，可安全用于肾功能不全患者，长春碱类主要经肝脏代谢清除，也无须减量；抗肿瘤抗生素，蒽环类药物主要通过胆汁排泄，其次通过尿液排泄，肾衰竭患者可考虑降低剂量；博来霉素、丝裂霉素需要减量；铂类药物主要由肾脏清除，顺铂是肾毒性最强的药物之一，对于已有肾损伤或治疗期间持续存在肾损伤的患者，使用顺铂需调整剂量，卡铂肾毒性小于顺铂，卡铂剂量常用Calvert公式计算，其剂量可随体重或肾功能的变化而发生改变。详见表5-1特殊人群化疗药物审核要点。

表5-1 特殊人群化疗药物审核要点

| 药物 | 老年人 | 儿童 | 妊娠期妇女 | 哺乳期妇女 | 肝功能不全患者 | 肾功能不全患者 |
|---|---|---|---|---|---|---|
| 甲氨蝶呤 | 小剂量开始 | 年龄大小慎用 | X级 禁用 | L4级 禁忌 | 胆红素≤3mg/dl且AST≤180IU: 无须调整<br>胆红素3.1~5mg/dl, 或AST>180IU: 减量25%<br>胆红素>5mg/dl: 禁用 | 轻度: 无须调整<br>中度: 减量50%<br>重度: 禁用 |
| 培美曲塞 | 无须调整 | 尚未确证 | D级 慎用 | 尚不清楚 | 胆红素>3ULN, 或AST/ALT>5ULN: 减量75% | 轻中度: 避免使用非甾体抗炎药 |
| 阿糖胞苷 | 60岁以上慎用 | 治疗白血病和淋巴瘤 | D级 慎用 | L5级 | 可能需要减少剂量 | 可能需要减少剂量 |
| 氟尿嘧啶 | 无须调整 | 尚未确证 | D级 慎用 | L4级 禁忌 | 胆红素>5mg/dl: 禁用 | 无须调整 |
| 吉西他滨 | 无须调整 | 不推荐使用 | D级 慎用 | L4级 禁忌 | 胆红素>1.5ULN: 减量20% | 慎用 |
| 环磷酰胺 | 小剂量开始 | 可用 | D级 慎用 | L5级 | 无须调整 | 密切监测毒性并予减量 |
| 异环磷酰胺 | 小剂量开始 | 可用 | D级 慎用 | L4级 禁忌 | 无须调整 | 密切监测毒性并予减量 |
| 白消安 | 小剂量开始 | 尚未确证 | D级 慎用 | L5级 | 无须调整 | 无须调整 |
| 美法仑 | 无须调整 | 尚未确证 | D级 慎用 | L5级 | 无须调整 | 清髓性预处理: 无须调整<br>多发性骨髓瘤尿素氮≥30mg/dl: 减量50% |
| 多柔比星 | 须减量 | 须减量 | D级 慎用 | L5级 | 胆红素1.21~3mg/dl: 减量50%<br>胆红素3.1~5mg/dl: 减量75%<br>胆红素>5mg/dl: 禁用 | 无须调整 |
| 柔红霉素 | 须减量 | 须减量 | D级 慎用 | L5级 | 胆红素1.2~3mg/dl: 减量50%<br>胆红素3.1~5mg/dl: 减量75%<br>胆红素>5mg/dl: 禁用 | 中度: 减量50% |
| 表柔比星 | 无须调整 | 无须调整 | D级 慎用 | L5级 | 胆红素1.2~3mg/dl: 减量50%<br>胆红素3.1~5mg/dl: 减量75%<br>胆红素>5mg/dl: 禁用 | 中度: 减量50% |

续表

| 药物 | 老年人 | 儿童 | 妊娠期妇女 | 哺乳期妇女 | 肝功能不全患者 | 肾功能不全者 |
|---|---|---|---|---|---|---|
| 伊达比星 | 尚不清楚 | 须减量 | D级 慎用 | 尚不清楚 | 胆红素 2.6～5mg/dl: 减量 50%<br>胆红素>5mg/dl: 禁用 | 严重肾功能损害: 禁用 |
| 米托蒽醌 | 慎用 | 尚未确定 | D级 慎用 | L5级 | 无须调整 | 无须调整 |
| 博来霉素 | 不宜用于 70 岁以上老年患者 | 尚未确定 | D级 慎用 | L4级 禁忌 | 尚不清楚 | CrCL 40～50ml/min: 减量 30%<br>CrCL 30～40ml/min: 减量 40%<br>CrCL 20～30ml/min: 减量 45%<br>CrCL 10～20ml/min: 减量 55%<br>CrCL 5～10ml/min: 减量 60% |
| 丝裂霉素 | 慎用 | 尚未确定 | D级 慎用 | L5级 | 尚不清楚 | CrCL>1.7mg/dl: 禁用 |
| 放线菌素 D | 酌情减量 | 1岁以下幼儿慎用 | D级 慎用 | L5级 | 慎用 | 有尿酸性肾结石病史的患者慎用 |
| 达卡巴嗪 | 尚未确定 | 尚未确定 | C级 可能有害 | L5级 | 尚不清楚 | 慎用 |
| 长春新碱 | 尚不明确 | 2岁以下幼儿慎用 | D级 慎用 | L5级 | 胆红素>3mg/dl: 减量 50% | 有尿酸性肾结石病史的患者慎用 |
| 长春瑞滨 | 无须调整 | 尚未确定 | D级 慎用 | L2级 较安全 | 胆红素 2.1～3mg/dl: 减量 50%<br>胆红素>3mg/dl: 减量 75% | 尚不清楚 |
| 依托泊苷 | 须减量 | 可用 | D级 慎用 | L5级 | 胆红素 1.5～3mg/dl: 减量 50%<br>胆红素>3mg/dl: 禁用 | CrCL 15～50ml/min: 减量 75% |
| 紫杉醇 | 慎用 | 尚未确定 | D级 慎用 | L5级 | 接受 3 小时输注:<br>总胆红素≤1.25ULN且AST<10ULN: 175mg/m²<br>总胆红素 1.26～2ULN且AST<10ULN: 135mg/m²<br>总胆红素 2.01～5ULN且AST<10ULN: 90mg/m²<br>总胆红素>5ULN或者AST≥10ULN: 禁用 | 无须调整 |
| 多西他赛 | 慎用 | 可用 | D级 慎用 | L5级 | 胆红素>1ULN或者AST和（或）ALT>1.5ULN合并碱性磷酸酶>2.5ULN: 禁用 | 尚不清楚 |

续表

| 药物 | 老年人 | 儿童 | 妊娠期妇女 | 哺乳期妇女 | 肝功能不全患者 | 肾功能不全患者 |
|---|---|---|---|---|---|---|
| 伊立替康 | 较低的初始剂量 | 尚未确定 | D级 慎用 | 尚不清楚 | 胆红素>2mg/dl: 尚未确定 | 透析患者: 禁用<br>注意监测肾功能损害患者 |
| 顺铂 | 慎用 | 可用 | D级 慎用 | L5级 | 无须调整 | CrCL>50ml/min: 无须调整<br>CrCL 10~50ml/min: 减量75% |
| 卡铂 | 根据肌酐清除率计算实际用药量 | 可用 | D级 慎用 | L5级 | 无须调整 | 根据肌酐清除率计算实际用药量 |
| 奥沙利铂 | 无须调整 | 尚未确定 | D级 慎用 | L5级 | 无须调整 | CrCL≥30ml/min: 85mg/m²<br>CrCL<30ml/min: 65mg/m² |
| 门冬酰胺酶 | 尚不明确 | 可用 | C级 可能有害 | L4级 禁忌 | 无须调整 | 无须调整 |

注: CrCL, 肌酐清除率; AST, 门冬氨酸氨基转移酶; ALT, 丙氨酸氨基转移酶; ULN, 正常值上限。

# 第三节　细胞毒性抗肿瘤药物常见不良反应及处置

细胞毒性抗肿瘤药物对机体各类细胞的选择性较差，尤其是对增生代谢活跃的组织细胞更为敏感，如骨髓、血液、胃肠道和皮肤黏膜等，这些药物在抑制或杀伤肿瘤细胞的同时，对机体正常器官或细胞也有一定的毒性作用，导致产生严重的不良反应。不良反应的发生在一定程度上限制了化疗药物在临床中的应用，常常导致化疗疗效降低甚至化疗失败，所以只有全面掌握细胞毒性抗肿瘤药物的毒性反应及相关知识，才能做到提前预防，及时处理，合理选择药物，降低毒副反应，提高治疗效果。

## 一、不良反应的评估标准

目前评估抗肿瘤药物不良反应的标准有两个，分别是 WHO 常见毒性分级标准和美国国家癌症研究所发布的不良事件的标准化定义，即不良事件通用术语标准（Common Terminology Criteria for Adverse Events，CTCAE）。WHO 分类共包括 12 种毒副反应，将毒性分为 0~4 级（共 5 级），由于其分类简单，尚未见更新版本，不宜用于临床研究。CTCAE 已于 2017 年 11 月发布 5.0 版，因其分类系统全面，对每类不良反应均给出详细的定义，有助于不良反应的上报和监测，已被广泛用于临床中。CTCAE 中不良事件毒性分级分为 5 级，轻度（1 级）、中度（2 级）、重度（3 级）、危及生命（4 级）、死亡（5 级）。在用药过程中出现 1~2 级不良反应是可耐受的且易控制，若出现 3 级以上严重不良反应，应视情况停止相关治疗或更改方案。

除了以上两个不良反应评估标准，国内外肿瘤学术组织也分别制定了肿瘤化疗相关的症状或毒副反应指南和共识。美国国家综合癌症网络（NCCN）已发布包括肿瘤和化疗所致的贫血、感染、呕吐、忧伤、乏力、疼痛、造血因子应用、肿瘤相关静脉血栓性疾病的预防和治疗，以及姑息治疗等相关指南和共识；我国也发布了《肿瘤化疗所致血小板减少症诊疗中国专家共识》《肿瘤药物相关性肝损伤防治专家共识》《抗肿瘤药物相关间质性肺病诊治专家共识》《肿瘤药物治疗相关恶心呕吐防治中国专家共识》《蒽环类药物心脏毒性防治指南》《中国肿瘤相关性贫血共识》等。通过这些指南和共识，能最大程度地了解肿瘤药物治疗相关不良反应的防治，为细胞毒性药物全医嘱审核，特别是预处理方案及不良反应处置的合理性提供理论依据。

## 二、不良反应的影响因素

大多数细胞毒性药物的不良反应已明确，但是仍存在较大的个体差异，导致不良反应的发生概率和严重程度各不相同，这些主要与药物本身、机体状况及给药方法等因素有关。因此，需要根据药物治疗的具体情况，结合个人特点，综合评估患者不良反应的发生率和严重程度，更合理、更科学地进行不良反应的防治。

## （一）药物因素

**1. 药理作用**　大多数细胞毒性药物对组织细胞和器官作用的选择性较差，特别是对增殖代谢活跃的正常组织细胞作用后，毒性反应的发生率较高，一般均有恶心、呕吐、食欲缺乏、脱发、骨髓抑制等表现。药物作用的强弱存在个体差异，与血药浓度、受体与配体结合的亲和力有关，表现出不同的毒副作用。

**2. 化学结构**　药物化学结构的特点或变化可引起不良反应发生明显的变化。例如，蛋白质类药物门冬酰胺酶、博来霉素可引起急性过敏反应。蒽环类的结构改造，因化学结构或立体结构的改变，使抗肿瘤活性提高，减少了心脏毒性、胃肠道反应及脱发等不良反应。

**3. 药代动力学**　各个细胞毒性药物吸收、分布、代谢、排泄的途径不同，造成药物本身或其代谢产物对靶器官损伤的程度各有不同。例如，顺铂主要通过肾脏代谢，易引起急性肾衰竭；吡柔比星主要分布在脾、肺、肾，心脏内浓度较低，心脏毒性较多柔比星低；伊立替康的中间代谢产物可引起小肠黏膜上皮细胞坏死、凋亡，导致小肠吸收水和电解质障碍、小肠液过度分泌，从而引起腹泻。

**4. 药物相互作用**　肿瘤患者的药物治疗多采用联合治疗提高疗效，包括化疗中的两药联合、多药联合，化疗联合靶向治疗、化疗联合免疫治疗、化疗联合内分泌治疗等，具有相同毒性的药物联合应用时，会导致毒性增加，合理安排给药顺序可避免药物的相互作用，减少不良反应的发生。肿瘤患者常合并多种疾病，需要联合非抗肿瘤药物，在联合使用有肝毒性、肾毒性、肺毒性、心脏毒性等药物时，会产生药物的相互作用，导致相关器官的毒性增加，因此应避免联合此类药物。

**5. 药物制剂**　化疗药物的赋形剂是引起大多数输液反应的主要原因之一。例如，紫杉醇本身难溶于水，制成注射液需使用表面活性剂聚氧乙烯蓖麻油和乙醇来助溶，而聚氧乙烯蓖麻油在体内降解时能释放组胺，激活补体，引起严重的过敏反应。同时，聚氧乙烯蓖麻油也是环孢素、替尼泊苷等药物的赋形剂。此外，聚山梨酯 80 也与多西他赛相关输液反应有关，动物模型研究显示，聚山梨酯可诱发组胺释放，导致超敏反应，吐温 80 同时也是依托泊苷的赋形剂。药物制剂引起的不良反应，如不考虑溶剂的因素，药物本身也可能引起输液反应。

## （二）机体因素

患者的年龄、性别和遗传状态也是重要的影响因素，儿童代谢旺盛，可耐受化疗，但要注意化疗存在的远期毒性；老年人组织器官功能减退，如再合并其他疾病，导致药物代谢减慢，个体差异大，易发生药物蓄积，出现严重的不良反应；性别差异导致在消化道反应中，女性的占比高于男性，在骨髓抑制反应中，男性的占比略高于女性；基因多态性导致药物代谢酶在不同个体间存在差异，如二氢嘧啶脱氢酶缺失的肿瘤患者在接受以氟尿嘧啶为基础的化疗时，易发生腹泻、口腔炎、黏膜炎、骨髓抑制和神经毒性等。除此之外，患者自身的状况及合并症也影响药物不良反应的发生，在制订化疗方案的过程中，要充分了解患者的生活习惯、药物过敏史、既往病史等，尽量减少相关不良反应的发生。

## （三）给药方法

抗肿瘤药物大多为剂量限制性毒性，不良反应的发生与给药剂量和持续时间显著相关，铂类药物中，顺铂的剂量限制性毒性包括肾毒性、神经毒性，慢性神经毒性与奥沙利铂的累积给药剂量密切相关，当累积剂量为 $750mg/m^2$ 时，15%的患者会出现慢性神经毒性，当累积剂量达 $1170mg/m^2$ 时，50%的患者会出现慢性神经毒性。蒽环类药物的慢性心脏毒性、博来霉素的肺纤维化毒性都与药物累计总量有关。给药浓度或滴注时间也影响化疗的毒副作用，依托泊苷溶媒剂量不足，给药浓度过高，在滴注时容易引起疼痛、皮肤潮红、骨髓抑制等不良反应。同一种药物用于不同的给药途径时，溶媒的选择也影响药物的毒副作用。例如，阿糖胞苷鞘内注射建议用不含防腐剂的 0.9%氯化钠注射液配制，因葡萄糖注射液可导致神经节细胞凋亡、神经纤维脱髓鞘、神经传导速度减慢等改变。

# 三、常见不良反应及处置

## （一）消化系统

**1. 黏膜炎**　口腔黏膜炎可引起口腔黏膜萎缩和破坏，并伴有严重疼痛，导致摄入障碍，严重者会迫使化疗减量，进而影响患者的预后。引起黏膜炎的化疗药物主要见于作用于 S 期细胞的药物，包括甲氨蝶呤、氟尿嘧啶、阿糖胞苷、卡培他滨和替吉奥等，此外几乎所有头颈部放疗同步化疗的患者都会发生黏膜炎。

对于预防口腔黏膜炎，推荐化疗患者用口腔冷冻疗法（20～30 分钟）、低剂量激光疗法、重组人角质细胞生长因子-1、苄达明漱口水、口服锌补充剂，对于口腔疼痛，可用吗啡、芬太尼透皮贴剂、2%吗啡漱口水或 0.5%的多塞平漱口水；治疗以对症治疗为主，注意口腔卫生，加强口腔护理，合并念珠菌感染时用制霉菌素悬液含漱，黏膜炎严重时应停用化疗，接受造血干细胞移植的恶性血液病患者可使用重组人体角质化细胞生长因子治疗。

**2. 恶心呕吐**　化疗所致的恶心呕吐是最常见的不良反应，其显著影响患者的生活质量，降低患者抗肿瘤治疗的依从性，从而影响疗效。恶心呕吐发生的快慢、持续时间和强度与化疗药物的致吐强度、给药方法及致吐作用机制有关。根据化疗所致的恶心呕吐发生时间和治疗效果可以分为急性、延迟性、预期性、暴发性和难治性。目前针对化疗药物致吐性的分级，临床普遍采用的是 4 分法，将化疗药物按照未进行预防处理时发生急性呕吐的风险概率分为高度、中度、低度和轻微 4 个致吐风险等级。

肿瘤药物治疗所致恶心呕吐以预防为主，注重全程与个体化管理，高致吐性方案推荐在化疗前采用三药联合方案，首选 $5-HT_3$ 受体拮抗剂、地塞米松和 NK-1 受体拮抗剂的联用方案；中致吐性方案推荐采用 $5-HT_3$ 受体拮抗剂联合地塞米松的标准二联方案；低致吐性方案建议使用单一止吐药物，推荐 $5-HT_3$ 受体拮抗剂、地塞米松、多巴胺受体拮抗剂（如甲氧氯普胺）或氯丙嗪预防呕吐；轻微致吐性方案对于无恶心呕吐史的患者，不必在化疗前常规给予止吐药物。

**3. 便秘和腹泻**　化疗药物中长春碱类药物、沙利度胺、硼替佐米均可引起便秘，此外，其他引起便秘的因素包括 $5-HT_3$ 受体拮抗剂、减弱胃肠道蠕动的药物（阿片类药物、抗抑郁药、镇静药）、肿瘤压迫、长期卧床等。化疗所致的便秘以预防为主，如调节饮食习惯、适当活动、养成定时排便习惯、保持良好的情绪；必要时可使用大便软化剂和缓泻剂治疗。

化疗所致腹泻多见于应用氟尿嘧啶类药物和伊立替康，其他药物如紫杉醇、达卡巴嗪也属于高风险致泻药物，顺铂、奥沙利铂、多西他赛、培美曲塞也可能导致腹泻。持续性腹泻需要预防和治疗，维持水、电解质、酸碱及营养平衡，必要时使用止泻药物治疗。

## （二）血液系统

化疗的血液系统不良反应主要表现为骨髓抑制，骨髓抑制最先表现为白细胞下降，尤其是中性粒细胞减少最为常见，其次是血小板减少（如吉西他滨、卡铂等化疗药物可引起），红细胞半衰期长，受化疗影响较小，下降通常不明显，少见贫血。在常用化疗药物中，氮芥类、亚硝基脲类、多西他赛、长春花生物碱类、卡铂的骨髓抑制作用较强，其他类型的化疗药物均有不同程度的骨髓抑制作用。

化疗所致的骨髓抑制应及时进行积极的预防和处理，化疗前应进行风险评估，包括所患疾病、化疗方案、患者的危险因素、治疗目标（姑息或治疗）等，风险高的患者应慎用或减量化疗，定期查外周血常规。若出现Ⅲ～Ⅳ度骨髓抑制，应中断化疗。根据骨髓抑制的类型和程度的不同，合理使用粒细胞巨噬细胞集落刺激因子、粒细胞集落刺激因子、促血小板生成因子等，必要时可按照成分输血治疗，并进行抗感染的预防或治疗。

## （三）心脏毒性

抗肿瘤药物所致的心脏毒性常表现为左心室功能障碍，还包括心律失常、QT间期延长、高血压、心肌缺血和血栓栓塞等其他并发症。目前认为蒽环类药物、紫杉醇、氟尿嘧啶可导致心脏毒性，蒽环类药物表现为剂量依赖性毒性，呈不可逆性病变；而靶向药物，如曲妥珠单抗，表现为非剂量依赖性毒性，且毒性在停药后可恢复。

使用心脏毒性药物治疗前要进行风险评估，对于存在高风险因素的患者，可调整用药剂量或更换为心脏毒性相对低的药物，如用表柔比星或脂质体多柔比星代替多柔比星。同时应用心脏保护剂，右丙亚胺是目前唯一证实可以有效预防蒽环类药物心脏毒性的药物，右丙亚胺适用于接受多柔比星治疗累计剂量达 $300mg/m^2$，并且需要继续使用多柔比星的患者，对刚开始使用多柔比星者不推荐用此药。

## （四）肝脏毒性

细胞毒性药物或其代谢产物可直接损伤肝细胞或诱发药物过敏反应引起肝脏损伤，多表现为急性肝脏毒性，一般发生在化疗后 1 周内。化疗药物肝脏毒性的发生率与患者基础肝病、有无肝转移、免疫状态等多种因素相关，需要在化疗的前、中、后查肝功能，如患者出现明显异常应考虑减量或停药。环磷酰胺、白消安可导致中毒性肝损伤，奥沙利铂可引起肝窦扩张阻塞、淤血甚至纤维化。

对于化疗所致肝脏毒性，重点在于预防，不能停药的轻度肝损伤患者，可正确使用抗炎、抗氧化、解毒、降酶、退黄等保肝药物，如甘草酸二胺、异甘草酸镁、还原型谷胱甘肽、硫普罗宁、多烯磷脂酰胆碱等。一般不主张同时使用三联以上的护肝药物，合并肝炎者，应监测病毒载量，必要时用拉米夫定治疗。

### （五）肾脏毒性

肾脏是细胞毒性药物代谢、排泄的重要器官，药物引起的肾毒性多为剂量依赖性，其原型或其代谢产物可直接杀伤泌尿系统细胞，造成直接性损害，或因联合用药而加重，表现出不同程度的肾功能减退。常见引起肾功能不全的化疗药物有亚硝基脲类、顺铂、阿糖胞苷、吉西他滨、环磷酰胺、丝裂霉素等。

给予充分的水化、碱化尿液及利尿以保持足够的尿量是预防化疗药所致肾毒性最基本的方法，大剂量顺铂一次给药时，要充分水化，在用药前、后充分补充血容量；应用大剂量甲氨蝶呤时，需碱化尿液及水化；应用大剂量环磷酰胺或异环磷酰胺时，在水化、利尿的同时，用泌尿系统保护剂美司钠可有效地预防环磷酰胺与异环磷酰胺引起的泌尿系统毒性。

### （六）肺毒性

5%～20%的患者在接受化疗后会出现化疗诱导的肺毒性，而且高龄、吸烟、既往患有肺疾病（尤其是弥漫性实质性肺疾病）、综合治疗后等因素会加重化疗药引起的肺毒性。可引起肺毒性的化疗药有环磷酰胺、白消安、美法仑、甲氨蝶呤、阿糖胞苷、吉西他滨、培美曲塞、博来霉素、紫杉类、伊立替康等。

化疗药物所致的肺损伤需与肺转移、肺感染等疾病鉴别，应及时发现和治疗化疗所致的肺毒性。对于高龄、联合放疗、肾功能及高浓度吸氧等患者，可适当限制给药的总剂量，如博来霉素；对于已出现肺损伤的患者，停用相关药物，应用肺保护剂（谷胱甘肽、维生素 E 等），必要时使用肾上腺皮质激素，可减轻肺泡水肿、控制炎症、抑制免疫反应、减少胶原纤维合成，从而改善肺损伤。

### （七）神经毒性

化疗药物引起的外周神经毒性是仅次于血液系统毒性的常见不良反应，20%～40%的患者使用神经毒性化疗药后会出现外周神经毒性。临床上多表现为手足麻木、疼痛、感觉障碍和四肢腱反射消失等。硼替佐米、铂类（顺铂、卡铂和奥沙利铂）、依托泊苷、吉西他滨、异环磷酰胺可引起单纯的感觉神经损伤，阿糖胞苷、多西他赛、紫杉醇、长春碱类（长春新碱、长春地辛和长春瑞滨）可引起感觉和运动功能同时受损。

对于化疗所致的外周神经毒性的预防和治疗，目前缺乏共识，尚没有明确证据证实经验性的干预措施可使患者获益，大多数有神经毒性的化疗药物，如奥沙利铂、紫杉类都呈现出剂量限制性毒性，神经系统症状的出现与累积剂量和用药时间相关，出现神经毒性反应时应减量或停药对症治疗。

### （八）过敏反应

化疗药物所致的过敏反应多发生在患者接受第一次或第二次化疗时，为药物引发的免疫反应。L-门冬酰胺酶、紫杉类、依托泊苷、铂类等过敏反应发生率较高。其中，在使用紫杉醇和多西他赛前，给患者使用皮质类固醇和抗组胺药物预处理，可以减少过敏反应的发生率和减轻其严重程度。铂类药物引起的过敏反应可通过延长输注时间来防止。一旦发生过敏反应，需积极救治，首先停用一切可疑药物，酌情采用利尿剂等促进体内药物的排出。

（九）刺激性毒性

静脉是化疗药物给药的主要途径之一，由于化疗药物毒性大、浓度高及反复刺激血管，易使血管内膜受损、平滑肌痉挛，引起不同程度的静脉炎。若化疗药物输注过程中有渗漏或静脉损伤，可导致化疗药物外渗到周围组织，引起局部组织损伤。根据外渗对组织的损伤程度，可将化疗药物分为三类：发疱性化疗药物、刺激性化疗药物、非刺激性化疗药物。发疱性化疗药物包括蒽环类、长春碱类、紫杉醇、丝裂霉素和奥沙利铂等；刺激性化疗药物包括顺铂、依托泊苷、环磷酰胺和米托蒽醌等。

预防化学静脉炎需合理使用静脉，提高一次穿刺成功率，多次化疗可选择深静脉置管，以减轻化疗药物对局部血管的刺激，避免静脉炎的发生。若发生静脉炎，可采用局部封闭，适当使用物理方法，如冰敷或用超短波局部照射等治疗，必要时使用硫酸镁湿敷解除局部炎症。

预防化疗药物外渗要掌握正确的给药方法、给药浓度和输注速度，可选择深静脉置管，一旦出现外渗，立即停止注射，采用局部封闭，向渗出部位注入解毒剂，冰敷外渗点，抬高患肢 24～48 小时（使用长春碱或依托泊苷时，可采用热敷）。常用的解毒剂有硫代硫酸钠溶液、99%二甲基亚砜、右丙亚胺、透明质酸酶等。如外渗部位发生溃疡，需行外科清创或切除。

# 第四节　审核系统的设计与优化

审核化疗药物的处方是 PIVAS 日常工作中的一个重要环节，是促进合理使用化疗药物的关键。由于化疗药物审核的内容多，药师审核时间不足，标准不统一会造成处方审核的质量低、问题多，故一直以来化疗处方审核是医院合理用药的管理难点。如何有效提高化疗处方审核效率成为一个急需解决的问题，快速提取审核信息并加以判断，就是解决这一问题的关键。

合理用药监测系统或类似的合理用药审核平台就能有效地解决这一问题。医院使用的信息管理系统（HIS）是体现先进管理思想和方法的医院信息平台，它通过计算机和通信设备采集、存储、处理和输出患者的医护和管理信息，形成网络系统，实现信息共享，从而提高医疗质量和工作效率。

下面以某医院的化疗药物审核系统为例介绍审核系统的设计与应用。

## 一、审 核 流 程

审核流程如图 5-1 所示。

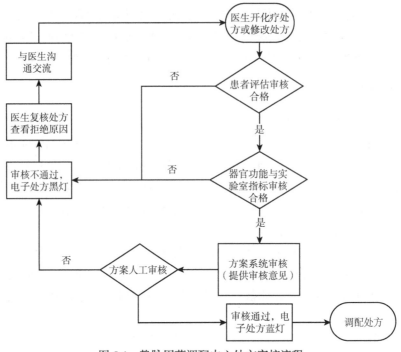

图 5-1　静脉用药调配中心处方审核流程

# 二、审核软件运行环境

某医院的审核系统要求在 Windows 7 及以上平台的中文操作系统环境中应用，基于东华数字化医院解决方案（iMedical 8.2）开发，前端使用 HISUI 编译工具设计，后端使用 M 语言编译，使用 CACHE 建立数据库。

# 三、审核信息内容的设立

审核系统应该包括以下几个方面：患者评估审核、方案审核、器官功能与实验室指标的审核、预处理审核。

**1. 患者评估审核**　建立：审方系统与电子病历系统嵌套，实现数据对接，调取患者的诊断、禁忌证、过敏史、既往史、手术史、诊断等与合理用药支持库维护的适应证、禁忌证做比较判断，并给出用药建议。

例如，一位诊断为肺鳞状细胞癌的患者使用培美曲塞联合顺铂的化疗方案（PP 方案）。合理用药支持库上培美曲塞二钠维护的适应证为肺腺癌、恶性胸膜间皮瘤。电子病历系统调取的诊断是肺鳞状细胞癌，与支持库上维护的适应证不符。PIVAS 的审核系统会给予黑灯提醒，并显示培美曲塞二钠的适应证为肺腺癌、恶性胸膜间皮瘤。审核药师可以根据提示进行判断，并给出审核意见。

**2. 方案审核**　合理用药支持库维护药品的单次使用剂量、可以使用溶媒的品种及剂量、使用频率、药品的相互作用、配伍禁忌。

例如，一位诊断为小细胞肺癌的患者使用依托泊苷联合顺铂的化疗方案（PE 方案）。患者同时应用头孢哌酮钠舒巴坦钠进行抗感染治疗。合理用药支持库上顺铂的相互作用维护顺铂化疗期间，由于其他具有肾毒性或耳毒性的药物（如头孢菌素或氨基糖苷类）会增加顺铂的毒性，需避免合并使用。通过电子病历系统调取的用药信息发现，患者同时应用头孢哌酮钠舒巴坦钠与顺铂，PIVAS 审核系统给予黑灯提醒，并且给予文字提示"顺铂化疗期间，由于其他具有肾毒性或耳毒性药物（如头孢菌素或氨基糖苷类）会增加顺铂的毒性，需避免合并使用"，审核药师根据提示信息对用药合理性给予判断。

再如，一位诊断为食管下段低分化腺癌的患者使用多西他赛联合奥沙利铂的化疗方案（DP 方案）。在化疗药全医嘱查询界面集中显示上周期与本周期药品使用信息，方便审方药师核对两周期用药间隔时间，以及药品使用剂量变化情况。

**3. 器官功能与实验室指标的审核**　通过维护需要输出的实验室检查项目，从电子病历系统中调取数值。筛选出最近的实验室检查指标并标记是否正常，如白细胞计数、中性粒细胞计数、血小板计数、血红蛋白、肌酐、肾小球滤过率、尿酸、白蛋白、血清总胆红素、天冬氨酸转氨酶、丙氨酸转氨酶、血清碱性磷酸酶、血糖、血清甘油三酯及肿瘤标志物等。在化疗药全医嘱查询界面集中显示化疗相关实验室检查结果，以提高审核药师的审核速度。

**4. 预处理审核**　通过对药品信息进行分类，标记出化疗药物预处理使用的品规，进而筛选出预处理使用的相关药物。集中显示以方便审核药师进行判断。

# 四、审核信息反馈

通过选取合适的标准化的医嘱拒绝原因，建立标准的医嘱拒绝信息库。医生可以实时接收到问题医嘱的信息，并且可以通过信息传递进行沟通。

同时可以将审核沟通的信息保存到服务器上，方便之后的统计分析。

# 五、审核记录的统计与分析

设置相应的查询条件，可以查询相关的审核信息，如乳腺癌+多西他赛、多西他赛+未使用地塞米松等。方便日后的统计分析，按时向病房反馈这一阶段存在的主要问题，进而提高医嘱使用的合理性。

首先用合理用药系统对审方问题进行收集和统计，其次对不合理问题进行各项分析，由临床医生、药剂科、医务部等相关部门针对不合理问题进行集中讨论，最后由医务部确定后更改用药规则，建立一套完整的、适合医院具体情况的审方体系。建立合理有效的审核支持系统，是提高审方药师审核效率、保证审核同质性的重要手段之一。

## 参 考 文 献

杜忠东，2015. 儿童用药特点及目前存在的问题. 中国临床医生杂志，43（12）：1-3，100.

段彦彦，裴保方，陈海燕，等，2015. 儿童超说明书使用抗肿瘤药的调查分析. 中国医院用药评价与分析，
　15（4）：484-486.

广东省药学会，2019. 铂类药物临床应用与不良反应管理专家共识. 今日药学，29（9）：577-585.

胡艳萍，2016. 恶性肿瘤药物治疗毒性反应及处理. 北京：人民卫生出版社.

刘红，张关敏，刘颖，等，2010. 我院儿童肿瘤患者用药回顾性监测分析. 中国药学杂志，45（23）：1871-1873.

王燕琼，樊惠，任益炯，2017. 上海常用儿童抗肿瘤药物说明书存在的问题与对策研究. 药学实践杂志，35（1）：78-81.

吴欣荣，杨敏，2018. 药师处方审核培训教材. 北京：中国医药科技出版社.

# 第六章　常见肿瘤全医嘱审核及案例分析

## 第一节　肺　　癌

## 一、疾　病　概　论

（一）病因和发病机制

原发性支气管肺癌简称肺癌，是起源于支气管黏膜或腺体的恶性肿瘤，主要分为小细胞肺癌（small cell lung cancer，SCLC）和非小细胞肺癌（non-small cell lung cancer，NSCLC）两大亚群，其中 NSCLC 占 80%～85%，包括腺癌、鳞癌等组织学亚型，其余为 SCLC。肺癌是全球发病率第二、死亡率第一的恶性肿瘤。在我国，肺癌发病率和死亡率占据恶性肿瘤的首位。分析 2020 年全球癌症统计报告并与我国整体情况进行比较，我国肺癌标化发病率及标化死亡率均高于世界平均水平。

**1. 病因**　肺癌的病因复杂，尚未完全明确，但研究表明肺癌的发生与吸烟、大气污染、职业致癌因素、肺部慢性疾病、遗传和基因改变等因素有关。

**2. 发病机制**　目前认为肺癌的发生是一组多基因损伤变异的过程，是基因突变导致的细胞恶性增殖。

（二）诊断要点

**1. 临床表现**　肺癌临床表现与肿瘤大小、类型、发展阶段、所在部位、有无并发症或转移有密切关系。5%～15% 的肺癌患者无明显症状，其余患者常出现咳嗽、痰中带血或咯血、呼吸困难或喘鸣、胸痛、发热、气急等症状。肺癌直接侵犯或转移时，可出现相应的局部和全身症状，也有患者会出现副肿瘤综合征。

**2. 实验室检查及其他辅助检查**
（1）实验室检查：血生化检查、肿瘤标志物检查、痰脱落细胞学检查、病理学检查。
（2）其他辅助检查：胸部 X 线片、胸部 CT、MRI、核素闪烁显像、呼吸内镜、针吸活检等。

（三）治疗

**1. 治疗原则**　肺癌的治疗应当根据患者的机体状况、免疫功能状况、病理学类型、侵及范围采取多学科综合治疗模式，强调个体化治疗。有计划、合理地应用手术、化疗、生物靶向、放射治疗、免疫治疗等手段，以期达到根治或最大程度控制肿瘤、提高治愈率、改善患者的生活质量、延长生存期的目的。

**2. 治疗方法** 手术治疗是早期肺癌的最佳治疗方法，分为根治性和姑息性手术；化疗用于晚期或复发患者的治疗，化疗分为姑息化疗、辅助化疗和新辅助化疗；放疗分为根治性放疗、姑息性放疗、辅助放疗和预防性放疗；靶向治疗和免疫治疗也成为肺癌治疗的重要手段。其中，化疗、分子靶向治疗和免疫治疗又统称为药物治疗。

（1）化疗：是一种利用化学药物阻止肿瘤细胞的增殖、浸润、转移，直至最终杀灭肿瘤细胞的全身性治疗手段。化疗应当严格掌握临床适应证，充分考虑患者病期、体力状况、不良反应、生活质量及患者意愿，避免治疗过度或治疗不足，应当及时评估化疗疗效，密切监测及防止不良反应，并酌情调整药物和（或）剂量。

1）晚期 NSCLC 的化疗：对于驱动基因阴性的患者，一线化疗方案主要是含铂两药方案，推荐以顺铂为基础的双药方案，其联合药物包括长春瑞滨、吉西他滨、多西他赛、紫杉醇、白蛋白结合型紫杉醇、培美曲塞（仅用于非鳞癌），对于无法耐受顺铂的患者，可采用卡铂为基础的双药方案。非鳞癌患者可在化疗基础上联合抗血管治疗，如贝伐珠单抗或血管内皮抑制蛋白。对一线治疗后达到疾病控制（完全缓解、部分缓解或稳定）的患者，可选择维持治疗。目前同药维持治疗有循证医学证据支持的药物有培美曲塞（非鳞癌）和吉西他滨；有循证医学证据支持的换药维持治疗的药物有培美曲塞（非鳞癌）。二线化疗药物可选择多西他赛、培美曲塞等。

2）不能手术切除 NSCLC 的化疗：推荐放化疗联合，根据具体情况可选择同步或序贯放化疗。同步治疗推荐化疗药物以顺铂为基础的双药方案，其联合药物包括依托泊苷、培美曲塞、多西他赛、紫杉醇，对无法耐受顺铂的患者，可采用卡铂为基础的双药方案。序贯治疗化疗药物为顺铂+依托泊苷，顺铂+紫杉醇，顺铂+多西他赛，顺铂或卡铂+培美曲塞（非鳞癌）。

3）围手术期 NSCLC 的化疗：对于完全切除的 II～III 期 NSCLC 患者，术后辅助化疗推荐含铂双药方案术后辅助化疗 4 个周期。对于可切除的 III 期 NSCLC 患者，可在术前选择含铂双药 2～3 个周期的新辅助化疗，手术一般在化疗结束后 2～4 周进行。

4）SCLC 的化疗：对于 T1～2N0 局限期 SCLC 患者，推荐手术、术后辅助化疗；对于超过 T1～2N0 局限期 SCLC 患者，推荐放化疗为主的综合治疗，一线治疗方案推荐依托泊苷联合顺铂或卡铂方案。对于广泛期 SCLC 患者，推荐以化疗为主的综合治疗，一线治疗方案推荐依托泊苷联合顺铂或卡铂或洛铂，伊立替康联合顺铂或卡铂。3 个月内疾病复发进展的患者推荐进入临床试验。3～6 个月内复发者推荐使用拓扑替康、伊立替康、吉西他滨或紫杉醇治疗。6 个月后复发或进展者可选择初始治疗方案。

（2）分子靶向治疗：是指通过干扰肿瘤各个过程的特定分子而实现抑制或阻断肿瘤进展的药物。分子靶向治疗需要明确基因突变状态，依据分子分型指导靶向治疗。在 NSCLC 患者中检测 *EGFR*、*ALK* 及 *ROS1* 基因状态有着重要的临床意义。

晚期 NSCLC 的靶向治疗：对于驱动基因阳性的患者，*EGFR* 基因突变阳性的患者，可选择表皮生长因子受体酪氨酸激酶抑制剂（epidermal growth factor receptor tyrosine kinase inhibitor，EGFR-TKI）治疗，包括吉非替尼、厄洛替尼、埃克替尼、达可替尼、阿法替尼或奥希替尼。一线给予吉非替尼或厄洛替尼治疗时还可考虑联合化疗，厄洛替尼联合贝伐珠单抗。ALK 融合基因阳性的患者可选择阿来替尼、塞瑞替尼或克唑替尼。*ROS1* 融合基因阳性的患者可选择克唑替尼治疗。对 *EGFR* 基因突变敏感患者的维持治疗可选择 EGFR-TKI。二线靶向治疗时，若一线和维持治疗没有应用靶向药物，二线治疗优先选用；一线 EGFR-TKI 治疗后耐药且 *EGFR T790M* 突变阳性的患者，应优先选用奥希替尼、阿美替尼或伏美替尼。对于 *ALK* 融合阳性患者，一线接受克唑替尼耐药，二线治疗可选择塞瑞替尼或阿来替尼。一线靶向治疗耐药进展的患者可联合其他综合治疗。三线治疗可选择血管内皮生长因子受体酪氨酸激酶抑制剂安罗替尼单药口服。

（3）免疫治疗：是指通过修复和增强机体免疫系统的功能，控制和杀伤肿瘤细胞的疗法。以免疫检查点抑制剂（如 PD-1 单抗或 PD-L1 单抗等）为代表的免疫治疗已被证实可改善肺癌患者的生存率。目前主要应用于晚期及局部晚期 NSCLC 和 SCLC 的治疗。

1）晚期 NSCLC 的免疫治疗：一线治疗患者 PD-L1 阳性（TPS≥1%，TPS 为肿瘤细胞阳性比例分数），可行帕博利珠单抗单药治疗，其中 PD-L1 高表达（TPS≥50%）的患者更加获益，PD-L1 高表达（TPS≥50%或 IPS≥10%，IPS 为免疫细胞阳性比例分数）可行阿替利珠单抗单药治疗。对于驱动基因阴性的患者，可选择卡瑞利珠单抗、帕博利珠单抗、替雷利珠单抗、信迪利单抗或阿替利珠单抗联合培美曲塞为基础的含铂两药化疗；对于鳞癌患者，建议帕博利珠单抗、替雷利珠单抗联合紫杉醇或信迪利单抗联合吉西他滨含铂两药化疗。如使用免疫检查点抑制剂未出现疾病进展及不可耐受的不良反应，维持治疗可继续使用，周期为 2 年。二线、三线治疗均可选择纳武利尤单抗。

2）不能手术切除 NSCLC 的免疫治疗：同步放化疗后未出现疾病进展且不可根治性切除的Ⅲ期患者可考虑序贯度伐利尤单抗治疗 1 年。

3）围手术期 NSCLC 的免疫治疗：已有循证医学证据显示，含铂化疗联合 PD-1 单抗新辅助治疗,或术后 PD-L1 单抗辅助治疗可改善患者病理完全缓解率或延长无复发生存期，故鼓励患者参与相关的临床试验。

4）SCLC 的免疫治疗：广泛期 SCLC 无局部症状和脑转移的患者，一线治疗方案推荐阿替利珠单抗联合卡铂+依托泊苷，维持治疗继续使用阿替利珠单抗，或者度伐利尤单抗联合顺铂或卡铂+依托泊苷，维持治疗继续使用度伐利尤单抗。对于发生脑转移的患者，有局部症状的在脑放疗之前进行系统治疗，无局部症状的先进行脑放疗再进行系统治疗。

## 二、方案审核要点

（一）NSCLC 细胞毒化疗方案的审核要点

**1. 化疗方案长春瑞滨+顺铂或卡铂审核要点**　见表 6-1。

表 6-1　NSCLC 化疗方案长春瑞滨+顺铂或卡铂审核要点

| 患者基本情况评估 | 禁用：①对铂类及长春瑞滨有严重过敏史；②妊娠期或哺乳期患者；③严重肝功能不全。 |
| --- | --- |
| | 慎用：①肝功能不全患者应降低化疗剂量；②肾功能不全患者慎用此方案。 |

| 方案审核 | 适应证 | NSCLC（辅助、新辅助、晚期与复发转移患者）；SCLC 二线治疗（长春瑞滨单药） |
| --- | --- | --- |
| | 剂量 | 长春瑞滨 25mg/m² + 顺铂 75mg/m² 或卡铂 AUC 5～6 |

| | 给药方法 | 药名 | 溶媒 | 途径 | 浓度 | 给药时间 | 给药顺序 | 输注时间 | 注意事项 |
| --- | --- | --- | --- | --- | --- | --- | --- | --- | --- |
| | | 长春瑞滨 | NS 100～125ml | iv.gtt | — | d 1、d 8，q 21d | 1 | 15～20 分钟 | — |
| | | 顺铂 | NS 或 D5W 500ml | iv.gtt | — | d 1，q 21d | 2 | 1～2 小时 | 避免使用含铝装置 |
| | | 卡铂 | D5W 500ml | iv.gtt | — | d 1，q 21d | 2 | — | 避免直接日晒 |

| | 药物相互作用 | 禁用：苯妥英或黄热病疫苗等减毒活疫苗。 |
| --- | --- | --- |
| | | 慎用：①丝裂霉素（增加肺毒性）、伊曲康唑（增加神经毒性）与环孢素；②氨基糖苷类抗生素及髓袢利尿药等可能有肾毒性或耳毒性的药物。 |

| 器官功能与实验室指标 | 至少满足：WBC≥3.5×10⁹/L，NEU≥2.0×10⁹/L，PLT≥100×10⁹/L |
| --- | --- |

表内复制为 LaTeX：WBC$\geq 3.5\times10^9$/L，NEU$\geq 2.0\times10^9$/L，PLT$\geq 100\times10^9$/L

| 剂量调整 | 肝功能 | 胆红素＞2ULN 和（或）转氨酶＞5ULN，长春瑞滨剂量调整为 20mg/m² |
| --- | --- | --- |

| | 肾功能 | 顺铂剂量 | 卡铂剂量 |
| --- | --- | --- | --- |
| | 肌酐清除率 10～50ml/min | 常用量的 75% | 常用量的 50% |
| | 肌酐清除率＜10ml/min，血液透析 | 透析后给予常用量的 50% | 常用量的 50% |
| | 肌酐清除率＜10ml/min，持续不卧床腹膜透析（CAPD） | 常用量的 50% | 常用量的 25% |
| | 肌酐清除率＜10ml/min，连续肾脏替代治疗（CRRT） | 常用量的 75% | 200mg/m² |

| 预处理审核 | 止吐 | 含铂双药为高致吐方案；长春瑞滨单药为低致吐级别。 |
| --- | --- | --- |
| | 水化 | 当顺铂的剂量＞50mg/m² 时需水化，用顺铂前及在用顺铂 24 小时内应充分水化，水化给液量应保证在 3000～4000ml，水化的目的是保证患者有足够的尿量（顺铂治疗后至少 6 小时内尿量在 100～200ml/h）。 |
| | 血管保护 | 长春瑞滨血管刺激性大，给药后应用 250～500ml NS 冲洗静脉。 |

注：NS，0.9%氯化钠注射液；D5W，5%葡萄糖注射液；WBC，白细胞计数；NEU，中性粒细胞；AUC，曲线下面积。

## 2. 化疗方案紫杉醇+顺铂或卡铂审核要点　　见表 6-2。

表 6-2　NSCLC 化疗方案紫杉醇+顺铂或卡铂审核要点

| 患者基本情况评估 | 禁用：①PS＞2（PS=2 选择卡铂双药方案，以及紫杉醇单药方案）；②对铂类及紫杉醇有严重过敏史；③妊娠期或哺乳期患者。 |
| --- | --- |
| | 慎用：既往肾功能不全患者慎用含铂方案或需调整剂量后使用。 |

| 方案审核 | 适应证 | NSCLC（辅助、新辅助、晚期与复发转移患者）；SCLC 二线治疗（紫杉醇单药） |
| --- | --- | --- |
| | 剂量 | 紫杉醇 135～175mg/m² + 顺铂 75mg/m² 或卡铂 AUC 5～6 |

续表

| 方案审核 | 给药方法 | 药名 | 溶媒 | 途径 | 浓度 | 给药时间 | 给药顺序 | 输注时间 | 注意事项 |
|---|---|---|---|---|---|---|---|---|---|
| | | 紫杉醇 | NS 或 D5W 500ml | iv.gtt | 0.3~1.2mg/ml | d 1, q 21d | 1 | ≥3 小时 | — |
| | | 顺铂 | NS 或 D5W 500ml | iv.gtt | — | d 1, q 21d | 2 | 1~2 小时 | 避免使用含铝装置 |
| | | 卡铂 | D5W 500ml | iv.gtt | — | d 1, q 21d | 2 | — | 避免直接日晒 |
| | 药物相互作用 | 慎用：①谨慎与 CYP450 同工酶 CYP 2C8 和 CYP 3A4 的底物、诱导剂或抑制剂合用；②氨基糖苷类抗生素及髓袢利尿药等可能有肾毒性或耳毒性的药物。 | | | | | | | |
| 器官功能与实验室指标 | 至少满足：WBC≥3.5×10⁹/L，NEU≥1.5×10⁹/L，PLT≥100.0×10⁹/L。 | | | | | | | | |

器官功能与实验室指标 至少满足：$WBC \geq 3.5 \times 10^9/L$，$NEU \geq 1.5 \times 10^9/L$，$PLT \geq 100.0 \times 10^9/L$。

| 剂量调整 | 肝功能 | 胆红素>2ULN 和转氨酶<10ULN，紫杉醇剂量调整为 $90mg/m^2$ | | |
|---|---|---|---|---|
| | | 肾功能 | 顺铂剂量 | 卡铂剂量 |
| | | 肌酐清除率 10~50ml/min | 常用量的 75% | 常用量的 50% |
| | | 肌酐清除率<10ml/min，血液透析 | 透析后给予常用量的 50% | 常用量的 50% |
| | | 肌酐清除率<10ml/min，持续不卧床腹膜透析（CAPD） | 常用量的 50% | 常用量的 25% |
| | | 肌酐清除率<10ml/min，连续肾脏替代治疗（CRRT） | 常用量的 75% | $200mg/m^2$ |

| 预处理审核 | 止吐 | 含铂双药为高致吐方案；紫杉醇单药为低致吐级别。 |
|---|---|---|
| | 抗过敏 | 在用紫杉醇前 12 小时及 6 小时分别给予地塞米松 10mg 口服，在注射紫杉醇之前 30~60 分钟给予苯海拉明 50mg 肌内注射、给予西咪替丁 300mg 或雷尼替丁 50mg 静脉注射。 |
| | 水化 | 当顺铂的剂量>50mg/m² 时需水化，用顺铂前及在用顺铂 24 小时内应充分水化，水化给液量应保证在 3000~4000ml，水化的目的是保证患者有足够的尿量(顺铂治疗后至少 6 小时内尿量在 100~200ml/h)。 |

注：PS，体力状况评分。

### 3. 化疗方案吉西他滨+顺铂或卡铂审核要点  见表6-3。

**表6-3  NSCLC 化疗方案吉西他滨+顺铂或卡铂审核要点**

| 患者基本情况评估 | 禁用：①PS>2（PS=2 选择卡铂双药方案，以及吉西他滨单药方案）；②对铂类及吉西他滨有严重过敏史；③妊娠期或哺乳期的患者；④严重肾功能不全患者。 | | | | | | | | |
|---|---|---|---|---|---|---|---|---|---|
| | 慎用：吉西他滨具有放射增敏和放射记忆的作用，谨慎应用于同步放化疗，吉西他滨化疗与放射治疗的间隔至少 4 周。 | | | | | | | | |
| 方案审核 | 适应证 | NSCLC（辅助、新辅助、晚期与复发转移患者）；SCLC 二线治疗（吉西他滨单药） | | | | | | | |
| | 剂量 | 吉西他滨 1000~1250mg/m² + 顺铂 75mg/m² 或卡铂 AUC 5~6 | | | | | | | |
| | 给药方法 | 药名 | 溶媒 | 途径 | 浓度 | 给药时间 | 给药顺序 | 输注时间 | 注意事项 |
| | | 吉西他滨 | NS 100ml | iv.gtt | ≤40mg/ml | d1、d8, q 21d | 1 | 30 分钟 | — |
| | | 顺铂 | NS 或 D5W 500ml | iv.gtt | — | d1, q 21d | 2 | 1~2 小时 | 避免使用含铝装置 |
| | | 卡铂 | D5W 500ml | iv.gtt | — | d1, q 21d | 2 | | 避免直接日晒 |
| | 药物相互作用 | 慎用：氨基糖苷类抗生素及髓袢利尿药等可能有肾毒性或耳毒性的药物。 | | | | | | | |

续表

| 器官功能与实验室指标 | 至少满足：WBC≥$3.5\times10^9$/L，NEU≥$1.5\times10^9$/L，PLT≥$100.0\times10^9$/L。 | | |
|---|---|---|---|
| 剂量调整 | 血常规 | 治疗周期内：NEU 为 $0.5\times10^9\sim1.0\times10^9$/L 或 PLT 为 $50.0\times10^9\sim100.0\times10^9$/L，吉西他滨调整为常用量的 75% | |

| 肾功能 | 顺铂剂量 | 卡铂剂量 |
|---|---|---|
| 肌酐清除率 10~50ml/min | 常用量的 75% | 常用量 50% |
| 肌酐清除率<10ml/min，血液透析 | 透析后给予常用量 50% | 常用量的 50% |
| 肌酐清除率<10ml/min，持续不卧床腹膜透析（CAPD） | 常用量的 50% | 常用量的 25% |
| 肌酐清除率<10ml/min，连续肾脏替代治疗（CRRT） | 常用量的 75% | 200mg/m² |

| 预处理审核 | 止吐 | 含铂双药为高致吐方案；吉西他滨单药为低致吐级别。 |
|---|---|---|
| | 水化 | 当顺铂的剂量>50mg/m² 时需水化，用顺铂前及在用顺铂 24 小时内应充分水化，水化给液量应保证在 3000~4000ml，水化的目的是保证患者有足够的尿量（顺铂治疗后至少 6 小时内尿量在 100~200ml/h）。 |

### 4. 化疗方案多西他赛+顺铂或卡铂审核要点　见表 6-4。

表 6-4　NSCLC 化疗方案多西他赛+顺铂或卡铂审核要点

| 患者基本情况评估 | 禁用：①PS>2（PS=2 选择卡铂双药方案，以及多西他赛单药方案）；②对铂类及多西他赛及其赋形剂（吐温 80、乙醇）有严重过敏史；③妊娠期或哺乳期患者；④ALT 或 AST>3.5ULN 同时 ALP>6ULN 或胆红素异常患者；⑤严重肝功能不全患者。 | | | | | | | |
|---|---|---|---|---|---|---|---|---|
| | 慎用：①ALT 或 AST≥1.5ULN 同时 ALP≥2.5ULN 的患者慎用或降低多西他赛化疗剂量；②肾功能不全患者。 | | | | | | | |
| 方案审核 | 适应证 | NSCLC（辅助、新辅助、晚期与复发转移患者）；SCLC 多线治疗 | | | | | | |
| | 剂量 | 多西他赛 60~75mg/m² + 顺铂 75mg/m² 或卡铂 AUC 5~6 | | | | | | |

| 给药方法 | 药名 | 溶媒 | 途径 | 浓度 | 给药时间 | 给药顺序 | 输注时间 | 注意事项 |
|---|---|---|---|---|---|---|---|---|
| | 多西他赛 | NS 或 D5W 250ml | iv.gtt | <0.74mg/ml | d1，q 21d | 1 | 1 小时 | — |
| | 顺铂 | NS 或 D5W 500ml | iv.gtt | — | d1，q 21d | 2 | 1~2 小时 | 避免使用含铝装置 |
| | 卡铂 | D5W 500ml | iv.gtt | — | d1，q 21d | 2 | — | 避免直接日晒 |

| | 药物相互作用 | 慎用：①酮康唑、蛋白酶抑制剂（如利托那韦）；②其他 CYP3A 的抑制物、诱导剂和底物；③氨基糖苷类抗生素及襻袢利尿素等可能有肾毒性或耳毒性的药物。 |
|---|---|---|

| 器官功能与实验室指标 | 至少满足：WBC≥$3.5\times10^9$/L，NEU≥$1.5\times10^9$/L，PLT≥$100.0\times10^9$/L，ALT 或 AST≤3.5ULN 同时 ALP≤6ULN，总胆红素≤21μmol/L。 |
|---|---|

| 剂量调整 | 肝功能 | ALT 或 AST>1.5ULN 和 ALP>2.5ULN，多西他赛剂量调整为常用量的 75% |
|---|---|---|

| 肾功能 | 顺铂剂量 | 卡铂剂量 |
|---|---|---|
| 肌酐清除率 10~50ml/min | 常用量的 75% | 常用量 50% |
| 肌酐清除率<10ml/min，血液透析 | 透析后给予常用量 50% | 常用量的 50% |
| 肌酐清除率<10ml/min，持续不卧床腹膜透析（CAPD） | 常用量的 50% | 常用量的 25% |
| 肌酐清除率<10ml/min，连续肾脏替代治疗（CRRT） | 常用量的 75% | 200mg/m² |

续表

| 预处理审核 | 止吐 | 含铂双药为高致吐方案；多西他赛单药为低致吐级别。 |
|---|---|---|
| | 预防体液潴留 | 多西他赛滴注前一天开始口服糖皮质激素，如地塞米松片，每次 8mg，每日 2 次，持续 3 天。 |
| | 水化 | 当顺铂的剂量>50mg/m² 时需水化，用顺铂前及在用顺铂 24 小时内应充分水化，水化给液量应保证在 3000~4000ml，水化的目的是保证患者有足够的尿量（顺铂治疗后至少 6 小时内尿量在 100~200ml/h）。 |

### 5. 化疗方案培美曲塞+顺铂或卡铂审核要点　见表 6-5。

**表 6-5　NSCLC 化疗方案培美曲塞+顺铂或卡铂审核要点**

| 患者基本情况评估 | 禁用：①PS>2（PS=2 选择卡铂双药方案，以及培美曲塞单药方案）；②对铂类及培美曲塞有严重过敏史；③妊娠期或哺乳期患者。 | | | | | | | |
|---|---|---|---|---|---|---|---|---|
| | 慎用：既往肾功能不全患者慎用含铂方案或需调整剂量后使用。 | | | | | | | |

| 方案审核 | 适应证 | 非鳞非小细胞肺癌（辅助、新辅助、晚期与复发转移患者） | | | | | | |
|---|---|---|---|---|---|---|---|---|
| | 剂量 | 培美曲塞 500mg/m² + 顺铂 75mg/m² 或卡铂 AUC 5~6 | | | | | | |
| | 给药方法 | 药名 | 溶媒 | 途径 | 浓度 | 给药时间 | 给药顺序 | 输注时间 | 注意事项 |

| | | 药名 | 溶媒 | 途径 | 浓度 | 给药时间 | 给药顺序 | 输注时间 | 注意事项 |
|---|---|---|---|---|---|---|---|---|---|
| | | 培美曲塞 | NS 100ml | iv.gtt | — | d1, q 21d | 1 | 10~30 分钟 | — |
| | | 顺铂 | NS 或 D5W 500ml | iv.gtt | — | d1, q 21d | 2 | 1~2 小时 | 避免使用含铝装置 |
| | | 卡铂 | D5W 500ml | iv.gtt | — | d1, q 21d | 2 | | 避免直接日晒 |

| | 药物相互作用 | 慎用：①布洛芬等长半衰期的非甾体抗炎药；②氨基糖苷类抗生素及髓袢利尿药等可能有肾毒性或耳毒性的药物。 |
|---|---|---|

| 器官功能与实验室指标 | 至少满足：WBC≥3.5×10⁹/L，NEU≥1.5×10⁹/L，PLT≥100.0×10⁹/L，Ccr≥45ml/min。 |
|---|---|

剂量调整

血常规（既往治疗周期血细胞最低计数）

| NEU（×10⁹/L） | PLT（×10⁹/L） | 培美曲塞剂量 | 顺铂剂量 |
|---|---|---|---|
| <0.5　　和 | ≥50.0 | 前次剂量的 75% | 前次剂量 75% |
| 无论最低值如何 | <50.0 | 前次剂量 75% | 前次剂量 75% |
| 无论最低值如何 | <50.0 伴出血 | 前次剂量 50% | 前次剂量 50% |

| 非血液毒性 | 除黏膜炎之外任何 3 级或 4 级毒性 | 前次剂量 75% | 前次剂量 75% |
|---|---|---|---|
| | 需要住院的腹泻（不分级别）或 3 级、4 级腹泻 | 前次剂量 75% | 前次剂量 75% |
| | 3 级或 4 级黏膜炎 | 前次剂量 50% | 不调整 |

| 神经毒性 | CTCAE 分级为 2 级 | 不调整 | 前次剂量的 50% |
|---|---|---|---|

| 肾功能 | 顺铂剂量 | 卡铂剂量 |
|---|---|---|
| 肌酐清除率 10~50ml/min | 常用量的 75% | 常用量的 50% |
| 肌酐清除率<10ml/min，血液透析 | 透析后给予常用量的 50% | 常用量的 50% |
| 肌酐清除率<10ml/min，持续不卧床腹膜透析（CAPD） | 常用量的 50% | 常用量的 25% |
| 肌酐清除率<10ml/min，连续肾脏替代治疗（CRRT） | 常用量的 75% | 200mg/m² |

| 预处理审核 | 止吐 | 含铂双药为高致吐方案；培美曲塞单药为低致吐级别。 |
|---|---|---|
| | 抗过敏 | 铂类药物可引起过敏反应，根据患者病史可考虑使用糖皮质激素、抗组胺等抗过敏药物预防。降低铂类给药速度也可降低过敏反应的发生率。 |
| | 水化 | 当顺铂的剂量>50mg/m² 时需水化，用顺铂前及在用顺铂 24 小时内应充分水化，水化给液量应保证在 3000~4000ml，水化的目的是保证患者有足够的尿量（顺铂治疗后至少 6 小时内尿量在 100~200ml/h）。 |
| | 培美曲塞 | 地塞米松片：4mg，p.o. b.i.d. d 0~d 2；维生素 B₁₂ 注射液：1000μg，肌内注射，第 1 次培美曲塞给药前 7 天内，以后每 3 个周期肌内注射一次，以后的维生素 B₁₂ 给药可与培美曲塞用药在同一天进行；叶酸片：350~1000μg，常用剂量是 400μg，p.o. q.d.，第一次给予培美曲塞治疗开始前 7 天至少用 5 次日剂量的叶酸，服用整个治疗周期，在最后一次培美曲塞给药后 21 天可停服。 |

## （二）SCLC 细胞毒化疗方案的审核要点

**1. 化疗方案依托泊苷+顺铂或卡铂审核要点** 见表 6-6。

### 表 6-6 SCLC 化疗方案依托泊苷+顺铂或卡铂审核要点

| 患者基本情况评估 | 禁：①PS>2；②对铂类及依托泊苷过敏者；③妊娠期、哺乳期患者；④心肝肾功能严重障碍、失水过多、水痘、带状疱疹、痛风、高尿酸血症、近期感染及因顺铂而引起外周神经等患者。 | | | | | | | |
|---|---|---|---|---|---|---|---|---|
| 方案审核 | 适应证 | SCLC（辅助、新辅助、晚期与复发转移患者）；NSCLC（辅助、新辅助、晚期与复发转移患者） | | | | | | |
| | 剂量 | 依托泊苷 100mg/m² + 顺铂 80mg/m²，或 卡铂 AUC 5~6 | | | | | | |
| | 给药方法 | 药名 | 溶媒 | 途径 | 浓度 | 给药时间 | 给药顺序 | 输注时间 | 注意事项 |
| | | 依托泊苷 | NS | iv.gtt | <0.25mg/ml | d 1~d 3，q 21d | 1 | >30 分钟 | — |
| | | 顺铂 | NS 或 D5W 500ml | iv.gtt | — | d 1，q 21d | 2 | 1~2 小时 | 避免使用含铝装置 |
| | | 卡铂 | D5W 500ml | iv.gtt | — | d 1，q 21d | 2 | — | 避免直接日晒 |
| | 药物相互作用 | 慎用：①由于本品有明显骨髓抑制作用，与其他抗肿瘤药物联合应用时应注意；②化疗结束后 3 个月以内，不宜接种病毒疫苗；③血浆蛋白结合率高的药物；④氨基糖苷类抗生素及髓祥利尿药等可能有肾毒性或耳毒性的药物。 | | | | | | |

器官功能与实验室指标 至少满足：WBC≥3.5×10⁹/L，NEU≥2.0×10⁹/L，PLT≥100.0×10⁹/L，Ccr≥45ml/min。

| 肾功能 | 顺铂剂量 | 卡铂剂量 | 依托泊苷剂量 |
|---|---|---|---|
| 肌酐清除率 15~50ml/min | 常用量的 75% | 常用量的 50% | 常用量的 75% |
| 肌酐清除率 10~50ml/min | 常用量的 75% | 常用量的 50% | |
| 肌酐清除率<10ml/min，血液透析 | 透析后给予常用量的 50% | 常用量的 50% | |
| 肌酐清除率<10ml/min，持续不卧床腹膜透析（CAPD） | 常用量的 50% | 常用量的 25% | |
| 肌酐清除率<10ml/min，连续肾脏替代治疗（CRRT） | 常用量的 75% | 200mg/m² | |

| 预处理审核 | 止吐 | 含铂双药为高致吐方案；依托泊苷单药为低致吐级别。 |
| --- | --- | --- |
| | 抗过敏 | 铂类药物可引起过敏反应，根据患者病史可考虑使用糖皮质激素、抗组胺等抗过敏药物预防。降低铂类给药速度也可降低过敏反应的发生率。 |
| | 水化 | 当顺铂的剂量>50mg/m$^2$时需水化，用顺铂前及在用顺铂24小时内应充分水化，水化给液量应保证在3000~4000ml，水化的目的是保证患者有足够的尿量（顺铂治疗后至少6小时内尿量在100~200ml/h）。 |

## 2. 化疗方案伊立替康+顺铂或卡铂审核要点　见表6-7。

### 表6-7　SCLC化疗方案伊立替康+顺铂或卡铂审核要点

| 患者基本情况评估 | 禁用：①PS>2；②对铂类及伊立替康过敏者；③妊娠期、哺乳期患者；④骨髓功能减退、肾功能不良、失水过多、水痘、带状疱疹、痛风、高尿酸血症、慢性肠炎和（或）肠梗阻患者；⑤胆红素>1.5ULN；⑥近期感染及因顺铂而引起外周神经病等患者。 | | | | | | | |
| --- | --- | --- | --- | --- | --- | --- | --- | --- |
| 方案审核 | 适应证 | SCLC | | | | | | |
| | | | 伊立替康 | 顺铂 | 或卡铂 | | 给药周期 | |
| | | 剂量1 | 60mg/m$^2$，d1、d8、d15 | 60mg/m$^2$，d1 | — | | 28天为1个周期，最多治疗4~6个周期 | |
| | | 剂量2 | 65mg/m$^2$，d1、d8 | 30mg/m$^2$，d1、d8 | — | | 21天为1个周期，最多治疗4~6个周期 | |
| | | 剂量3 | 60mg/m$^2$，d1、d8、d15 | — | AUC 4~6，d1 | | 28天为1个周期，最多治疗4~6个周期 | |
| | 给药方法 | 药名 | 溶媒 | 途径 | 浓度 | 给药时间 | 给药顺序 | 输注时间 | 注意事项 |
| | | 伊立替康 | NS或D5W | iv.gtt | 0.12~2.8mg/ml | 剂量1、剂量3：d1、d8、d15，q28d；剂量2：d1、d8，q21d | 1 | 30~90分钟 | — |
| | | 顺铂 | NS或D5W 500ml | iv.gtt | — | d1，q21d | 2 | 1~2小时 | 避免使用含铝装置 |
| | | 卡铂 | D5W 500ml | iv.gtt | — | d1，q21d | 2 | — | 避免直接日晒 |
| | 药物相互作用 | 禁用：①伊立替康有胆碱酯酶抑制剂的活性，可以延长氯化琥珀胆碱的神经肌肉阻滞作用，并且可以对抗非去极化药物的神经肌肉阻滞作用；②贯叶连翘。慎用：①CYP3A4诱导剂（卡马西平、苯妥英钠、苯巴比妥等）与抑制剂（酮康唑、阿扎那韦等）；②缓泻剂和利尿剂。 | | | | | | | |
| 器官功能与实验室指标 | 至少满足：WBC≥3.5×10$^9$/L，NEU≥1.5×10$^9$/L，PLT≥80.0×10$^9$/L，Ccr≥45ml/min，胆红素≤1.5ULN。 | | | | | | | |

| 肾功能 | 顺铂剂量 | 卡铂剂量 |
|---|---|---|
| 肌酐清除率 10～50ml/min | 常用量的 75% | 常用量的 50% |
| 肌酐清除率<10ml/min，血液透析 | 透析后给予常用量的 50% | 常用量的 50% |
| 肌酐清除率<10ml/min，持续不<br>卧床腹膜透析（CAPD） | 常用量的 50% | 常用量的 25% |
| 肌酐清除率<10ml/min，连续肾<br>脏替代治疗（CRRT） | 常用量的 75% | $200mg/m^2$ |

| 预处理审核 | 止吐 | 含铂双药为高致吐方案；伊立替康单药为低致吐级别。 |
|---|---|---|
| | 抗过敏 | 铂类药物可引起过敏反应，根据患者病史可考虑使用糖皮质激素、抗组胺等抗过敏药物预防。降低铂类给药速度也可降低过敏反应的发生率。 |
| | 水化 | 当顺铂的剂量>50mg/m² 时需水化，用顺铂前及在用顺铂 24 小时内应充分水化，水化给液量应保证在 3000～4000ml，水化的目的是保证患者有足够的尿量（顺铂治疗后至少 6 小时内尿量在 100～200ml/h）。 |
| | 胆碱能综合征 | 对前一次化疗后出现急性、严重胆碱能综合征的患者，下次使用本品时，应预防性使用阿托品 0.25mg 皮下注射。 |

## （三）靶向药物治疗的审核要点

### 1. 吉非替尼审核要点　见表 6-8。

**表 6-8　NSCLC 靶向治疗吉非替尼审核要点**

| 患者基本情况评估 | | 禁用：18 岁以下儿童，妊娠期、哺乳期患者。 |
|---|---|---|
| 方案审核 | 适应证 | EGFR 敏感突变的 NSCLC（晚期与复发转移患者） |
| | 剂量 | 250mg, p.o. q.d. |
| | 药物相互作用 | 慎用：①强 CYP3A4、CYP2D6 诱导剂，抑制剂药物；②合用短效抑酸药物时需间隔 2 小时以上服用，与长效抑酸药物合用应慎重；③联合长春瑞滨时，可增加长春瑞滨的骨髓毒性。 |
| 器官功能与实验室指标 | | 肝功能异常患者应慎用，并在使用过程中密切监测。 |

### 2. 厄洛替尼审核要点　见表 6-9。

**表 6-9　NSCLC 靶向治疗厄洛替尼审核要点**

| 患者基本情况评估 | | 禁用：①妊娠期及哺乳期患者；②儿童患者；③片剂中含有乳糖，半乳糖不耐受、Lapp 乳糖酶缺乏症或葡萄糖-半乳糖吸收不良的患者禁用；④对本品有严重过敏史的患者禁用；⑤重度肝、肾功能不全患者；⑥胃肠穿孔、脱水且有肾衰竭风险、严重大疱、水疱或剥脱性皮肤病、急性眼疾或正在加重眼疾的患者。 |
|---|---|---|
| 方案审核 | 适应证 | EGFR 敏感突变的 NSCLC（晚期与复发转移患者） |
| | 剂量 | 150mg, p.o. q.d. |
| | 药物相互作用 | 慎用：①强 CYP3A4 诱导剂与抑制剂；②抑酸药，与短效抑酸药物合用时需间隔 2 小时以上服用，与长效抑酸药物合用应慎重。 |
| 器官功能与实验室指标 | | 至少满足：总胆红素≤3ULN 和（或）转氨酶≤5ULN；AST≥3ULN 或血清直接胆红素在 1～7mg/dl 时，应考虑减少厄洛替尼的初始剂量；肝功能异常患者应慎用，并在使用过程中密切监测。 |

**3. 埃克替尼审核要点** 见表 6-10。

**表 6-10 NSCLC 靶向治疗埃克替尼审核要点**

| 患者基本情况评估 | 禁用：18 岁以下儿童，妊娠期、哺乳期患者。 | |
|---|---|---|
| 方案审核 | 适应证 | EGFR 敏感突变的 NSCLC（晚期与复发转移患者） |
| | 剂量 | 125mg，p.o. t.i.d. |
| | 药物相互作用 | 慎用：①CYP2C19 诱导剂（如氨鲁米特）和 CYP3A4 诱导剂（如奈夫西林、奈韦拉平、苯巴比妥和利福霉素类）；②CYP2C19 底物（如华法林）和 CYP3A4 底物（如苯二氮䓬类、钙通道阻滞剂、那格列奈、麦角碱衍生物等）。 |
| 器官功能与实验室指标 | 至少满足：ALT 及 AST≤100IU/L；肝功能异常患者应慎用，并在使用过程中密切监测。 | |

**4. 达可替尼审核要点** 见表 6-11。

**表 6-11 NSCLC 靶向治疗达可替尼审核要点**

| 患者基本情况评估 | 禁用：18 岁以下儿童，妊娠期、哺乳期患者。 | |
|---|---|---|
| 方案审核 | 适应证 | EGFR 敏感突变的 NSCLC（晚期与复发转移患者） |
| | 剂量 | 45mg，p.o. q.d. |
| | | 如果出现不良反应，应根据患者的耐受性，以每次减量 15mg 的方式逐步降低本品的剂量：首次减量至 30mg，每天一次，第二次减量至 15mg，每天一次。如果患者不耐受 15mg 每天一次的给药剂量，应该永久停用。在呼吸系统症状恶化且可能预示间质性肺炎（如呼吸困难、咳嗽和发热）的患者中暂时停用本品并立即进行间质性肺炎的诊断。如果确诊为任何级别的间质性肺炎，则永久停用本品。 |
| | 药物相互作用 | 慎用：①会增加 CYP2D6 底物药物的浓度；②避免与质子泵抑制剂（PPI）同时使用，可使用局部作用的抗酸剂或至少 6 小时前或至少 10 小时后给予 H₂ 受体拮抗剂。 |
| 器官功能与实验室指标 | 重度肾功能损害患者应慎用。 | |

**5. 阿法替尼审核要点** 见表 6-12。

**表 6-12 NSCLC 靶向治疗阿法替尼审核要点**

| 患者基本情况评估 | 禁用：①18 岁以下儿童，妊娠期、哺乳期患者；②对阿法替尼或任何辅料过敏的患者；③严重（Child-Pugh 分级 C 级）肝功能损害患者。以下患者注意监测：女性、较低体重患者及有潜在肾功能损害的患者；有角膜炎、溃疡性角膜炎或严重干眼症病史的患者；有心脏风险因素的患者和具有影响左室射血分数（LVEF）条件的患者，应当考虑进行心脏监测（包括在基线时和在阿法替尼治疗期间评估 LVEF）。 | |
|---|---|---|
| 方案审核 | 适应证 | NSCLC（晚期与复发转移患者） |
| | 剂量 | 40mg，p.o. q.d. |
| | 药物相互作用 | 慎用：P 糖蛋白（P-gp）抑制剂或诱导剂，必须合用的患者应考虑间隔服用及剂量的调整。 |
| 器官功能与实验室指标 | 至少满足：Ccr≥30ml/min。 | |

**6. 奥希替尼审核要点** 见表 6-13。

表 6-13　NSCLC 靶向治疗奥希替尼审核要点

| 患者基本情况评估 | 禁用：①18 岁以下儿童，妊娠期、哺乳期患者；②对奥希替尼或任何辅料过敏的患者；③中重度肝功能损害患者；④重度肾功能损害患者；⑤先天性长 QT 间期综合征的患者慎用。注意监测：①充血性心力衰竭、电解质异常或使用已知能够延长 QTc 间期药物的患者应定期接受心电图（ECG）和电解质的监测；②对于有已知心血管风险及存在可能影响 LVEF 情况的患者，需要考虑监测心脏功能，包括在基线和服药期间测定 LVEF。 | |
| --- | --- | --- |
| 方案审核 | 适应证 | EGFR 敏感突变的 NSCLC（晚期与复发转移患者） |
| | 剂量 | 80mg, p.o. q.d. |
| | 药物相互作用 | 禁用：圣约翰草 |
| | | 慎用：①中强效 CYP3A4 诱导剂；②乳腺癌耐药蛋白（BCRP）底物 |
| 器官功能与实验室指标 | 至少满足：Ccr≥30ml/min，总胆红素≤1.5ULN 和（或）转氨酶≤1.5ULN，肝功能异常患者应慎用，并在使用过程中密切监测。 | |

## 7. 克唑替尼审核要点　见表 6-14。

表 6-14　NSCLC 靶向治疗克唑替尼审核要点

| 患者基本情况评估 | 禁用：①18 岁以下儿童，妊娠期、哺乳期患者；②对克唑替尼或任何辅料过敏的患者；③中重度肝功能损害患者；④重度肾功能损害患者；⑤先天性长 QT 间期综合征的患者；⑥前期服用本品曾发生间质性肺炎的患者。<br>慎用：①充血性心力衰竭、电解质异常或使用已知能够延长 QTc 间期药物的患者应定期接受心电图和电解质的监测；②有已知心血管风险，需要考虑监测心脏功能。 | |
| --- | --- | --- |
| 方案审核 | 适应证 | ALK 或 ROS-1 阳性的 NSCLC（晚期与复发转移患者） |
| | 剂量 | 250mg, p.o. b.i.d.<br>如果患者发生 NCI CTCAE 规定的严重程度为 3 级或 4 级的不良事件，需一次或多次减少剂量，按以下方法减少剂量：第一次减少剂量，口服，200mg，每日两次；第二次减少剂量：口服，250mg，每日一次；如果每日一次口服 250mg 克唑替尼仍无法耐受，则永久停服。 |
| | 药物相互作用 | 慎用：强效 CYP3A4 诱导剂、抑制剂可导致克唑替尼暴露量的变化，谨慎联用，或调整给药剂量。 |
| 器官功能与实验室指标 | 至少满足：WBC≥2.0×10⁹/L，NEU≥1.0×10⁹/L，PLT≥50.0×10⁹/L；总胆红素≤3ULN 和（或）转氨酶≤3ULN；肝功能异常患者应慎用，并在使用过程中密切监测；QTc<481 毫秒；心率≥60 次/分或无症状性心动过缓，Ccr≥30ml/min。 | |

## 8. 阿来替尼审核要点　见表 6-15。

表 6-15　NSCLC 靶向治疗阿来替尼审核要点

| 患者基本情况评估 | 禁用：①18 岁以下儿童，妊娠期、哺乳期患者；②对阿来替尼或任何辅料过敏患者；③前期服用本品曾发生间质性肺炎的患者。<br>慎用：重度肝功能损害患者，应降低剂量服用。 | |
| --- | --- | --- |
| 方案审核 | 适应证 | ALK 阳性的 NSCLC（晚期与复发转移患者） |
| | 剂量 | 600mg, p.o. b.i.d.<br>如果患者发生 NCI CTCAE 规定的严重程度为 3 级或 4 级的不良事件，需一次或多次减少剂量，每次减少 150mg；如果每次 300mg，每日 2 次，患者仍无法耐受，则永久停服。 |
| | 药物相互作用 | 慎用：治疗指数狭窄的 P-gp 或 BCRP 药物（地高辛、达比加群酯、甲氨蝶呤）。 |
| 器官功能与实验室指标 | 至少满足：总胆红素≤21µmol/L 和（或）转氨酶≤3ULN；肝功能异常患者应慎用，并在使用过程中密切监测；心率≥60 次/分或无症状性心动过缓；肌酸激酶≤2.5ULN。 | |

### 9. 塞瑞替尼审核要点　见表 6-16。

**表 6-16　NSCLC 靶向治疗塞瑞替尼审核要点**

| 患者基本情况评估 | 禁用：①对塞瑞替尼或任何辅料过敏的患者；②前期服用本品曾发生间质性肺炎的患者；③重度肝、肾功能损害患者；④先天性长 QT 间期综合征患者；⑤18 岁以下儿童，妊娠期、哺乳期患者。 | |
| --- | --- | --- |
| | 慎用：充血性心力衰竭、心动过缓、电解质异常或正在使用已知可延长 QT 间期药物的患者应定期监测心电图及电解质。 | |
| 方案审核 | 适应证 | ALK 阳性的 NSCLC（晚期与复发转移患者） |
| | 剂量 | 450mg，p.o. q.d.<br>如果患者有药物不耐受情况，需一次或多次减少剂量，每次减少 150mg；如果每日 150mg，患者仍无法耐受，则永久停服。 |
| | 药物相互作用 | 慎用：①强效 CYP3A 抑制剂与诱导剂；②P-gp 抑制剂与诱导剂；③抑酸药物；④窄治疗指数的 CYP3A、CYP2C9、CYP2A6 和 CYP2E1 底物；⑤转运蛋白底物类药物；⑥口服避孕药物可能会降低疗效。 |
| 器官功能与实验室指标 | 至少满足：QTc<481 毫秒；心率≥60 次/分或无症状性心动过缓。 | |

### 10. 安罗替尼审核要点　见表 6-17。

**表 6-17　NSCLC 靶向治疗安罗替尼审核要点**

| 患者基本情况评估 | 禁用：①对安罗替尼或任何辅料严重过敏的患者；②18 岁以下儿童，妊娠期、哺乳期患者；③中央型鳞癌或具有大咯血风险的患者；④药物控制不良的重度高血压；⑤重度肝肾功能不全患者。 | |
| --- | --- | --- |
| | 慎用：具有出血及凝血功能障碍患者。 | |
| 方案审核 | 适应证 | 多线治疗后进展的 NSCLC（晚期与复发转移患者） |
| | 剂量 | 12mg，p.o. q.d.，连服 2 周，停药 1 周，3 周为一个疗程。<br>如果患者发生 NCI CTCAE 规定的严重程度为 3 级或 4 级的不良事件，需一次或多次减少剂量，每次减量 2mg，如果 8mg，p.o. q.d.，患者仍无法耐受，则永久停服。 |
| | 药物相互作用 | 慎用：CYP3A4 和 CYP1A2 的诱导剂或抑制剂。 |
| 器官功能与实验室指标 | 至少满足：总胆红素≤21μmol/L 和（或）转氨酶≤5ULN；肝功能异常患者应慎用，并在使用过程中密切监测；尿蛋白<3.4g/24h。 | |

### 11. 贝伐珠单抗审核要点　见表 6-18。

**表 6-18　非鳞非小细胞肺癌靶向治疗贝伐珠单抗审核要点**

| 患者基本情况评估 | 禁用：①对本品或本品中任一组分及中国仓鼠卵巢细胞产物或其他重组人类或人源化抗体过敏的患者；②18 岁以下儿童，妊娠期、哺乳期患者；③围手术期（术前 4 周，术后 4 周）及存在伤口未完全恢复的患者；④有严重出血或近期曾有咯血的患者；⑤药物控制不良的重度高血压患者；⑥肾病综合征患者；⑦重度动脉血栓及危及生命的静脉血栓患者；⑧胃肠道穿孔及存在内脏瘘的患者。 |
| --- | --- |
| | 注：联合使用化疗患者应同时参考两种方案的评估要求。 |

| 方案审核 | 适应证 | 非鳞非小细胞肺癌（晚期与复发转移患者） | | | | | |
|---|---|---|---|---|---|---|---|
| | 剂量 | 7.5～15mg/kg | | | | | |
| | 给药方法 | 溶媒 | 途径 | 浓度 | 给药时间 | 输注时间及注意事项 | 给药顺序 |
| | | NS | iv.gtt | 1.4～16.5mg/ml | d 1，q 21d | 首次 90 分钟，如耐受性良好第二次<br>60 分钟，第三次开始 30 分钟 | — |
| | 药物相互作用 | 慎用：舒尼替尼。 | | | | | |
| 器官功能与实<br>验室指标 | 至少满足：尿蛋白＜2g/24h。 | | | | | | |

### 12. 重组人血管内皮抑制素审核要点　见表 6-19。

**表 6-19　NSCLC 靶向治疗重组人血管内皮抑制素审核要点**

| 患者基本情况评估 | 以下患者慎用：①心、肾功能不全者；②18 岁以下儿童，妊娠期、哺乳期患者；③过敏体质或对蛋白类生物制品有过敏史者；④有严重心脏病或病史者。 | | | | | | |
|---|---|---|---|---|---|---|---|
| | 注：化疗联合使用患者应同时参考两种方案的评估要求。 | | | | | | |
| 方案审核 | 适应证 | NSCLC（晚期与复发转移患者） | | | | | |
| | 剂量 | 7.5mg/m$^2$（1.2×10$^5$U/m$^2$） | | | | | |
| | 给药方法 | 溶媒 | 途径 | 浓度 | 给药时间 | 输注时间及注意事项 | 给药顺序 |
| | | NS 500ml | iv.gtt | — | d 1～d 14，q 21d | 3～4 小时 | 化疗后给予 |
| 器官功能与实验室指标 | 心肾功能不全者谨慎使用，需严密监测。 | | | | | | |

## （四）免疫治疗的审核要点

### 1. 信迪利单抗审核要点　见表 6-20。

**表 6-20　NSCLC 免疫治疗信迪利单抗审核要点**

| 患者基本情况评估 | 禁用：①对本品及其中任一组分存在超敏反应；②18 岁以下儿童，妊娠期患者。 | | | | | | |
|---|---|---|---|---|---|---|---|
| | 慎用：①重度肝功能损伤或重度肾功能损伤患者；②≥65 岁的老年患者；③哺乳期妇女在接受本品治疗期间及末次给药后至少 5 个月内停止哺乳。 | | | | | | |
| | 注：化疗联合使用患者应同时参考两种方案的评估要求。 | | | | | | |
| 方案审核 | 适应证 | 联合培美曲塞和铂类化疗，用于未经系统治疗的 *EGFR* 基因突变阴性和 ALK 阴性的晚期或复发性非鳞非小细胞肺癌；联合吉西他滨和铂类化疗，用于不可手术切除的晚期或复发性 NSCLC。 | | | | | |
| | 剂量 | 200mg | | | | | |
| | 给药方法 | 溶媒 | 途径 | 浓度 | 给药时间 | 输注时间及注意事项 | 给药顺序 |
| | | NS 80ml | iv.gtt | — | d 1，q 21d | 30～60 分钟 | 化疗前给药 |
| | 药物相互作用 | 开始治疗前避免使用全身性皮质类固醇和免疫抑制剂；但开始治疗后，可使用全身性皮质类固醇和免疫抑制剂治疗免疫介导性不良反应。 | | | | | | |
| 器官功能与实验室指标 | 至少满足：总胆红素≤21μmol/L 和（或）转氨酶≤5ULN；Ccr≥30ml/min。 | | | | | | |

**2. 替雷利珠单抗审核要点** 见表6-21。

**表6-21 NSCLC免疫治疗替雷利珠单抗审核要点**

| 患者基本情况评估 | 禁用：①对本品及其中任一组分存在超敏反应；②18岁以下儿童，妊娠期患者；③中重度肝功能损伤患者、重度肾功能损伤患者。 |
|---|---|
| | 慎用：①轻中度肾功能损伤患者；②≥65岁的老年患者；③哺乳期妇女在接受本品治疗期间及末次给药后至少5个月内停止哺乳。 |
| | 注：化疗联合使用患者应同时参考两种方案的评估要求。 |

| 方案审核 | 适应证 | 联合紫杉醇和卡铂或白蛋白紫杉醇和卡铂用于局部晚期或转移性鳞状非小细胞肺癌；联合培美曲塞和铂类化疗用于EGFR基因突变阴性和ALK阴性、不可手术切除的局部晚期或转移性非鳞状非小细胞肺癌。 | | | | | |
|---|---|---|---|---|---|---|---|
| | 剂量 | 200mg | | | | | |
| | 给药方法 | 溶媒 | 途径 | 浓度 | 给药时间 | 输注时间及注意事项 | 给药顺序 |
| | | NS | iv.gtt | 1.0～5.0mg/ml | d 1，q 21d | 第一次＞60分钟<br>后续每一次＞30分钟 | 化疗前给药 |
| | 药物相互作用 | 开始治疗前避免使用全身性皮质类固醇和免疫抑制剂；但开始治疗后，可使用全身性皮质类固醇和免疫抑制剂治疗免疫介导性不良反应。 | | | | | |

| 器官功能与实验室指标 | 至少满足：Ccr≥30ml/min；总胆红素≤1.5ULN和（或）转氨酶≤1.5ULN，肝功能异常患者应慎用，并在使用过程中密切监测。 |
|---|---|

**3. 卡瑞利珠单抗审核要点** 见表6-22。

**表6-22 NSCLC免疫治疗卡瑞利珠单抗审核要点**

| 患者基本情况评估 | 禁用：①重度肝功能不全患者；②中度或重度肾功能不全患者；③18岁以下儿童，妊娠期、哺乳期患者；④对本品及其中任一组分存在超敏反应。 |
|---|---|
| | 慎用：≥65岁的老年患者。 |
| | 注：化疗联合使用患者应同时参考两种方案的评估要求。 |

| 方案审核 | 适应证 | 联合培美曲塞和卡铂适用于EGFR基因突变阴性和ALK阴性的、不可手术切除的局部晚期或转移性非鳞非小细胞肺癌 | | | | | |
|---|---|---|---|---|---|---|---|
| | 剂量 | 200mg | | | | | |
| | 给药方法 | 溶媒 | 途径 | 浓度 | 给药时间 | 输注时间及注意事项 | 给药顺序 |
| | | NS或D5W 100ml | iv.gtt | — | d 1，q 21d | 30～60分钟 | 间隔＞30分钟再给予化疗 |
| | 药物相互作用 | 开始治疗前避免使用全身性皮质类固醇和免疫抑制剂；但开始治疗后，可使用全身性皮质类固醇和免疫抑制剂治疗免疫介导性不良反应。 | | | | | |

| 器官功能与实验室指标 | 至少满足：Ccr≤60ml/min；总胆红素≤1.5ULN和（或）转氨酶≤1.5ULN，肝功能异常患者应慎用，并在使用过程中密切监测。 |
|---|---|

**4. 纳武利尤单抗审核要点** 见表6-23。

表 6-23　NSCLC 免疫治疗纳武利尤单抗审核要点

| 患者基本情况评估 | 禁用：①对本品及其中任一组分存在超敏反应；②18 岁以下儿童，妊娠期、哺乳期患者。 | | | | | |
|---|---|---|---|---|---|---|
| | 慎用：①PS 评分≥2；②有活动性脑转移或自身免疫性疾病、症状性间质性肺病，以及在进入治疗前曾接受过全身性免疫抑制剂治疗的患者；控制钠摄入的患者（如心力衰竭患者等）：本品每毫升含 0.1mmol（或 2.5mg）钠。 | | | | | |
| | 注：化疗联合使用患者应同时参考两种方案的评估要求。 | | | | | |
| 方案审核 | 适应证 | NSCLC（晚期与复发转移患者） | | | | |
| | 剂量 | 3mg/kg 或 240mg | | | | |
| | 给药方法 | 溶媒 | 途径 | 浓度 | 给药时间 | 输注时间及注意事项　给药顺序 |
| | | NS 或 D5W 100ml | iv.gtt | 1.0～10.0mg/ml | d 1，q 14d | 30 分钟　　　　　— |
| | 药物相互作用 | 开始治疗前避免使用全身性皮质类固醇和免疫抑制剂；但开始治疗后，可使用全身性皮质类固醇和免疫抑制剂治疗免疫介导性不良反应。 | | | | |
| 器官功能与实验室指标 | 至少满足：TBIL（总胆红素）<1.5ULN；Ccr≥30ml/min；ALT 或 AST≤3ULN。 | | | | | |

## 5. 帕博利珠单抗审核要点　见表 6-24。

表 6-24　NSCLC 免疫治疗帕博利珠单抗审核要点

| 患者基本情况评估 | 禁用：①对本品及其中任一组分存在过敏反应；②18 岁以下儿童，妊娠期、哺乳期患者。 | | | | | |
|---|---|---|---|---|---|---|
| | 注：化疗联合使用患者应同时参考两种方案的评估要求。 | | | | | |
| 方案审核 | 适应证 | NSCLC（晚期与复发转移患者） | | | | |
| | 剂量 | 200mg，d 1，q 21d 或 400mg，d 1，q 42d | | | | |
| | 给药方法 | 溶媒 | 途径 | 浓度 | 给药时间 | 输注时间及注意事项　给药顺序 |
| | | NS 或 D5W 100ml | iv.gtt | 1.0～10.0mg/ml | d 1，q 21d（200mg）<br>d 1，q 42d（400mg） | >30 分钟　　　　　— |
| | 药物相互作用 | 开始治疗前避免使用全身性皮质类固醇和免疫抑制剂；但开始治疗后可使用全身性皮质类固醇和免疫抑制剂治疗免疫介导性不良反应。 | | | | |
| 器官功能与实验室指标 | 至少满足：TBIL<1.5ULN；Ccr≥30ml/min；ALT 或 AST≤3ULN。 | | | | | |

## 6. 阿替利珠单抗审核要点　见表 6-25。

表 6-25　肺癌免疫治疗阿替利珠单抗审核要点

| 患者基本情况评估 | 禁用：①对本品及其中任一组分存在超敏反应；②18 岁以下儿童，妊娠期、哺乳期患者。 |
|---|---|
| | 慎用：中重度肝功能损伤患者。 |
| | 注：化疗联合使用患者应同时参考两种方案的评估要求。 |
| 方案审核 | 适应证　与卡铂和依托泊苷联合用于广泛期 SCLC；联合培美曲塞和铂类化疗用于 EGFR 基因突变阴性和 ALK 阴性的转移性非鳞状 NSCLC；用于≥50%肿瘤细胞 PD-L1 染色阳性（TPS≥50%）或肿瘤浸润 PD-L1 阳性免疫细胞覆盖≥10%的肿瘤面积（IPS≥10%）的 EGFR 基因突变阴性和 ALK 阴性转移性 NSCLC 的一线单药治疗。 |

续表

| 方案审核 | 剂量 | 1200mg | | | | | | |
|---|---|---|---|---|---|---|---|---|
| | 给药方法 | 溶媒 | 途径 | 浓度 | 给药时间 | 输注时间及注意事项 | 给药顺序 | |
| | | NS | iv.gtt | — | d 1, q 21d | 第一次＞60 分钟<br>后续每一次＞30 分钟 | 化疗前给药 | |
| | 药物相互作用 | 开始治疗前避免使用全身性皮质类固醇和免疫抑制剂；但开始治疗后可使用全身性皮质类固醇和免疫抑制剂治疗免疫介导性不良反应。 | | | | | | |
| 器官功能与实验室指标 | 至少满足：TBIL＜1.5ULN；ALT 或 AST≤3ULN。 | | | | | | | |

**7. 度伐利尤单抗审核要点**　见表 6-26。

表 6-26　肺癌免疫治疗度伐利尤单抗审核要点

| 患者基本情况评估 | 禁用：①对本品及其中任一组分存在超敏反应；②18 岁以下儿童，妊娠期患者。 | | | | | | |
|---|---|---|---|---|---|---|---|
| | 慎用：①中重度肝功能损伤患者、重度肾功能损伤患者；②哺乳期妇女在接受本品治疗期间及末次给药后至少 3 个月内停止哺乳。 | | | | | | |
| | 注：联合使用化疗患者应同时参考两种方案的评估要求。 | | | | | | |
| 方案审核 | 适应证 | 在接受铂类药物为基础的化疗同步放疗后未出现疾病进展的不可切除、Ⅲ期 NSCLC；联合依托泊苷和卡铂或顺铂用于广泛期 SCLC。 | | | | | |
| | 剂量 | 10mg/kg 或 1500mg | | | | | |
| | 给药方法 | 溶媒 | 途径 | 浓度 | 给药时间 | 输注时间及注意事项 | 给药顺序 |
| | | NS 或 D5W | iv.gtt | 1.0～15.0mg/ml | （10mg/kg）d 1, q 14d<br>（1500mg）d 1, q 21d | ＞60 分钟 | — |
| | 药物相互作用 | 开始治疗前避免使用全身性皮质类固醇和免疫抑制剂；但开始治疗后可使用全身性皮质类固醇和免疫抑制剂治疗免疫介导性不良反应。 | | | | | |
| 器官功能与实验室指标 | 至少满足：Ccr≥30ml/min；总胆红素≤1.5ULN 和（或）转氨酶≤1.5ULN，肝功能异常患者应慎用，并在使用过程中密切监测。 | | | | | | |

# 三、规范化审核案例分析

【主诉】　确诊肺癌 2 个月余。

【现病史】　患者，男，68 岁。2021 年 12 月患者因"喘憋、咳嗽 20 日"于笔者所在医院行肺 CT 及纤维支气管镜检查，病理示：小细胞肺癌，Syn（＋），CgA（＋），CD56（＋），CK（＋），TTF（－），Ki-67（90%），LCA（－）。PET/CT 示：双侧肺门及邻近肺组织病变伴糖代谢增高，考虑原发病变；双侧肺门淋巴结、双侧颈部淋巴结、纵隔淋巴结、心包、胸椎骨病变伴糖代谢增高，考虑转移性病变；心包积液，右侧胸腔积液，腔隙性脑梗死，双肺上叶局限性气肿。2022 年 1 月 12 日、2 月 8 日分别行 EP 方案[依托泊苷 100mg（d1～d5）+顺铂 30mg（d1～d5），每 21 天 1 次]，化疗 2 个疗程，化疗后咳嗽、喘憋明显缓解。现为求下一周期化疗及拟行免疫治疗再次入院，患者精神好，饮食及二便可，睡眠差。

【既往史】 无。

【社会史、家族史、过敏史】 无。

【体格检查】 T 36.5℃；P 78 次/分；R 16 次/分；BP 110/80mmHg。身高：173cm，体重：72kg。PS 评分 1 分。左锁骨上窝饱满，可触及一枚肿大淋巴结，大小约 1cm×1cm，质硬，固定，无压痛；双肺呼吸音粗，未闻及干湿啰音。余无异常。

【实验室检查及其他辅助检查】

（1）血常规 WBC $8.14×10^9$/L，NEU $5.74×10^9$/L，Hb 128g/L（↓），PLT $308×10^9$/L（↑）。

（2）粪便常规未查；尿常规：RBC 15.7/μl（↑），WBC 34.1/μl（↑），BACT（尿沉渣细菌）67.4/μl（↑）。

（3）肝肾功能指标正常。

（4）凝血功能 FIB（纤维蛋白原）4.3g/L（↑），D-dimer（D-二聚体）0.77mg/L FEU（↑）。

（5）肿瘤标志物 NSE（神经元特异性烯醇化酶）42.73ng/ml（↑），CEA（癌胚抗原）0.31ng/ml。

（6）肺 CT 示双肺上叶气肿，双肺门占位伴纵隔淋巴结转移，右肺下叶小结节，双侧胸腔微量积液、心包少量积液。

【诊断】

（1）广泛期小细胞肺癌（左肺下叶、右肺上叶、右肺下叶，双侧肺门淋巴结、双侧颈部淋巴结、纵隔淋巴结、心包、胸椎骨转移）。

（2）阻塞性肺炎。

【用药记录】

| 用药目的 | 药物及剂量 | 溶媒及剂量 | 给药途径 | 给药天数 |
|---|---|---|---|---|
| 化疗 | 依托泊苷 100mg | NS 500ml | iv.gtt q.d. | d 1～d 5 |
| | 顺铂 30mg | NS 500ml | iv.gtt q.d. | d 1～d 5 |
| 免疫治疗 | 替雷利珠单抗 200mg | NS 100ml | iv.gtt q.d. | d 1 |
| 止吐 | 托烷司琼 4.48mg | NS 100ml | iv.gtt q.d. | d 1、d 3、d 5 |
| | 地塞米松 5mg | NS 100ml | iv.gtt q.d. | d 1～d 5 |
| 护胃 | 奥美拉唑 40mg | NS 100ml | iv.gtt q.d. | d 1～d 5 |
| 保肝 | 异甘草酸镁 200mg | D5W 250ml | iv.gtt q.d. | d 1～d 5 |
| 辅助抗肿瘤 | 艾迪 100ml | NS 400ml | iv.gtt q.d. | d 1～d 5 |
| | 康莱特 200ml | — | iv.gtt q.d. | d 1～d 5 |
| 抗骨转移 | 唑来膦酸 4mg | NS 100ml | iv.gtt q.d. | d 1～d 5 |

【审核要点】

1. 化疗耐受性审核

（1）审核患者基本情况：老年男性患者，计算体表面积为 $1.89m^2$。诊断广泛期小细胞肺癌 2 个月余，已行 EP 方案化疗 2 个周期，咳嗽、喘憋明显缓解。既往无基础疾病，无药物过敏史。

（2）审核器官功能与实验室指标：患者血常规检查满足 WBC≥3.5×$10^9$/L，NEU≥2.0×$10^9$/L，PLT≥100.0×$10^9$/L；患者肝功能各项指标均未超过正常值的 2 倍，根据患者肾功能的肌酐值，估算 Ccr≥45ml/min，未见各器官功能受损。

（3）审核适应证和禁忌证：患者为小细胞肺癌广泛期，肺部病灶广泛，无脑转移，PS 评分 1 分。根据《中华医学会肿瘤学分会肺癌临床诊疗指南（2021 版）》，无脑转移且 PS 评分 0～2 分的广泛期小细胞肺癌患者的一线治疗推荐依托泊苷和卡铂联合阿替利珠单抗或化疗，本例患者应用 EP 方案化疗符合指南推荐，因肿瘤标志物 NSE 较前次升高，考虑联合免疫治疗。已排除患者存在失水过多、水痘、带状疱疹、痛风、高尿酸血症、近期感染及因顺铂而引起的外周神经病等禁忌证，可进行本次化疗。

第一阶段评估，本例老年患者有日常生活自理能力、体力状况良好、器官功能相对较好，选用的化疗联合免疫治疗方案合理，已排除化疗禁忌，可执行本次化疗。

**2. 化疗方案合理性审核**

（1）审核给药剂量：该患者体表面积为 1.89$m^2$，根据方案审核推荐 EP 方案[依托泊苷 100mg/$m^2$，（d 1～d 3）+顺铂 80mg/$m^2$（d 1），每 3 周 1 次]，经计算，依托泊苷应给予总量为 567mg、顺铂为 151mg。实际给药方案为依托泊苷 100mg（d 1～d 5）+顺铂 30mg（d 1～d 5），每 3 周 1 次，给药总量在合理推荐范围内。

（2）审核给药周期间隔：本例患者周期内给药时间不同于审核推荐，主要考虑老年患者可能有更高的概率出现骨髓抑制、乏力和器官功能储备较差，所以分多天给药可避免药物引发的不良反应的发生风险，如依托泊苷易导致骨髓抑制，顺铂易导致肾功能损害。给药周期的间隔一般规定为 21 天，计算患者本次化疗间隔时间符合规定。

（3）审核溶媒及配伍：高浓度氯离子可使顺铂更稳定，推荐用含氯溶媒稀释顺铂，一般选用 NS，部分厂家也可选用 D5W 溶解，溶媒剂量可选择 500ml；依托泊苷需用 NS 稀释，配制后浓度<0.25mg/ml，若浓度过大，可能出现结晶现象，导致患者用药时出现喉痉挛、低血压等严重不良反应，故 100mg 依托泊苷至少需要 400ml 液体稀释。本例患者用药方案中的溶媒品种及溶媒剂量选择均合理。

（4）审核给药时间及顺序：依托泊苷给药时间>30 分钟，顺铂给药时间需 1～2 小时，应先给予依托泊苷，再给予顺铂，因为依托泊苷作用于拓扑异构酶Ⅱ，抑制有丝分裂，使细胞分裂停止于 S 期或 $G_2$ 期，然后再用细胞周期非特异性的顺铂杀灭残存的肿瘤细胞，增加化疗效果。审核相关药物使用备注可知，已注明给药时间和给药顺序，均合理。

（5）审核给药途径：因依托泊苷是发疱性化疗药，如有渗漏或给药途径错误可引起局部组织坏死，在临床用药过程中应严格按照药品说明书推荐的给药方式给药，本例患者使用的两种化疗药物均采用静脉滴注方式给药。

（6）审核药物相互作用：重点关注是否使用已知与依托泊苷类或顺铂存在相互作用的药物，未使用血浆蛋白结合率高的药物、未用氨基糖苷类抗生素及髓袢利尿药，故本例患者发生药物相互作用的风险较小。

第二阶段审核评估，化疗药物给药剂量、溶媒品种和剂量、给药时间间隔、给药顺序、给药途径的选择都合理，没有药物相互作用，可以执行化疗计划。

**3. 审核预处理方案**

（1）止吐方案：顺铂属于高致吐级别，依托泊苷属于低致吐级别，评估催吐风险 EP 方案应按照高度催吐风险，在化疗前给予预防性止吐治疗，防治方案应选用 5-HT₃ 受体拮抗剂、地塞米松和 NK-1 受体拮抗剂的联用方案。本例实际使用两药（5-HT₃ 受体拮抗剂、地塞米松）联合方案，按照中度催吐风险防治方案执行，止吐方案使用不合理，应增加使用 NK-1 受体拮抗剂。

（2）水化：一般来说，顺铂单剂量＞50mg/m² 时即需要水化，否则可能引起不可逆的肾脏损害。顺铂引起的肾毒性是剂量限制性毒性，水化可以减少顺铂引起的急性肾衰竭。本例患者顺铂每次用量为 30mg，基本无肾毒性，无须水化。

（3）保肝护胃：在《肿瘤药物相关性肝损伤防治专家共识（2014 版）》中，关于合用保肝类药物是否可以预防抗肿瘤药物导致的肝损伤，目前尚无定论。本例患者前两个周期化疗过程中并未出现肝损伤，化疗前检查肝功能未见异常，预防使用异甘草酸镁保肝治疗属于不合理用药。本例应用 PPI 没有适应证，同时给药途径也不合理。

第三阶段评估，患者的止吐方案选择不合理，选择较低级别止吐方案不能有效预防化疗所致的恶心呕吐；辅助用药使用不合理，对没有肝部、胃部基础疾病的患者，预防使用保肝护胃的药物是不合理的。

**4. 免疫治疗方案审核**　在国内获批用于治疗小细胞肺癌的 PD-L1 抑制剂有两种，分别是度伐利尤单抗和阿替利珠单抗。本例患者应用 EP 方案化疗符合指南推荐，因肿瘤标志物 NSE 较前次升高，考虑联合免疫治疗，免疫治疗选用 PD-L1 抑制剂替雷利珠单抗，替雷利珠单抗国内获批的适应证包括经典型霍奇金淋巴瘤、尿路上皮癌、非小细胞肺癌、肝细胞癌。本例患者使用属于超适应证用药，但有实验研究证实替雷利珠单抗用于小细胞肺癌的治疗取得了显著的临床获益。按照说明书已知用法用量审核，替雷利珠单抗每次 200mg，每 3 周给药 1 次，用 NS 稀释，浓度在 1～5mg/ml，首次输注时间＞60 分钟，给药顺序要先于化疗，本例患者临床使用替雷利珠单抗的用法用量合理。

# 第二节　乳　腺　癌

## 一、疾　病　概　论

（一）病因和发病机制

乳腺癌是全球最常见的女性恶性肿瘤，2020 年全球乳腺癌的新发病例数和死亡病例数分别为 226 万例和 68 万例，中国乳腺癌新发病例数居于世界首位，且呈逐年上升及年轻化趋势。和很多恶性肿瘤一样，乳腺癌的治疗需采取多学科综合治疗与个体化治疗相结合的模式，根据患者的身体状况、肿瘤的病理组织学类型、分子分型、侵及范围及发展趋向，采取手术、放疗、化疗、内分泌治疗和分子靶向治疗等手段。对于中晚期的恶性肿瘤患者，药物治疗更是其主要的治疗手段。本节将介绍乳腺癌药物治疗的常用方案、处方审核要点及相关的药学监护信息，并以实例分析处方审核过程和步骤。

**1. 病因**　乳腺癌的发病原因尚未完全明确，目前医学上认为乳腺癌的病因主要与下列因素有关。

（1）年龄因素：在女性中，随着年龄的增长，乳腺癌发病率逐渐升高，从 20 岁开始，发病率就体现出上升趋势，40～45 岁发病率较高，但相对比较稳定，绝经后，发病率持续上升，70 岁达到高峰。

（2）遗传因素：直系亲属中有绝经前患乳腺癌者，其姐妹及女儿发生乳腺癌的概率要比正常人群高 3～8 倍。

（3）月经初潮及绝经年龄：月经初潮早于 13 岁者，其发病的危险性为初潮大于 17 岁者的 2.2 倍；绝经年龄在 55 岁以上者发生乳腺癌的危险性比绝经年龄低于 45 岁的女性发生乳腺癌的风险要高。

（4）初产年龄：乳腺癌发病的危险性随着初产年龄的推迟而增高。

（5）药物因素：口服避孕药及绝经后补充雌激素可增加乳腺癌发生的危险性。

（6）饮食与肥胖：高脂、高热量、低纤维的饮食及饮酒均可使乳腺癌的发病率增加。肥胖患者体内的脂肪含量增加，会影响体内脂溶性雌激素的浓度。

（7）其他因素：环境污染、射线、长期的紧张焦虑等因素均可增加乳腺癌的发病风险。

**2. 发病机制**　乳腺癌的发病机制有多种，包括遗传因素、基因突变、机体免疫功能下降、神经功能异常等，其中最主要的是基因突变。因为恶性肿瘤的发生是一个长期的、多因素影响的过程，近几年来，分子生物学的大力发展从癌基因和肿瘤抑制基因角度为乳腺癌的发生提供了更有力的证据。事实证明，与乳腺癌相关的基因和细胞因子有多种，如 HER2、*BRCA1*、雌激素、孕激素、*C-myc* 等。

HER2 即原癌基因人类表皮生长因子受体 2，是重要的乳腺癌预后判断因子，HER2 过表达的乳腺癌的临床特点及治疗模式与其他乳腺癌有很大的区别，目前已有针对沉默该基因的靶向药物——曲妥珠单抗。*BRCA1* 即乳腺癌易感基因，是迄今为止发现和成功克隆的与乳腺癌相关的重要抑癌基因，其与家族性乳腺癌的发生密切相关。绝大多数的乳腺癌起源于女性激素依赖性肿瘤，女性激素主要有雌激素和孕激素，雌激素在乳腺癌的发生中可通过代谢转化或诱导表达产生致癌作用，其通过影响生长因子的合成来发挥促进增殖的作用，并降低生长抑制因子的水平。*C-myc* 是 *myc* 基因家族的重要成员，其既是一种可易位基因，又是一种可受多种物质调节的可调节基因，其功能是可使细胞无限增殖，获永生化功能，促进细胞分裂，*myc* 基因参与细胞凋零，*C-myc* 基因与包括乳腺癌在内的多种肿瘤的发生有关。

（二）诊断要点

乳腺癌的诊断应结合患者的病史、临床表现、体格检查、影像学检查、细胞或组织病理学检查等多个方面进行研判，其中病理学检查是乳腺癌诊断的金标准。

**1. 临床表现**　乳腺癌的早期症状和体征多不明显，中晚期可见乳腺肿块、乳头溢液、乳头异常（回缩或抬高、佩吉特病）、乳腺皮肤改变（酒窝征、橘皮样变、皮肤卫星样结节）、腋窝淋巴结肿大。

**2. 实验室检查及其他辅助检查**

（1）实验室检查：乳腺癌肿瘤标志物 CA15-3、癌胚抗原，主要用于转移性乳腺癌患者的病程监测。晚期多发骨转移时，可出现碱性磷酸酶升高。

（2）其他辅助检查：主要为乳腺的影像学检查，包括乳腺 X 线检查、乳腺超声，以及乳腺 MRI、PET/CT、骨显像等。

（三）治疗

**1. 治疗原则**　乳腺癌的治疗同其他实体癌症一样，治疗方法有药物治疗、手术治疗及放射治疗。应根据患者不同的状态、不同发病类型及不同的分期采取适当的治疗方法，联合运用多种治疗手段，兼顾局部治疗和全身治疗，以期提高疗效和改善患者的生活质量。

**2. 治疗方法**

（1）手术治疗：是治疗乳腺癌的主要手段之一，术式有多种，但总的来讲要尽量减少手术破坏，在设备条件允许的情况下尽量保留乳房外形，采取以根治为主、保留功能及外形为辅的治疗原则。术式包括乳腺癌根治术、乳腺癌扩大根治术、改良根治术等。手术治疗的禁忌证较多，全身性禁忌证包括肿瘤远处转移者、年老体弱难耐手术者、重要脏器功能障碍难耐手术者，以及一般情况差、呈恶病质者；局部病灶禁忌证包括乳腺癌Ⅲ期患者和炎性乳腺癌患者等。

（2）放射治疗：原则上所有保乳手术后的乳腺癌患者均需要放射治疗，但对年龄在 70 岁以上，TNM 分期为 Ⅰ期、激素受体阳性的患者，可以考虑选择接受规范内分泌治疗。改良根治术后，存在高危因素之一的患者需接受放射治疗；对于需进行辅助化疗的患者，应在完成化疗后开展放疗；对于不需化疗的患者，在切口愈合良好的前提下，术后 8 周内开展放疗。

（3）化学治疗：即化疗，主要用作辅助治疗，可有效清除体内的残留癌细胞，提高手术疗法的效果，包括术前新辅助化疗和术后辅助化疗。

1）辅助化疗：常用方案有以蒽环类为主的方案，如多柔比星/表柔比星+环磷酰胺，虽然吡柔比星的循证医学证据有限，但在我国临床实践中，用吡柔比星代替多柔比星也是可行的；蒽环类与紫杉类联合方案，如多西他赛+多柔比星+环磷酰胺；蒽环类与紫杉类序贯方案，包含剂量密集型续贯方案；不含蒽环类的联合化疗方案，如多西他赛+环磷酰胺，适用于有一定复发风险的患者；卡培他滨的强化（联合或序贯）可考虑在三阴性乳腺癌患者中使用。

2）新辅助化疗：是指为降低肿瘤临床分期，提高切除率和保乳率，在手术或手术加局部放射治疗前，首先进行全身化疗。新辅助化疗并不是一种新的治疗方法，而是指在全身化学药物治疗的时间点上与辅助化疗不同。

常用化疗方案：①三阴性乳腺癌，化疗仍然是三阴性乳腺癌新辅助治疗的基石，蒽环类药物序贯/联合紫杉类药物是推荐的优选方案。对于肿瘤负荷更高的患者，可采用紫杉类药物联合铂类药物，序贯或不序贯蒽环类药物，作为初选的新辅助化疗方案。尤其当明确存在 *BRCA1/2* 突变时，联合铂类的方案更值得被推荐，但联合 PARP 抑制剂的方案并未得到专家组的一致认可。②HER2 阳性型，曲妥珠单抗和帕妥珠单抗双靶联合紫杉类药物和铂类药物方案取得了较好的治疗效果，是早期 HER2 阳性乳腺癌系统治疗的优选方案，而蒽环类药物序贯紫杉类药物联合双靶方案降为可选方案。

3）晚期乳腺癌化疗：晚期乳腺癌的主要治疗目的不是治愈患者，而是提高患者生活质量、延长患者生存时间。晚期乳腺癌常用的化疗药物包括蒽环类、紫杉类、长春瑞滨、卡培他滨、吉西他滨、铂类等。对于肿瘤发展相对较慢、肿瘤负荷不大、无明显症状，特别是老年耐受性较差的患者，优选单药化疗，常用的单药包括：蒽环类，如多柔比星、表柔比星、吡柔比星及聚乙二醇化脂质体多柔比星；紫杉类，如紫杉醇、多西他赛、白蛋白结合型紫杉醇；抗代谢药，如卡培他滨、吉西他滨等；非紫杉类微管形成抑制剂，如长春瑞滨、艾立布林、优替德隆等；依托泊苷胶囊、环磷酰胺片等口服方便，可以作为后线治疗的选择。病情进展较快、肿瘤负荷较大或症状明显的患者适合联合化疗。联合化疗方案主要基于既往循证医学的证据、联合药物之间的相互作用、联合药物的毒性谱、患者的个体状态来综合制订，不推荐联合三种或三种以上的化疗药物。对于三阴性乳腺癌，可选择吉西他滨联合顺铂或卡铂、白蛋白紫杉醇联合顺铂或卡铂，其他紫杉类药物联合卡铂或顺铂。在循证医学证据的支持下，单药和多药化疗可联合靶向治疗。联合化疗有效但不能耐受或无意愿继续联合化疗者可考虑维持治疗，可选择原来联合方案中的一个单药化疗维持，激素受体阳性者还可考虑内分泌±靶向治疗维持。维持治疗中应该加强患者管理，定期评估疗效和不良反应。

4）分子靶向治疗：是乳腺癌系统治疗的标准手段之一。目前，针对 HER2 阳性的乳腺癌患者，可进行靶向治疗，国内主要药物有曲妥珠单抗、帕妥珠单抗、吡咯替尼、T-DM1（恩美曲妥珠单抗）、拉帕替尼等。

5）内分泌治疗：ER（雌激素受体）和（或）PR（孕激素受体）阳性的乳腺癌患者，应根据月经状态选择适当的内分泌治疗药物。绝经前患者辅助内分泌治疗首选他莫昔芬，通过药物或手术达到绝经状态的患者选择芳香化酶抑制剂，绝经后患者优先选择第三代芳香化酶抑制剂，建议起始即使用，不能耐受芳香化酶抑制剂的绝经后患者，仍可选择他莫昔芬。辅助内分泌治疗（促黄体素释放激素激动剂除外）不建议与辅助化疗同时使用，一般在化疗之后使用，可以和放疗及曲妥珠单抗治疗同时使用。

6）中医治疗：有助于减轻放化疗、内分泌治疗的副作用，调节患者免疫功能和体质状况，改善癌症相关症状和生活质量，可能延长生存期，可以作为乳腺癌治疗的重要辅助手段。

# 二、方案审核要点

## （一）细胞毒化疗药物审核要点

### 1. 晚期或转移性乳腺癌化疗方案

（1）化疗方案吉西他滨：审核要点见表6-27。

**表6-27 晚期或转移性乳腺癌化疗方案吉西他滨审核要点**

| 患者基本情况评估 | 禁用：①对吉西他滨有严重过敏史；妊娠期、哺乳期患者；②吉西他滨与放射治疗同时联合应用（因为有辐射敏化及发生严重肺和食管纤维样变性的危险）。<br>慎用：肝肾功能不全的患者慎用。 |
|---|---|

| 方案审核 | 适应证 | 晚期或转移性乳腺癌，除非临床上有禁忌，否则既往化疗应包含蒽环类药物 | | | | | | | |
|---|---|---|---|---|---|---|---|---|---|
| | 剂量 | 800～1250mg/m²。联合用药：吉西他滨 1000～1250mg/m²；单药：吉西他滨 800～1200mg/m² | | | | | | | |
| | 给药方法 | 药名 | 溶媒 | 途径 | 浓度 | 给药时间 | 给药顺序 | 输注时间 | 注意事项 |
| | | 吉西他滨（单药） | NS 100ml | iv.gtt | ≤40mg/ml | d 1、d 8、d 15，q 28d | — | 30分钟 | — |
| | | 吉西他滨（联合用药） | | | | d 1、d 8，q 21d | 与紫杉醇联合使用时，先给紫杉醇 | | |
| | 药物相互作用 | 由于存在引起全身性并可能是致命性疾病的风险，避免使用黄热病疫苗和其他减毒活疫苗，特别是对免疫抑制患者。 | | | | | | | |
| 器官功能与实验室指标 | | 至少满足：WBC≥3.5×10⁹/L，NEU≥1.5×10⁹/L，PLT≥100×10⁹/L。 | | | | | | | |
| 预处理审核 | 止吐 | 低致吐化疗方案。 | | | | | | | |

**（2）化疗方案长春瑞滨：** 审核要点见表 6-28。

**表 6-28　晚期或转移性乳腺癌化疗方案长春瑞滨审核要点**

| 患者基本情况评估 | | 禁用：①对长春瑞滨或其他长春花生物碱或药品中的任何成分过敏的患者；②NEU<1.5×10⁹/L 或近期发生严重感染的患者，PLT<100×10⁹/L 的患者；③与黄热病疫苗合用的患者；④妊娠期及哺乳期的患者；⑤放射治疗照射区域包括肝脏，本品不得与放疗同时应用。 |
|---|---|---|
| | | 慎用：①有缺血性心脏病史的患者；②本品与细胞色素 CYP3A4 强抑制剂或诱导剂合用时应慎重；③重度肝功能损伤者剂量减少至 20mg/m² 并密切监测血液学参数。 |

| 方案审核 | 适应证 | 晚期或转移性乳腺癌患者 | | | | |
|---|---|---|---|---|---|---|
| | 剂量 | 25～30mg/m² | | | | |
| | 给药方法 | 药名 | 溶媒 | 途径 浓度 | 给药时间 | 输注时间及注意事项 |
| | | 长春瑞滨 | 常用 NS | iv.gtt — | 方案 1：25mg/m²，d 1，q 7d；<br>方案 2：20～35mg/m²，d 1、d 8，q 21d；<br>方案 3：25～30mg/m²，d 1、d 8、d 15，q 28d | 6～20 分钟 |
| | 药物相互作用 | ①减活疫苗可能发生致命的全身性疫苗疾病；②合用丝裂霉素 C 发生支气管痉挛和呼吸困难的风险增加；③与其他已知的骨髓毒性药物合用可能会加重骨髓抑制不良反应，如顺铂、拉帕替尼；④蛋白酶抑制剂能减少长春瑞滨肝脏代谢，使毒性增加，必要时可调整给药剂量；⑤与伊曲康唑、泊沙康唑、酮康唑合用可增加神经毒性；⑥与 CYP3A4 同工酶强抑制剂（或强诱导剂）合用可能会增加（或降低）长春瑞滨血液浓度；⑦与苯妥英钠合用使苯妥英的消化道吸收减少，引起惊厥加重或导致长春瑞滨失去疗效；⑧拮抗维生素 K，发生血栓和出血的风险增加；⑨本品与长春花生物碱这种膜转运体强调节剂合用时应慎重。 | | | | |
| 器官功能与实验室指标 | | 至少满足：WBC≥3.5×10⁹/L，NEU≥1.5×10⁹/L，PLT≥100×10⁹/L。 | | | | |
| 预处理审核 | 止吐 | 低致吐化疗方案。 | | | | |
| | 预防血管刺激 | 溶于 0.9%氯化钠注射液 20～50ml，短时间内静脉输入，然后输入较大量 0.9%氯化钠注射液（常用 250ml）冲洗静脉。 | | | | |

（3）化疗方案紫杉醇：审核要点见表 6-29。

**表 6-29　晚期或转移性乳腺癌化疗方案紫杉醇审核要点**

| 患者基本情况评估 | 禁用：①对紫杉醇、聚氧乙基-35-蓖麻油或用聚氧乙基-35-蓖麻油配制的药物（如环孢素浓缩注射液和替尼泊苷浓缩注射液）有过敏史的患者；②NEU<1.5×10⁹/L 的患者；③对人血白蛋白过敏者禁用白蛋白结合型紫杉醇。 | | | | | |
|---|---|---|---|---|---|---|

$NEU<1.5\times10^9/L$

| 方案审核 | 适应证 | 晚期或转移性乳腺癌 | | | | |
|---|---|---|---|---|---|---|
| | 剂量 | 普通剂型和脂质体剂型 175mg/m²，q 21d 或 80mg/m²，q 7d；白蛋白结合型紫杉醇 260mg/m²，q 21d 或 100～125mg/m²，q 7d | | | | |

普通剂型和脂质体剂型 $175mg/m^2$，q 21d 或 $80mg/m^2$，q 7d；白蛋白结合型紫杉醇 $260mg/m^2$，q 21d 或 $100\sim125mg/m^2$，q 7d

| | 给药方法 | 药名 | 溶媒 | 途径 | 浓度 | 给药时间 | 输注时间及注意事项 |
|---|---|---|---|---|---|---|---|
| | | 紫杉醇 | 普通制剂：NS 或 D5W 500ml；脂质体剂型：D5W 500ml；白蛋白结合型：NS | iv.gtt | 普通制剂和脂质体剂型：0.3～1.2mg/ml；白蛋白结合型：5mg/ml | q 7d 或 q 21d | 普通制剂及脂质体剂型：≥3 小时　白蛋白结合型：30 分钟　普通制剂输注时应使用非聚氯乙烯（PVC）输液器 |

| | 药物相互作用 | ①紫杉醇与 CYP2C8 和 CYP3A4 的已知底物、诱导剂或抑制剂合用时，紫杉醇的药代动力学会发生改变，应当慎重；②紫杉醇与多柔比星联合使用可能会提高多柔比星的血药浓度，并且紫杉醇在多柔比星之前给药或输注时间比推荐的输注时间（紫杉醇输注 24 小时，多柔比星输注 48 小时）长时，发生的中性粒细胞减少和口腔炎更严重；③不推荐免疫抑制的患者在使用紫杉醇的同时使用活疫苗。 |
|---|---|---|

| 器官功能与实验室指标 | 至少满足：WBC≥3.5×10⁹/L，NEU≥1.5×10⁹/L，PLT≥100×10⁹/L，Ccr≥45ml/min。 |
|---|---|

至少满足：$WBC\geq3.5\times10^9/L$，$NEU\geq1.5\times10^9/L$，$PLT\geq100\times10^9/L$，$Ccr\geq45ml/min$。

| 预处理审核 | 止吐 | 低致吐化疗方案。 |
|---|---|---|
| | 抗过敏 | 普通紫杉醇制剂：治疗之前 12 小时及 6 小时分别给予地塞米松 10mg 口服，在注射紫杉醇之前 30～60 分钟给予苯海拉明 50mg 肌内注射、给予西咪替丁 300mg 或雷尼替丁 50mg 静脉注射。紫杉醇脂质体剂型：在使用前 30 分钟，静脉注射地塞米松 5～10mg、肌内注射苯海拉明 50mg、静脉注射西咪替丁 300mg。紫杉醇（白蛋白结合型）无须进行预处理。 |

（4）化疗方案多西他赛：审核要点见表 6-30。

**表 6-30　晚期或转移性乳腺癌化疗方案多西他赛审核要点**

| 患者基本情况评估 | 禁用：①对多西他赛或其中任何一种赋形剂过敏；②妊娠期、哺乳期患者；③NEU<1.5×10⁹/L；④肝功能有严重损害的患者。 | | | | | | |
|---|---|---|---|---|---|---|---|

禁用：①对多西他赛或其中任何一种赋形剂过敏；②妊娠期、哺乳期患者；③$NEU<1.5\times10^9/L$；④肝功能有严重损害的患者。

| 方案审核 | 适应证 | 晚期或转移性乳腺癌 | | | | | | | |
|---|---|---|---|---|---|---|---|---|---|
| | 剂量 | 35～100mg/m²，联合用药：多西他赛 75mg/m²，q 21d；单药：多西他赛 60～100mg/m²，q 21d；或 35mg/m²，q 7d，用 42 天停 14 天 | | | | | | | |

$35\sim100mg/m^2$，联合用药：多西他赛 $75mg/m^2$，q 21d；单药：多西他赛 $60\sim100mg/m^2$，q 21d；或 $35mg/m^2$，q 7d，用 42 天停 14 天

| | 给药方法 | 药名 | 溶媒 | 途径 | 浓度 | 给药时间 | 给药顺序 | 输注时间 | 注意事项 |
|---|---|---|---|---|---|---|---|---|---|
| | | 多西他赛（单药） | NS 或 D5W | iv.gtt | 0.3～0.74mg/ml | d 1，q 21d | 联合用药时结合药物特性 | 1 小时 | — |
| | | 多西他赛（联合化疗） | | | | d 1，q 21d 或者 q7d，用 42 天停 14 天 | | | |

| | 药物相互作用 | ①合并使用能诱导、抑制或被 CYP3A 代谢的药物；②同时给予患者酮康唑、蛋白酶抑制剂。 |
|---|---|---|

| 器官功能与实<br>验室指标 | 至少满足：WBC≥3.5×10⁹/L，NEU≥1.5×10⁹/L，PLT≥100×10⁹/L。ALT 或 AST≤3.5ULN 同时 ALP≤6ULN，<br>总胆红素≤21μmol/L。 | |
|---|---|---|
| 预处理审核 | 止吐 | 低致吐化疗方案。 |
| | 预防过敏反应<br>和体液潴留 | 在多西他赛滴注 1 天前服用地塞米松，8mg b.i.d.，持续至少 3 天。 |

（5）化疗方案卡培他滨：审核要点见表 6-31。

**表 6-31　晚期或转移性乳腺癌化疗方案卡培他滨审核要点**

| 患者基本情况<br>评估 | 禁用：①对卡培他滨或其制剂成分过敏，既往对氟尿嘧啶有严重、非预期的反应或已知对氟尿嘧啶过敏者；<br>②已知二氢嘧啶脱氢酶缺陷的患者；③严重肾功能损伤患者（肌酐清除率≤30ml/min）。 | |
|---|---|---|
| | 慎用：肾功能损害患者（中度肾损伤者需调整卡培他滨剂量）。 | |
| 方案审核 | 适应证 | 晚期或转移性乳腺癌患者 |
| | 剂量 | 1000～1250mg/m²，p.o. b.i.d. |
| | 给药方法 | 与食物同服或餐后 30 分钟内整片吞服，连服 14 天，停用 7 天，q 21d |
| | 药物相互作用 | ①和香豆素类衍生物抗凝药合用，应该频繁监测抗凝反应指标，以调整抗凝剂的用量；②和<br>苯妥英同时服用，应常规监测苯妥英的血浆浓度；③甲酰四氢叶酸可能增加卡培他滨的<br>毒性；④卡培他滨不应与索立夫定或其类似物（如溴夫定）同时给药，在结束索立夫定<br>及其类似物（如溴夫定）治疗到开始卡培他滨治疗之间必须有至少 4 周的等待期；⑤卡<br>培他滨与其他已知经 CYP 2C9 代谢药物间的相互作用尚未进行正式研究，应慎与此类药<br>物同用。 |
| 器官功能与实<br>验室指标 | 肌酐清除率>30ml/min；中度肾损伤者需调整卡培他滨至原剂量的 75% | |
| 预处理审核 | 止吐 | 低致吐化疗方案。 |

### 2. 乳腺癌的辅助与新辅助化疗方案审核要点

（1）化疗方案环磷酰胺+多柔比星或表柔比星或吡柔比星序贯紫杉醇（密集方案）：审核要点见表 6-32。

**表 6-32　乳腺癌的辅助与新辅助化疗方案环磷酰胺+多柔比星或表柔比星或吡柔比星序**
**贯紫杉醇（密集方案）审核要点**

| 患者基本情况<br>评估 | 禁用：①存在相应药物过敏史；②合并明显的肝功能损害、严重的骨髓功能受损、严重心律失常或心功能不<br>全、近期或既往有心脏受损病史的患者；③既往有心肌梗死、膀胱炎、尿路感染、严重全身感染；④妊娠<br>期、哺乳期患者；⑤既往蒽环类药物已达最大累积剂量（多柔比星为 550mg/m²，表柔比星为 900mg/m²，<br>吡柔比星为 950mg/m²）；⑥基线 NEU<1.5×10⁹/L 的患者，不建议使用紫杉醇。 | | |
|---|---|---|---|
| | 慎用：肝肾功能不全的患者慎用。 | | |
| 方案审核 | 适应证 | 乳腺癌的新辅助/辅助治疗（HER2 阳性患者可在序贯紫杉醇时联合曲妥珠单抗） | |
| | 剂量 | 环磷酰胺 | 多柔比星（或表柔比星或吡柔比星） | 紫杉醇 |
| | | 600mg/m² | 60mg/m²（或 90～100mg/m² 或 40～50mg/m²） | 175mg/m² |

续表

| 方案审核 | 给药方法 | 药名 | 溶媒 | 途径 | 浓度 | 给药时间 | 给药顺序 | 输注时间及注意事项 |
|---|---|---|---|---|---|---|---|---|
| | | 环磷酰胺 | NS 或 D5W | iv.gtt | — | d 1，q 14d | 2 | 1 小时 |
| | | 多柔比星 | NS 或 D5W | iv.gtt | — | d 1，q 14d | | |
| | | 或表柔比星 | NS 或 D5W | iv.gtt | <2mg/ml | d 1，q 14d | 1 | 快速输注 |
| | | 或吡柔比星 | D5W | iv.gtt | — | d 1，q 14d | | |
| | | 紫杉醇（可选脂质体） | NS，脂质体制剂应选择 D5W | iv.gtt | 0.3～1.2mg/ml | d 1，q 14d | — | 3 小时 |
| | | 粒细胞集落刺激因子 | — | s.c. | — | d 3～d 10，q 14d | — | — |

| | 药物相互作用 | ①禁止合用减毒疫苗；②环磷酰胺：与华法林合用增加出血风险，与他莫昔芬合用增加血栓风险，与环孢素合用降低环孢素血药浓度；与大剂量巴比妥、卡马西平、氢氯噻嗪、皮质激素类等合用，影响环磷酰胺代谢，增加不良反应；与色瑞替尼、尼洛替尼合用，会降低环磷酰胺有效性；可使血尿酸水平升高，应调整抗痛风药剂量；③表柔比星：不可与肝素混合输注，以免发生沉淀反应；引起肝功能改变的药物会影响表柔比星的代谢；西咪替丁可显著增加本品的血药浓度、降低本品的药物清除率，因此在表柔比星治疗期间应停用西咪替丁。 |
|---|---|---|

| 器官功能与实验室指标 | 心脏射血分数≥55%，WBC≥3.5×10⁹/L，NEU≥2.0×10⁹/L，PLT≥100×10⁹/L，Ccr≥45ml/min。严重肝肾功能不全患者需调整环磷酰胺剂量，血浆胆红素在（3.1～5）mg/100ml 时，应减少 25%的用量；肾小球滤过率小于 10ml/min 时，应减少 50%的用量。 |
|---|---|

| 预处理审核 | 水化 | 适当增加输液量并酌情碱化尿液。 |
|---|---|---|
| | 止吐 | 环磷酰胺联合蒽环类药物的双药方案为高致吐化疗方案；紫杉醇单药为低致吐级别。 |
| | 抗过敏 | 普通紫杉醇制剂：治疗之前 12 小时及 6 小时分别给予地塞米松 10mg 口服，在注射紫杉醇之前 30～60 分钟给予苯海拉明 50mg 肌内注射、给予西咪替丁 300mg 或雷尼替丁 50mg 静脉注射。 |
| | | 紫杉醇脂质体：在使用前 30 分钟，静脉注射地塞米松 5～10mg；肌内注射苯海拉明 50mg；静脉注射西咪替丁 300mg。 |

（2）化疗方案环磷酰胺+多西他赛：审核要点见表 6-33。

表 6-33　乳腺癌的辅助与新辅助化疗方案环磷酰胺+多西他赛审核要点

| 患者基本情况评估 | 禁用：①患者有相应药物过敏史；②肝功能有严重损害、膀胱炎、尿路感染、急性感染的患者；③妊娠期、哺乳期患者。 |
|---|---|

| 方案审核 | 适应证 | 乳腺癌新辅助/辅助治疗（HER2 阳性患者可联合曲妥珠单抗） | | | | | | |
|---|---|---|---|---|---|---|---|---|
| | 剂量 | 环磷酰胺 | | 多西他赛 | | | | |
| | | 600mg/m² | | 75mg/m² | | | | |
| | 给药方法 | 药名 | 溶媒 | 途径 | 浓度 | 给药时间 | 给药顺序 | 输注时间及注意事项 |
| | | 环磷酰胺 | NS 或 D5W | iv.gtt | — | d 1，q 21d | 1 | 1 小时 |
| | | 多西他赛 | NS 或 D5W | iv.gtt | 0.3～0.74mg/ml | d 1，q 21d | 2 | 1 小时 |

| 方案审核 | 药物相互作用 | 环磷酰胺：参考环磷酰胺 +多柔比星或表柔比星序贯紫杉醇方案建议。多西他赛：患者合并使用能诱导、抑制或被 CYP3A 代谢的药物，如环孢素、特非那定、酮康唑、红霉素及醋竹桃霉素，应注意与多西他赛潜在的显著作用；同时给予患者酮康唑、蛋白酶抑制剂（如利托那韦）时，要小心谨慎使用多西他赛。 |
|---|---|---|
| 器官功能与实验室指标 | | 肾功能中等程度及以上，WBC≥3.5×10⁹/L，NEU≥2.0×10⁹/L，PLT≥100×10⁹/L；肝功能有损害的患者：ALT 和（或）AST≥1.5ULN，同时伴有 ALP≥2.5ULN，慎用多西他赛。 |
| 预处理审核 | 水化 | 适当增加输液量并酌情碱化尿液。 |
| | 止吐 | 中致吐方案。 |
| | 预防过敏反应和体液潴留 | 在多西他赛滴注 1 天前服用地塞米松，8mg b.i.d.，持续至少 3 天。 |

（3）化疗方案多西他赛+卡铂+曲妥珠单抗：审核要点见表 6-34。

**表 6-34　乳腺癌的辅助与新辅助化疗方案多西他赛+卡铂+曲妥珠单抗审核要点**

| 患者基本情况评估 | | 禁用：①对多西他赛、铂类、曲妥珠单抗及其辅料有严重过敏史者；②严重器质性心脏病和心功能异常的患者；③妊娠期、哺乳期患者。 |
|---|---|---|
| | | 慎用：既往肾功能不全患者；含铂方案或需调整剂量后使用。 |

| 方案审核 | 适应证 | HER2 阳性乳腺癌的新辅助或辅助治疗（可加用帕妥珠单抗） | | | | | | |
|---|---|---|---|---|---|---|---|---|

| | 剂量 | 多西他赛 | | 卡铂 | | 曲妥珠单抗 | | |
|---|---|---|---|---|---|---|---|---|
| | | 75mg/m² | | AUC 5～6 | | 首剂 4mg/kg，后续 2mg/kg，q 7d | | |
| | | | | | | 或者首剂 8mg/kg，后续 6mg/kg，q 21d | | |

| | 给药方法 | 药名 | 溶媒 | 途径 | 浓度 | 给药时间 | 给药顺序 | 输注时间及注意事项 |
|---|---|---|---|---|---|---|---|---|
| | | 多西他赛 | NS 或 D5W | iv.gtt | 0.3～0.74mg/ml | d 1，q 21d | 2 | 1 小时 |
| | | 卡铂 | D5W | iv.gtt | — | d 1，q 21d | 3 | 缓慢滴注，存放时应避免直接日晒 |
| | | 曲妥珠单抗 | NS | iv.gtt | — | 首剂 4mg/kg，后续 2mg/kg，q 7d | | |
| | | | | | | 或者首剂 8mg/kg，后续 6mg/kg，q 21d | 1 | 首次 90 分钟，以后 30～60 分钟 |

| | 药物相互作用 | 当患者合并使用能诱导、抑制或被 CYP3A 代谢的药物时，如环孢素、特非那定、酮康唑、红霉素及醋竹桃霉素，应注意与多西他赛潜在的显著作用；在同时给予患者酮康唑、蛋白酶抑制剂（如利托那韦）时，要小心谨慎使用多西他赛；卡铂与氨基糖苷类药物联合应用时，可导致耳毒性和肾毒性增加，应避免与其他有肾毒性的药物联合应用。 |
|---|---|---|

| 器官功能与实验室指标 | | 左室射血分数≥55%；肾功能中等程度及以上，WBC≥3.5×10⁹/L，NEU≥2.0×10⁹/L，PLT≥100×10⁹/L，Ccr≥45ml/min；肝功能有损害的患者：ALT 和（或）AST≥1.5ULN，同时伴有 ALP≥2.5ULN，慎用多西他赛。 |
|---|---|---|
| 预处理审核 | 止吐 | 高致吐方案。 |
| | 抗过敏 | 地塞米松：在多西他赛滴注 1 天前服用，每天 16mg，持续至少 3 天，以预防过敏反应和体液潴留。铂类药物可引起过敏反应，根据患者病史可考虑使用糖皮质激素、抗组胺等抗过敏药物预防。有资料显示，降低铂类给药速度也可降低过敏反应的发生率。 |

## （二）靶向药物审核要点

**1. 曲妥珠单抗**　审核要点见表 6-35。

表 6-35　乳腺癌靶向治疗曲妥珠单抗审核要点

| 患者基本情况评估 | 禁用：已知对曲妥珠单抗过敏或者对任何本品辅料过敏的患者；严重器质性心脏病和心功能异常患者；妊娠期、哺乳期患者；与化疗联合使用时需兼顾化疗药物的基线评估要求。<br><br>不推荐以下患者使用：有充血性心力衰竭病史、高危未控制的心律失常、需要药物治疗的心绞痛、有临床意义的瓣膜疾病、心电图显示透壁心肌梗死、控制不佳的高血压。<br><br>患者治疗前应进行心功能评估，心功能不全发生的高危因素如下：>50 岁、LVEF 基线水平低和 LVEF 水平下降（<55%）、紫杉醇、曲妥珠单抗治疗前或治疗后 LVEF 水平低和既往用过或正在使用抗高血压药物治疗。 | | | | | | |
|---|---|---|---|---|---|---|---|

| 方案审核 | 适应证 | HER2 阳性乳腺癌 | | | | | |
|---|---|---|---|---|---|---|---|
| | 剂量 | 首剂 4mg/kg，后续 2mg/kg，q 7d；或首剂 8mg/kg，之后 6mg/kg，q 21d | | | | | |
| | 给药方法 | 药名 | 溶媒 | 途径 | 浓度 | 给药时间 | 给药顺序 | 输注时间及注意事项 |
| | | 曲妥珠单抗 | NS | iv.gtt | — | 首剂 4mg/kg，后续 2mg/kg，q 7d；或首剂 8mg/kg，之后 6mg/kg，q 21d | 先于化疗 | 首次 90 分钟，以后 30~60 分钟 |
| | 药物相互作用 | 曲妥珠单抗和蒽环类抗生素不能同时合并使用。 | | | | | |

| 器官功能与实验室指标 | LVEF≥55% |
|---|---|
| 预处理审核 | 与化疗联合使用时需兼顾化疗药物的预处理要求。 |

**2. 帕妥珠单抗**　审核要点见表 6-36。

表 6-36　乳腺癌靶向治疗帕妥珠单抗审核要点

| 患者基本情况评估 | 禁用：对帕妥珠单抗及其辅料有严重过敏史者；严重器质性心脏病和心功能异常的患者；妊娠期、哺乳期患者；尚未在以下患者中研究帕妥珠单抗：治疗前 LVEF 值<50%；充血性心力衰竭病史；在既往曲妥珠单抗辅助治疗中 LVEF 值降低至<50%；可能有左心室功能损害病史，如高血压未控制、近期心肌梗死、需要治疗的严重心律失常或既往蒽环类药物（多柔比星或其他等效剂量的蒽环类药物）累积暴露量>360mg/m$^2$。 | | | | | | |
|---|---|---|---|---|---|---|---|

| 方案审核 | 适应证 | HER2 阳性乳腺癌 | | | | | |
|---|---|---|---|---|---|---|---|
| | 剂量 | 首剂 840mg，后续 420mg，q21d，用至 1 年 | | | | | |
| | 给药方法 | 药名 | 溶媒 | 途径 | 浓度 | 给药时间 | 给药顺序 | 输注时间及注意事项 |
| | | 帕妥珠单抗 | NS（250ml） | iv.gtt | 1.6~3.0mg/ml | 首剂 840mg，后续 420mg，q 21d | 先于化疗药物 | 首次 60 分钟，以后 30~60 分钟 |

| 器官功能与实验室指标 | LVEF≥50% |
|---|---|
| 预处理审核 | 与化疗联合使用时需兼顾化疗药物的预处理要求。 |

# 三、规范化审核案例分析

【主诉】 发现左乳肿物1年余。

【现病史】 患者，女，45岁，1年前无意中发现左乳肿块，约樱桃大小，无疼痛及不适，无乳头溢液，未给予任何处置，近半年来肿块增长迅速，现为求进一步诊治来院，门诊医师经查以"左乳肿物（恶性肿瘤不除外）"收入笔者所在科室。病程中患者饮食睡眠尚可，二便正常，体重无明显减轻。

【既往史】 无。

【社会史、家族史、过敏史】 无。

【体格检查】 T 36.5℃；P 98次/分；R 16次/分；BP 121/74mmHg；身高164cm；体重70kg。PS评分：0分。一般状态良好，皮肤、巩膜无黄染，浅表淋巴结未触及肿大。颈部对称，颈静脉无怒张，颈动脉搏动正常，气管居中，甲状腺未触及肿大。胸廓对称无畸形，心肺无显著异常征象。双乳对称，无乳头内陷，左乳内上象限见酒窝征，表皮无破溃，无橘皮样外观。左乳内上象限可触及肿块，大小约 4cm×3cm，质硬，表面不光滑，可见左乳肿物已牵拉皮肤，边界不清晰，活动度差，有触痛，右乳未触及明显肿物。双侧腋窝未触及明显肿大淋巴结。腹平软，未见胃肠型及蠕动波，未触及包块，无压痛，无反跳痛及肌紧张，移动性浊音阴性，肝浊音界存在，肠鸣音 3～5次/分，双下肢无水肿。生理反射存在，病理反射未引出。

【实验室检查及其他辅助检查】

1. **血常规** WBC $10.95×10^9$/L（↑），NEU $7.30×10^9$/L（↑），Hb 148g/L，PLT $271×10^9$/L。

2. **尿常规** 正常。

3. **血生化** ALT 43.7U/L，GLU（葡萄糖）9.53mmol/L，其他项目正常。

4. **凝血功能** APTT（活化部分凝血活酶时间）23.60s（25～31.3s）（↓），其他项目正常。

5. **肿瘤标志物** AFP 1.94IU/ml，CEA ＜0.2ng/ml，SF 41.43，CA15-3 11.69U/ml，CA125 17.54U/ml，均在正常范围内。

6. **肺 CT** ①右肺上中叶微小结节。②左肺条索，提示左乳区结节，双侧腋窝多发淋巴结。

7. **心脏彩超** 二尖瓣反流（少量）；三尖瓣反流（少量）；心功能未见明显异常。

8. **肝胆胰脾彩超** 脂肪肝，胆囊餐后改变。

9. **乳腺彩超** 左乳实性结节，BI-RADS 5类；右乳输乳管增宽，BI-RADS 2类；左侧腋窝Ⅰ、Ⅱ区异常淋巴结，淋巴结转移可能；左侧锁骨上窝区淋巴结增大，异常淋巴结不除外；右侧腋窝淋巴结可见；双侧锁骨下窝区及胸骨旁未见明显异常肿大淋巴结。

10. **乳腺钼靶** 右乳结节，右乳腺体增生伴钙化，BI-RADS 3类。

11. **病理** （左乳肿物）浸润性癌。免疫组化：ER（90%强+），PR（90%强+），CerbB-2（2+），Ki-67（+，25%）。

【诊断】 左乳内上象限浸润性癌（cT2N3M0 ⅢC期）。

**【用药记录】**

| 用药目的 | 药物及剂量 | 溶媒及剂量 | 给药途径 | 给药天数 |
| --- | --- | --- | --- | --- |
| 化疗 | 多西他赛 135mg | NS 250ml | iv.gtt q.d. | d 2 |
|  | 吡柔比星 90mg | D5W 100ml | iv.gtt q.d. | d 2 |
|  | 环磷酰胺 900mg | NS 100ml | iv.gtt q.d. | d 2 |
| 防止水钠潴留 | 地塞米松 8mg |  | p.o. b.i.d. | d 1～d 3 |
| 解毒剂 | 氨磷汀 800mg | NS 50ml | iv.gtt q.d. | d 2 |
|  | 右丙亚胺 900mg | NS 250ml | iv.gtt q.d. | d 2 |
| 止吐 | 帕洛诺司琼 0.25mg |  | i.v. q.d. | d 2 |
| 护胃 | 奥美拉唑 40mg | NS 100ml | iv.gtt q.d. | d 2 |
| 辅助抗肿瘤 | 通关藤注射液 60ml | NS 100ml | iv.gtt q.d. | d 2 |
|  | 康莱特注射液 200ml |  | iv.gtt q.d. | d 2 |
|  | 参芪扶正注射液 250ml |  | iv.gtt q.d. | d 2 |
| 提升白细胞 | 人粒细胞刺激因子 200μg |  | s.c. | d 3～d 5 |

**【审核要点】**

**1. 化疗耐受性审核**

（1）审核患者基本情况：中年女性患者，计算体表面积为 $1.8m^2$。诊断为左乳内上象限浸润性癌（cT2N3M0 ⅢC 期）。既往无基础疾病，无药物过敏史。

（2）审核器官功能与实验室指标：患者血常规检查满足 WBC≥$3.5×10^9$/L，NEU≥$2.0×10^9$/L，PLT≥$100.0×10^9$/L；患者肝功能各项指标均未超过正常值的 2 倍，根据患者肾功能的肌酐值，估算 Ccr 153ml/min（≥45ml/min），未见各器官功能受损。

（3）审核适应证和禁忌证：患者为左乳内上象限浸润性癌（cT2N3M0 ⅢC 期），PS 评分0 分。免疫组化：ER（90%强+），PR（90%强+），CerbB-2（2+），Ki-67（+，25%）。根据《乳腺癌诊疗指南（2022 年版）》推荐，选择新辅助药物治疗需满足以下条件之一：肿块较大（>5cm）、腋窝淋巴结转移、HER2 阳性、三阴性、有保乳意愿但肿瘤大小与乳房体积比例大难以保乳者。新辅助化疗方案推荐紫杉类、卡铂联合双靶向曲妥珠单抗加帕妥珠单抗或抗 HER2 单抗联合紫杉类为基础的其他方案。考虑到经济因素，本患者未进一步行 FISH（荧光原位杂交）检测明确 HER2 是否扩增，采用吡柔比星、环磷酰胺联合多西他赛化疗方案（TAC 方案）。已排除患者存在心肌梗死、膀胱炎、尿路感染、严重全身感染等禁忌证，可进行本次化疗。

第一阶段评估，本例中年女性患者有日常生活自理能力、体力状况良好、器官功能相对较好，选用的化疗方案选择合理，已排除化疗禁忌，可执行本次化疗。

**2. 化疗方案合理性审核**

（1）审核给药剂量：该患者体表面积为 $1.8m^2$，根据方案审核推荐 TAC 方案[多西他赛75mg/m²（d 1）+吡柔比星 50mg/m²（d 1）+环磷酰胺 500mg/m²（d 1），每 3 周 1 次]，计算多西他赛为 135mg、吡柔比星为 90mg、环磷酰胺为 900mg。实际给药方案为多西他赛135mg（d 1）+吡柔比星为 90mg（d 1）+环磷酰胺为 900mg（d 1），每 3 周 1 次，给药总量在合理推荐范围内。

（2）审核给药周期间隔：本例患者周期内给药时间与审核推荐相同，给药周期的间隔一般规定为 21 天，患者本次化疗间隔时间符合规定。

（3）审核溶媒及配伍：吡柔比星说明书提示本品常用 D5W 或灭菌注射用水溶解，以避免因 pH 影响效价或浑浊；环磷酰胺可以使用 NS 或 D5W 溶解，根据容量不同，输注持续时间从 30 分钟至 2 小时。多西他赛使用 5%葡萄糖注射液或 0.9%氯化钠注射液稀释，最终浓度不超过 0.74mg/ml。本例患者化疗方案中的溶媒品种及溶媒剂量选择均合理。

（4）审核给药时间及顺序：对于生长缓慢的实体瘤，可先用细胞周期非特异性药物杀灭增殖期及部分 $G_0$ 期细胞，使瘤体缩小，从而驱动 $G_0$ 期细胞进入增殖周期，继而使用细胞周期特异性药物杀灭细胞。环磷酰胺属于烷化剂类药物，其作用机制为与 DNA 或蛋白质中的亲核集团起烷化作用，造成 DNA 结构和功能的损害，属于细胞周期非特异性药物。吡柔比星以很快速度进入细胞内，迅速分布于细胞核内，抑制 DNA 聚合酶 α 和 β，阻碍核酸的合成。药物嵌入 DNA 的双螺旋链，阻滞细胞周期到 $G_2$ 期，导致肿瘤细胞死亡，属于细胞周期特异性药物。多西他赛可以通过促进微管的聚合，抑制微管的解聚，可以诱导细胞分裂停滞于 $G_2/M$ 期，导致细胞凋亡，杀死肿瘤细胞，还可通过其他的信号转导通路直接诱发肿瘤细胞凋亡，属于细胞周期特异性药物。由于化疗初期静脉的结构稳定性好，药液渗出的概率和对周围组织的不良刺激小，故联合使用非顺序依赖性化疗药物时应先试用刺激性大的药物。先给环磷酰胺然后给蒽环类药物，多西他赛应在环磷酰胺与蒽环类药物给药后 1 小时输注。该患者给药顺序符合要求。

（5）审核给药途径：因环磷酰胺与吡柔比星是发疱性化疗药，如有渗漏或给药途径错误，可引起局部组织坏死，在临床用药过程中应严格按照药品说明书推荐的给药方式给药，本例患者使用的三种化疗药物均采用静脉港静脉滴注方式给药。

（6）审核药物相互作用：重点关注是否使用已知与环磷酰胺、吡柔比星或多西他赛存在相互作用的药物，未使用能诱导、抑制或被 CYP 3A 代谢的药物，未用酮康唑、蛋白酶抑制剂，未使用华法林，未使用他莫昔芬，未使用环孢素，因为它们影响环磷酰胺代谢，增加不良反应；未使用色瑞替尼、尼洛替尼，因二者可使血尿酸水平升高，应调整抗痛风药剂量；未使用西咪替丁；故本例患者发生药物相互作用的风险较小。

第二阶段审核评估，化疗药物给药剂量、溶媒品种和剂量、给药时间间隔、给药顺序、给药途径的选择都合理，没有药物相互作用，可以执行化疗计划。

**3. 审核预处理方案**

（1）止吐方案：根据《NCCN 临床实践指南：止吐（2020.V1）》，TAC 方案属于高致吐级别，在化疗前给予预防性止吐治疗，防治方案应选用 5-HT₃ 受体拮抗剂、地塞米松和 NK-1 受体拮抗剂的联用方案。本例实际使用 5-HT₃ 受体拮抗剂与地塞米松联合方案，按照中度催吐风险防治方案执行，止吐方案使用不合理，应增加 NK-1 受体拮抗剂的使用。

（2）护胃：本例患者没有胃部基础疾病，应用 PPI 没有适应证。

（3）降低蒽环类药物的心脏毒性：右丙亚胺可减少多柔比星引起的心脏毒性的发生率并降低其严重程度，适用于接受多柔比星治疗累积量达 $300mg/m^2$，并且医生认为继续使用多柔比星有利的女性转移性乳腺癌患者。对刚开始使用多柔比星者不推荐用此药，该患者为首次使用蒽环类药物，本次不应使用。

（4）降低环磷酰胺的骨髓抑制和肾毒性：氨磷汀是正常细胞保护剂，可明显减轻化疗药物所产生的肾脏、骨髓、心脏、耳及神经系统的毒性，而不降低化疗药物的药效。本品为一种硫化磷酸化合物，它在组织中被与细胞膜结合的碱性磷酸酶水解脱磷酸后，成为具有活性的代谢产物 WR-1065，因为巯基具有清除组织中自由基的作用，故能减低环磷酰胺的毒性。本品起始剂量为按体表面积一次 500～600mg/m²，溶于 0.9%氯化钠注射液 50ml 中，在化疗开始前 30 分钟静脉滴注，15 分钟内滴完，本次应用合理。

（5）中药辅助用药：参芪扶正，益气扶正。用于肺脾气虚引起的神疲乏力，少气懒言，出汗眩晕、肺癌、胃癌。见上述证候者的辅助治疗。通关藤：清热解毒，化痰软坚。用于食管癌、胃癌、肺癌、肝癌。并可配合放疗、化疗的辅助治疗。康莱特：益气养阴，消癥散结。适用于不宜手术的气阴两虚、脾虚湿困型原发性非小细胞肺癌及原发性肝癌。配合放化疗有一定的增效作用。对中晚期肿瘤患者具有一定的抗恶病质和镇痛作用。中药辅助用药无适应证用药，应避免应用。

第三阶段评估，患者的止吐方案选择不合理，选择较低级别止吐方案不能有效预防化疗所致的恶心呕吐；辅助用药使用不合理，对没有胃部基础疾病的患者，预防使用护胃的药品是不合理的。中药辅助用药无适应证用药，应避免应用。

# 第三节　结　直　肠　癌

## 一、疾　病　概　论

（一）病因和发病机制

结直肠癌（colorectal cancer）即大肠癌，包括结肠癌和直肠癌，通常指结直肠腺癌（colorectal adenocarcinoma），约占全部结直肠恶性肿瘤的 95%。结直肠癌是全球常见的恶性肿瘤之一。

我国结直肠癌（colorectal cancer，CRC）的发病率和死亡率均保持上升趋势。我国 2018 年癌症统计相关报告显示：我国结直肠癌发病率、死亡率在全部恶性肿瘤中分别位居第 3 位及第 5 位，其中新发病例 37.6 万，死亡病例 19.1 万。其中，东南沿海地区发病率高于西北部，城市高于农村，男性高于女性，且结肠癌的发病率上升显著。多数患者在确诊时已属于中晚期。

**1. 病因**　结直肠癌发病与饮食、习惯及某些疾病有关。长期饮酒、肥胖、精神压抑、高脂肪、高蛋白、少纤维素饮食者发病率高。大肠炎症、大肠腺瘤及遗传因素也是诱发结直肠癌的重要因素。

**2. 发病机制**　结直肠癌是饮食及生活习惯与遗传因素协同作用的结果，致癌物的作用结合细胞遗传背景，导致细胞遗传突变而逐渐发展为癌。

（二）诊断要点

**1. 临床表现**　结直肠癌早期无症状，或症状不明显，仅感觉不适、消化不良、粪便隐血等。随着癌症发展，症状逐渐出现，表现为大便习惯改变、腹痛、便血、粪便性状异常、腹部包块、肠梗阻、乏力等，伴或不伴贫血、发热和消瘦等全身症状。肿瘤因转移、浸润，可引起受累器官的改变。结直肠癌因其发病部位不同而表现出不同的临床症状及体征。左半结肠癌的主要临床症状为食欲缺乏、恶心、呕吐、贫血、疲劳、腹痛。右半结肠癌可导致缺铁性贫血，表现为疲劳、乏力、气短等症状。

**2. 实验室检查及其他辅助检查**

（1）实验室检查：血常规、血生化、粪便常规及隐血试验、癌胚抗原等，主要用于诊断及判断有无预后不良因素。

（2）影像学检查：大肠气钡双重对比造影、B超、CT、MRI及PET/CT检查。

（3）内镜检查：直肠镜和乙状结肠镜适用于病变位置较低的结直肠病变。

（三）治疗

**1. 治疗原则** 结直肠癌应行以手术为主的综合治疗，早期患者可单纯手术治疗；中、晚期患者均应辅以化疗、放疗及生物治疗，可提高生存率、减少复发、改善生活质量。

**2. 治疗方法**

（1）手术治疗：目前手术治疗是结直肠癌的主要治疗方法。可切除的无转移的结直肠癌的推荐切除方式为局部肠段及区域性淋巴结的整块切除。如原发病灶不能切除或原发病灶能切除而转移灶不能切除，可行局部放疗或全身治疗后再次评估病灶是否可以切除。

（2）放射治疗：直肠癌的放疗或放化疗。主要包括Ⅰ期直肠癌放疗、新辅助放疗、辅助放疗及姑息减症放疗。

（3）化学治疗：是一种利用化学药物阻止肿瘤细胞的增殖、浸润、转移，直至最终杀灭肿瘤细胞的全身性治疗手段。化疗应当严格掌握临床适应证，充分考虑患者病期、体力状况、不良反应、生活质量及患者意愿，避免治疗过度或治疗不足，应当及时评估化疗疗效，密切监测及防止不良反应，并酌情调整药物和（或）剂量。

1）新辅助治疗：直肠癌的新辅助治疗的目的在于提高手术的切除率，提高保肛率，延长患者无病生存期。在新辅助放化疗中，化疗方案推荐首选卡培他滨单药或持续灌注氟尿嘧啶或者氟尿嘧啶/亚叶酸钙（LV）。结直肠癌患者合并肝转移和（或）肺转移，转移灶为可切除或者潜在可切除。化疗方案推荐CapeOx（卡培他滨+奥沙利铂），或者FOLFOX（奥沙利铂+氟尿嘧啶+亚叶酸钙），或者 FOLFIRI（伊立替康+氟尿嘧啶+亚叶酸钙），或者FOLFOXIRI（奥沙利铂+伊立替康+氟尿嘧啶+亚叶酸钙）。

2）辅助治疗：结直肠癌的辅助治疗应根据患者原发部位、病理分期、分子指标及术后恢复状况来决定。确认患者有无以下高危因素：组织学分化差（Ⅲ级或Ⅳ级）且为错配修复正常（pMMR）或微卫星稳定（MSS）、T4、血管淋巴管浸润、术前肠梗阻/肠穿孔、标本检出淋巴结不足（少于12枚）、神经侵犯、切缘阳性或无法判定。①无高危因素者，建议随访观察，或者用单药氟尿嘧啶类药物化疗。②有高危因素者，建议辅助化疗。化疗方案推荐选用以奥沙利铂为基础的CapeOx或FOLFOX方案或者单药氟尿嘧啶/亚叶酸钙、卡培他滨，治疗时间3~6个月。③如肿瘤组织检查为错配修复缺陷（dMMR）或高水平微卫星不稳定性（MSI-H），不建议术后辅助化疗。

3）复发/转移性结直肠癌全身系统治疗：联合化疗应当作为能耐受化疗的转移性结直肠癌患者的一、二线治疗。推荐以下化疗方案：FOLFOX/FOLFIRI±西妥昔单抗（推荐用于 *K-ras*、*N-ras*、*BRAF* 基因野生型患者），CapeOx/FOLFOX/FOLFIRI±贝伐珠单抗。对于肿瘤负荷大、预后差或需要转化治疗的患者，如一般情况允许，也可考虑 FOLFOXIRI±贝伐珠单抗的一线治疗。对于 *K-ras*、*N-ras*、*BRAF* 基因野生型需转化治疗的患者，也可考虑 FOLFOXIRI+西妥昔单抗治疗。

4）分子靶向治疗：在治疗前推荐检测肿瘤 *K-ras*、*N-ras*、*BRAF* 基因及微卫星状态。靶向药物包括西妥昔单抗（推荐用于 *K-ras*、*N-ras*、*BRAF* 基因野生型患者）、贝伐珠单抗、瑞戈非尼和呋喹替尼。

5）免疫治疗：免疫检查点抑制剂可谓是最成功的免疫疗法之一，在多种癌症的治疗上表现出卓越的疗效。然而，与其他癌种不同，结直肠癌患者对于免疫检查点抑制剂的响应有赖于微卫星不稳定性（MSI）或错配修复基因状态（MMR）。目前获批上市的药物有帕博利珠单抗和纳武利尤单抗。

# 二、方案审核要点

## （一）细胞毒性药物处方审核要点

### 1. 化疗方案奥沙利铂+卡培他滨审核要点　见表6-37。

表 6-37　结直肠癌化疗方案奥沙利铂+卡培他滨审核要点

| 患者基本情况评估 | 禁用：①PS>2；②对铂类及氟尿嘧啶类有严重过敏史；③妊娠期及哺乳期患者；④有明显骨髓抑制；⑤严重肝肾功能不全；⑥已知二氢嘧啶脱氢酶缺陷的患者；⑦首个疗程治疗前有周围神经病变并伴功能障碍者。 | | | | | | | |
|---|---|---|---|---|---|---|---|---|
| | 慎用：①有冠心病病史的患者使用含氟尿嘧啶类药物的化疗方案时应严密监测心功能；②使用华法林的患者应密切监测 INR，调整剂量，避免出现血症状。 | | | | | | | |
| 方案审核 | 适应证 | 结直肠癌（辅助治疗、新辅助治疗、晚期与复发转移患者） | | | | | | |
| | 剂量 | | 奥沙利铂 | | | 卡培他滨 | | |
| | | | 130mg/m² | | | 1000mg/m², b.i.d. | | |
| | 给药方法 | 药品名称 | 溶媒 | 途径 | 浓度 | 给药时间 | 给药顺序 | 输注时间及注意事项 |
| | | 奥沙利铂 | D5W 250~500ml | iv.gtt | >0.2mg/ml | d 1, q 21d | | 2~6 小时；①避免与其他任何药物混合或经同一个输液通道同时使用②避免使用含铝的注射材料③输注奥沙利铂后需冲洗输液管 |
| | | 卡培他滨 | — | p.o. | — | 连续服用14天，b.i.d., q 21d | | — |
| | 药物相互作用 | ①使用卡培他滨同时口服香豆素类衍生物抗凝剂的患者，应常规监测其抗凝参数（INR 或 PT），并相应调整抗凝剂的剂量；②使用卡培他滨时应慎用经 CYP2C9 代谢的药物；③使用卡培他滨同时服用苯妥英的患者，应常规监测苯妥英的血浆浓度；④甲酰四氢叶酸对卡培他滨的药效学有影响，且可能增加卡培他滨的毒性；⑤卡培他滨不应与索立夫定及其类似物（如溴夫定）同时给药，在结束索立夫定及其类似物治疗（如溴夫定）到开始卡培他滨治疗之间必须有至少4周的等待期。 | | | | | | | |

| 器官功能与实<br>验室指标 | | 至少满足：WBC≥3.5×10⁹/L，NEU≥2.0×10⁹/L，PLT≥100.0×10⁹/L，胆红素≤3.0ULN，转氨酶≤2.5ULN，Ccr≥30ml/min。 |
|---|---|---|
| 预处理审核 | 止吐 | 中致吐化疗方案：卡培他滨单药为低致吐级别，奥沙利铂为中致吐级别。 |
| | 抗过敏 | 铂类药物可引起过敏反应，根据患者病史可考虑使用糖皮质激素、抗组胺等抗过敏药物预防。有资料显示，降低铂类给药速度也可降低过敏反应的发生率。 |

注：INR，国际标准化比值；PT，凝血酶原时间。

## 2. 化疗方案奥沙利铂+亚叶酸钙+氟尿嘧啶审核要点　见表 6-38。

表 6-38　结直肠癌化疗方案奥沙利铂+亚叶酸钙+氟尿嘧啶审核要点

| 患者基本情况评估 | | 禁用：①对铂类及氟尿嘧啶严重过敏者；②妊娠初期或哺乳期患者；③伴发水痘或带状疱疹的患者；④PS>2；⑤恶性贫血或维生素 $B_{12}$ 缺乏所引起的巨幼红细胞贫血；⑥首次治疗前有骨髓抑制及周围感觉神经病变并伴功能障碍者；⑦二氢嘧啶脱氢酶缺陷患者。 |||||||
|---|---|---|---|---|---|---|---|
| | | 慎用：①肝功能明显异常；②感染、出血或发热超过38℃者；③明显胃肠道梗阻；④脱水和（或）酸碱、电解质平衡失调者；⑤有冠心病病史的患者使用含氟尿嘧啶类药物的化疗方案时应严密监测心功能。 |||||||
| 方案审核 | 适应证 | 结直肠癌（辅助治疗、新辅助治疗、晚期与复发转移患者） |||||||
| | 剂量 | 奥沙利铂（mg/m²） || 亚叶酸钙（mg/m²） || 氟尿嘧啶（mg/m²） |||
| | | 85 || 400 || 400，最大剂量 2400 |||
| | 给药方法 | 药品名称 | 溶媒 | 途径 | 浓度 | 给药时间 | 给药顺序 | 输注时间及注意事项 |
| | | 奥沙利铂 | D5W 250～500ml | iv.gtt | >0.2mg/ml | d 1，q 14d | 1 | 2～6 小时；①避免与其他任何药物混合或经同一个输液通道同时使用；②避免使用含铝的注射材料；③输注奥沙利铂后需冲洗输液管。 |
| | | 亚叶酸钙 | D5W 或 NS； | iv.gtt | — | d 1，q 14d | 2 | 2 小时；避免光线直射及热接触 |
| | | 氟尿嘧啶 | D5W 或 NS | iv.bolus | — | 400mg/m²，d 1，q 14d | 3 | — |
| | | | D5W 或 NS | civ | — | 2400mg/m²，d 1，q 14d | 4 | 46～48 小时 |
| | 药物相互作用 | 慎用：①较大剂量亚叶酸钙与巴比妥、扑米酮或苯妥英钠合用，可影响后者的抗癫痫作用；②不宜饮酒或同用阿司匹林类药物，以减少消化道出血的可能。 |||||||
| 器官功能与实验室指标 | | 至少满足：WBC≥3.5×10⁹/L，NEU≥2.0×10⁹/L，PLT≥100.0×10⁹/L，Ccr≥30ml/min。 |||||||
| 预处理审核 | 止吐 | 中致吐化疗方案：氟尿嘧啶为低致吐级别；奥沙利铂为中致吐级别药物。 |||||||
| | 抗过敏 | 铂类药物可引起过敏反应，根据患者病史可考虑使用糖皮质激素、抗组胺等抗过敏药物预防。有资料显示，降低铂类给药速度也可降低过敏反应的发生率。 |||||||

### 3. 化疗方案卡培他滨审核要点　见表6-39。

**表6-39　结直肠癌化疗方案卡培他滨审核要点**

| 患者基本情况评估 | 禁用：①对卡培他滨和氟尿嘧啶严重过敏者；②妊娠期及哺乳期患者；③严重肝肾功能损伤的患者；④二氢嘧啶脱氢酶缺陷患者；⑤PS＞2。 | | | | | | |
|---|---|---|---|---|---|---|---|
| 方案审核 | 适应证 | 结直肠癌（辅助治疗、晚期与复发转移患者） | | | | | |
| | 剂量 | 卡培他滨（mg/m²） | | | | | |
| | | 850～1250，b.i.d. | | | | | |
| | 给药方法 | 药品名称 | 溶媒 | 途径 | 浓度 | 给药时间 | 给药顺序　输注时间及注意事项 |
| | | 卡培他滨 | — | p.o. | — | 连续服用14天，b.i.d.，q 21d | —　　　　　— |
| | 药物相互作用 | ①同时使用索利夫定及其类似物者会影响氟尿嘧啶代谢，增加毒性，二者禁止合用；②与华法林合用会升高华法林的血药浓度，可引起出血；③同时服用阿司匹林类药物时应警惕消化道出血的可能；④同时服用苯妥英者，应常规监测苯妥英的血浆浓度；⑤甲酰四氢叶酸可增加卡培他滨的毒性；⑥慎用经CYP2C9代谢的药物。 | | | | | |
| 器官功能与实验室指标 | 至少满足：胆红素≤3.0ULN，转氨酶≤2.5ULN，WBC≥3.5×10⁹/L，NEU≥2.0×10⁹/L，PLT≥100.0×10⁹/L。 | | | | | | |
| 预处理审核 | 止吐 | 卡培他滨单药为低致吐化疗方案。 | | | | | |

### 4. 化疗方案伊立替康+亚叶酸钙+氟尿嘧啶审核要点　见表6-40。

**表6-40　结直肠癌化疗方案伊立替康+亚叶酸钙+氟尿嘧啶审核要点**

| 患者基本情况评估 | 禁用：①有慢性肠炎和（或）肠梗阻的患者；②对盐酸伊立替康三水合物、氟尿嘧啶或其辅料有严重过敏反应史的患者；③妊娠初期或哺乳期患者；④严重骨髓功能衰竭的患者；⑤PS＞2；⑥胆红素＞3 ULN；⑦二氢嘧啶脱氢酶缺陷患者；⑧伴发水痘或带状疱疹的患者；⑨恶性贫血或维生素B₁₂缺乏所引起的巨幼红细胞贫血。 | | | | | | |
|---|---|---|---|---|---|---|---|
| | 慎用：①肝功能明显异常；②感染、出血或发热超过38℃者；③明显胃肠道梗阻；④脱水和（或）酸碱、电解质平衡失调者；⑤伊立替康有胆碱能效应，有哮喘或心血管疾病患者慎用；⑥有冠心病病史的患者使用含氟尿嘧啶类药物的化疗方案时应严密监测心功能。 | | | | | | |
| 方案审核 | 适应证 | 结直肠癌（新辅助治疗、晚期与复发转移患者） | | | | | |
| | 剂量 | 伊立替康（mg/m²） | | 亚叶酸钙（mg/m²） | | 氟尿嘧啶（mg/m²） | |
| | | 180 | | 400 | | 400，最大剂量2400 | |
| | 给药方法 | 药品名称 | 溶媒 | 途径 | 浓度 | 给药时间 | 给药顺序　输注时间及注意事项 |
| | | 伊立替康 | D5W或NS | iv.gtt | 0.12～2.8mg/ml | d 1，q 14d | 1　30～90分钟 |
| | | 亚叶酸钙 | D5W或NS | iv.gtt | — | d 1，q 14d | 2　2小时；避免光线直射及热接触 |
| | | 氟尿嘧啶 | D5W或NS | iv.bolus | — | 400mg/m²，d 1，q 14d | 3　— |
| | | | D5W或NS | civ | — | 2400mg/m²，d 1，q 14d | 4　46～48小时 |
| | 药物相互作用 | ①较大剂量亚叶酸钙与巴比妥、扑米酮或苯妥英钠同用，可影响后者的抗癫痫作用；②不宜饮酒或同时使用阿司匹林类药物，以减少消化道出血的可能；③伊立替康有胆碱酯酶抑制剂活性，可能延长琥珀胆碱的神经肌肉阻滞作用，对抗非去极化药物的神经肌肉阻滞作用。 | | | | | | |

| 器官功能与实<br>验室指标 | 至少满足：WBC≥3.5×10⁹/L，NEU≥2.0×10⁹/L，PLT≥100.0×10⁹/L，胆红素≤1.5ULN。 | |
|---|---|---|
| 预处理审核 | 止吐 | 中致吐化疗方案：氟尿嘧啶为低致吐级别；伊立替康为中致吐级别。 |
| | 急性胆碱能<br>综合征 | 对有急性、严重胆碱能综合征的患者，下次使用时应预防性使用硫酸阿托品。 |

## 5. 化疗方案亚叶酸钙+氟尿嘧啶审核要点　见表6-41。

### 表6-41　结直肠癌化疗方案亚叶酸钙+氟尿嘧啶审核要点

| 患者基本情况<br>评估 | 禁用：①PS＞2；②对氟尿嘧啶类药物有严重过敏史者；③妊娠期及哺乳期患者；④有明显骨髓抑制者；⑤心、<br>肺、肝、肾功能异常者；⑥已知二氢嘧啶脱氢酶缺陷的患者。 | | | | | | |
|---|---|---|---|---|---|---|---|
| | 慎用：①肝功能明显异常者；②感染、出血或发热超过38℃者；③明显胃肠道梗阻者；④脱水和（或）酸碱、<br>电解质平衡失调者；⑤有冠心病病史的患者使用含氟尿嘧啶类药物的化疗方案时应严密监测心功能。 | | | | | | |

| 方案审核 | 适应证 | 结直肠癌（辅助治疗与晚期患者） | | | | | |
|---|---|---|---|---|---|---|---|
| | 剂量 | 亚叶酸钙（mg/m²） | | | | 氟尿嘧啶（mg/m²） | |
| | | 400 | | | | 400，最大剂量2400 | |
| | 给药方法 | 药品名称 | 溶媒 | 途径 | 浓度 | 给药时间 | 给药顺序　输注时间及注意事项 |
| | | 亚叶酸钙 | D5W 或 NS | iv.gtt | — | d1，q14d | 1　2小时；避免光线直<br>射及热接触 |
| | | 氟尿嘧啶 | D5W 或 NS | iv.bolus | — | 400mg/m²，d1，q14d | 2　— |
| | | | D5W 或 NS | civ | — | 2400mg/m²，d1，q14d | 3　46~48小时 |
| | 药物相互<br>作用 | ①较大剂量亚叶酸钙与巴比妥、扑米酮或苯妥英钠同用，可影响后者的抗癫痫作用；②不宜饮酒<br>或同时使用阿司匹林类药物，以减少消化道出血的可能；③伊立替康有胆碱酯酶抑制剂活性，<br>可能延长琥珀胆碱的神经肌肉阻滞作用，对抗非去极化药物的神经肌肉阻滞作用。 | | | | | |

| 器官功能与实<br>验室指标 | 至少满足：WBC≥3.5×10⁹/L，NEU≥2.0×10⁹/L，PLT≥100.0×10⁹/L。 | |
|---|---|---|
| 预处理审核 | 止吐 | 中致吐化疗方案：氟尿嘧啶为低致吐级别。 |

## 6. 化疗方案伊立替康+奥沙利铂+亚叶酸钙+氟尿嘧啶审核要点　见表6-42。

### 表6-42　结直肠癌化疗方案伊立替康+奥沙利铂+亚叶酸钙+氟尿嘧啶审核要点

| 患者基本情况<br>评估 | 禁用：①有慢性肠炎和（或）肠梗阻的患者；②对方案中任何药物或辅料有严重过敏反应史的患者；③妊娠<br>初期或哺乳期患者；④严重骨髓功能衰竭的患者；⑤PS＞1；⑥胆红素＞3 ULN；⑦二氢嘧啶脱氢酶缺陷患<br>者；⑧伴有水痘或带状疱疹的患者；⑨恶性贫血或维生素 B₁₂ 缺乏所引起的巨幼红细胞贫血；⑩首次治疗<br>前有骨髓抑制及周围感觉神经病变并伴功能障碍者。 | | | |
|---|---|---|---|---|
| | 慎用：①肝功能明显异常；②感染、出血或发热超过38℃者；③明显胃肠道梗阻；④脱水和（或）酸碱、电<br>解质平衡失调者；⑤伊立替康有胆碱能效应，有哮喘或心血管疾病患者。 | | | |

| 方案审核 | 适应证 | 结直肠癌（晚期与复发转移患者） | | | |
|---|---|---|---|---|---|
| | 剂量 | 伊立替康<br>（mg/m²） | 奥沙利铂<br>（mg/m²） | 亚叶酸钙<br>（mg/m²） | 氟尿嘧啶<br>（mg/m²） |
| | | 165 | 85 | 400 | 3200 |

续表

| 给药方法 | 药品名称 | 溶媒 | 途径 | 浓度 | 给药时间 | 给药顺序 | 输注时间及注意事项 |
|---|---|---|---|---|---|---|---|
| | 伊立替康 | D5W 或 NS | iv.gtt | 0.12~2.8mg/ml | d 1, q 14d | 1 | 30~90 分钟 |
| | 奥沙利铂 | D5W 250~500ml | iv.gtt | >0.2mg/ml | d 1, q 14d | 2 | 2~6 小时；①避免与其他任何药物混合或经同一个输液通道同时使用；②避免使用含铝的注射材料；③输注奥沙利铂后需冲洗输液管。 |
| | 亚叶酸钙 | D5W 或 NS | iv.gtt | — | d 1, q 14d | 3 | 2 小时；避免光线直射及热接触 |
| | 氟尿嘧啶 | D5W 或 NS | civ | — | d 1, q 14d | 4 | 46~48 小时 |
| 药物相互作用 | ①较大剂量亚叶酸钙与巴比妥、扑米酮或苯妥英钠同用，可影响后者的抗癫痫作用；②不宜饮酒或同时使用阿司匹林类药物，以减少消化道出血的可能；③伊立替康有胆碱酯酶抑制剂活性，可能延长琥珀胆碱的神经肌肉阻滞作用，对抗非去极化药物的神经肌肉阻滞作用。 | | | | | | |
| 器官功能与实验室指标 | 至少满足：WBC≥3.5×10⁹/L，NEU≥2.0×10⁹/L，PLT≥100.0×10⁹/L。 | | | | | | |
| 预处理审核 | 止吐 | 中高致吐化疗方案：氟尿嘧啶为低致吐级别；伊立替康、奥沙利铂为中致吐级别。 | | | | | |
| | 抗过敏 | 铂类药物可引起过敏反应，根据患者病史可考虑使用糖皮质激素、抗组胺等抗过敏药物预防。有资料显示，降低铂类给药速度也可降低过敏反应的发生率。 | | | | | |
| | 急性胆碱能综合征 | 对有急性、严重胆碱能综合征的患者，下次使用时应预防性使用硫酸阿托品。 | | | | | |

## （二）分子靶向治疗处方审核要点

**1. 贝伐珠单抗审核要点**　适应证为转移性结直肠癌（晚期与复发转移患者），剂量 5mg/kg，q 14d；7.5mg/kg，q 21d，其他审核要点见表 6-18 非鳞非小细胞肺癌靶向治疗贝伐珠单抗审核要点。

**2. 西妥昔单抗审核要点**　见表 6-43。

**表 6-43　结直肠癌靶向治疗西妥昔单抗审核要点**

| 患者基本情况评估 | 禁用：①对本品及辅料过敏者；②一旦发生严重的输液相关反应，应立即并永久停用本品；③如果发生间质性肺病、3 级以上皮肤反应，应停用；④孕妇或哺乳期妇女；⑤*KRAS*、*NRAS* 突变型。 |
|---|---|
| | 慎用：儿童和 75 岁以上患者。 |
| | 注：化疗联合使用患者应同时参考两种方案的评估要求。 |

续表

| 方案审核 | 适应证 | RAS 野生型转移性结直肠癌（晚期与复发转移患者） | | | | | |
|---|---|---|---|---|---|---|---|
| | 剂量 | 首次 400mg/m², 然后 250mg/m², q 7d；或 500mg/m², q 14d | | | | | |
| | 给药方法 | 溶媒 | 途径 | 浓度 | 给药时间 | 给药顺序 | 输注时间及注意事项 |
| | | NS | iv.gtt | — | d 1,q 7d 或 q 14d | 化疗前 | 首次滴注 120 分钟，最大滴速不超过 5mg/min；随后单周方案滴注 60 分钟，双周方案滴注 120 分钟，最大滴速不超过 10mg/min；输注后使用 0.9%氯化钠注射液冲洗输液管 |
| | 药物相互作用 | — | | | | | |
| 器官功能与实验室指标 | | 至少满足：WBC≥3.0×10⁹/L，NEU≥1.5×10⁹/L，PLT≥100×10⁹/L，HGB≥90g/L，Cre≤1.5ULN；转氨酶≤5ULN；胆红素≤1.5ULN。 | | | | | |
| 预处理审核 | 抗过敏 | 使用前至少 1 小时，接受抗组胺和皮质固醇类药物进行抗过敏预处理。 | | | | | |

注：HGB，血红蛋白；Cre，血肌酐。

### （三）免疫治疗处方审核要点

**1. 帕博利珠单抗审核要点** 适应证为晚期转移性结直肠癌（dMMR 或 MSI-H 患者），剂量 2mg/kg（国内上市说明书）或 200mg（FDA 推荐，超说明书用法），其他审核要点见表 6-24 NSCLC 免疫治疗帕博利珠单抗审核要点。

**2. 纳武利尤单抗审核要点** 适应证为晚期转移性结直肠癌（dMMR 或 MSI-H 患者），剂量 3mg/kg（国内上市说明书）或 240mg（FDA 推荐，超说明书用法），其他审核要点见表 6-23 NSCLC 免疫治疗纳武利尤单抗审核要点。

## 三、规范化审核案例分析

【主诉】 乙状结肠癌根治术术后第 5 次化疗。

【现病史】 患者，男，70 岁。2021 年 5 月初无明显诱因出现便血症状，无腹部胀痛，无排气排便困难，5 月 23 日于外院检查，诊断为痔及结肠肿物，后于笔者所在医院行肠镜检查示（距肛门 20cm）腺癌。患者 2021 年 5 月 31 日就诊于医院普外科，完善相关检查后，2021 年 6 月 2 日行"乙状结肠癌根治术+腹腔粘连松解术"。术后病理：①（结肠）溃疡隆起型中分化腺癌（3.5cm×2cm×1.5cm）侵及全层达周边脂肪组织；②未见明确脉管瘤栓；③肠管双断端未见癌变；④肠周淋巴结（1/15）见癌转移；⑤癌周间质淋巴细胞约占间质面积小于 10%；⑥免疫组化：（B4 蜡块）：MSH2（+），MSH6（+），MLH（+），PMS（+），Ki-67（+50%）；⑦基因检测：建议行 KRAS、NRAS、BRAF 检测。术后患者于 2021 年 6 月 28 日、7 月 19 日、8 月 9 日、8 月 30 日行 XELOX 方案化疗 4 周期（奥沙利铂 200mg，d 1，静脉滴注，卡培他滨 1500mg，一日两次，口服，d 1～d 14，每 3 周 1 次）。化疗过程中患者耐受良好。现为求下一周期化疗入院。病程中，饮食二便正常，精神睡眠良好，体重无减轻。

【既往史】 老年男性，平素身体状况一般，二十年前行胃大部切除术，两年前行胆囊切除术，乙状结肠癌术后 4 个月。有输血史；否认高血压、糖尿病、心脏病、脑血管病病史。否认外伤史。否认乙肝结核的传染病史。

【社会史、家族史、过敏史】　青霉素过敏；否认食物过敏史。

【体格检查】　T 35.8℃；P 78 次/分；BP 110/75mmHg。身高 179cm；体重 70kg；体表面积 1.91m²；PS 评分 1 分。

一般状态良好，皮肤、巩膜无黄染，浅表淋巴结未触及肿大。颈软，双侧对称，颈静脉无怒张，颈动脉搏动正常，气管居中，双侧甲状腺未触及肿大。胸廓对称无畸形，双肺呼吸音清，未闻及干湿啰音。心律齐，无病理性杂音及额外心音。腹平软，未见胃肠型及蠕动波，无腹壁静脉曲张，有手术瘢痕，未触及包块，无压痛及反跳痛，无肌紧张，肝脾未触及，Murphy 征阴性，移动性浊音阴性，肝浊音界存在，肠鸣音正常。生理反射存在，病理反射未引出。

【实验室检查及其他辅助检查】

**1. 血常规**　WBC 5.01×10⁹/L，NEU 2.87×10⁹/L，Hb 124g/L（↓），PLT 202×10⁹/L。

**2. 粪便常规**　未查。

**3. 尿常规**　RBC 2/HPF，WBC 7/HPF（↑），BACT 43/μl（↑）。

**4. 肝肾功能**　AST 41.9U/L（↑），DBIL（直接胆红素）5.80μmol/L，其余项目正常。

**5. 凝血功能**　FIB 3.57g/L（↑）。

**6. 肿瘤标志物**　CEA 3.43ng/ml（↑），CA199 22.60U/ml。

**7. 全腹 CT**　示胆囊缺如；乙状结肠术后改变；盆腔少量积液；前列腺钙化斑。

**8. 肺 CT**　示右侧胸膜局限肥厚。

**9. 超声**　示双侧颈部未见明显异常肿大淋巴结。双侧腹股沟区多发淋巴结，倾向炎症。

【诊断】

1. 乙状结肠癌术后辅助化疗（T3N1M0，ⅢB 期）。

2. 肺多发结节。

【用药记录】

| 用药目的 | 药物及剂量 | 溶媒及剂量 | 给药途径 | 给药天数 |
|---|---|---|---|---|
| 化疗 | 奥沙利铂 200mg | D5W 250ml | iv.gtt q.d. | d 1 |
| | 卡培他滨 1.5g | — | p.o. b.i.d. | d 1～d 14 |
| 止吐 | 盐酸帕洛诺司琼 0.25mg | NS 100ml | iv.gtt q.d. | d 1 |
| | 地塞米松 10mg | — | i.v. | d 1 |
| 护胃 | 奥美拉唑钠 40mg | NS 100ml | iv.gtt q.d. | d 1～d 2 |
| 辅助抗肿瘤 | 艾迪注射液 100ml | NS 400ml | iv.gtt q.d. | d 1～d 3 |

【审核要点】

**1. 化疗耐受性审核**

（1）审核患者基本情况：老年、男性患者，计算体表面积为 1.91m²。诊断：乙状结肠癌术后辅助化疗（T3N1M0，ⅢB 期），已行 XELOX 方案化疗 4 个周期，治疗过程耐受良好。既往有手术史，20 年前行胃大部切除术，两年前行胆囊切除术，乙状结肠癌术后 4 个月；有输血史、有青霉素过敏史，否认食物过敏史；无其他基础疾病。

（2）审核器官功能与实验室指标：患者血常规检查满足 WBC≥3.5×10⁹/L，NEU≥

$2.0×10^9$/L，PLT≥$100.0×10^9$/L；患者肝功能各项指标均未超过正常值的 2 倍，根据患者肾功能的肌酐值，估算 Ccr≥45ml/min，未见各器官功能受损。

（3）审核适应证和禁忌证：患者为乙状结肠癌术后（T3N1M0，ⅢB 期），无脑转移，PS 评分 1 分。根据《中国临床肿瘤学会结直肠癌诊疗指南（2020 年版）》，PS 评分 0～2 分的结直肠癌Ⅲ期根治术后患者的一线治疗推荐的联合化疗方案包括 CapeOx（又称 XELOX）和 mFOLFOX6，本例患者应用 XELOX 方案化疗符合指南推荐。已排除患者存在对铂类及氟尿嘧啶类有严重过敏，无二氢嘧啶脱氢酶缺陷，确认患者首个疗程治疗前无周围神经病变且不伴功能障碍，可进行本次化疗。

第一阶段评估，本例老年患者有日常生活自理能力、体力状况良好、器官功能相对较好，选用的联合化疗方案合理，已排除化疗禁忌，可执行本次化疗。

**2. 化疗方案合理性审核**

（1）审核给药剂量：该患者体表面积为 $1.91m^2$，根据方案审核推荐 XELOX 方案[奥沙利铂 $130mg/m^2$（d 1）+卡培他滨 $1000mg/m^2$，一日两次（d 1～d 14），每 3 周 1 次]，计算奥沙利铂为 248.3mg、卡培他滨为 1910mg，一日两次。实际给药方案为奥沙利铂 200mg（d 1）+卡培他滨 1500mg，一日两次（d 1～d 14），每 3 周 1 次，由于使用奥沙利铂的规格为 50mg，卡培他滨为每片 0.5g，对用药剂量有所调整，且给药总量在合理推荐范围内。

（2）审核给药周期间隔：本例患者周期用药时间距上一周期用药时间为 22 天。指南推荐给药周期的间隔规定为 21 天，在 21 天后的 7 天内用药均符合给药周期间隔，患者本次化疗间隔时间符合规定。

（3）审核溶媒及配伍：因为当溶媒为氯化钠注射液或葡萄糖氯化钠注射液等含有电解质的溶媒时，奥沙利铂会与电解质溶媒中的氯离子发生反应，使药物疗效减弱、不良反应发生概率增加。故推荐用 D5W 溶媒稀释奥沙利铂，溶媒剂量可选择 250～500ml。本例患者溶媒品种及溶媒剂量的选择均合理。

（4）审核给药时间及顺序：奥沙利铂静脉滴注时间为 2～6 小时，奥沙利铂与氟尿嘧啶类联合化疗，奥沙利铂衍生物可以与 DNA 形成链内和链间交联，抑制 DNA 的复制和转录，属非周期特异性抗肿瘤药。卡培他滨是氟尿嘧啶的前药，在体内转换为氟尿嘧啶发挥作用，氟尿嘧啶为细胞周期特异性药，主要抑制 S 期细胞。先使用周期非特异性药物奥沙利铂杀伤一部分细胞，再以周期特异性药物氟尿嘧啶作用于恢复的 S 期细胞，从而最大限度地杀死肿瘤细胞。所以先应用奥沙利铂，之后再口服卡培他滨。

（5）审核给药途径：奥沙利铂在临床用药过程中应严格按照药品说明书推荐的给药方式给药，且在使用后使用 D5W 冲管。不要与其他任何药物混合或经同一个输液通道同时使用（特别是氟尿嘧啶、碱性溶液、氨丁三醇和含有氨丁三醇辅料的亚叶酸类药品）。本例患者使用时，符合稀释静脉滴注要求。

（6）审核药物相互作用：重点关注是否使用已知与奥沙利铂或卡培他滨存在相互作用的药物，未使用经 CYP2C9 代谢的药物如华法林、苯妥英钠、未用硝基咪唑类药物，未长期应用西咪替丁（1g/d，>4 周），故本例患者发生药物相互作用的风险较小。

第二阶段审核评估，化疗药物给药剂量、溶媒品种和剂量、给药时间间隔、给药顺序、给药途径的选择都合理，没有药物相互作用，可以执行化疗计划。

**3. 审核预处理方案**

（1）止吐方案：奥沙利铂属于中致吐级别，卡培他滨属于低致吐级别，评估催吐风险，XELOX 方案应按照中度催吐风险，在化疗前给予预防性止吐治疗，防治方案应选用 5-HT$_3$ 受体拮抗剂和地塞米松的联用方案；奥氮平、5-HT$_3$ 受体拮抗剂和地塞米松的联用方案；或 NK-1 受体拮抗剂、5-HT$_3$ 受体拮抗剂和地塞米松。本例实际使用两药（5-HT$_3$ 受体拮抗剂、地塞米松）联用方案，患者既往耐受良好，按照中度催吐风险防治方案执行，帕洛诺司琼联合地塞米松止吐方案使用合理。

（2）保肝护胃：本例应用 PPI 没有适应证，同时给药途径也不合理。

第三阶段评估，患者的止吐方案选择合理，辅助用药使用不合理，对没有胃部基础疾病的患者，预防使用护胃的药品是不合理的。

# 第四节　食　管　癌

## 一、疾　病　概　论

食管癌（esophageal carcinoma）是原发于食管黏膜上皮的恶性肿瘤，主要为鳞癌和腺癌。临床上以进行性吞咽困难为进展期典型症状。食管癌是世界范围内常见的恶性肿瘤，在我国恶性肿瘤中发病率居第三位，死亡率居第四位。流行病学的地区性分布特点呈现亚洲国家发病率高于欧美国家，我国主要以太行山、闽粤交界及四川北部等地区发病率高；男性发病率高于女性，男女比例为（1.3～3）∶1；中老年易患，发病年龄多在 50 岁以上。

（一）病因

其发病与饮食生活习惯密切相关，包括烫食、热茶、饮酒、吸烟等，此外还包括食品霉变、炭烤或烟熏的食物制备方式、饮用水、土壤成分或环境微生物菌群等因素。

（二）诊断要点

**1. 临床表现**　典型临床表现为进行性吞咽困难，进食后哽噎感、异物感、烧灼感、停滞感或饱胀感等，伴或不伴有胸骨后疼痛、反酸、胃灼热、嗳气。早期食管癌通常无明显特异性体征；中晚期阶段可能出现颈部或锁骨上区淋巴结肿大，提示淋巴结转移可能；黄疸、触诊肝大或肝区压痛等，提示肝转移可能；胸廓呼吸运动受限，呼吸浅快，肋间隙丰满，气管向健侧移位，患侧语音震颤减弱或消失等，提示恶性胸腔积液可能；腹壁紧张度增加、腹式呼吸运动减弱、叩诊移动性浊音等，提示恶性腹水、腹膜转移可能；近期体重明显减轻、皮褶厚度变薄、舟状腹等，提示营养不良或恶病质。

**2. 实验室检查及其他辅助检查**

（1）实验室检查：病理学诊断（金标准）需要食管内镜下活检确诊。

（2）其他辅助检查：上消化道造影、（颈）胸（腹）部增强 CT、全身 PET/CT 或超声内镜检查（EUS）或超声支气管镜（endobronchial ultrasound，EBUS）引导下穿刺活检。

### （三）治疗

**1. 治疗原则** 食管癌的治疗根据患者的一般身体情况、年龄、分期、病变的部位采取综合治疗手段。《中国临床肿瘤学会（CSCO）食管癌诊疗指南（2022 年版）》推荐，根据术前临床分期决定治疗方式，能耐受手术的患者采取根治术或同步放化疗后手术，不能耐受手术者可考虑化疗或同步放化疗，Ⅳ期患者根据 ECOG 评分选择治疗模式，手术后的患者根据术后病理类型和分期决定辅助治疗的模式。

**2. 治疗方法** 外科治疗是食管癌的主要根治性手段之一。此外，局部进展期食管癌的单纯外科治疗模式已经被以手术为主的多学科综合治疗模式替代，后者包括术前新辅助与术后辅助治疗，涉及化疗、放化疗与免疫治疗等。放射治疗是食管癌综合治疗的重要组成部分，涉及术前新辅助、术后辅助、根治性及姑息性治疗多个方面。放疗同步化疗方案有紫杉醇+铂类、顺铂+氟尿嘧啶或卡培他滨或替吉奥、紫杉醇+氟尿嘧啶或卡培他滨或替吉奥、奥沙利铂+氟尿嘧啶或卡培他滨或替吉奥（推荐腺癌）。系统性药物治疗在食管癌中的主要应用领域包括针对局部晚期患者的新辅助治疗和辅助治疗，以及针对晚期患者的化疗、分子靶向治疗和免疫治疗。

（1）一线药物治疗：目前，免疫检查点抑制剂联合化疗已经成为晚期食管癌一线治疗的标准。对于晚期食管癌和食管胃结合部癌（包括鳞癌和腺癌）的患者，一线治疗可在顺铂+氟尿嘧啶化疗方案的基础上联合帕博利珠单抗；对于晚期食管胃结合部腺癌患者，一线治疗可在奥沙利铂+氟尿嘧啶类药物的基础上联合纳武利尤单抗；对于晚期食管鳞癌患者，一线治疗可在紫杉醇+顺铂化疗的基础上联合卡瑞利珠单抗。

对于不适合接受免疫检查点抑制剂治疗的患者，可考虑行单纯化疗。晚期食管鳞癌的常用化疗方案包括顺铂联合氟尿嘧啶、紫杉醇联合铂类药物等。晚期食管胃结合部腺癌的常用化疗方案为顺铂或奥沙利铂联合氟尿嘧啶类药物；对于体力状况良好的患者，一线治疗也可以考虑紫杉类药物联合铂类及氟尿嘧啶类药物的三药联合方案。对于 HER2 阳性的晚期食管胃结合部腺癌患者，一线治疗可在顺铂+氟尿嘧啶类药物的基础上联合曲妥珠单抗。

（2）二线药物及以后治疗：免疫检查点抑制剂已成为化疗失败的晚期食管癌患者的重要治疗。对于一线化疗失败的晚期食管鳞癌患者，可选择卡瑞利珠单抗或替雷利珠单抗作为二线治疗药物。目前，国家药品监督管理局尚未批准替雷利珠单抗用于晚期食管癌或食管胃结合部癌二线治疗的适应证，待获批后可作为推荐的治疗策略。对于一线化疗失败的 PD-L1 CPS≥10（CPS，样本组织中全部符合要求的阳性染色细胞占比分数）的食管鳞癌患者，二线治疗可选择帕博利珠单抗单药；对于至少二线化疗失败的食管胃结合部腺癌患者，三线及以后的治疗可以选择纳武利尤单抗。

晚期食管胃结合部腺癌患者二线治疗的选择包括紫杉醇单药，或伊立替康单药，或多西他赛单药化疗。晚期食管鳞癌的二线化疗无标准方案，如不适合接受免疫检查点抑制剂治疗，临床实践中可参考腺癌的方案进行化疗。

在靶向治疗方面，对于 HER2 阳性的晚期食管胃结合部癌，三线及以后的治疗可选择维迪西妥单抗。抗血管生成的靶向药物也可以作为治疗选择：晚期食管胃结合部癌的三线及以后治疗可选择阿帕替尼；晚期食管鳞癌二线及以后治疗可选择安罗替尼或阿帕替尼。

# 二、方案审核要点

## （一）术前新辅助治疗

**1. 化疗方案氟尿嘧啶+亚叶酸钙+奥沙利铂+多西他赛（FLOT）（推荐腺癌）审核要点**见表6-44。

**表6-44　食管癌术前新辅助化疗方案氟尿嘧啶+亚叶酸钙+奥沙利铂+多西他赛（FLOT）审核要点**

<table>
<tr><td>患者基本情况评估</td><td colspan="9">禁用：①对铂类、氟尿嘧啶及多西他赛严重过敏者；②妊娠期或哺乳期患者；③伴发水痘或带状疱疹的患者；④PS＞2；⑤恶性贫血或维生素 $B_{12}$ 缺乏所引起的巨幼红细胞贫血；⑥首次治疗前有骨髓抑制及周围感觉神经病变并伴功能障碍者；⑦二氢嘧啶脱氢酶缺陷患者；⑧ALT 或 AST＞3.5ULN 同时 ALP＞6ULN 或胆红素异常患者；⑨严重肝功能不全患者。<br>慎用：①肝功能明显异常；②感染、出血或发热超过38℃者；③明显胃肠道梗阻；④脱水和（或）酸碱、电解质平衡失调者；⑤有冠心病病史的患者使用含氟尿嘧啶类药物的化疗方案时应严密监测心功能；⑥ALT或AST≥1.5ULN同时ALP≥2.5ULN的患者慎用或降低多西他赛化疗剂量；⑦既往肾功能不全患者慎用含铂方案或需调整剂量后使用。</td></tr>
<tr><td rowspan="8">方案审核</td><td>适应证</td><td colspan="8">食管癌（腺癌）（新辅助治疗）</td></tr>
<tr><td>剂量</td><td colspan="8">奥沙利铂 85mg/m²+多西他赛 50mg/m²+亚叶酸钙 200mg/m²+氟尿嘧啶 2600mg/m²</td></tr>
<tr><td rowspan="5">给药方法</td><td>药名</td><td>溶媒</td><td>途径</td><td>浓度</td><td>给药时间</td><td>给药顺序</td><td>输注时间</td><td>注意事项</td></tr>
<tr><td>多西他赛</td><td>NS或D5W</td><td>iv.gtt</td><td>＜0.74mg/ml</td><td>d1，q14d</td><td>1</td><td>1小时</td><td>—</td></tr>
<tr><td>奥沙利铂</td><td>D5W 250～500ml</td><td>iv.gtt</td><td>＞0.2mg/ml</td><td>d1，q14d</td><td>2</td><td>2～6小时</td><td>①避免与其他任何药物混合或经同一个输液通道同时使用；<br>②避免使用含铝的注射材料；<br>③输注奥沙利铂后需冲洗输液管。</td></tr>
<tr><td>亚叶酸钙</td><td>NS或D5W</td><td>iv.gtt</td><td>—</td><td>d1，q14d</td><td>3</td><td>2小时</td><td>避免光线直射及热接触</td></tr>
<tr><td>氟尿嘧啶</td><td>NS或D5W</td><td>iv.gtt</td><td>—</td><td>d1，q14d</td><td>4</td><td>24小时</td><td>—</td></tr>
<tr><td>药物相互作用</td><td colspan="8">慎用：①较大剂量亚叶酸钙与巴比妥、扑米酮或苯妥英钠同用，可影响后者的抗癫痫作用；②不宜饮酒或同用阿司匹林类药物，以减少消化道出血的可能；③酮康唑、蛋白酶抑制剂（如利托那韦）；④其他CYP3A的抑制物、诱导剂和底物。</td></tr>
<tr><td>器官功能与实验室指标</td><td colspan="9">至少满足：WBC≥3.5×10⁹/L，NEU≥2.0×10⁹/L，PLT≥100.0×10⁹/L，Ccr≥30ml/min。</td></tr>
<tr><td rowspan="3">预处理审核</td><td>止吐</td><td colspan="8">中致吐化疗方案：氟尿嘧啶为低致吐级别；多西他赛为低致吐级别；奥沙利铂为中致吐级别。</td></tr>
<tr><td>抗过敏</td><td colspan="8">铂类药物可引起过敏反应，根据患者病史可考虑使用糖皮质激素、抗组胺等抗过敏药物预防。有资料显示，降低铂类给药速度也可降低过敏反应的发生率。</td></tr>
<tr><td>预防体液潴留</td><td colspan="8">多西他赛滴注前一天开始口服糖皮质激素，如地塞米松片，每次8mg，每日2次，持续3天。</td></tr>
</table>

**2. 化疗方案氟尿嘧啶+顺铂（PF）审核要点**　见表 6-45。

表 6-45　食管癌术前新辅助化疗方案氟尿嘧啶+顺铂（PF）审核要点

| 患者基本情况<br>评估 | 禁用：①对铂类及氟尿嘧啶严重过敏者；②妊娠期或哺乳期患者；③伴发水痘或带状疱疹的患者；④PS＞2；<br>⑤二氢嘧啶脱氢酶缺陷患者；⑥痛风、高尿酸血症；⑦首次治疗前有骨髓抑制及周围感觉神经病变并伴功能障碍者；⑧严重肾功能损害。 |
|---|---|
| | 慎用：①肝功能明显异常；②感染、出血或发热超过 38℃者；③明显胃肠道梗阻；④脱水和（或）酸碱、电解质平衡失调者；⑤有冠心病病史的患者使用含氟尿嘧啶类药物的化疗方案时应严密监测心功能；⑥既往肾功能不全患者慎用含铂方案或需调整剂量后使用。 |

| 方案审核 | 适应证 | 食管癌（新辅助治疗） | | | | | | |
|---|---|---|---|---|---|---|---|---|
| | 剂量 1 | 顺铂 100mg/m² d1 +氟尿嘧啶 800mg/m² d1～d5，q28d | | | | | | |
| | 剂量 2 | 顺铂 80mg/m² d1，q21d+氟尿嘧啶 1000mg/m² d1～d4，q21d | | | | | | |
| | 剂量 3 | 顺铂 80mg/m² d1，q21d+氟尿嘧啶 800mg/m² d1～d5，q21d | | | | | | |
| | 给药方法 | 药名 | 溶媒 | 途径 | 浓度 | 给药时间 | 给药顺序 | 输注时间 | 注意事项 |
| | | 顺铂 | NS 或 D5W | iv.gtt | — | 见剂量 1、2、3 | 1 | 1～2 小时 | 避免使用含铝的注射材料 |
| | | 氟尿嘧啶 | NS 或 D5W | iv.gtt | — | 见剂量 1、2、3 | 2 | 24 小时 | — |
| | 药物相互<br>作用 | 慎用：①不宜饮酒或同用阿司匹林类药物，以减少消化道出血的可能；②氨基糖苷类抗生素及髓袢利尿药等可能有肾毒性或耳毒性的药物。 | | | | | | | |

| 器官功能与实<br>验室指标 | 至少满足：WBC≥3.5×10⁹/L，NEU≥2.0×10⁹/L，PLT≥100.0×10⁹/L。 |
|---|---|

| 预处理审核 | 止吐 | 高致吐化疗方案：氟尿嘧啶为低致吐级别；顺铂为高致吐级别。 |
|---|---|---|
| | 水化 | 在用顺铂前及在用顺铂 24 小时内患者应充分水化，以保证良好的尿排出量，减少肾毒性。水化给液量应保证在 3500～4000ml，低剂量顺铂化疗可适当减少水化给液量，在用药前水化的最后 30 分钟或水化之后可给予 250ml 甘露醇注射液利尿，慎用呋塞米等髓袢利尿药，因其易引起铂类耳毒性增强。 |

**3. 化疗方案紫杉醇+顺铂（TP）（推荐鳞癌）审核要点**　见表 6-46。

表 6-46　食管癌术前新辅助化疗方案紫杉醇+顺铂（TP）审核要点

| 患者基本情况<br>评估 | 禁用：①PS＞2；②对铂类及紫杉醇有严重过敏史；③妊娠期或哺乳期患者；④痛风、高尿酸血症；⑤首次治疗前有骨髓抑制及周围感觉神经病变并伴功能障碍者；⑥伴发水痘或带状疱疹的患者；⑦严重肾功能损害。 |
|---|---|
| | 慎用：既往肾功能不全患者慎用含铂方案或需调整剂量后使用。 |

| 方案审核 | 适应证 | 食管癌（新辅助治疗） | | | | | | |
|---|---|---|---|---|---|---|---|---|
| | 剂量 1 | 紫杉醇 150mg/m² d1，q14d+顺铂 50mg/m² d1，q14d | | | | | | |
| | 剂量 2 | 紫杉醇 135mg/m² d1，q21d+顺铂 70mg/m² d1，q21d | | | | | | |
| | 给药方法 | 药名 | 溶媒 | 途径 | 浓度 | 给药时间 | 给药顺序 | 输注时间 | 注意事项 |
| | | 紫杉醇 | NS 或 D5W | iv.gtt | 0.3～1.2mg/ml | 见剂量 1、2 | 1 | ≥3 小时 | — |
| | | 顺铂 | NS 或 D5W | iv.gtt | — | 见剂量 1、2 | 2 | 1～2 小时 | 避免使用含铝的注射材料 |
| | 药物相互<br>作用 | 慎用：①谨慎与 CYP450 同工酶 CYP2C8 和 CYP3A4 的底物、诱导剂或抑制剂合用；②氨基糖苷类抗生素及髓袢利尿药等可能有肾毒性或耳毒性的药物。 | | | | | | | |

续表

| 器官功能与实验室指标 | | 至少满足：WBC≥3.5×10⁹/L，NEU≥1.5×10⁹/L，PLT≥100.0×10⁹/L。 |
|---|---|---|
| 预处理审核 | 止吐 | 高致吐化疗方案：紫杉醇为低致吐级别；顺铂为高致吐级别。 |
| | 抗过敏 | 在用紫杉醇前 12 小时及 6 小时分别给予地塞米松 10mg 口服，在注射紫杉醇之前 30～60 分钟给予苯海拉明 50mg 肌内注射、给予西咪替丁 300mg 或雷尼替丁 50mg 静脉注射。紫杉醇脂质体在使用前 30 分钟，静脉注射地塞米松 5～10mg；肌内注射苯海拉明 50mg；静脉注射西咪替丁 300mg。紫杉醇（白蛋白结合型）无须进行预处理。 |
| | 水化 | 在用顺铂前及在用顺铂 24 小时内患者应充分水化，以保证良好的尿排出量，减少肾毒性。水化给液量应保证在 3500～4000ml，低剂量顺铂化疗可适当减少水化给液量，在用药前水化的最后 30 分钟或水化之后可给予 250ml 甘露醇注射液利尿，慎用呋塞米等髓袢利尿药，因其易引起铂类耳毒性增强。 |

## 4. 化疗方案多西他赛+顺铂+氟尿嘧啶（DCF）（推荐鳞癌）审核要点　见表 6-47。

**表 6-47　食管癌术前新辅助化疗方案多西他赛+顺铂+氟尿嘧啶（DCF）审核要点**

| 患者基本情况评估 | | 禁用：①对铂类、氟尿嘧啶及多西他赛严重过敏者；②妊娠期或哺乳期患者；③伴发水痘或带状疱疹的患者；④PS>2；⑤痛风、高尿酸血症；⑥首次治疗前有骨髓抑制及周围感觉神经病变并伴功能障碍者；⑦二氢嘧啶脱氢酶缺陷患者；⑧ALT 或 AST>3.5ULN 同时 ALP>6ULN 或胆红素异常患者；⑨严重肝功能不全患者；⑩严重肾功能损害。 | | | | | |
|---|---|---|---|---|---|---|---|
| | | 慎用：①肝功能明显异常；②感染、出血或发热超过 38℃者；③明显胃肠道梗阻；④脱水和（或）酸碱、电解质平衡失调者；⑤有冠心病病史的患者使用含氟尿嘧啶类药物的化疗方案时应严密监测心功能；⑥ALT 或 AST≥1.5ULN 同时 ALP≥2.5ULN 的患者慎用或降低多西他赛化疗剂量；⑦既往肾功能不全的患者慎用含铂方案或需调整剂量后使用。 | | | | | |
| 方案审核 | 适应证 | 食管癌（新辅助治疗） | | | | | |
| | 剂量 | 顺铂 70mg/m²+多西他赛 70mg/m²+氟尿嘧啶 750mg/m² | | | | | |
| | 给药方法 | 药名 | 溶媒 | 途径 | 浓度 | 给药时间 | 给药顺序 | 输注时间 | 注意事项 |
| | | 多西他赛 | NS 或 D5W | iv.gtt | <0.74mg/ml | d1，q21d | 1 | 1 小时 | — |
| | | 顺铂 | NS 或 D5W | iv.gtt | — | d1，q21d | 2 | 1～2 小时 | 避免使用含铝的注射材料 |
| | | 氟尿嘧啶 | NS 或 D5W | iv.gtt | — | d1，q21d | 3 | — | — |
| | 药物相互作用 | 慎用：①不宜饮酒或同用阿司匹林类药物，以减少消化道出血的可能；②氨基糖苷类抗生素及髓袢利尿药等可能有肾毒性或耳毒性的药物；③酮康唑、蛋白酶抑制剂（如利托那韦）；④其他 CYP3A 的抑制物、诱导剂和底物。 | | | | | |
| 器官功能与实验室指标 | | 至少满足：WBC≥3.5×10⁹/L，NEU≥1.5×10⁹/L，PLT≥100.0×10⁹/L。 | | | | | |
| 预处理审核 | 止吐 | 高致吐化疗方案：氟尿嘧啶为低致吐级别；多西他赛为低致吐级别；顺铂为高致吐级别。 | | | | | |
| | 水化 | 在用顺铂前及在用顺铂 24 小时内患者应充分水化，以保证良好的尿排出量，减少肾毒性。水化给液量应保证在 3500～4000ml，低剂量顺铂化疗可适当减少水化给液量，在用药前水化的最后 30 分钟或水化之后可给予 250ml 甘露醇注射液利尿，慎用呋塞米等髓袢利尿药，因其易引起铂类耳毒性增强。 | | | | | |
| | 预防体液潴留 | 多西他赛滴注前一天开始口服糖皮质激素，如地塞米松片，每次 8mg，每日 2 次，持续 3 天。 | | | | | |

### （二）晚期一线治疗

**1. 化疗方案氟尿嘧啶+顺铂（PF）审核要点** 适应证为食管癌（晚期一线治疗），剂量：顺铂 70~100mg/m²，d1，q21d~q28d+氟尿嘧啶 750~1000mg/m²，d1~d4，q21d~q28d，其他审核要点见表 6-45 食管癌术前新辅助化疗方案氟尿嘧啶+顺铂（PF）审核要点。

**2. 化疗方案紫杉醇+顺铂（TP）审核要点** 适应证为食管癌（晚期一线治疗），剂量1：紫杉醇 135~175mg/m²，d1，q21d+顺铂 75mg/m² d1，q21d；剂量2：紫杉醇 90~150mg/m²，d1，q14d+顺铂 50mg/m²，d1，q14d；剂量3：白蛋白结合型紫杉醇 125mg/m²，d1、d8，q21d+顺铂 75mg/m²，d1，q21d，其他审核要点见表 6-46 食管癌术前新辅助化疗方案紫杉醇+顺铂（TP）审核要点。

**3. 化疗方案奥沙利铂+亚叶酸钙+氟尿嘧啶（FLO）（推荐腺癌）审核要点** 适应证为食管癌（晚期一线治疗），剂量：奥沙利铂 85mg/m²+亚叶酸钙 200mg/m²+氟尿嘧啶 2600mg/m²，d1，q14d，其他审核要点见表 6-38 结直肠癌化疗方案奥沙利铂+亚叶酸钙+氟尿嘧啶审核要点。

**4. 化疗方案多西他赛+顺铂+氟尿嘧啶（改良的 DCF 方案）（推荐腺癌）审核要点** 适应证为食管癌（晚期一线治疗），剂量：顺铂 40mg/m²，d3，q14d+多西他赛 40mg/m²，d1，q14d+氟尿嘧啶 2000mg/m²，d1，q14d，其他审核要点见表 6-47 食管癌术前新辅助化疗方案多西他赛+顺铂+氟尿嘧啶（DCF）审核要点。

**5. 化疗方案伊立替康+氟尿嘧啶/亚叶酸钙（推荐腺癌）审核要点** 见表 6-48。

**表 6-48　食管癌晚期一线化疗方案伊立替康+氟尿嘧啶/亚叶酸钙审核要点**

| 患者基本情况评估 | 禁用：①有慢性肠炎和（或）肠梗阻的患者；②对盐酸伊立替康三水合物、氟尿嘧啶或其辅料有严重过敏反应史的患者；③妊娠初期或哺乳期患者；④严重骨髓功能衰竭的患者；⑤PS>2；⑥胆红素>3ULN；⑦二氢嘧啶脱氢酶缺陷患者；⑧伴发水痘或带状疱疹的患者；⑨恶性贫血或维生素 $B_{12}$ 缺乏所引起的巨幼红细胞贫血。 |
| --- | --- |
| | 慎用：①肝功能明显异常；②感染、出血或发热超过 38℃者；③明显胃肠道梗阻；④脱水和（或）酸碱、电解质平衡失调者；⑤伊立替康有胆碱能效应，有哮喘或心血管疾病患者；⑥有冠心病病史的患者使用含氟尿嘧啶类药物的化疗方案时应严密监测心功能。 |

| 方案审核 | 适应证 | 食管癌（晚期一线治疗） | | | | | | | |
| --- | --- | --- | --- | --- | --- | --- | --- | --- | --- |
| | 剂量 | 伊立替康180mg/m²+亚叶酸钙200mg/m²+氟尿嘧啶 400mg/m²（最大剂量1200mg/m²） | | | | | | | |
| | 给药方法 | 药名 | 溶媒 | 途径 | 浓度 | 给药时间 | 给药顺序 | 输注时间 | 注意事项 |
| | | 伊立替康 | NS 或 D5W | iv.gtt | 0.12~2.8mg/ml | d1，q14d | 1 | 30 分钟 | — |
| | | 亚叶酸钙 | NS 或 D5W | iv.gtt | — | d1，q14d | 2 | 2 小时 | 避免光线直射及热接触 |
| | | 氟尿嘧啶 | NS 或 D5W | iv.bolus | — | 400mg/m²，d1，q14d | 3 | — | — |
| | | | NS 或 D5W | civ | — | 1200mg/m²，d1~d2，q14d | 4 | 24 小时 | — |

| 药物相互作用 | 慎用：①较大剂量亚叶酸钙与巴比妥、扑米酮或苯妥英钠同用，可影响后者的抗癫痫作用；②不宜饮酒或同用阿司匹林类药物，以减少消化道出血的可能；③伊立替康有胆碱酯酶抑制剂活性，可能延长琥珀胆碱的神经肌阻滞作用，对抗非去极化药物的神经肌肉阻滞作用。 |
| --- | --- |

续表

| | | |
|---|---|---|
| 器官功能与实<br>验室指标 | 至少满足：WBC≥3.5×10⁹/L，NEU≥2.0×10⁹/L，PLT≥100.0×10⁹/L，胆红素≤1.5ULN。 | |
| 预处理审核 | 止吐 | 中致吐化疗方案：氟尿嘧啶为低致吐级别；伊立替康为中致吐级别。 |
| | 急性胆碱<br>能综合征 | 对有急性、严重胆碱能综合征的患者，下次使用时应预防性使用硫酸阿托品。 |

# 三、规范化审核案例分析

**【主诉】**　食管癌放化疗后，进食后呕吐 3 个月。

**【现病史】**　患者，男，62 岁。患者于 2015 年 9 月无明显诱因出现进食哽噎感，偶伴背部疼痛，就诊于外院。电子内镜报告：食管距门齿 30～35cm 处见溃疡浸润性病变，质脆易出血，腔狭窄。病理回报：食管鳞状细胞癌。2015 年 10～11 月于笔者所在医院行多西他赛+顺铂化疗 2 个周期，2015 年 12 月来院行 IMRT（调强放射治疗）39.6Gy/22 次，给予同步增敏化疗 4 次。2018 年 5 月出现剑突下疼痛，入笔者所在科室完善检查，胃镜取病理示：（胃底）低分化癌，免疫组化结果支持鳞状细胞癌，并行 PET/CT 检查，诊断为胃底转移，肝脏多发转移，于 5 月 22 日～6 月 26 日多西他赛+奈达铂+尼妥珠单抗化疗 2 个周期，耐受可，复查肿瘤标志物和局部病灶明显好转，7 月 9 日、7 月 30 日、8 月 31 日、9 月 26 日行多西他赛+奈达铂 4 个周期，治疗完成后患者恢复良好，无明显不适。患者治疗完成后未定期复查，2020 年 10 月患者出现进食后呕吐，病情逐渐加重，患者未行相关治疗及检查，为进一步治疗来院，近 3 个月患者睡眠尚可，大小便未见明显异常，体重下降 10kg。

**【既往史】**　无。

**【社会史、家族史、过敏史】**　无。

**【体格检查】**　T 36.5℃；P 84 次/分；R 16 次/分；BP 126/80mmHg。身高 169cm，体重 62.5kg。PS 评分 1 分。结膜无苍白，巩膜无黄染，浅表淋巴结未触及肿大，颈静脉无怒张，双肺呼吸音清，未闻及干湿啰音；心律齐，未闻及病理性杂音；腹部外形平坦，触诊腹软，全腹无压痛及反跳痛、肌紧张（－），肝脾未触及，亦未触及腹部异常肿块；移动性浊音阴性，双下肢无水肿。

**【实验室检查及其他辅助检查】**

**1. 血常规**　WBC 7.82×10⁹/L，NEU 3.41×10⁹/L，Hb158g/L（↑），PLT 175×10⁹/L。

**2. 粪便常规**　未查。

**3. 尿常规**　正常。

**4. 肝肾功能**　指标正常。

**5. 凝血功能**　PT 12.20 秒（↑），其余正常。

**6. 肿瘤标志物**　NSE 28.41ng/ml（↑），AFP、CEA、SF、CA199、CA211 检测结果均正常。

**7. 肝胆脾 CT**　示肝右前叶囊肿，肝右后叶低密度及稍低密度，请结合临床，建议必要时增强 CT 脾内缘局限性突出。

**8. 上消化道造影**　食管下段及胃底占位,考虑恶性肿瘤可能。食管下段近贲门区狭窄胃炎。

**9. 颈部淋巴结超声** 颈部多发淋巴结，右颌下淋巴结肿大，左侧颈锁交界处多发淋巴结肿大。

**【诊断】** 食管癌胃底转移放化疗后复发（ⅣB期）。

**【用药记录】**

| 用药目的 | 药物及剂量 | 溶媒及剂量 | 给药途径 | 给药天数 |
|---|---|---|---|---|
| 化疗 | 多西他赛 20mg | NS 100ml | iv.gtt q.d. | d1 |
| | 多西他赛 110mg | NS 500ml | iv.gtt q.d. | d1 |
| | 奈达铂 150mg | NS 500ml | iv.gtt q.d. | d1 |
| 免疫治疗 | 替雷利珠单抗 200mg | NS 100ml | iv.gtt q.d. | d1 |
| 止吐 | 帕洛诺司琼 0.25mg | NS 50ml | iv.gtt q.d. | d1 |
| | 地塞米松 10mg | NS 100ml | iv.gtt q.d. | d1～d2 |
| 抗过敏 | 异丙嗪 25mg | — | i.m. | d1 |
| | 苯海拉明 40mg | — | i.m. | d1 |
| 护胃 | 雷贝拉唑 20mg | NS 100ml | iv.gtt q.d. | d1 |
| 保肝 | 复方甘草酸单铵 S 160mg | D5W 250ml | iv.gtt q.d. | d1～d2 |
| 提高免疫力 | 甘露聚糖肽 20mg | NS 250ml | iv.gtt q.d. | d1～d2 |
| 辅助抗肿瘤 | 艾迪 100ml | NS 400ml | iv.gtt q.d. | d1～d2 |
| | 康莱特 200ml | — | iv.gtt q.d. | d1 |
| 升白药 | 人粒细胞刺激因子 200mg | — | s.c. | d2～d6 |

**【审核要点】**

**1. 化疗耐受性审核**

（1）审核患者基本情况：老年、男性患者，计算体表面积为 1.75m²。诊断食管癌胃底转移放化疗后复发（ⅣB期），既往使用过多西他赛+奈达铂联合化疗，疗效评价 PR（部分缓解），2 年间患者未定期复查，现病情进展，为控制病情入院治疗。本次复发继续使用多西他赛+奈达铂化疗方案。既往无基础疾病，无药物过敏史。

（2）审核器官功能与实验室指标：患者血常规检查满足 WBC ≥ 3.5×10⁹/L，NEU ≥ 2.0×10⁹/L，PLT ≥ 100.0×10⁹/L；患者肝功能各项指标均未超过正常值的 2 倍，根据患者肾功能的肌酐值，估算 Ccr ≥ 45ml/min，未见各器官功能受损。

（3）审核适应证和禁忌证：患者食管癌胃底转移放化疗后复发（ⅣB期）有淋巴转移，肝转移，PS 评分 1 分。根据《中国临床肿瘤学会（CSCO）食管癌诊疗指南（2022 年版）》推荐，转移性/复发食管癌一线治疗方案推荐使用两药联合方案，PS 评分 0～2 分的广泛期小细胞肺癌患者一线治疗推荐紫杉类和铂类联合卡瑞利珠单抗化疗，本例患者应用多西他赛+奈达铂联合方案（DP 方案）化疗符合指南推荐。已排除患者存在失水过多、水痘、带状疱疹、痛风、高尿酸血症、近期感染及因奈达铂而引起的外周神经病等禁忌证，可进行本次化疗。

第一阶段评估，本例老年患者有日常生活自理能力、体力状况良好、器官功能相对较好，选用的联合化疗方案选择合理，已排除化疗禁忌，可执行本次化疗。

**2. 化疗方案合理性审核**

（1）审核给药剂量：该患者体表面积为 1.75m²，根据方案审核推荐 DP 方案[多西他赛

75mg/m$^2$（d1）+奈达铂 80～100mg/m$^2$（d1），每 3 周 1 次]，计算多西他赛剂量为 131.25mg、奈达铂为 140～175mg。实际给药方案为多西他赛 130mg（d1）+奈达铂 150mg（d1），每 3 周 1 次，给药剂量在合理推荐范围内。

（2）审核给药周期间隔：本例患者周期内给药时间与审核推荐相同。给药周期的间隔一般规定为 21 天，患者本次化疗间隔时间符合规定。

（3）审核溶媒及配伍：奈达铂配制时，不可与其他抗肿瘤药混合滴注，也不宜使用氨基酸输液、pH 5 以下的酸性输液（如电解质补液、5%葡萄糖注射液或葡萄糖氯化钠注射液等）。推荐用含氯溶媒稀释奈达铂，溶媒剂量可选择 500ml；多西他赛使用 5%葡萄糖注射液或 0.9%氯化钠注射液稀释，最终浓度不超过 0.74mg/ml（不同生产企业要求不同）。本例患者给药方案中溶媒品种及溶媒剂量选择均合理。

（4）审核给药时间及顺序：多西他赛与铂类化合物联合使用时，应当先用多西他赛，原研药的说明书中要求多西他赛与铂类最好在同一天给药，可以取得更好的疗效。审核相关药物使用备注可知，已注明给药时间和给药顺序，均合理。

（5）审核给药途径：因奈达铂是炎症剂化疗药，多西他赛是剥离剂化疗药，如有渗漏或给药途径错误可引起局部组织坏死，在临床用药过程中应严格按照药品说明书推荐的给药方式给药，本例患者使用的两种化疗药物均采用静脉滴注方式给药。

（6）审核药物相互作用：重点关注是否使用已知与多西他赛或奈达铂存在相互作用的药物，未使用血浆蛋白结合率高的药物，未使用能诱导、抑制或被 CYP3A 代谢的药物，未用酮康唑、蛋白酶抑制剂，未用氨基糖苷类抗生素及盐酸万古霉素，故本例患者发生药物相互作用的风险较小。

第二阶段审核评估，化疗药物给药剂量、溶媒品种和剂量、给药时间间隔、给药顺序、给药途径的选择都合理，没有药物相互作用，可以执行化疗计划。

**3. 审核预处理方案**

（1）止吐方案：奈达铂属于中致吐级别，多西他赛属于低致吐级别，评估催吐风险 DP 方案应按照中度催吐风险，在化疗前给予预防性止吐治疗，防治方案应选用 5-HT$_3$ 受体拮抗剂和地塞米松的联用方案。本例实际使用两药（5-HT$_3$ 受体拮抗剂、地塞米松）联合方案，符合中度催吐风险防治方案，止吐方案使用合理。

（2）抗过敏、防止水钠潴留：多西他赛滴注前一天服用地塞米松，每天 16mg，持续至少 3 天，以预防过敏反应和体液潴留。本患者于化疗当日使用多西他赛前肌内注射异丙嗪与苯海拉明，并于当天及第二天静脉滴注地塞米松 10mg，其中异丙嗪联合苯海拉明的抗过敏方案不应使用。本患者使用抗过敏、防止水钠潴留用药不合理。

（3）保肝护胃：在《肿瘤药物相关性肝损伤防治专家共识（2014 版）》中，关于合用保肝类药物是否可以预防抗肿瘤药物导致的肝损伤，目前尚无定论。本例患者化疗前查肝功能未见异常，预防使用复方甘草酸单铵 S 保肝治疗属于不合理用药。本例应用 PPI 没有适应证，同时给药途径也不合理。

第三阶段评估，患者的抗过敏防止水钠潴留方案不合理；辅助用药使用不合理；对没有肝部、胃部基础疾病的患者，预防使用保肝护胃的药品是不合理的。

# 第五节　胃　　癌

## 一、疾　病　概　论

### （一）病因和发病机制

胃癌（gastric carcinoma）是指原发于胃的上皮源性的恶性肿瘤，是我国最主要的癌症病种之一。根据 2020 年我国的最新数据，胃癌发病率及死亡率在各种恶性肿瘤中均位居第三位。胃癌多见于男性，男女之比约为 2：1。我国早期胃癌占比很低，仅约占 20%，大多数胃癌患者发现时已属进展期，总体 5 年生存率不足 50%。近年来随着胃镜等检查的普及，早期胃癌所占比例正逐年升高。

胃癌病因尚不十分清楚，流行病学调查显示胃癌发病与地域环境，高盐饮食、吸烟、饮酒、熏制食物摄入过多等不良生活及饮食习惯，幽门螺杆菌（Helicobacter pylori，Hp）感染，年龄>40 岁，患有胃的癌前疾病或癌前病变等因素有关。胃的癌前疾病是指一些使胃癌发生的危险性明显增加的临床疾病，如慢性萎缩性胃炎、胃溃疡、胃息肉、残胃、胃黏膜巨皱襞症等。胃癌癌前病变指容易发生癌变的胃黏膜病理组织学变化，但其本身尚不具备恶性改变，主要包括肠上皮化生、异型增生。此外，遗传基因及免疫等因素变化与胃癌发生都有一定关系。

### （二）诊断要点

**1. 临床表现**　胃癌早期多无典型表现，随着病情发展，逐渐出现以下临床表现。

（1）症状：上消化道症状是胃癌最常见亦是最容易忽略的症状，如消化不良和上腹部不适感，进食后饱胀感，胃部灼热感。胃癌进展期伴幽门梗阻时患者可出现恶心、呕吐；癌灶侵破血管时患者可出现呕血与黑便；进展期还可出现非特异性体重减轻、持续性上腹部闷痛、黄疸、腹水、胃食管结合部或近端胃癌，亦可出现吞咽困难等。胃癌伴远处转移时患者可因转移部位的不同出现转移部位特定临床表现。胃癌其他表现包括副肿瘤综合征、自身免疫性疾病（结节性多动脉炎等）。

（2）体征：早期多无明显体征，上腹部深压痛可能是唯一值得注意的体征；晚期患者依据病情变化可能出现上腹部肿块、左锁骨上淋巴结肿大、直肠指诊可触及直肠前窝肿物、腹水、肠鸣音异常、胃型、胃区震水音等。

**2. 实验室检查及其他辅助检查**

（1）血清学检查：目前常用的检测指标包括肿瘤标志物（CEA、CA199、AFP、CA724、CA125、CA242）、胃泌素 17（G-17）、胃功能检测（胃蛋白酶原 PG Ⅰ 和 PG Ⅱ、PG Ⅰ /PG Ⅱ）。

（2）影像学检查：X 线钡餐或泛影葡胺进行上消化道造影、多层螺旋 CT、MRI、超声检查（经腹超声检出率低，不作为胃癌常规检查）、内镜检查（常用技术包括普通白光内镜、化学染色内镜、电子染色内镜、放大内镜、超声内镜等）、PET/CT 等。

（3）组织病理学及细胞学诊断：胃镜活检是目前胃癌诊断的金标准；腹水或腹腔冲洗液行腹腔脱落细胞学检查是目前诊断腹腔内游离癌细胞的金标准；循环肿瘤细胞

（circulating tumor cell，CTC）仅推荐有条件的医院进行检测。其他组织或细胞学检查还包括胃液检查、转移部位组织活检穿刺细胞学检查。

（4）腹腔镜探查。

### （三）治疗

**1. 早期胃癌的治疗**

（1）治疗原则：治疗以内镜下治疗和外科手术治疗为主，遵循规范化、多学科会诊和个体化原则，合理并有计划地进行诊疗。内镜治疗已成为早期胃癌治疗的重要方法，是无淋巴结转移风险的早期胃癌患者的首选微创性治疗模式。对于非内镜治疗适应证的患者，可进行开腹手术及机器人手术治疗。

（2）早期胃癌的药物治疗：对于病理分期为Ⅰ期的早期胃癌患者，根治性治疗后不建议继续行辅助治疗；对于病理分期为Ⅱ～Ⅲ期的早期胃癌患者，遵循辅助治疗原则进行。

**2. 进展期胃癌的治疗**

（1）非根治性手术主要包括姑息手术及减瘤术。

（2）可切除进展期胃癌：推荐标准 D2 手术切除，术后病理为Ⅱ期及Ⅲ期的患者，术后联合化疗，方案推荐氟尿嘧啶类药物联合铂类的两药联合方案。对于分期较晚（临床分期Ⅲ期或以上）的可切除胃癌，新辅助治疗也是推荐方案之一，对于非胃食管结合部肿瘤，首选三药或两药联合化疗，可选的化疗方案包括 SOX、FLOT4、DOS、XELOX、FOLFOX 等，其中优先推荐 SOX。对于胃食管结合部肿瘤，优先推荐新辅助放化疗：DT 45～50.4Gy，同步氟尿嘧啶类、铂类或紫杉类化疗；FLOT4、SOX、DOS 及 XELOX、FOLFOX 等方案也可考虑应用。

（3）不可切除局部进展期胃癌：推荐通过多学科会诊讨论，结合肿瘤因素、患者因素及是否合并肿瘤相关症状等综合因素制订治疗方案。对于肿瘤原因导致的不可切除，如患者一般状况良好，推荐进行转化治疗，可选择同步放化疗或化疗。如治疗后肿瘤退缩较好，建议再次评估手术的可行性，争取根治性切除。对于患者因素导致的不可切除，可根据患者一般状况评估是否可行化疗或给予最佳支持治疗。

**3. 转移性胃癌的治疗** 应采取以药物治疗为主的综合治疗。药物治疗主要包括化疗药物、靶向药物及免疫检查点抑制剂。

（1）一线治疗：适用于手术不可切除或合并远处转移，未接受系统性治疗的胃癌患者。其中，对于 HER2 阳性患者，推荐一线使用曲妥珠单抗联合氟尿嘧啶类+铂类方案化疗，或其他不含蒽环类药物的一线化疗方案。对于 PD-L1 CPS 评分≥5 分的患者，一线推荐使用化疗联合 PD-1 抑制剂纳武利尤单抗免疫治疗。对于 HER2 阴性患者，推荐以氟尿嘧啶类药物为基础、联合铂类和（或）紫杉类的两药或三药化疗方案或纳武利尤单抗免疫治疗联合化疗。

（2）二线及后线治疗：适用于初始治疗后出现疾病进展的患者。对于既往接受过抗 HER2 治疗的阳性患者，建议再次检测 HER2 表达状态；对于既往未应用过曲妥珠单抗的患者，可考虑曲妥珠单抗联合单药紫杉醇和蒽环类药物之外的二线化疗方案。或无论 HER2 状态，可选择紫杉醇联合雷莫西尤单抗抗血管生成治疗。三线及后线治疗：对于 HER2 阳性患者，推荐维迪西妥单抗，阿帕替尼和纳武利尤单抗亦可考虑用于晚期胃癌的三线治疗；对于 PD-L1 CPS≥1 分的患者，可选择帕博利珠单抗三线治疗。对于晚期胃癌三线治疗，化疗获益不明确，临床实践中可根据既往用药情况参照二线推荐方案合理选择单药或双药化疗。

（3）局部复发或单一转移因素胃癌的治疗：推荐结合患者转移部位、数目、患者一般状况等因素，进行多学科会诊，规范化、个体化制订全身及局部治疗策略。

**4. 特殊类型胃癌的治疗**

（1）残胃癌：对于早期且不伴淋巴结转移的患者，可行内镜下黏膜剥离术；对于进展期患者，建议残胃切除术联合区域淋巴结清扫术，无法手术切除者建议行全身系统治疗。

（2）其他类型胃癌：原发性胃腺鳞癌或原发性胃鳞癌仍以外科手术为主，化疗策略尚未达成统一共识。AFP 阳性胃癌根治性胃切除术是主要治疗方式，姑息性手术主要用于远处转移患者，辅助化疗可提高手术效果。对于 EB 病毒相关性胃癌与胃淋巴上皮瘤样癌，手术联合术后辅助化疗为主要治疗方法。胃神经内分泌肿瘤以根治性切除为主要治疗方式。

# 二、方案审核要点

## （一）胃癌的新辅助治疗、辅助治疗、晚期转移性胃癌治疗方案审核要点

**1. 化疗方案 FOLFOX 方案**（奥沙利铂+亚叶酸钙+氟尿嘧啶）**审核要点**　见表 6-49。

表 6-49　胃癌化疗方案 FOLFOX 方案（奥沙利铂+亚叶酸钙+氟尿嘧啶）审核要点

| 患者基本情况评估 | 禁用：①对铂类及氟尿嘧啶严重过敏者；②妊娠初期或哺乳期患者；③伴发水痘或带状疱疹的患者；④PS＞2；⑤恶性贫血或维生素 $B_{12}$ 缺乏所引起的巨幼红细胞贫血；⑥首次治疗前有骨髓抑制及周围感觉神经病变并伴功能障碍者；⑦二氢嘧啶脱氢酶缺陷患者。 | | | | | | | |
|---|---|---|---|---|---|---|---|---|
| | 慎用：①肝功能明显异常者；②感染、出血或发热超过 38℃者；③明显胃肠道梗阻者；④脱水和（或）酸碱、电解质平衡失调者；⑤有冠心病史的患者使用含氟尿嘧啶类药物的化疗方案时应密切监测心脏功能。 | | | | | | | |

| 方案审核 | 适应证 | 可切除胃癌的术后辅助治疗（Ⅱ/Ⅲ期）、非食管胃结合部/食管胃结合部癌新辅助治疗、不可切除局部进展期胃癌、晚期转移性胃癌 | | | | | | |
|---|---|---|---|---|---|---|---|---|
| | 剂量 | 奥沙利铂 85mg/m²＋ 亚叶酸钙 400mg/m² 或左旋亚叶酸钙 200mg/m²+氟尿嘧啶 400mg/m²（最高剂量 2400～3600mg/m²） | | | | | | |
| | 给药方法 | 药名 | 溶媒 | 途径 | 浓度 | 给药时间 | 给药顺序 | 输注时间 | 注意事项 |
| | | 奥沙利铂 | D5W 250～500ml | iv.gtt | ＞0.2mg/ml | d1, q14d | 1 | 2～6 小时 | ①避免与其他任何药物混合或经同一个输液通道同时使用；②避免使用含铝的注射材料；③输注奥沙利铂后需冲洗输液管 2 小时 |

续表

| 方案审核 | 给药方法 | 药名 | 溶媒 | 途径 | 浓度 | 给药时间 | 给药顺序 | 输注时间 | 注意事项 |
|---|---|---|---|---|---|---|---|---|---|
| | | 亚叶酸钙 | NS 或 D5W | iv.gtt | — | d1, q14d | 2 | 2 小时 | 避免光线直射及热接触 |
| | | 氟尿嘧啶 | NS 或 D5W | iv.bolus | — | 400mg/m², d1, q14d | 3 | — | |
| | | | | civ | — | 2400～3600mg/m², d1, q14d | 4 | 46 小时 | |
| | 药物相互作用 | 禁用：①饮酒或同时服用阿司匹林类药物时需警惕消化道出血可能；②较大剂量的亚叶酸钙与苯妥英钠、巴比妥、扑米酮同用可影响抗癫痫药物作用。 | | | | | | | |
| 器官功能与实验室指标 | | 至少满足：WBC≥3.5×10⁹/L，NEU≥2.0×10⁹/L，PLT≥100×10⁹/L，Ccr≥30ml/min。 | | | | | | | |
| 预处理审核 | 止吐 | 中度止吐化疗方案：奥沙利铂为中度致吐级别；氟尿嘧啶为低致吐级别。 | | | | | | | |
| | 抗过敏 | 铂类药物可引起过敏反应，根据患者病史可考虑使用糖皮质激素、抗组胺等抗过敏药物预防。有资料显示，降低铂类给药速度也可降低过敏反应的发生率。 | | | | | | | |

**2. 化疗方案 XELOX 方案**（奥沙利铂+卡培他滨）**审核要点**　适应证为可切除胃癌的术后辅助治疗（Ⅱ/Ⅲ期）、非食管胃结合部/食管胃结合部癌新辅助治疗、不可切除局部进展期胃癌、晚期转移性胃癌。其他审核要点见表 6-37 结直肠癌化疗方案奥沙利铂+卡培他滨审核要点。

**3. 化疗方案 S-1 单药**（替吉奥）**审核要点**　见表 6-50。

**表 6-50　胃癌 S-1 单药（替吉奥）审核要点**

| 患者基本情况评估 | 禁用：①对替吉奥严重过敏者；②严重骨髓抑制患者；③妊娠期或哺乳期患者；④严重肝肾功能不全者；⑤正在使用其他氟尿嘧啶类抗肿瘤药的患者及正在使用氟胞嘧啶的患者。 | | | | | | |
|---|---|---|---|---|---|---|---|
| | 慎用：①合并感染患者；②糖耐量异常者；③间质性肺炎或既往有间质性肺炎的患者；④心脏病或既往有心脏病的患者；⑤消化性溃疡或出血患者。 | | | | | | |
| 方案审核 | 适应证 | 可切除胃癌的术后辅助治疗（Ⅱ期）（1A 类）、不可切除局部进展期胃癌（2B 类）、晚期转移性胃癌 | | | | | |
| | 剂量 | 体表面积<1.25m²，40mg；1.5m²>体表面积≥1.25m²，50mg；体表面积≥1.5m²，60mg | | | | | |
| | 给药方法 | 药名 | 溶媒 | 途径 | 浓度 | 给药时间 | 给药顺序　输注时间　注意事项 |
| | | 替吉奥 | — | p.o. | — | b.i.d., d1～d14, q21d | —　　—　　— |
| | 药物相互作用 | 慎用：①使用替吉奥同时口服香豆素类衍生物抗凝剂的患者，应常规监测其抗凝参数（INR 或 PT），并相应调整抗凝剂的剂量；②替吉奥不能与氟尿嘧啶类抗肿瘤药物合用；③使用替吉奥同时服用苯妥英钠的患者，可发生苯妥英钠中毒；④替吉奥与卡莫氟合用，早期即可导致严重血液系统障碍，以及腹泻、口腔炎等消化道功能障碍；⑤替吉奥不应与索利夫定及其他类似物（如溴夫定）同时应用，在结束索利夫定及其类似物治疗（如溴夫定）到开始替吉奥治疗之间必须有至少 4 周的等待期。 | | | | | |
| 器官功能与实验室指标 | | 至少满足：WBC≥3.5×10⁹/L，NEU≥2.0×10⁹/L，PLT≥100.0×10⁹/L，胆红素≤3.0ULN，转氨酶≤2.5ULN。 | | | | | |
| 预处理审核 | 止吐 | 替吉奥为低致吐级别。 | | | | | |

**4. 化疗方案 XP 方案**（顺铂+卡培他滨）**审核要点** 见表 6-51。

**表 6-51 胃癌 XP 方案**（顺铂+卡培他滨）**审核要点**

| 患者基本情况评估 | | 禁用：①PS＞2；②对铂类、卡培他滨及氟尿嘧啶类有严重过敏史者；③妊娠期或哺乳期患者；④心肝肾功能严重障碍、失水过多、水痘、带状疱疹、痛风、高尿酸血症、近期感染及因顺铂而引起外周神经病等患者；⑤已知二氢嘧啶脱氢酶缺陷患者。 |
| --- | --- | --- |
| | | 慎用：既往肾功能不全患者慎用含铂方案或需调整剂量后使用。 |
| 方案审核 | 适应证 | 可切除胃癌的术后辅助治疗（Ⅱ期）（1B 类）、不可切除局部进展期胃癌（1A 类）、晚期转移性胃癌 |
| | 剂量 | 顺铂 60mg/m²+卡培他滨 1000mg/m² |

| 给药方法 | 药名 | 溶媒 | 途径 | 浓度 | 给药时间 | 给药顺序 | 输注时间 | 注意事项 |
| --- | --- | --- | --- | --- | --- | --- | --- | --- |
| | 顺铂 | NS 或 D5W 500ml | iv.gtt | — | d1, q21d | — | 1～2 小时 | 避免使用含铝装置 |
| | 卡培他滨 | — | p.o. | — | b.i.d., d1～d14, q21d | — | — | — |

| | 药物相互作用 | 慎用：①使用卡培他滨同时口服香豆素类衍生物抗凝剂的患者，应常规监测其抗凝参数（INR 或 PT），并相应调整抗凝剂的剂量；②使用卡培他滨时应慎用经 CYP2C9 代谢的药物；③使用卡培他滨同时服用苯妥英的患者，应常规监测苯妥英的血浆浓度；④甲酰四氢叶酸对卡培他滨的药效学有影响，且可能增加卡培他滨的毒性；⑤卡培他滨不应与索利夫定及其他类似物（如溴夫定）同时应用，在结束索利夫定及其类似物治疗（如溴夫定）到开始卡培他滨治疗之间必须有至少 4 周的等待期；⑥氨基糖苷类抗生素及髓袢利尿药等可能有肾毒性或耳毒性的药物。 |
| --- | --- | --- |
| 器官功能与实验室指标 | | 至少满足：WBC≥3.5×10⁹/L，NEU≥2.0×10⁹/L，PLT≥100.0×10⁹/L，胆红素≤3.0ULN，转氨酶≤2.5ULN。 |

| 剂量调整 | | 肾功能 | 顺铂剂量 |
| --- | --- | --- | --- |
| | | 肌酐清除率 10～50ml/min | 常用量的 75% |
| | | 肌酐清除率＜10ml/min，血液透析 | 透析后给予常用量的 50% |
| | | 肌酐清除率＜10ml/min，持续不卧床腹膜透析（CAPD） | 常用量的 50% |
| | | 肌酐清除率＜10ml/min，连续肾脏替代治疗（CRRT） | 常用量的 75% |

| 预处理审核 | 止吐 | 含铂双药为高致吐方案，卡培他滨为低致吐级别。 |
| --- | --- | --- |
| | 水化 | 当顺铂的剂量＞50mg/m² 时需水化，用顺铂前及在用顺铂 24 小时内应充分水化，水化给液量应保证在 3000～4000ml，水化的目的是保证患者有足够的尿量（顺铂治疗后至少 6 小时内尿量在 100～200ml/h）。 |

**5. 化疗方案 SOX 方案**（奥沙利铂+替吉奥）**审核要点** 见表 6-52。

**表 6-52 胃癌 SOX 方案**（奥沙利铂+替吉奥）**审核要点**

| 患者基本情况评估 | 禁用：①PS＞2；②对铂类及氟尿嘧啶类有严重过敏史者；③妊娠期或哺乳期患者；④有明显的骨髓抑制；⑤严重肝肾功能不全；⑥正在使用其他氟尿嘧啶类抗肿瘤药的患者及正在使用氟胞嘧啶的患者；⑦首个疗程治疗前有周围神经病变甚至出现功能障碍者。 |
| --- | --- |
| | 慎用：①合并感染患者；②糖耐量异常患者；③间质性肺炎或既往有间质性肺炎患者；④心脏病或既往有心脏病患者；⑤消化性溃疡或出血患者。 |

续表

| 方案审核 | 适应证 | 可切除胃癌的术后辅助治疗（Ⅱ期 1B 类，Ⅲ期 1A 类）、食管胃结合部癌新辅助治疗（1B 类）、非食管结合部癌新辅助治疗（1A 类）、不可切除局部进展期胃癌（2B 类）、晚期转移性胃癌 | | | | | | | |
| --- | --- | --- | --- | --- | --- | --- | --- | --- | --- |
| | 剂量 | 奥沙利铂 130mg/m² +替吉奥 40mg/m² | | | | | | | |
| | 给药方法 | 药名 | 溶媒 | 途径 | 浓度 | 给药时间 | 给药顺序 | 输注时间 | 注意事项 |
| | | 奥沙利铂 | D5W 250～500ml | iv.gtt | >0.2mg/ml | d1，q21d | — | 2～6 小时 | ①避免与其他任何药物混合或经同一个输液通道同时使用；②避免使用含铝的注射材料；③输注奥沙利铂后需冲洗输液管 |
| | | 替吉奥 | — | p.o. | — | b.i.d.，d1～d14，q21d | — | — | — |
| | 药物相互作用 | ①使用替吉奥同时口服香豆素类衍生物抗凝剂的患者，应常规监测其抗凝参数（INR 或 PT），并相应调整抗凝剂的剂量；②替吉奥不能与氟尿嘧啶类抗肿瘤药物合用；③使用替吉奥同时服用苯妥英钠的患者，可发生苯妥英钠中毒；④替吉奥与卡莫氟合用，早期即可导致严重血液系统障碍，以及腹泻、口腔炎等消化道功能障碍；⑤替吉奥不应与索利夫定及其他类似物（如溴夫定）同时应用，在结束索利夫定及其类似物治疗（如溴夫定）到开始替吉奥治疗之间必须有至少 4 周的等待期。 | | | | | | | |
| 器官功能与实验室指标 | | 至少满足：WBC≥3.5×10⁹/L，NEU≥2.0×10⁹/L，PLT≥100.0×10⁹/L，胆红素≤3.0ULN，转氨酶≤2.5ULN，Ccr≥30ml/min。 | | | | | | | |
| 预处理审核 | 止吐 | 中度致吐化疗方案：奥沙利铂为中致吐级别；替吉奥为低致吐级别。 | | | | | | | |
| | 抗过敏 | 铂类药物可引起过敏反应，根据患者病史可考虑使用糖皮质激素、抗组胺等抗过敏药物预防。有资料显示，降低铂类给药速度也可降低过敏反应的发生率。 | | | | | | | |

（器官功能与实验室指标行：WBC≥$3.5×10^9$/L，NEU≥$2.0×10^9$/L，PLT≥$100.0×10^9$/L）

**6. 化疗方案 FOLT 方案**（多西他赛+奥沙利铂+四氢叶酸+氟尿嘧啶）**审核要点** 见表 6-53。

**表 6-53 胃癌 FOLT 方案（多西他赛+奥沙利铂+四氢叶酸+氟尿嘧啶）审核要点**

| 患者基本情况评估 | | 禁用：①对铂类、氟尿嘧啶及多西他赛严重过敏者；②妊娠初期或哺乳期患者；③伴发水痘或带状疱疹的患者；④PS>2；⑤恶性贫血或维生素 B₁₂ 缺乏所引起的巨幼红细胞贫血；⑥首次治疗前有骨髓抑制及周围感觉神经病变并伴功能障碍者；⑦二氢嘧啶脱氢酶缺陷患者；⑧ANC（绝对中性粒细胞计数）<1.5×10⁹/L；⑨严重肝功能不全患者。 |
| --- | --- | --- |
| | | 慎用：①肝功能明显异常；②感染、出血或发热超过 38℃者；③明显胃肠道梗阻者；④脱水和（或）酸碱、电解质平衡失调者；⑤有冠心病病史的患者使用含氟尿嘧啶类药物的化疗方案时应密切监测心脏功能。 |
| 方案审核 | 适应证 | 非食管胃结合部/食管胃结合部癌新辅助治疗（1B 类） |
| | 剂量 | 多西他赛 50mg/m²+奥沙利铂 85mg/m²+ 四氢叶酸 200mg/m² 或左旋亚叶酸钙 200mg/m²+氟尿嘧啶 2600mg/m² |

（维生素 $B_{12}$，ANC<$1.5×10^9$/L）

续表

| 方案审核 | 给药方法 | 药名 | 溶媒 | 途径 | 浓度 | 给药时间 | 给药顺序 | 输注时间 | 注意事项 |
|---|---|---|---|---|---|---|---|---|---|
| | | 多西他赛 | NS 或 D5W | iv.gtt | 0.3～0.74mg/ml | d1, q14d | 1 | 1 小时 | |
| | | 奥沙利铂 | D5W 250～500ml | iv.gtt | >0.2mg/ml | d1, q14d | 2 | 2～6 小时 | ①避免与其他任何药物混合或经同一个输液通道同时使用；②避免使用含铝的注射材料；③输注奥沙利铂后需冲洗输液管 2 小时 |
| | | 四氢叶酸 | NS 或 D5W | iv.gtt | — | d1, q14d | 3 | 2 小时 | 避免光线直射及热接触 |
| | | 氟尿嘧啶 | NS 或 D5W | civ | — | d1, q14d | 4 | 24 小时 | — |

| | 药物相互作用 | 慎用：①饮酒或同时服用阿司匹林类药物时需警惕消化道出血可能；②较大剂量亚叶酸钙与苯妥英钠、巴比妥、扑米酮同用，可影响抗癫痫药物的作用；③同时给予酮康唑、蛋白酶抑制剂（如利托那韦）时，要小心谨慎使用多西他赛；④患者合并使用能诱导、抑制或被CYP3A 代谢的药物，如环孢素、特非那定、酮康唑、红霉素及醋竹桃霉素，应注意与多西他赛潜在的显著作用。 |
|---|---|---|

| 器官功能与实验室指标 | 至少满足：WBC≥3.5×10⁹/L，NEU≥2.0×10⁹/L，PLT≥100×10⁹/L，Ccr≥30ml/min，肝功能有损害的患者，如果 ALT 和（或）AST≥1.5ULN，同时 ALP≥2.5ULN，应慎用多西他赛，并且在基线和每个化疗周期前要检测肝功能。 |
|---|---|

| 预处理审核 | 止吐 | 中度致吐化疗方案：奥沙利铂为中度致吐级别；氟尿嘧啶为低致吐级别；多西他赛为低致吐级别。 |
|---|---|---|
| | 抗过敏 | 铂类药物可引起过敏反应，根据患者病史可考虑使用糖皮质激素、抗组胺等抗过敏药物预防。有资料显示，降低铂类给药速度也可降低过敏反应的发生率。 |
| | 预防体液潴留 | 多西他赛滴注前一天服用地塞米松，8mg，b.i.d.，持续至少 3 天。 |

**7. 化疗方案 DOS 方案**（替吉奥+奥沙利铂+多西他赛）**审核要点** 见表 6-54。

表 6-54 胃癌 DOS 方案（替吉奥+奥沙利铂+多西他赛）审核要点

| 患者基本情况评估 | 禁用：①PS＞2；②对铂类、氟尿嘧啶类及多西他赛有严重过敏史；③妊娠期或哺乳期患者；④有明显的骨髓抑制，NEU＜1.5×10⁹/L；⑤严重肝肾功能不全；⑥正在使用其他氟尿嘧啶类抗肿瘤药的患者及正在使用氟胞嘧啶的患者；⑦首个疗程治疗前有周围神经病变甚至出现功能障碍者。 |
|---|---|
| | 慎用：①合并感染患者；②糖耐量异常患者；③间质性肺炎或既往有间质性肺炎患者；④心脏病或既往有心脏病患者；⑤消化性溃疡或出血患者。 |

续表

| 方案审核 | 适应证 | 非食管胃结合部/食管胃结合部癌新辅助治疗（1B 类） | | | | | | |
|---|---|---|---|---|---|---|---|---|
| | 剂量 | 替吉奥 40mg/m²+奥沙利铂 100mg/m²+多西他赛 40mg/m² | | | | | | |
| | 给药方法 | 药名 | 溶媒 | 途径 | 浓度 | 给药时间 | 给药顺序 | 输注时间 | 注意事项 |
| | | 多西他赛 | NS 或 D5W | iv.gtt | 0.3～0.74mg/ml | d1, q21d | 1 | 1 小时 | — |
| | | 奥沙利铂 | D5W 250～500ml | iv.gtt | >0.2mg/ml | d1, q21d | 2 | 2～6 小时 | ①避免与其他任何药物混合或经同一个输液通道同时使用；②避免使用含铝的注射材料；③输注奥沙利铂后需冲洗输液管 |
| | | 替吉奥 | — | p.o. | — | b.i.d., d1～d14, q21d | — | — | — |

| | 药物相互作用 | ①使用替吉奥同时口服香豆素类衍生物抗凝剂的患者，应常规监测其抗凝参数（INR 或 PT），并相应调整抗凝剂的剂量；②替吉奥不能与氟尿嘧啶类抗肿瘤药物合用；③使用替吉奥同时服用苯妥英钠的患者，可发生苯妥英钠中毒；④替吉奥与卡莫氟合用，早期即可导致严重血液系统障碍，以及腹泻、口腔炎等消化道功能障碍；⑤替吉奥不应与索利夫定及其他类似物（如溴夫定）同时给药，在结束索利夫定及其类似物治疗（如溴夫定）到开始替吉奥治疗之间必须有至少 4 周的等待期；⑥同时给予酮康唑、蛋白酶抑制剂（如利托那韦）时，要小心谨慎使用多西他赛；⑦患者合并使用能诱导、抑制或被 CYP3A 代谢的药物，如环孢素、特非那定、酮康唑、红霉素及醋竹桃霉素，应注意与多西他赛潜在的显著作用。 |
|---|---|---|
| 器官功能与实验室指标 | | 至少满足：WBC≥3.5×10⁹/L，NEU≥2.0×10⁹/L，PLT≥100.0×10⁹/L，胆红素≤3.0ULN，转氨酶≤2.5ULN，Ccr≥30ml/min，肝功能有损害的患者，如果 ALT 和（或）AST≥1.5ULN，同时 ALP≥2.5ULN，慎用多西他赛，并且在基线和每个化疗周期前要检测肝功能。 |
| 预处理审核 | 止吐 | 中度致吐化疗方案：奥沙利铂为中致吐级别；替吉奥为低致吐级别。 |
| | 抗过敏 | 铂类药物可引起过敏反应，根据患者病史可考虑使用糖皮质激素、抗组胺等抗过敏药物预防。有资料显示，降低铂类给药速度也可降低过敏反应的发生率。 |
| | 预防体液潴留 | 多西他赛滴注前一天服用地塞米松，8mg，b.i.d.，持续至少 3 天。 |

**8. 化疗方案 PF 方案**（顺铂+氟尿嘧啶）**审核要点**　见表 6-55。

表 6-55　胃癌 PF 方案（顺铂+氟尿嘧啶）审核要点

| 患者基本情况评估 | 禁用：①PS>2；②对铂类及氟尿嘧啶类有严重过敏史者；③妊娠期或哺乳期患者；④心肝肾功能严重障碍、失水过多、水痘、带状疱疹、痛风、高尿酸血症、近期感染及因顺铂而引起外周神经病等患者；⑤已知二氢嘧啶脱氢酶缺陷患者。 |
|---|---|
| | 慎用：既往肾功能不全患者慎用含铂方案或需调整剂量后使用。 |

续表

| 方案审核 | 适应证 | 不可切除局部进展期胃癌（1A 类） | | | | | | | |
|---|---|---|---|---|---|---|---|---|---|
| | 剂量 | 顺铂 80mg/m$^2$+氟尿嘧啶 800mg/m$^2$ | | | | | | | |
| | 给药方法 | 药名 | 溶媒 | 途径 | 浓度 | 给药时间 | 给药顺序 | 输注时间 | 注意事项 |
| | | 顺铂 | NS 或 D5W 500ml | iv.gtt | — | d1，q21d | 1 | 1～2 小时 | 避免使用含铝装置 |
| | | 氟尿嘧啶 | NS 或 D5W | civ | — | d1～d5，q21d | 2 | 24 小时 | — |
| | 药物相互作用 | 慎用：①饮酒或同时服用阿司匹林类药物时需警惕消化道出血可能；②氨基糖苷类抗生素及髓袢利尿药等可能有肾毒性或耳毒性的药物。 | | | | | | | |
| 器官功能与实验室指标 | | 至少满足：WBC≥3.5×10$^9$/L，NEU≥2.0×10$^9$/L，PLT≥100.0×10$^9$/L，胆红素≤3.0ULN，转氨酶≤2.5ULN。 | | | | | | | |
| 剂量调整 | | 肾功能 | | 顺铂剂量 | | | | | |
| | | 肌酐清除率 10～50ml/min | | 常用量的 75% | | | | | |
| | | 肌酐清除率＜10ml/min，血液透析 | | 透析后给予常用量的 50% | | | | | |
| | | 肌酐清除率＜10ml/min，持续不卧床腹膜透析（CAPD） | | 常用量的 50% | | | | | |
| | | 肌酐清除率＜10ml/min，连续肾脏替代治疗（CRRT） | | 常用量的 75% | | | | | |
| 预处理审核 | 止吐 | 含铂双药为高致吐方案，氟尿嘧啶为低致吐级别。 | | | | | | | |
| | 水化 | 当顺铂的剂量＞50mg/m$^2$ 时需水化，用顺铂前及在用顺铂 24 小时内应充分水化，水化给液量应保证在 3000～4000ml，水化的目的是保证患者有足够的尿量（顺铂治疗后至少 6 小时内尿量为 100～200ml/h）。 | | | | | | | |

## 9. 化疗方案 SP 方案（顺铂+替吉奥）审核要点　见表 6-56。

**表 6-56　胃癌 SP 方案（顺铂+替吉奥）审核要点**

| 患者基本情况评估 | | 禁用：①PS＞2；②对铂类、替吉奥及氟尿嘧啶类有严重过敏史者；③严重骨髓抑制患者；④妊娠期或哺乳期患者；⑤严重肝肾功能不全；⑥正在使用其他氟尿嘧啶类抗肿瘤药患者及正在使用氟胞嘧啶患者。 | | | | | | | |
|---|---|---|---|---|---|---|---|---|---|
| | | 慎用：①合并感染患者；②糖耐量异常患者；③间质性肺炎或既往有间质性肺炎患者；④心脏病或既往有心脏病患者；⑤消化性溃疡或出血患者；⑥既往肾功能不全患者慎用含铂方案或需调整剂量后使用。 | | | | | | | |
| 方案审核 | 适应证 | 不可切除局部进展期胃癌（1A 类） | | | | | | | |
| | 剂量 | 顺铂 60～80mg/m$^2$+替吉奥 40～60mg/m$^2$ | | | | | | | |
| | 给药方法 | 药名 | 溶媒 | 途径 | 浓度 | 给药时间 | 给药顺序 | 输注时间 | 注意事项 |
| | | 顺铂 | NS 或 D5W 500ml | iv.gtt | — | d1，q21d | — | 1～2 小时 | 避免使用含铝装置 |
| | | 替吉奥 | — | p.o. | — | b.i.d.，d1～d14，q21d | — | — | — |
| | 药物相互作用 | 慎用：①使用替吉奥同时口服香豆素类衍生物抗凝剂的患者，应常规监测其抗凝参数（INR 或 PT），并相应调整抗凝剂的剂量；②替吉奥不能与氟尿嘧啶类抗肿瘤药物合用；③使用替吉奥同时服用苯妥英钠的患者，可发生苯妥英钠中毒；④替吉奥与卡莫氟合用，早期即可导致严重血液系统障碍，以及腹泻、口腔炎等消化道功能障碍；⑤替吉奥不应与索利夫定及其他类似物（如溴夫定）同时给药，在结束索利夫定及其类似物治疗（如溴夫定）到开始替吉奥治疗之间必须有至少 4 周的等待期；⑥氨基糖苷类抗生素及髓袢利尿药等可能有肾毒性或耳毒性的药物。 | | | | | | | |

续表

| 器官功能与实<br>验室指标 | 至少满足：WBC≥3.5×10⁹/L，NEU≥2.0×10⁹/L，PLT≥100.0×10⁹/L，胆红素≤3.0ULN，转氨酶≤2.5ULN。 | |
|---|---|---|
| 剂量调整 | 肾功能 | 顺铂剂量 |
| | 肌酐清除率10～50ml/min | 常用量的75% |
| | 肌酐清除率<10ml/min，血液透析 | 透析后给予常用量的50% |
| | 肌酐清除率<10ml/min，持续不<br>卧床腹膜透析（CAPD） | 常用量的50% |
| | 肌酐清除率<10ml/min，连续肾<br>脏替代治疗（CRRT） | 常用量的75% |
| 预处理审核 | 止吐 | 含铂双药为高致吐方案，替吉奥为低致吐级别。 |
| | 水化 | 当顺铂的剂量>50mg/m²时需水化，用顺铂前及在用顺铂24小时内应充分水化，水化给液量应保证在3000～4000ml，水化的目的是保证患者有足够的尿量（顺铂治疗后至少6小时内尿量在100～200ml/h）。 |

（二）靶向治疗药物的审核要点

**曲妥珠单抗审核要点** 见表6-57。

表6-57 胃癌靶向治疗曲妥珠单抗审核要点

| 患者基本情况<br>评估 | 禁用：①已知对曲妥珠单抗过敏或者对任何本品辅料过敏者；②严重器质性心脏病和心功能异常；③妊娠期及哺乳期患者；④与化疗联合使用时需兼顾化疗药物的基线评估要求；⑤不推荐以下这些患者使用：充血性心力衰竭病史、高危未控制的心律失常、需要药物治疗的心绞痛、有临床意义的瓣膜疾病、心电图显示透壁心肌梗死、控制不佳的高血压；患者治疗前应进行心功能评估，心功能不全发生的高危因素有年龄>50岁、LVEF基线水平低和LVEF水平下降（<55%）、既往用过或正在使用抗高血压药物治疗，以及紫杉醇、曲妥珠单抗治疗前或治疗后LVEF水平低。 | | | | | | | |
|---|---|---|---|---|---|---|---|---|
| 方案审核 | 适应证 | 晚期转移性胃癌 | | | | | | |
| | 剂量 | 负荷剂量6mg/kg，维持剂量4mg/kg；或负荷剂量8mg/kg，维持剂量6mg/kg | | | | | | |
| | 给药方法 | 药名 | 溶媒 | 途径 | 浓度 | 给药时间 | 输注时间及<br>注意事项 | 给药顺序 |
| | | 曲妥珠单抗 | NS | iv.gtt | — | 负荷剂量6mg/kg，维持剂量4mg/kg，d1，q14d<br>负荷剂量6mg/kg，维持剂量4mg/kg，d1，q21d | 首次90分钟，以后30～60分钟 | 先于化疗药物 |
| | 药物相互作用 | 曲妥珠单抗和蒽环类抗生素不能同时使用 | | | | | | |
| 器官功能与实<br>验室指标 | LVEF≥55% | | | | | | | |
| 预处理 | 与化疗联合使用时需兼顾化疗药物的预处理要求。 | | | | | | | |

（三）免疫治疗药物的审核要点

**1. 帕博利珠单抗审核要点** 适应证为晚期转移性胃癌，剂量200mg，d1，q21d，其他审核要点见表6-24 NSCLC免疫治疗帕博利珠单抗审核要点。

**2. 纳武利尤单抗审核要点** 适应证为晚期转移性胃癌，剂量 3mg/kg，其他审核要点见表 6-23 NSCLC 免疫治疗纳武利尤单抗审核要点。

# 三、规范化审核案例分析

【主诉】 胃癌术后 3 个月余。

【现病史】 患者，男，58 岁。2021 年 9 月 23 日患者因"进食后间断性上腹部疼痛 3 个月余伴加重 20 余日，当地医院行胃镜检查提示胃占位"于笔者所在医院普外科行腹腔镜远端胃大部分切除、胃肠吻合（毕Ⅱ式）、肠吻合、腹腔区域淋巴结清扫、迷走神经切断术、腹腔粘连松解、肠粘连松解术。术后病理示：（胃）溃疡隆起型低分化腺癌，Lauren 分型弥漫型，侵神经，侵全层，上下切缘未见癌，未见明确脉管内瘤栓，（大弯、小弯）淋巴结（0/13、0/18）未见癌转移，大网膜未见癌侵及，（脾动脉周围、胃壁结节）淋巴结（0/4、0/1）未见癌转移。患者术后恢复尚可，2021 年 10 月 27 日、11 月 17 日、12 月 8 日分别行 SOX 方案[奥沙利铂 190mg（d1）+替吉奥 60mg（d1～d14）口服，一日两次，每 3 周 1 次]，化疗 3 个疗程。现为求下一周期化疗，再次入院，患者目前饮食及睡眠尚可，二便正常，无腹胀、腹痛等不适。

【既往史】 肺结核病史。

【社会史、家族史、过敏史】 艾迪注射液过敏史。

【体格检查】 T 36.2℃；P 80 次/分；R 18 次/分；BP 118/86mmHg。身高 162cm，体重 51kg。PS 评分 1 分。腹部可见腹腔镜术后瘢痕。余无异常。

【实验室检查及其他辅助检查】

**1. 血常规** WBC $6.51\times10^9$/L，NEU $3.34\times10^9$/L，Hb 127g/L，PLT $102\times10^9$/L。

**2. 粪便隐血** 阴性。

**3. 尿常规** 指标正常。

**4. 肝肾功能** DBIL 3.90μmol/L，其余指标正常。

**5. 凝血功能** FIB 3.92g/L（↑），D-二聚体 0.74mg/L FEU（↑）。

**6. 肿瘤标志物** CEA 3.2ng/ml，CA199 19.29U/ml。

**7. 腹部 CT** 示上腹部术后改变，双肾囊肿，右肾结石。

【诊断】 胃癌术后（T4aN0M0，ⅡB 期）化疗。

【用药记录】

| 用药目的 | 药物及剂量 | 溶媒及剂量 | 给药途径 | 给药天数 |
| --- | --- | --- | --- | --- |
| 化疗 | 奥沙利铂 190mg | D5W 500ml | iv.gtt | d1 |
| | 替吉奥 60mg | — | p.o.b.i.d. | d1～d14 |
| 止吐 | 托烷司琼 4.48mg | NS 100ml | iv.gtt | d1 |
| | 地塞米松 5mg | NS 100ml | iv.gtt | d1 |
| 护胃 | 奥美拉唑 40mg | NS 100ml | iv.gtt | d1～d4 |
| 保肝 | 异甘草酸镁 200mg | 10%GS 250ml | iv.gtt | d1～d4 |
| 辅助抗肿瘤 | 通关藤 40ml | D5W 250ml | iv.gtt | d1～d4 |

注：GS，葡萄糖溶液。

【审核要点】

**1. 化疗耐受性审核**

（1）审核患者基本情况：中年、男性患者，计算体表面积为 $1.51m^2$。胃癌术后（T4aN0M0，ⅡB 期）3 个月余，已行 SOX 方案化疗 3 个周期，无明显不适症状，治疗过程耐受良好。既往无基础疾病，有艾迪注射液药物过敏史。

（2）审核器官功能与实验室指标：患者血常规检查满足 WBC$\geq3.5\times10^9$/L，NEU$\geq2.0\times10^9$/L，PLT$\geq100.0\times10^9$/L；患者肝功能各项指标均未超过正常值的 2 倍，根据患者肾功能的肌酐值，估算 Ccr$\geq$45ml/min，未见各器官功能受损。

（3）审核适应证和禁忌证：患者为胃癌术后ⅡB 期，无远处转移，PS 评分 1 分。根据《中国临床肿瘤学会（CSCO）胃癌诊疗指南（2022 年版）》，推荐标准 D2 手术切除，对于术后病理为Ⅱ期及Ⅲ期的患者，术后联合化疗，方案推荐氟尿嘧啶类药物联合铂类的两药联合方案。本例患者应用 SOX 方案化疗符合指南推荐（ⅠB 类证据）。已排除患者存在铂类及氟尿嘧啶类过敏史，排除近期合并感染、心脏疾病、间质性肺炎及严重外周神经病变并伴功能障碍等禁忌证，可进行本次化疗。

第一阶段评估，本例中年男性患者，有日常生活自理能力、体力状况良好、器官功能相对较好，选用的化疗治疗方案合理，已排除化疗禁忌，可执行本次化疗。

**2. 化疗方案合理性审核**

（1）审核给药剂量：该患者体表面积为 $1.51m^2$，根据方案审核推荐 SOX 方案[奥沙利铂 $130mg/m^2$（d1），替吉奥 $40mg/m^2$（d1～d14），口服，一日两次，每 3 周 1 次]，计算奥沙利铂剂量为 196.3mg，替吉奥应给予总量为 60.4mg。实际给药方案为奥沙利铂 190mg（d1）+替吉奥 60mg（d1～d14）口服，一日两次，每 3 周 1 次，给药总量在合理推荐范围内。

（2）审核给药周期间隔：本例患者本周期用药时间距上一周期用药时间为 21 天，指南推荐该方案给药周期的间隔规定为 21 天，患者本次化疗间隔时间符合规定。

（3）审核溶媒及配伍：奥沙利铂不可用含氯化钠等的碱性溶液配制，碱性药物会加速奥沙利铂的水解，应尽量避免同时使用。配制后放置时间过长或温度过高亦易水解生成活性正离子铂和草酸，导致给药时对血管造成刺激。故推荐用 5%葡萄糖注射液作为溶媒稀释奥沙利铂，溶媒剂量可选择 250～500ml。且制备完成的输注液若不立即使用，应贮藏于 2～8℃，且不超过 24 小时。本例患者溶媒品种及溶媒剂量选择均合理。

（4）审核给药时间及顺序：奥沙利铂静脉滴注时间 2～6 小时，奥沙利铂与氟尿嘧啶类药物替吉奥联合化疗，奥沙利铂衍生物可以与 DNA 形成链内和链间交联，抑制 DNA 的复制和转录，属非周期特异性抗肿瘤药物。氟尿嘧啶类药物为细胞周期特异性药物，主要抑制 S 期细胞。先使用周期非特异性药物奥沙利铂杀伤一部分细胞，再以周期特异性药物氟尿嘧啶类作用于恢复的 S 期细胞，从而最大限度地杀伤肿瘤细胞，所以应先用奥沙利铂，之后再口服替吉奥。

（5）审核给药途径：奥沙利铂输注时不得使用含铝的注射材料，在临床用药过程中应按照药品说明书推荐的给药方式（静脉滴注）使用，本例患者使用的奥沙利铂化疗药物采用静脉滴注的方式给药。

（6）审核药物相互作用：重点关注是否使用已知与奥沙利铂或替吉奥存在相互作用的

药物，该患者未同时使用香豆素类衍生物抗凝剂，未使用经 CYP2C9 代谢的药物，未同时服用苯妥英、索利夫定及其他类似物，故本例患者发生药物相互作用的风险较小。

第二阶段审核评估，化疗药物给药剂量、溶媒品种和剂量、给药时间间隔、给药顺序、给药途径的选择都合理，没有药物相互作用，可以执行化疗计划。

**3. 审核预处理方案**

（1）止吐方案：奥沙利铂为中致吐级别；替吉奥为低致吐级别，评估催吐风险 SOX 方案应按照中度催吐风险，在化疗前给予预防性止吐治疗，防治方案应选用 5-HT$_3$ 受体拮抗剂和地塞米松联用的方案；劳拉西泮、5-HT$_3$ 受体拮抗剂和地塞米松的联用方案；或 NK-1 受体拮抗剂、5-HT$_3$ 受体拮抗剂和地塞米松。本例实际使用两药（5-HT$_3$ 受体拮抗剂、地塞米松）联用方案，患者既往耐受良好，按照中度催吐风险防治方案执行，托烷司琼联合地塞米松止吐方案使用合理。

（2）保肝护胃：在《肿瘤药物相关性肝损伤防治专家共识（2014 版）》中，关于合用保肝类药物是否可以预防抗肿瘤药物导致的肝损伤，目前尚无定论。本例患者前三个周期化疗过程中并未出现肝损伤，化疗前查肝功能未见异常，预防使用异甘草酸镁保肝治疗属于不合理用药。本例应用 PPI 没有适应证也不合理。

第三阶段评估，患者的止吐方案选择合理，辅助用药使用不合理，对没有肝部、胃部基础疾病的患者，预防使用保肝护胃的药品是不合理的。

# 第六节　胰　腺　癌

## 一、疾病概论

### （一）病因和发病机制

胰腺癌（pancreatic carcinoma）是消化道常见恶性肿瘤之一，约 90% 来源于胰腺导管上皮细胞的导管腺癌，是全球第 12 位常见恶性肿瘤，也是癌症死亡第七大原因，5 年生存率仅为 10%。本病发病率男性高于女性，男女之比为（1.5～2）：1，男性患者远较绝经前的妇女多见，绝经后妇女的发病率与男性相仿。在我国，胰腺癌于过去十余年中的 5 年生存率并没有得到显著提升，仅为 9.9%，随着人口增长、老龄化进程加速及西方化生活方式的普及，胰腺癌的发病率在未来数年仍将上升。

胰腺癌病因尚未完全明确，流行病学调查显示胰腺癌发病与多种危险因素有关。非遗传性因素：长期吸烟、高龄、高脂饮食、体重指数超标、慢性胰腺炎、伴发糖尿病等是胰腺癌可能的非遗传性危险因素。遗传性危险因素：家族遗传也是胰腺癌的高危因素，大约 10% 的胰腺癌病例具有家族遗传性。波伊茨-耶格综合征、遗传性胰腺炎、家族性恶性黑色素瘤及其他遗传性肿瘤疾病的患者，罹患胰腺癌的风险显著增加。目前这些遗传易感性的遗传基础尚未清楚，多达 80% 的患者没有已知的遗传基因，但 *CDKN2A*、*BRCA1/2*、*PALB2* 等基因突变被证实与家族性胰腺癌发病密切相关。

（二）诊断要点

**1. 临床表现** 胰腺癌恶性程度较高，进展迅速，有"癌症之王"的称号，早期起病隐匿，临床症状不典型，缺乏敏感性及特异性的诊断指标，临床就诊时大部分已为中晚期。70%～80%的胰腺癌发生于胰头，胰腺癌的临床症状往往取决于肿瘤的部位和范围，主要临床表现如下。

（1）症状：上腹部不适及隐痛、消化道症状、黄疸、消瘦乏力，其他如发热、胰腺炎发作、糖尿病、上腹部扪及肿块、脾大且功能亢进等。

（2）体征：根据早晚期期别不同可以出现消瘦、上腹部压痛、肝大、黄疸、胆囊肿大、腹部肿块、腹部血管杂音、腹水征、血栓性静脉炎、淋巴结肿大。

**2. 实验室检查及其他辅助检查**

（1）实验室检查：血生化检查[AKP、γ-GT（γ-谷氨酰转肽酶）、LDH（乳酸脱氢酶）、胆红素、血清淀粉酶及脂肪酶、血糖及糖耐量试验、肝功能]、血清肿瘤标志物检查（CEA、POA、PCCA、CA199、Du-PAN-2）、基因检测（C-Ki-ras）。

（2）影像学检查：B超、多层螺旋CT、内镜逆行胰胆管造影术（ERCP）、经皮肝穿刺胆管造影及置管引流（PTC及PTCD）、磁共振胰胆管成像（MRCP）、选择性动脉造影、PET/CT等。

（3）组织病理学及细胞学诊断。

（4）胰管镜检查。

（三）治疗

**1. 治疗原则** 多学科的综合诊疗是任何期别胰腺癌治疗的基础。参考不同患者的肿瘤部位、受侵范围、临床症状及体征、患者体力状态、合并的基础疾病等因素，进行多学科会诊，合理并有计划地应用现有诊疗手段，以求最大限度地根治、控制肿瘤，并达到减少并发症及最大限度改善患者的生活质量。

**2. 外科治疗** 外科治疗前对肿瘤情况进行评估对胰腺癌具有重要临床意义。虽然目前外科手术切除依然是胰腺癌获得治愈及长期生存的有效办法，但多数胰腺癌患者就诊时已失去手术机会，故外科治疗前应针对肿瘤及患者情况进行评估，将肿瘤分为可手术切除、可能手术切除及不可手术切除三类来规范地具体制订治疗方案将是胰腺癌患者获得良好预后的保证。

**3. 药物治疗方法**

（1）化学治疗：是一种利用化学药物阻止肿瘤细胞的增殖、浸润、转移，直至最终杀灭肿瘤细胞的全身性治疗手段。化疗应当严格掌握临床适应证，充分考虑患者病期、体力状况、不良反应、生活质量及患者意愿，避免治疗过度或治疗不足，应当及时评估化疗疗效，密切监测及防止不良反应，并酌情调整药物和（或）剂量。

1）可切除或临界可切除胰腺癌的新辅助/转化治疗：目的是提高R0手术切除率，从而延长PFS（无进展生存期）及OS（总生存期）。推荐吉西他滨为基础的两药联合方案或mFOLFIRINOX或FOLFIRINOX的三药联合方案。

2）可切除胰腺癌的术后辅助化学治疗：常用辅助化疗为以氟尿嘧啶类或者吉西他滨为主的方案。

3）不可切除的局部晚期或转移性胰腺癌：目前该类患者总体治疗效果欠佳，建议进行相关临床研究。常用的化疗药物包括吉西他滨、白蛋白结合型紫杉醇、氟尿嘧啶/亚叶酸钙、顺铂、奥沙利铂、伊立替康、替吉奥、卡培他滨。

（2）分子靶向治疗：是指干扰肿瘤各个过程的特定分子而实现抑制或阻断肿瘤进展的药物。不可切除的局部晚期或转移性胰腺癌靶向药物包括厄洛替尼。对于存在 BRCA1/2 胚系基因突变、经含铂方案一线治疗≥16 周后未进展的患者，可采用多腺苷二磷酸核糖聚合酶抑制剂奥拉帕利单药维持治疗。对于有特殊基因变异的晚期胰腺癌患者（如 HER2 扩增、ALK 基因重排、NTRK 基因融合），有研究显示针对对应的靶点进行靶向治疗具有一定疗效。

（3）免疫治疗：存在微卫星高度不稳定的晚期胰腺癌患者可考虑尝试免疫治疗。

**4. 放射治疗**  是胰腺癌的重要治疗手段之一。

**5. ERCP 及相关治疗**

**6. 介入治疗**  治疗手段包括经动脉灌注化疗、消融治疗、经皮肝穿刺胆道引流术、胆道支架/消化道支架植入、出血栓塞治疗、癌痛腹腔神经丛阻滞治疗。

**7. 最佳支持治疗**

# 二、方案审核要点

（一）胰腺癌细胞毒化疗方案审核要点

**1. 化疗方案吉西他滨+白蛋白结合型紫杉醇审核要点**  见表 6-58。

表 6-58  胰腺癌化疗方案吉西他滨+白蛋白结合型紫杉醇审核要点

| 患者基本情况评估 | 禁用：①对吉西他滨有严重过敏者；②妊娠初期或哺乳期患者；③对人血白蛋白过敏者禁用白蛋白结合型紫杉醇；④严重中性粒细胞减少（<$1.5×10^9$/L）的患者。 | | | | | | | |
|---|---|---|---|---|---|---|---|---|
| | 慎用：①吉西他滨具有放射增敏和放射记忆的作用，应谨慎应用于同步放化疗，吉西他滨化疗与放射治疗之间至少间隔 4 周；②肝肾功能不全患者慎用。 | | | | | | | |
| 方案审核 | 适应证 | 可切除或临界可切除胰腺癌的新辅助/转化治疗、不可切除的局部晚期或转移性胰腺癌治疗 | | | | | | |
| | 剂量 | 白蛋白结合型紫杉醇 125mg/m²+吉西他滨 1000mg/m² | | | | | | |
| | 给药方法 | 药名 | 溶媒 | 途径 | 浓度 | 给药时间 | 给药顺序 | 输注时间 | 注意事项 |
| | | 白蛋白结合型紫杉醇 | NS（根据浓度限制稀释） | iv.gtt | 5mg/ml | d1、d8, q21d | 1 | 30 分钟 | — |
| | | 吉西他滨 | NS 100ml | iv.gtt | ≤40mg/ml | d1、d8, q21d | 2 | 30 分钟 | 与紫杉醇联合时先给紫杉醇 |
| | 药物相互作用 | ①由于存在引起全身性并可能是致命性疾病的风险，避免合并使用黄热病疫苗和其他减毒活疫苗，特别是免疫抑制患者；②紫杉醇与 CYP2C8 和 CYP3A4 的已知底物、诱导剂或抑制剂合用时，紫杉醇的药代动力学会发生改变，应当慎重。 | | | | | | | |

续表

| 器官功能与实 验室指标 | 至少满足：WBC≥3.5×10⁹/L，NEU≥2.0×10⁹/L，PLT≥100×10⁹/L，Ccr≥30ml/min。 | |
|---|---|---|
| 预处理审核 | 止吐 | 低致吐化疗方案：吉西他滨为低度致吐风险药物，白蛋白结合型紫杉醇为低度致吐风险药物。 |
| | 抗过敏 | 白蛋白结合型紫杉醇无须进行预处理。 |

**2. 化疗方案 FOLFIRINOX 方案**（奥沙利铂+伊立替康+亚叶酸钙+氟尿嘧啶）**审核要点**　见表 6-59。

表 6-59　胰腺癌化疗方案 FOLFIRINOX 方案（奥沙利铂+伊立替康+亚叶酸钙+氟尿嘧啶）审核要点

| 患者基本情况 评估 | 禁用：①有慢性肠炎和（或）肠梗阻的患者；②对方案中任何药物或辅料有严重过敏反应史的患者；③妊娠 初期或哺乳期患者；④严重骨髓功能衰竭的患者；⑤PS>2；⑥胆红素>3ULN；⑦二氢嘧啶脱氢酶缺陷患 者；⑧伴发水痘或带状疱疹的患者；⑨恶性贫血或维生素 B₁₂ 缺乏所引起的巨幼红细胞贫血；⑩首次治疗 前有骨髓抑制及周围感觉神经病变并伴功能障碍者。 | | | | | | | |
|---|---|---|---|---|---|---|---|---|
| | 慎用：①肝功能明显异常；②感染、出血或发热超过 38℃者；③明显胃肠道梗阻；④脱水和（或）酸碱、电 解质平衡失调者；⑤伊立替康有胆碱能效应，有哮喘或心血管疾病的患者慎用。 | | | | | | | |

| 方案审核 | 适应证 | 可切除或临界可切除胰腺癌的新辅助/转化治疗、不可切除的局部晚期或转移性胰腺癌治疗 | | | | | | |
|---|---|---|---|---|---|---|---|---|
| | 剂量 | 奥沙利铂 85mg/m² + 伊立替康 180mg/m²+亚叶酸钙 400mg/m²+氟尿嘧啶 400mg/m²，最高剂量 2400mg/m² | | | | | | |
| | 给药方法 | 药名 | 溶媒 | 途径 | 浓度 | 给药时间 | 给药顺序 | 输注时间 | 注意事项 |
| | | 伊立替康 | NS 或 D5W | iv.gtt | 0.12～ 2.8mg/ml | d1, q14d | 1 | 30～90 分钟 | — |
| | | 奥沙利铂 | D5W 250～500ml | iv.gtt | >0.2mg/ml | d1, q14d | 2 | 2～6 小时 | ①避免与其他任 何药物混合或 经同一个输液 通道同时使 用；②避免使 用含铝的注射 材料；③输注 奥沙利铂后需 冲洗输液管。 |
| | | 亚叶酸钙 | NS 或 D5W | iv.gtt | — | d1, q14d | 3 | 2 小时 | 避免光线直射及 热接触 |
| | | 5-FU | NS 或 D5W | iv.bolus | — | 400mg/m²， d1, q14d | 4 | — | — |
| | | 5-FU | NS 或 D5W | civ | — | 2400mg/m²， d1, q14d | 5 | 46 小时 | — |
| | 药物相互 作用 | ①较大剂量亚叶酸钙与巴比妥、扑米酮或苯妥英钠同用，可影响后者的抗癫痫作用；②不宜饮酒 或同用阿司匹林类药物，以减少消化道出血的可能；③伊立替康有胆碱酯酶抑制剂活性，可能 延长琥珀胆碱的神经肌肉阻滞作用，对抗非去极化药物的神经肌肉阻滞作用。 | | | | | | |

| 器官功能与实 验室指标 | 至少满足：WBC≥3.5×10⁹/L，NEU≥2.0×10⁹/L，PLT≥100.0×10⁹/L。 | |
|---|---|---|

| 预处理审核 | 止吐 | 中高致吐化疗方案：氟尿嘧啶为低致吐级别；伊立替康、奥沙利铂为中致吐级别。 |
|---|---|---|
| | 抗过敏 | 铂类药物可引起过敏反应，根据患者病史可考虑使用糖皮质激素、抗组胺等抗过敏药物预防。有资料显示，降低铂类给药速度也可降低过敏反应的发生率。 |
| | 急性胆碱能综合征 | 有急性、严重胆碱能综合征的患者，下次使用时应预防性使用硫酸阿托品。 |

**3. 化疗方案 mFOLFIRINOX 方案**（奥沙利铂+伊立替康+亚叶酸钙+氟尿嘧啶）**审核要点** 见表 6-60。

**表 6-60 胰腺癌化疗方案 mFOLFIRINOX 方案（奥沙利铂+伊立替康+亚叶酸钙+氟尿嘧啶）审核要点**

| 患者基本情况评估 | 禁用：①有慢性肠炎和（或）肠梗阻的患者；②对方案中任何药物或辅料有严重过敏反应史的患者；③妊娠初期或哺乳期患者；④严重骨髓功能衰竭的患者；⑤PS>2；⑥胆红素>3ULN；⑦二氢嘧啶脱氢酶缺陷患者；⑧伴发水痘或带状疱疹的患者；⑨恶性贫血或维生素 $B_{12}$ 缺乏所引起的巨幼红细胞贫血；⑩首次治疗前有骨髓抑制及周围感觉神经病变并伴功能障碍者。 |
|---|---|

| | 慎用：①肝功能明显异常；②感染、出血或发热超过 38℃者；③明显胃肠道梗阻；④脱水和（或）酸碱、电解质平衡失调者；⑤伊立替康有胆碱能效应，有哮喘或心血管疾病患者。 |
|---|---|

方案审核

| | 适应证 | 可切除或临界可切除胰腺癌的新辅助/转化治疗、可切除胰腺癌的术后辅助化疗、不可切除的局部晚期或转移性胰腺癌治疗 |
|---|---|---|

| | 剂量 | 奥沙利铂 85mg/m²+伊立替康 150mg/m²+亚叶酸钙 400mg/m²+氟尿嘧啶 2400mg/m² |
|---|---|---|

| 给药方法 | 药名 | 溶媒 | 途径 | 浓度 | 给药时间 | 给药顺序 | 输注时间 | 注意事项 |
|---|---|---|---|---|---|---|---|---|
| | 伊立替康 | NS 或 D5W | iv.gtt | 0.12～2.8mg/ml | d1, q14d | 1 | 30～90 分钟 | — |
| | 奥沙利铂 | D5W 250～500ml | iv.gtt | >0.2mg/ml | d1, q14d | 2 | 2～6 小时 | ①避免与其他任何药物混合或经同一个输液通道同时使用；②避免使用含铝的注射材料；③输注奥沙利铂后需冲洗输液管。 |
| | 亚叶酸钙 | NS 或 D5W | iv.gtt | — | d1, q14d | 3 | 2 小时 | 避免光线直射及热接触 |
| | 氟尿嘧啶 | NS 或 D5W | civ | — | 2400mg/m², d1, q14d | 4 | 46 小时 | — |

| | 药物相互作用 | ①较大剂量亚叶酸钙与巴比妥、扑米酮或苯妥英钠同用，可影响后者的抗癫痫作用；②不宜饮酒或同用阿司匹林类药物，以减少消化道出血的可能；③伊立替康有胆碱酯酶抑制剂活性，可能延长琥珀胆碱的神经肌肉阻滞作用，对抗非去极化药物的神经肌肉阻滞作用。 |
|---|---|---|

| 器官功能与实验室指标 | 至少满足：WBC≥3.5×10⁹/L，NEU≥2.0×10⁹/L，PLT≥100.0×10⁹/L。 |
|---|---|

| 预处理审核 | 止吐 | 中致吐化疗方案：氟尿嘧啶为低致吐级别；伊立替康、奥沙利铂为中致吐级别。 |
| | 抗过敏 | 铂类药物可引起过敏反应，根据患者病史可考虑使用糖皮质激素、抗组胺等抗过敏药物预防。有资料显示，降低铂类给药速度也可降低过敏反应的发生率。 |
| | 急性胆碱能综合征 | 有急性、严重胆碱能综合征的患者，下次使用时应预防性使用硫酸阿托品。 |

### 4. 化疗方案吉西他滨审核要点 见表 6-61。

**表 6-61 胰腺癌化疗方案吉西他滨审核要点**

| 患者基本情况评估 | 禁用：①对吉西他滨有严重过敏史的患者；②吉西他滨与放射治疗联合应用；③妊娠期或哺乳期的患者。 | | | | | | | |
| | 慎用：肝肾功能不全的患者。 | | | | | | | |
| 方案审核 | 适应证 | 可切除胰腺癌的术后辅助化疗、不可切除的局部晚期或转移性胰腺癌治疗 | | | | | | |
| | 剂量 | 吉西他滨 $1000mg/m^2$ | | | | | | |
| | 给药方法 | 药名 | 溶媒 | 途径 | 浓度 | 给药时间 | 给药顺序 | 输注时间 | 注意事项 |
| | | 吉西他滨 | NS 100ml | iv.gtt | ≤40mg/ml | d1、8，q21d | — | 30分钟 | — |
| | 药物相互作用 | 由于存在引起全身性并可能是致命性疾病的风险，应避免使用黄热病疫苗和其他减毒活疫苗，特别是免疫抑制患者。 | | | | | | |
| 器官功能与实验室指标 | 至少满足：WBC≥$3.5×10^9$/L，NEU≥$1.5×10^9$/L，PLT≥$100.0×10^9$/L。 | | | | | | | |
| 预处理审核 | 止吐 | 低致吐化疗方案：吉西他滨单药为低致吐级别。 | | | | | | |

### 5. 化疗方案吉西他滨+卡培他滨 见表 6-62。

**表 6-62 胰腺癌化疗方案吉西他滨+卡培他滨审核要点**

| 患者基本情况评估 | 禁用：①PS>2；②对吉西他滨、卡培他滨及氟尿嘧啶类药物过敏者；③妊娠期或哺乳期患者；④严重肝肾功能不全者；⑤已知二氢嘧啶脱氢酶缺陷患者。 | | | | | | | |
| 方案审核 | 适应证 | 可切除胰腺癌的术后辅助化疗、不可切除的局部晚期或转移性胰腺癌治疗 | | | | | | |
| | 剂量 | 吉西他滨 $1000mg/m^2$ +卡培他滨 $1660mg/（m^2·d）$ | | | | | | |
| | 给药方法 | 药名 | 溶媒 | 途径 | 浓度 | 给药时间 | 给药顺序 | 输注时间 | 注意事项 |
| | | 吉西他滨 | NS 100ml | iv.gtt | ≤40mg/ml | d1、d8，q21d | — | 30分钟 | — |
| | | 卡培他滨 | — | p.o. | — | b.i.d.，d1～d14，q21d | | | |
| | 药物相互作用 | 慎用：①使用卡培他滨同时口服香豆素类衍生物抗凝剂的患者，应常规监测其抗凝参数（INR 或 PT），并相应调整抗凝剂的剂量；②使用卡培他滨时应慎用经 CYP2C9 代谢的药物；③使用卡培他滨同时服用苯妥英的患者，应常规监测苯妥英的血浆浓度；④甲酰四氢叶酸对卡培他滨的药效学有影响，且可能增加卡培他滨的毒性；⑤卡培他滨不应与索利夫定及其他类似物（如溴夫定）同时给药，在结束索利夫定及其类似物治疗（如溴夫定）到开始卡培他滨治疗之间必须有至少 4 周的等待期；⑥由于存在引起全身性并可能是致命性疾病的风险，避免合并使用黄热病疫苗和其他减毒活疫苗，特别是免疫抑制患者。 | | | | | | |

| 器官功能与实 验室指标 | | 至少满足：WBC≥3.5×10⁹/L，NEU≥2.0×10⁹/L，PLT≥100.0×10⁹/L，胆红素≤3.0ULN，转氨酶≤2.5ULN。 |
|---|---|---|
| 剂量调整 | 血常规 | 治疗周期内：NEU 0.5×10⁹/L～1.0×10⁹/L 或 PLT 50.0×10⁹/L～100.0×10⁹/L，吉西他滨调整为常用量的 75% |
| 预处理审核 | 止吐 | 低致吐化疗方案：吉西他滨单药为低致吐级别；卡培他滨为低致吐级别。 |

## 6. 化疗方案卡培他滨审核要点　见表 6-63。

**表 6-63　胰腺癌化疗方案卡培他滨审核要点**

| 患者基本情况 评估 | 禁用 | ①PS＞2；②对卡培他滨及氟尿嘧啶类过敏者；③妊娠期或哺乳期患者；④严重肝肾功能不全者；⑤已知二氢嘧啶脱氢酶缺陷患者。 | | | | | | |
|---|---|---|---|---|---|---|---|---|
| 方案审核 | 适应证 | 可切除胰腺癌的术后辅助化疗 | | | | | | |
| | 剂量 | 卡培他滨 2000mg/（m²·d） | | | | | | |
| | 给药方法 | 药名 | 溶媒 | 途径 | 浓度 | 给药时间 | 给药顺序 | 输注时间 | 注意事项 |
| | | 卡培他滨 | — | p.o. | — | b.i.d., d1～d14, q21d | — | — |
| | 药物相互 作用 | 慎用：①使用卡培他滨同时口服香豆素类衍生物抗凝剂的患者，应常规监测其抗凝参数（INR 或 PT），并相应调整抗凝剂的剂量；②使用卡培他滨时应慎用经 CYP2C9 代谢的药物；③使用卡培他滨同时服用苯妥英的患者，应常规监测苯妥英的血浆浓度；④甲酰四氢叶酸对卡培他滨的药效学有影响，且可能增加卡培他滨的毒性；⑤卡培他滨不应与索利夫定及其他类似物（如溴夫定）同时给药，在结束索利夫定及其类似物治疗（如溴夫定）到开始卡培他滨治疗之间必须有至少 4 周的等待期。 | | | | | | |
| 器官功能与实 验室指标 | | 至少满足：WBC≥3.5×10⁹/L，NEU≥2.0×10⁹/L，PLT≥100.0×10⁹/L，胆红素≤3.0ULN，转氨酶≤2.5ULN。 | | | | | | |
| 预处理审核 | 止吐 | 低致吐化疗方案：卡培他滨为低致吐级别。 | | | | | | |

## 7. 化疗方案替吉奥审核要点　见表 6-64。

**表 6-64　胰腺癌化疗方案替吉奥审核要点**

| 患者基本情况 评估 | 禁用 | ①对替吉奥严重过敏者；②严重骨髓抑制患者；③妊娠期或哺乳期患者；④严重肝肾功能不全者；⑤正在使用其他氟尿嘧啶类抗肿瘤药的患者及正在使用氟胞嘧啶的患者。 | | | | | | |
|---|---|---|---|---|---|---|---|---|
| | 慎用 | ①合并感染患者；②糖耐量异常患者；③间质性肺炎或既往有间质性肺炎患者；④心脏病或既往有心脏病患者；⑤消化性溃疡或出血患者。 | | | | | | |
| 方案审核 | 适应证 | 可切除胰腺癌的术后辅助化疗、不可切除的局部晚期或转移性胰腺癌治疗 | | | | | | |
| | 剂量 | 替吉奥 80～120mg/（m²·d） | | | | | | |
| | 给药方法 | 药名 | 溶媒 | 途径 | 浓度 | 给药时间 | 给药顺序 | 输注时间 | 注意事项 |
| | | 替吉奥 | — | p.o. | — | b.i.d., d1～d14, q21d | — | — |
| | 药物相互 作用 | 慎用：①使用替吉奥同时口服香豆素类衍生物抗凝剂的患者，应常规监测其抗凝参数（INR 或 PT），并相应调整抗凝剂的剂量；②替吉奥不能与氟尿嘧啶类抗肿瘤药物合用；③使用替吉奥同时服用苯妥英钠的患者，可发生苯妥英钠中毒；④替吉奥与卡莫氟合用，早期即可导致严重血液系统障碍，以及腹泻、口腔炎等消化道功能障碍；⑤替吉奥不应与索利夫定及其他类似物（如溴夫定）同时给药，在结束索利夫定及其类似物治疗（如溴夫定）到开始替吉奥治疗之间必须有至少 4 周的等待期。 | | | | | | |

续表

| 器官功能与实验室指标 | | 至少满足：WBC≥3.5×10⁹/L，NEU≥2.0×10⁹/L，PLT≥100.0×10⁹/L，胆红素≤3.0ULN，转氨酶≤2.5ULN。 |
|---|---|---|
| 预处理审核 | 止吐 | 低致吐化疗方案：替吉奥为低度致吐风险药物。 |

## 8. 化疗方案亚叶酸钙+氟尿嘧啶审核要点　见表 6-65。

**表 6-65　胰腺癌化疗方案亚叶酸钙+氟尿嘧啶审核要点**

| 患者基本情况评估 | | 禁用：①PS＞2；②对氟尿嘧啶类过敏者；③妊娠期或哺乳期患者；④严重心、肺、肝、肾功能不全者；⑤已知二氢嘧啶脱氢酶缺陷患者；⑥有明显骨髓抑制的患者。 |
|---|---|---|
| | | 慎用：①肝功能明显异常者；②感染、出血或发热超过38℃者；③明显胃肠道梗阻者；④脱水和（或）酸碱、电解质平衡失调者；⑤有冠心病病史的患者使用含氟尿嘧啶类药物的化疗方案时应严密监测心功能。 |

| 方案审核 | 适应证 | 可切除胰腺癌的术后辅助化疗、不可切除的局部晚期或转移性胰腺癌治疗 |
|---|---|---|
| | 剂量 | 亚叶酸钙 400mg/m²+氟尿嘧啶 400mg/m²，最高剂量 2400mg/m² |

| 给药方法 | 药名 | 溶媒 | 途径 | 浓度 | 给药时间 | 给药顺序 | 输注时间 | 注意事项 |
|---|---|---|---|---|---|---|---|---|
| | 亚叶酸钙 | NS 或 D5W | iv.gtt | — | d1，q14d | 1 | 2 小时 | 避免光线直射及热接触 |
| | 氟尿嘧啶 | NS 或 D5W | iv.bolus | — | 400mg/m²，d1，q14d | 2 | — | — |
| | 氟尿嘧啶 | NS 或 D5W | civ | — | 2400mg/m²，d1，q14d | 3 | 46 小时 | — |

| | 药物相互作用 | ①较大剂量亚叶酸钙与巴比妥、扑米酮或苯妥英钠同用，可影响后者的抗癫痫作用；②不宜饮酒或同用阿司匹林类药物，以减少消化道出血的可能。 |
|---|---|---|

| 器官功能与实验室指标 | | 至少满足：WBC≥3.5×10⁹/L，NEU≥2.0×10⁹/L，PLT≥100.0×10⁹/L。 |
|---|---|---|
| 预处理审核 | 止吐 | 低致吐化疗方案：氟尿嘧啶为低度致吐风险药物。 |

## 9. 化疗方案吉西他滨+顺铂审核要点　见表 6-66。

**表 6-66　胰腺癌化疗方案吉西他滨+顺铂审核要点**

| 患者基本情况评估 | | 禁用：①PS＞2；②对铂类及吉西他滨有严重过敏史；③妊娠期或哺乳期的患者；④严重肾功能不全患者。 |
|---|---|---|
| | | 慎用：吉西他滨具有放射增敏和放射记忆的作用，谨慎应用于同步放化疗，吉西他滨化疗与放射治疗之间至少间隔 4 周。 |

| 方案审核 | 适应证 | 不可切除的局部晚期或转移性胰腺癌治疗 |
|---|---|---|
| | 剂量 | 吉西他滨 1000mg/m² + 顺铂 75mg/m² |

| 给药方法 | 药名 | 溶媒 | 途径 | 浓度 | 给药时间 | 给药顺序 | 输注时间 | 注意事项 |
|---|---|---|---|---|---|---|---|---|
| | 吉西他滨 | NS 100ml | iv.gtt | ≤40mg/ml | d1，d8，d21d | 1 | 30 分钟 | — |
| | 顺铂 | NS 或 D5W 500ml | iv.gtt | — | d1，q21d | 2 | 1~2 小时 | 避免使用含铝装置 |

| | 药物相互作用 | 慎用：①氨基糖苷类抗生素及髓襻利尿药等可能有肾毒性或耳毒性的药物；②由于存在引起全身性并可能是致命性疾病的风险，避免合并使用黄热病疫苗和其他减毒活疫苗，特别是免疫抑制患者。 |
|---|---|---|

续表

| 器官功能与实验室指标 | | 至少满足：WBC≥3.5×10⁹/L，NEU≥1.5×10⁹/L，PLT≥100.0×10⁹/L。 | |
|---|---|---|---|
| 剂量调整 | 血常规 | 治疗周期内：NEU 0.5×10⁹/L～1.0×10⁹/L 或 PLT 50.0×10⁹/L～100.0×10⁹/L，吉西他滨调整为常用量的 75%。 | |
| | | 肾功能 | 顺铂剂量 |
| | | 肌酐清除率 10～50ml/min | 常用量的 75% |
| | | 肌酐清除率<10ml/min，血液透析 | 透析后给予常用量的 50% |
| | | 肌酐清除率<10ml/min，持续不卧床腹膜透析（CAPD） | 常用量的 50% |
| | | 肌酐清除率<10ml/min，连续肾脏替代治疗（CRRT） | 常用量的 75% |
| 预处理审核 | 止吐 | 含铂双药为高致吐方案；吉西他滨为低度致吐风险药物。 | |
| | 水化 | 当顺铂的剂量>50mg/m² 时需水化，用顺铂前及在用顺铂 24 小时内应充分水化，水化给液量应保证在 3000～4000ml，水化的目的是保证患者有足够的尿量（顺铂治疗后至少 6 小时内尿量在 100～200ml/h）。 | |

## 10. 化疗方案吉西他滨+替吉奥审核要点　见表 6-67。

**表 6-67　胰腺癌化疗方案吉西他滨+替吉奥审核要点**

| 患者基本情况评估 | | 禁用：①PS>2；②对吉西他滨及替吉奥严重过敏者；③妊娠期或哺乳期患者；④严重肝肾功能不全；⑤严重骨髓抑制患者；⑥正在使用其他氟尿嘧啶类抗肿瘤药物的患者及正在使用氟胞嘧啶的患者。 | | | | | | |
|---|---|---|---|---|---|---|---|---|
| | | 慎用：①合并感染患者；②糖耐量异常患者；③间质性肺炎或既往有间质性肺炎患者；④心脏病或既往有心脏病患者；⑤消化性溃疡或出血患者。 | | | | | | |
| 方案审核 | 适应证 | 不可切除的局部晚期或转移性胰腺癌治疗 | | | | | | |
| | 剂量 | 吉西他滨 100mg/m² +替吉奥 80～120mg/（m²·d） | | | | | | |
| | 给药方法 | 药名 | 溶媒 | 途径 | 浓度 | 给药时间 | 给药顺序 | 输注时间 | 注意事项 |
| | | 吉西他滨 | NS 100ml | iv.gtt | ≤40mg/ml | d1、d8，q21d | — | 30 分钟 | — |
| | | 替吉奥 | — | p.o. | — | b.i.d., d1～d14, q21d | — | — | — |
| | 药物相互作用 | 慎用：①使用替吉奥同时口服香豆素类衍生物抗凝剂的患者，应常规监测其抗凝参数（INR 或 PT），并相应调整抗凝剂的剂量；②替吉奥不能与氟尿嘧啶类抗肿瘤药物合用；③使用替吉奥同时服用苯妥英钠的患者，可发生苯妥英钠中毒；④替吉奥与卡莫氟合用，早期即可导致严重血液系统障碍，以及腹泻、口腔炎等消化道功能障碍；⑤替吉奥不应与索利夫定及其他类似物（如溴夫定）同时给药，在结束索利夫定及其类似物治疗（如溴夫定）到开始替吉奥治疗之间必须有至少 4 周的等待期；⑥由于存在引起全身性并可能是致命性疾病的风险，避免合并使用黄热病疫苗和其他减毒活疫苗，特别是免疫抑制患者。 | | | | | | |
| 器官功能与实验室指标 | | 至少满足：WBC≥3.5×10⁹/L，NEU≥2.0×10⁹/L，PLT≥100.0×10⁹/L，胆红素≤3.0ULN，转氨酶≤2.5ULN。 | | | | | | |
| 剂量调整 | 血常规 | 治疗周期内：NEU 0.5×10⁹/L～1.0×10⁹/L 或 PLT 50.0×10⁹/L～100.0×10⁹/L，吉西他滨调整为常用量的 75%。 | | | | | | |
| 预处理审核 | 止吐 | 低致吐化疗方案：吉西他滨单药为低度致吐风险药物；替吉奥为低度致吐风险药物。 | | | | | | |

**11. 化疗方案 CapeOx 方案**（奥沙利铂+卡培他滨）**审核要点** 适应证为不可切除的局部晚期或转移性胰腺癌治疗。其他审核要点同表 6-37。

**12. 化疗方案纳米脂质体伊立替康+亚叶酸钙+氟尿嘧啶审核要点** 见表 6-68。

表 6-68 胰腺癌化疗方案纳米脂质体伊立替康+亚叶酸钙+氟尿嘧啶审核要点

| 患者基本情况<br>评估 | | 禁用：①PS>2；②对伊立替康、氟尿嘧啶或其辅料过敏者；③妊娠期或哺乳期患者；④严重心、肺、肝、肾功能不全者；⑤已知二氢嘧啶脱氢酶缺陷患者；⑥有明显骨髓抑制患者。 | | | | | | | |
|---|---|---|---|---|---|---|---|---|---|
| | | 慎用：①肝功能明显异常；②感染、出血或发热超过38℃者；③明显胃肠道梗阻；④脱水和（或）酸碱、电解质平衡失调者；⑤有冠心病病史的患者使用含氟尿嘧啶类药物的化疗方案时应严密监测心功能；⑥间质性肺炎或既往有间质性肺炎的患者。 | | | | | | | |
| 方案审核 | 适应证 | 不可切除的局部晚期或转移性胰腺癌治疗 | | | | | | | |
| | 剂量 | 纳米脂质体伊立替康 80mg/m²+亚叶酸钙 400mg/m²+氟尿嘧啶 2400mg/m² | | | | | | | |
| | 给药方法 | 药名 | 溶媒 | 途径 | 浓度 | 给药时间 | 给药顺序 | 输注时间 | 注意事项 |
| | | 纳米脂质体<br>伊立替康 | — | iv.gtt | — | d1，q14d | 1 | >90 分钟 | — |
| | | 亚叶酸钙 | NS 或 D5W | iv.gtt | — | d1，q14d | 2 | 2 小时 | 避免光线直射<br>及热接触 |
| | | 氟尿嘧啶 | NS 或 D5W | civ | — | 2400mg/m²，<br>d1，q14d | 3 | 46 小时 | — |
| | 药物相互<br>作用 | ①较大剂量亚叶酸钙与巴比妥、扑米酮或苯妥英钠同用，可影响后者的抗癫痫作用；②不宜饮酒或同用阿司匹林类药物，以减少消化道出血的可能。 | | | | | | | |
| 器官功能与实<br>验室指标 | | 至少满足：WBC≥3.5×10⁹/L，NEU≥2.0×10⁹/L，PLT≥100.0×10⁹/L。 | | | | | | | |
| 预处理审核 | 止吐 | 中致吐化疗方案：氟尿嘧啶为低度致吐风险药物；伊立替康为中度致吐风险药物。 | | | | | | | |
| | 抗过敏 | 纳米脂质体伊立替康使用前应预防性使用皮质类固醇药物。 | | | | | | | |

**13. 化疗方案 FOLFIRI 方案**（伊立替康+亚叶酸钙+氟尿嘧啶）**审核要点** 适应证为不可切除的局部晚期或转移性胰腺癌治疗，其他审核要点见表 6-40。

（二）靶向治疗药物的审核要点

**1. 吉西他滨+厄洛替尼审核要点** 见表 6-69。

表 6-69 胰腺癌化疗联合靶向治疗吉西他滨+厄洛替尼审核要点

| 患者基本情况<br>评估 | | 禁用：①妊娠期及哺乳期患者；②儿童患者；③片剂中含有乳糖，患有半乳糖不耐受、Lapp 乳糖酶缺乏症或葡萄糖-半乳糖吸收不良的患者；④对吉西他滨或厄洛替尼有严重过敏史的患者禁用；⑤重度肝、肾功能不全患者；⑥胃肠穿孔、脱水且有肾衰竭风险、严重大疱、水疱或剥脱性皮肤病、急性或正在加重眼疾的患者；⑦吉西他滨与放射治疗同时联合应用。 |
|---|---|---|
| 方案审核 | 适应证 | 不可切除的局部晚期或转移性胰腺癌治疗 |
| | 剂量 | 吉西他滨 1000mg/m²+厄洛替尼 150mg，p.o. q.d. |

续表

| 方案审核 | 给药方法 | 药名 | 溶媒 | 途径 | 浓度 | 给药时间 | 给药顺序 | 输注时间 | 注意事项 |
|---|---|---|---|---|---|---|---|---|---|
| | | 吉西他滨 | NS 100ml | iv.gtt | ≤40mg/ml | d1、d8、q21d | | 30分钟 | |
| | | 厄洛替尼 | — | p.o. | | q.d. | — | | — |
| | 药物相互作用 | 慎用：①强 CYP3A4 诱导剂、抑制剂；②抑酸药，短效抑酸药物需间隔 2 小时以上服用，长效抑酸药物慎重合用；③由于存在引起全身性并可能是致命性疾病的风险，避免合并使用黄热病疫苗和其他减毒活疫苗，特别是免疫抑制患者。 | | | | | | | |
| 器官功能与实验室指标 | | 至少满足：WBC≥3.5×10⁹/L，NEU≥1.5×10⁹/L，PLT≥100.0×10⁹/L；总胆红素≤3ULN 和（或）转氨酶≤5ULN；AST≥3ULN 或血清直接胆红素在 1～7mg/dl 时，应考虑减少厄洛替尼的初始剂量；肝功能异常患者应慎用，并在使用过程中密切监测。 | | | | | | | |
| 预处理审核 | 止吐 | 低致吐化疗方案：吉西他滨单药为低度致吐风险药物，厄洛替尼为低度-轻微致吐风险药物。 | | | | | | | |

**2. 奥拉帕利审核要点**　见表 6-70。

**表 6-70　胰腺癌靶向治疗奥拉帕利审核要点**

| 患者基本情况评估 | | 禁用：①对药物活性成分或任何辅料成分过敏者；②妊娠期及哺乳期患者；③重度肝肾功能损害者。 |
|---|---|---|
| 方案审核 | 适应证 | 不可切除的局部晚期或转移性胰腺癌治疗且存在 BRCA1/2 胚系基因突变、经含铂方案一线治疗≥16 周后未进展的患者 |
| | 剂量 | 300mg，p.o. b.i.d.，q28d |
| | 药物相互作用 | 不推荐合并使用强效或中效 CYP3A 抑制剂，应考虑其他替代药物。如果必须使用强效 CYP3A 抑制剂，推荐将本品剂量减至 100mg，每日两次。如果必须使用中效 CYP3A 抑制剂，推荐将本品剂量减至 150mg，每日两次。 |
| 器官功能与实验室指标 | | 至少满足：轻度肾功能损害无须调整剂量，肌酐清除率在 31～50ml/min 时，建议剂量为 200mg b.i.d.，重度肾功能损害或终末期肾病患者（肌酐清除率≤30ml/min）不推荐使用；轻度肝功能损害（Child-Pugh 分级 A 级）患者可使用本品，剂量无须调整；尚无中重度肝功能损害的安全性数据，不推荐使用，如果患者出现重度或输血依赖性的血液学毒性，应中断治疗。 |

## （三）免疫治疗药物的审核要点

**帕博利珠单抗单药审核要点**　见表 6-71。

**表 6-71　胰腺癌免疫治疗帕博利珠单抗单药审核要点**

| 患者基本情况评估 | | 禁用：①对本产品及任一组分存在过敏反应；②18 岁以下儿童，妊娠期、哺乳期患者。 | | | | | |
|---|---|---|---|---|---|---|---|
| 方案审核 | 适应证 | 不可切除的局部晚期或转移性胰腺癌治疗（仅用于微卫星高度不稳定或错配修复缺陷患者） | | | | | |
| | 剂量 | 200mg（FDA 推荐，超说明书用法） | | | | | |
| | 给药方法 | 溶媒 | 途径 | 浓度 | 给药时间 | 输注时间及注意事项 | 给药顺序 |
| | | NS 或 D5W | iv.gtt | 1～10mg/ml | d1、q21d | >30 分钟 | — |
| | 药物相互作用 | 开始治疗前避免使用全身性皮质类固醇和免疫抑制剂；但开始治疗后，可使用全身性皮质类固醇和免疫抑制剂治疗免疫介导性不良反应。 | | | | | |
| 器官功能与实验室指标 | | 至少满足：TBIL<1.5ULN；ALT 或 AST≤3ULN；Ccr≥30ml/min。 | | | | | |

注：FDA，美国食品药品监督管理局。

# 三、规范化审核案例分析

【主诉】 胰腺癌术后2个月余。

【现病史】 患者，女，59岁。患者2个月余前因尿色加深行检查，发现胰头区占位，低位胆道梗阻，遂于笔者所在医院普外科行胰腺十二指肠+远端胃+周围淋巴脂肪切除术。术后病理回报示：（胰十二指肠+远端胃+胆囊+周围淋巴脂肪）中低分化腺癌侵及胰腺周边脂肪组织，侵神经；周边见1枚淋巴结，未见癌转移；胆道断端、胃断端、十二指肠断端、大网膜未见病变；网膜内见1枚淋巴结未见癌转移；胆囊慢性炎，活动，腺肌症；第八组淋巴结（0/8），第十二组淋巴结（0/8），第十六组淋巴结（0/3）未见癌转移。患者术后恢复良好，3周余前就诊于笔者所在科室，给予化疗方案（吉西他滨1600mg，d1、d8+卡培他滨1.5g，d1～d14，q21d）化疗1个周期，现为行下一个周期化疗再次就诊来院，门诊收入笔者所在科室。患者目前饮食及睡眠尚可，二便正常，无腹胀、腹痛等不适。

【既往史】 既往体健。

【社会史、家族史、过敏史】 否认。

【体格检查】 T 36.5℃；P 96次/分；R 18次/分；BP 135/83mmHg。身高162cm，体重58kg。PS评分1分。上腹部可见术后切口瘢痕，愈合良好。余无异常。

【实验室检查及其他辅助检查】

**1. 血常规** WBC $8.98×10^9$/L，NEU $4.77×10^9$/L，Hb 142g/L，PLT $270.00×10^9$/L。

**2. 粪便隐血** 阴性。

**3. 尿常规** 指标正常。

**4. 肝肾功能** ALT 40.80U/L，其余指标正常。

**5. 凝血功能** D-二聚体 0.56mg/L FEU（↑），其余指标正常。

**6. 肿瘤标志物** CEA 1.31ng/ml，CA199 35.00U/ml。

**7. 腹部CT** 示腹部术后改变。

【诊断】 胰腺癌术后（T3N0M0，ⅡA期）化疗。

【用药记录】

| 用药目的 | 药物及剂量 | 溶媒及剂量 | 给药途径 | 给药天数 |
| --- | --- | --- | --- | --- |
| 化疗 | 吉西他滨 1600mg | NS 100ml | iv.gtt | d1、d8 |
| | 卡培他滨 1.5g | — | p.o. b.i.d. | d1～d14 |
| 止吐 | 阿扎司琼 10mg | — | iv.gtt | d1、d8 |
| | 地塞米松 5mg | NS 100ml | iv.gtt | d1、d8 |
| 护胃 | 奥美拉唑 40mg | NS 100ml | iv.gtt | d1～d4、d8 |
| 保肝 | 异甘草酸镁 200mg | 10%GS 250ml | iv.gtt | d1～d4、d8 |
| 辅助抗肿瘤 | 艾迪 100ml | NS 400ml | iv.gtt | d1～d4、d8 |

**【审核要点】**

**1. 化疗耐受性审核**

（1）审核患者基本情况：中年、女性患者，计算体表面积为 1.62m²。胰腺癌术后（T3N0M0，ⅡA 期）2 个月余，已行化疗方案（吉西他滨 1600mg，d1、d8+卡培他滨 1.5g，d1～d14，q21d）化疗 1 个周期，无明显不适症状，治疗过程耐受良好。既往无基础疾病。

（2）审核器官功能与实验室指标：患者血常规检查满足 WBC≥3.5×10⁹/L，NEU≥2.0×10⁹/L，PLT≥100.0×10⁹/L；患者肝功能略改善，但各项指标均未超过正常值的 2 倍，其余化验无明显异常，未见各器官功能受损。

（3）审核适应证和禁忌证：患者为胰腺癌术后ⅡA 期，无远处转移，PS 评分 1 分。根据《中国临床肿瘤学会（CSCO）胰腺癌诊疗指南（2022 年版）》，术后辅助化疗具有明确的疗效，可以防止或延长肿瘤复发，提高术后长期生存率。体能状态良好患者的推荐方案中包括吉西他滨联合卡培他滨。本例患者应用此方案化疗符合可切除胰腺癌辅助化疗指南推荐（1A 类证据）。已排除患者存在吉西他滨、卡培他滨及氟尿嘧啶类药物过敏史，排除严重肝肾功能不全史，可进行本次化疗。

第一阶段评估，本例中年女性患者有日常生活自理能力、体力状况良好、器官功能相对较好，选用的化疗治疗方案合理，已排除化疗禁忌，可执行本次化疗。

**2. 化疗方案合理性审核**

（1）审核给药剂量：该患者体表面积为 1.62m²，根据方案审核推荐吉西他滨+卡培他滨方案[吉西他滨 1000mg/m²，d1、d8，静脉滴注+卡培他滨 1660mg/（m²·d），d1～d14，口服，一日两次，q21d]，计算吉西他滨为 1620mg，卡培他滨为 2689.2mg。实际给药方案为（吉西他滨 1600mg，d1、d8，静脉滴注，每 21 天 1 次+卡培他滨 1.5g，d1～d14，口服，一日两次），给药总量在合理推荐范围内。

（2）审核给药周期间隔：本例患者本周期用药时间距上一周期用药时间为 21 天，指南推荐该方案给药周期的间隔规定为 21 天，计算患者本次化疗间隔时间符合规定。

（3）审核溶媒及配伍：吉西他滨的溶媒应使用 0.9%氯化钠注射液溶解，浓度不超过40mg/ml，否则可能导致药物溶解不完全。本例患者溶媒品种及剂量选择均合理。

（4）审核给药时间及顺序：吉西他滨输注时间越长，分布体积越广，半衰期也越长，延长滴注时间和增加用药频率可增大药物的毒性，故吉西他滨滴注时间为 30 分钟。按照化疗药物给药顺序原则，应先用吉西他滨，之后再口服卡培他滨。

（5）审核给药途径：吉西他滨在临床用药过程中按照药品说明书推荐的给药方式为静脉滴注，本例患者使用的吉西他滨化疗药物采用静脉滴注方式给药。

（6）审核药物相互作用：重点关注是否使用已知与吉西他滨或卡培他滨存在相互作用的药物。该患者未同时使用香豆素类衍生物抗凝剂，未使用经 CYP4502C9 代谢的药物，未同时服用苯妥英、索利夫定及其他类似物，未注射使用黄热病疫苗和其他减毒活疫苗，故本例患者发生药物相互作用的风险较小。

第二阶段审核评估，化疗药物给药剂量、溶媒品种和剂量、给药时间间隔、给药顺序、给药途径的选择都合理，没有药物相互作用，可以执行化疗计划。

**3. 审核预处理方案**

（1）止吐方案：吉西他滨单药为低致吐级别；卡培他滨为低致吐级别，评估催吐风险 GX 方案应按照低度催吐风险，在化疗前给予预防性止吐治疗，防治方案应选用地塞米松或甲氧氯普胺，本例实际使用两药 5-HT$_3$ 受体拮抗剂、地塞米松联合方案，按照中度催吐风险防治方案执行，止吐方案使用不合理。

（2）保肝护胃：在《肿瘤药物相关性肝损伤防治专家共识（2014 版）》中，关于合用保肝类药物是否可以预防抗肿瘤药物导致的肝损伤，目前尚无定论。本例患者化疗前查肝功能轻度异常，使用异甘草酸镁保肝治疗属于合理用药。本例应用 PPI 没有适应证。

第三阶段评估，患者保肝方案选择合理，但患者没有胃部基础疾病，预防使用护胃的药品是不合理的。止吐方案强度为中度催吐防治方案，选择不合理。

# 第七节　原发性肝癌

## 一、疾 病 概 论

### （一）病因和发病机制

原发性肝癌（primary hepatic carcinoma，PLC）简称肝癌，是全世界范围内较为常见的消化系统恶性肿瘤。根据 GLOBOCAN 数据库 2018 年公布的数据，全球肝癌的年新发病例数高达 84.1 万人，居于恶性肿瘤的第 6 位，死亡 78.2 万人，居于恶性肿瘤的第 2 位。我国是肝癌的高发国家，尤以东南沿海地区多见，肝癌是目前我国第 4 位常见的恶性肿瘤及第 2 位肿瘤致死病因，严重威胁我国人民的生命和健康。原发性肝癌根据病理类型不同主要分为肝细胞癌（hepatocellular carcinoma，HCC）、肝内胆管癌（intrahepatic cholangiocarcinoma，ICC）和 HCC-ICC 混合型，其中 HCC 占 75%～85%，ICC 占 10%～15%，三种不同病理类型在发病机制、分子特征、生物学行为、病理组织形态、临床表现、治疗方法及预后等方面均存在明显差异。

原发性肝癌病因尚不完全清楚，可能为多因素协同作用结果，根据流行病学调查结果，以下因素可能与肝癌发病有关。

**1. 病毒性肝炎**　慢性病毒性肝炎是我国诸多致原发性肝癌因素中最为主要的原因，其中以慢性乙型和慢性丙型病毒性肝炎最为常见。二者致癌机制略有不同。

**2. 肝硬化**　约 70%的原发性肝癌发生在不同原因所致肝硬化的基础上，其中酒精性肝硬化合并 HBV、HCV 感染者发生肝癌的风险性更大。

**3. 黄曲霉毒素**　黄曲霉毒素 B1 是动物肝癌最强的致癌剂，我国肝癌高发区域的调查研究显示，污染食物中的黄曲霉毒素含量与肝癌发生率呈正相关。

**4. 家族史及遗传因素**

**5. 胆道慢性感染**　可能与胆管癌发病有关，如华支睾吸虫感染、胆结石等。

**6. 其他致癌物**　如亚硝胺类、偶氮芥类、乙醇、有机氯农药、微量元素、放射性物质等。

（二）诊断要点

**1. 临床表现**　原发性肝癌起病较为隐匿，早期症状通常不明显，出现典型症状和体征时一般已属中期，甚至晚期。

（1）症状：肝区疼痛，多为肝癌首发症状，通常为迅速生长的肿瘤牵拉肝被膜所致，疼痛部位常与肿瘤发生位置相关；如出现腹水、肿瘤压迫、肝功能异常及胃肠道淤血时可引起消化道症状，如食欲减退、腹胀、恶心、呕吐、腹泻等；晚期患者可出现转移灶症状及恶病质状态；部分患者亦可出现伴癌综合征。肿瘤导致胆道梗阻时可出现黄疸、尿色加深、白陶土样便等，如合并胆道感染，患者可出现畏寒、发热、阵发性腹痛等临床症状。

（2）体征：肝大、脾大、腹水、黄疸及其他。

**2. 实验室检查及其他辅助检查**

（1）实验室检查：血生化检查（GGT-Ⅱ、DCP、α-L-岩藻糖苷酶、胆红素、肝功能）、肿瘤标志物检查（AFP、AFP-L3、CEA、CA199、GP73）、病理学检查。

（2）其他辅助检查：B超、多层螺旋CT、血管造影、MRI、EUS、ERCP、MRCP、PTC及PET/CT等。

（三）治疗

**1. 治疗原则**　肝癌治疗方案应根据患者的疾病分期进行选择。外科治疗（包括手术切除及肝移植）是国内外普遍采用的针对早期肝癌的首选治疗方法和唯一能使患者获得长期生存乃至治愈的有效手段。早期肝癌亦可选择局部射频和微波消融治疗或局部精确放射治疗。肝动脉栓塞介入化疗（TACE）是非手术治疗中期肝癌的首选方法，而系统治疗又称全身治疗（包括基础肝病治疗、抗肿瘤药物治疗、中医药治疗及对症支持治疗），贯穿肝癌治疗全过程，尤其是作为晚期肝癌的姑息治疗方法。

**2. 药物治疗方法**

（1）化学治疗：是一种利用化学药物阻止肿瘤细胞的增殖、浸润、转移，直至最终杀灭肿瘤细胞的全身性治疗手段。化疗应当严格掌握临床适应证，充分考虑患者病期、体力状况、不良反应、生活质量及患者意愿，避免治疗过度或治疗不足，应当及时评估化疗疗效，密切监测及防止不良反应，并酌情调整药物和（或）剂量。

1）晚期原发性肝细胞癌的化学治疗：对于晚期HCC肝功能Child-Pugh分级A级或较好的B级（≤7分）一线治疗策略：Ⅰ级推荐可考虑奥沙利铂为主的系统化疗（FOLFOX/XELOX）（1A类证据）；Ⅱ级推荐可应用亚砷酸注射液（2A类证据）或靶向治疗药物索拉非尼联合奥沙利铂为主的系统化疗（2A类证据）；Ⅲ级推荐可选择奥沙利铂为主的系统化疗联合免疫治疗卡瑞利珠单抗（2B类证据）。

对于晚期HCC肝功能Child-Pugh分级A级或较好的B级（≤7分）二线治疗策略：Ⅱ级推荐奥沙利铂为主的系统化疗（既往未曾使用过，2B类证据）；Ⅲ级推荐可选择奥沙利铂为主的系统化疗联合免疫治疗卡瑞利珠单抗（既往未曾使用过，2B类证据）。

2）肝内胆管癌辅助化学治疗：常用辅助化疗为以氟尿嘧啶或者吉西他滨为主的方案。

3）晚期肝内胆管癌化学治疗：对于一般情况较好的患者，推荐联合化疗，吉西他滨联合顺铂（GP）为晚期标准一线治疗方案，其他常用方案还有吉西他滨联合奥沙利铂、吉西他滨联合氟尿嘧啶/卡培他滨；对于一般状态差的患者，可选择单药氟尿嘧啶或吉西他滨化疗。

（2）分子靶向治疗：是指干扰肿瘤各个过程的特定分子而实现抑制或阻断肿瘤进展的药物。HCC分子发病机制极其复杂，涉及多条信号转导通路，如信号转导途径（Raf/MEK/ERK，PI3K/AKT等）异常导致细胞异常增生及存活，以及新生血管异常增生（如VEGFR途径）可促进肿瘤发生、生长及进展，因此广谱小分子多靶点激酶抑制剂及大分子单克隆抗体成为晚期原发性肝细胞癌靶向治疗的重要选择。晚期HCC一线治疗策略推荐使用常用药物如索拉非尼、仑伐替尼、多纳非尼，Ⅰ级推荐中还可采用贝伐珠单抗联合免疫治疗；二线治疗策略中推荐瑞戈非尼、阿帕替尼、卡博替尼，Ⅱ级推荐里也可采用单克隆抗体雷莫芦单抗。目前用于胆管细胞癌靶向治疗的重要靶点包括TP53、KRAS、FGFR、NTRK、RET、IDH1、ARID1A、CDKN2A等，已获批上市的药物包括英菲格拉替尼、艾伏尼布和培米替尼。

（3）免疫治疗：免疫疗法近几年在各个癌种治疗领域的研究均十分火热，尤其是PD-1/PD-L1类免疫检查点抑制剂。目前国家药品监督管理局批准的HCC适应证治疗药物包括PD-1单抗，如卡瑞利珠单抗、替雷利珠单抗、信迪利单抗；PD-L1抗体，如阿替利珠单抗；美国FDA批准治疗HCC的PD-1抗体有纳武利尤单抗、帕博利珠单抗，批准的PD-L1抗体有阿替利珠单抗，批准的细胞毒性T淋巴细胞相关蛋白4（CTLA-4）抗体有伊匹单抗。

（4）联合疗法：近年来，化疗联合靶向治疗、化疗联合免疫治疗、免疫治疗联合靶向治疗也为晚期肝癌的治疗找到了新的突破点，部分治疗方案也被纳入了相关指南，并取得了积极结果。

# 二、方案审核要点

（一）原发性肝细胞癌细胞毒化疗方案的审核要点

**1. 化疗方案 FOLFOX4 方案**（奥沙利铂+亚叶酸钙+氟尿嘧啶）**审核要点**　　见表6-72。

表6-72　原发性肝细胞癌化疗方案 FOLFOX4 方案（奥沙利铂+亚叶酸钙+氟尿嘧啶）审核要点

| 患者基本情况评估 | 禁用：①对铂类及氟尿嘧啶严重过敏者；②妊娠初期或哺乳期患者；③伴发水痘或带状疱疹的患者；④PS>2；⑤恶性贫血或维生素$B_{12}$缺乏所引起的巨幼红细胞贫血；⑥首次治疗前有骨髓抑制及周围感觉神经病变并伴功能障碍者；⑦二氢嘧啶脱氢酶缺陷患者。 | |
| --- | --- | --- |
| | 慎用：①肝、肾功能明显异常者；②感染、出血或发热超过38℃者；③明显胃肠道梗阻者；④脱水和（或）酸碱、电解质平衡失调者；⑤有冠心病病史的患者使用含氟尿嘧啶类药物的化疗方案时应密切监测心脏功能。 | |
| 方案审核 | 适应证 | 局部晚期或转移性原发性肝细胞癌 |
| | 剂量 | 奥沙利铂85mg/m² + 亚叶酸钙200mg/m²+氟尿嘧啶400mg/m²，最大剂量600mg/m² |

续表

| 方案审核 | 给药方法 | 药名 | 溶媒 | 途径 | 浓度 | 给药时间 | 给药顺序 | 输注时间 | 注意事项 |
|---|---|---|---|---|---|---|---|---|---|
| | | 奥沙利铂 | D5W（250～500ml） | iv.gtt | >0.2mg/ml | d1，q14d | 1 | 2～6小时 | ①避免与其他任何药物混合或经同一个输液通道同时使用；②避免使用含铝的注射材料；③输注奥沙利铂后需冲洗输液管。 |
| | | 亚叶酸钙 | NS 或 D5W，遵循不同厂家的说明书 | iv.gtt | — | d1、d2，q14d | 2 | 2 小时 | 避免光线直射及热接触。 |
| | | 氟尿嘧啶 | NS 或 D5W | iv.bolus | — | 400mg/m², d1，q14d | 3 | — | — |
| | | 氟尿嘧啶 | NS 或 D5W | civ | — | 600mg/m², d1、d2，q14d | 4 | 22 小时 | — |
| 药物相互作用 | | 禁用：①饮酒或同时服用阿司匹林类药物时需警惕消化道出血可能；②较大剂量亚叶酸钙与苯妥英钠、巴比妥、扑米酮同用，可影响抗癫痫药物作用。 | | | | | | | |
| 器官功能与实验室指标 | | 至少满足：WBC≥3.5×10⁹/L，NEU≥2.0×10⁹/L，PLT≥100×10⁹/L，Ccr≥30ml/min。 | | | | | | | |
| 预处理审核 | 止吐 | 中度致吐化疗方案：奥沙利铂为中度致吐风险药物；氟尿嘧啶为低度致吐风险药物。 | | | | | | | |
| | 抗过敏 | 铂类药物可引起过敏反应，根据患者病史可考虑使用糖皮质激素、抗组胺等抗过敏药物预防。有资料显示，降低铂类给药速度也可降低过敏反应的发生率。 | | | | | | | |

**2. 化疗方案 XELOX 方案**（奥沙利铂+卡培他滨）**审核要点**　适应证为肝细胞癌（局部晚期或转移性原发性肝细胞癌；卡培他滨超说明书适应证），奥沙利铂 130mg/m²，d1，q21d+卡培他滨 625～1000mg/m²，连续服用 14 天，每天 2 次，q21d，其他审核要点见表 6-37 结直肠癌化疗方案奥沙利铂+卡培他滨审核要点。

（二）肝内胆管癌细胞毒化疗方案的审核要点

**1. 化疗方案吉西他滨+顺铂审核要点**　适应证为肝内胆管癌术前新辅助、术后辅助或无法切除或晚期转移肝内胆管癌，吉西他滨 1000mg/m²，d1、d8，q21d + 顺铂 25mg/m²，d1、d8，q21d，其他审核要点见表 6-66 胰腺癌化疗方案吉西他滨+顺铂审核要点。

**2. 化疗方案吉西他滨+卡培他滨审核要点**　适应证为肝内胆管癌术前新辅助、术后辅助或无法切除或晚期转移肝内胆管癌，卡培他滨超说明书适应证，吉西他滨 1000mg/m²，d1、d8，q21d+卡培他滨 1250mg/m²，连续服用 14 天，每天 2 次，q21d，其他审核要点见表 6-62 胰腺癌化疗方案吉西他滨+卡培他滨审核要点。

**3. 化疗方案卡培他滨+顺铂审核要点**　见表 6-73。

**表 6-73 肝内胆管癌化疗方案卡培他滨+顺铂审核要点**

| 患者基本情况评估 | 禁用：①PS>2；②对铂类及氟尿嘧啶类过敏者；③妊娠期或哺乳期患者；④严重肝肾功能不全者；⑤已知二氢嘧啶脱氢酶缺陷患者。 | | | | | | | |
|---|---|---|---|---|---|---|---|---|
| **方案审核** | 适应证 | 肝内胆管癌术后辅助、无法切除或晚期转移肝内胆管癌，卡培他滨超说明书适应证。 | | | | | | |
| | 剂量 | 顺铂 75mg/m$^2$+卡培他滨 825~1000mg/m$^2$ | | | | | | |
| | 给药方法 | 药名 | 溶媒 | 途径 | 浓度 | 给药时间 | 给药顺序 | 输注时间 | 注意事项 |
| | | 顺铂 | NS 或 D5W 500ml | iv.gtt | — | d1, q21d | | 1~2 小时 | 避免使用含铂装置 |
| | | 卡培他滨 | — | p.o. | — | b.i.d., d1~d14, q21d | | — | — |
| | 药物相互作用 | 慎用：①使用卡培他滨同时口服香豆素类衍生物抗凝剂的患者，应常规监测其抗凝参数（INR 或 PT），并相应调整抗凝剂的剂量；②使用卡培他滨时应慎用经 CYP4502C9 代谢的药物；③使用卡培他滨同时服用苯妥英的患者，应常规监测苯妥英的血浆浓度；④甲酰四氢叶酸对卡培他滨的药效学有影响，且可能增加卡培他滨的毒性；⑤卡培他滨不应与索利夫定及其他类似物（如溴夫定）同时给药，在结束索利夫定及其类似物治疗（如溴夫定）到开始卡培他滨治疗之间必须有至少 4 周的等待期；⑥氨基糖苷类抗生素及髓袢利尿药等可能有肾毒性或耳毒性药物。 | | | | | | |
| 器官功能与实验室指标 | 至少满足：WBC≥3.5×10$^9$/L，NEU≥2.0×10$^9$/L，PLT≥100.0×10$^9$/L，胆红素≤3.0ULN，转氨酶≤2.5ULN。 | | | | | | | |
| **剂量调整** | 肾功能 | | 顺铂剂量 | | | | | |
| | 肌酐清除率 10~50ml/min | | 常用量的 75% | | | | | |
| | 肌酐清除率<10ml/min，血液透析 | | 透析后给予常用量的 50% | | | | | |
| | 肌酐清除率<10ml/min，持续不卧床腹膜透析（CAPD） | | 常用量的 50% | | | | | |
| | 肌酐清除率<10ml/min，连续肾脏替代治疗（CRRT） | | 常用量的 75% | | | | | |
| **预处理审核** | 止吐 | 含铂双药为高致吐方案；卡培他滨为低度致吐风险药物。 | | | | | | |
| | 抗过敏 | 铂类药物可引起过敏反应，根据患者病史可考虑使用糖皮质激素、抗组胺等抗过敏药物预防。降低铂类给药速度也可降低过敏反应的发生率。 | | | | | | |
| | 水化 | 当顺铂的剂量>50mg/m$^2$ 时需水化，用顺铂前及在用顺铂 24 小时内应充分水化，水化给液量应保证在 3000~4000ml，水化的目的是保证患者有足够的尿量（顺铂治疗后至少 6 小时内尿量在 100~200ml/h）。 | | | | | | |

## （三）靶向治疗药物的审核要点

### 1. 甲磺酸仑伐替尼审核要点 见表 6-74。

**表 6-74 肝细胞癌靶向治疗甲磺酸仑伐替尼审核要点**

| 患者基本情况评估 | 禁用：对本品任何成分过敏者；妊娠期及哺乳期患者；拟做大手术患者建议暂停使用；胃肠道穿孔患者应停用。 | |
|---|---|---|
| 方案审核 | 适应证 | 肝细胞癌（局部晚期或转移性肝癌） |
| | 剂量 | 体重<60kg，日剂量 8mg，p.o. q.d.；体重≥60kg，日剂量 12mg，p.o. q.d. |
| | 药物相互作用 | 与治疗窗窄的 CYP3A4 底物合用时，应谨慎 |
| 器官功能与实验室指标 | 轻度肝功能不全（Child-Pugh 分级 A 级）无须调整剂量；轻中度肾功能不全无须调整剂量 | |

**2. 甲苯磺酸索拉非尼审核要点**  见表 6-75。

**表 6-75  肝细胞癌靶向治疗甲苯磺酸索拉非尼审核要点**

| | | |
|---|---|---|
| 患者基本情况评估 | 禁用：对索拉非尼或其任一活性成分严重过敏者；妊娠期或哺乳期患者；拟做大手术患者建议暂停索拉非尼；胃肠道穿孔患者应停用。 | |
| | 慎用：索拉非尼可延长 QT 间期，有蒽环类药物高累积剂量使用史、服用抗心律失常药物或其他导致 QT 间期延长的药物，以及电解质紊乱如低钾血症、低钙血症或低镁血症的患者应慎用。 | |
| 方案审核 | 适应证 | 肝细胞癌（局部晚期或转移性肝癌） |
| | 剂量 | 0.4g, p.o. b.i.d. |
| | 药物相互作用 | 慎用：①使用华法林的患者有出血或 INR 升高的报道，应密切监测 INR 值，关注出血风险；②与 CYP3A4 诱导剂（如利福平、苯妥英、卡马西平、苯巴比妥和地塞米松）合用可能降低索拉非尼的药物浓度；③与伊立替康合用时，增加伊立替康及其活性代谢物的 AUC，需谨慎；④与多西他赛合用，导致多西他赛的 AUC 增加 36%～80%，需谨慎；⑤索拉非尼可增加卡培他滨及氟尿嘧啶的体内暴露量；⑥新霉素可降低索拉非尼的生物利用度。 |
| 器官功能与实验室指标 | 轻度或中度肝功能损害患者（Child-Pugh 分级 A 级和 B 级）无须调整剂量；轻中度或不需要透析的重度肾功能损害患者无须调整剂量。 | |

**3. 瑞戈非尼审核要点**  见表 6-76。

**表 6-76  肝细胞癌靶向治疗瑞戈非尼审核要点**

| | | |
|---|---|---|
| 患者基本情况评估 | 禁用：①对本品及辅料有超敏反应者；②妊娠期及哺乳期患者；③重度出血；④出现胃肠道穿孔或瘘；⑤出现高血压危象；⑥大手术围手术期应停用。 | |
| 方案审核 | 适应证 | 肝细胞癌（局部晚期或转移性肝癌） |
| | 剂量 | 160mg, p.o. q.d., d1～d21，然后休息 7 天，q28d |
| | 药物相互作用 | ①瑞戈非尼及其代谢物为 UGT1A1 和 UGT1A9 的抑制剂，可显著增加 UGT1A1 和 UGT1A9 底物（如伊立替康）的全身暴露量；②瑞戈非尼为乳腺癌耐药蛋白（BCRP）和 P 糖蛋白的抑制剂，合用可增加 BCRP 底物（如甲氨蝶呤）或 P 糖蛋白底物（如地高辛）的血药浓度。 |
| 器官功能与实验室指标 | 至少满足：转氨酶≤5ULN。 | |

### （四）免疫治疗药物的审核要点

**1. 帕博利珠单抗审核要点**  见表 6-77。

**表 6-77  晚期肝癌免疫治疗帕博利珠单抗审核要点**

| | | | | | | | |
|---|---|---|---|---|---|---|---|
| 患者基本情况评估 | 禁用：①对本产品及任一组分存在过敏反应；②18 岁以下儿童，妊娠期、哺乳期患者。 | | | | | | |
| | 注：联合化疗患者应同时参考两种方案的评估要求。 | | | | | | |
| 方案审核 | 适应证 | 晚期肝癌（NCCN 推荐，超说明书适应证） | | | | | |
| | 剂量 | 200mg | | | | | |
| | 给药方法 | 溶媒 | 途径 | 浓度 | 给药时间 | 输注时间及注意事项 | 给药顺序 |
| | | NS 或 D5W | iv.gtt | 1～10mg/ml | d1, q21d | >30 分钟 | — |
| | 药物相互作用 | 开始治疗前避免使用全身性皮质类固醇和免疫抑制剂；但开始治疗后可使用全身性皮质类固醇和免疫抑制剂治疗免疫介导性不良反应。 | | | | | | |

| 器官功能与实验室指标 | 至少满足：TBIL<1.5ULN；ALT 或 AST≤3ULN；GFR≥30ml/（min·1.73m²）；Ccr≥30ml/min。 |
|---|---|

注：GFR，肾小球滤过率。

### 2. 纳武利尤单抗审核要点　见表 6-78。

**表 6-78　晚期肝癌免疫治疗纳武利尤单抗审核要点**

| 患者基本情况评估 | 禁用：①对本产品及任一组分存在超敏反应者；②18岁以下儿童，妊娠期或哺乳期患者。 | | | | | | |
|---|---|---|---|---|---|---|---|
| | 慎用：①PS≥2；②有活动性脑转移或自身免疫性疾病、症状性间质性肺病，以及在进入研究前曾接受全身性免疫抑制剂治疗的患者；控制钠摄入的患者（如心力衰竭患者等）；本品每毫升含 0.1mmol（或 2.5mg）钠。 | | | | | | |
| | 注：化疗联合使用患者应同时参考两种方案的评估要求。 | | | | | | |
| 方案审核 | 适应证 | 晚期肝癌（NCCN 推荐，超说明书适应证） | | | | | |
| | 剂量 | 3mg/kg（国内上市说明书）或 240mg（FDA 推荐，超说明书用法） | | | | | |
| | 给药方法 | 溶媒 | 途径 | 浓度 | 给药时间 | 输注时间及注意事项 | 给药顺序 |
| | | NS 或 D5W | iv.gtt | 1～10mg/ml | d1，q14d | 60 分钟 | — |
| | 药物相互作用 | 开始治疗前避免使用全身性皮质类固醇和免疫抑制剂；但开始治疗后可使用全身性皮质类固醇和免疫抑制剂治疗免疫介导性不良反应。 | | | | | |
| 器官功能与实验室指标 | 至少满足：TBIL<1.5ULN；ALT 或 AST≤3ULN；Ccr≥30ml/min。 | | | | | | |

### 3. 卡瑞利珠单抗审核要点　见表 6-79。

**表 6-79　晚期肝癌免疫治疗卡瑞利珠单抗审核要点**

| 患者基本情况评估 | 禁用：①重度肝功能不全患者；②中度或重度肾功能不全患者；③18岁以下儿童，妊娠期、哺乳期患者；④对本产品及任一组分存在超敏反应者。 | | | | | | |
|---|---|---|---|---|---|---|---|
| | 慎用：≥65岁的老年患者。 | | | | | | |
| | 注：联合化疗患者应同时参考两种方案的评估要求。 | | | | | | |
| 方案审核 | 适应证 | 晚期肝癌二线及以上治疗 | | | | | |
| | 剂量 | 3mg/kg | | | | | |
| | 给药方法 | 溶媒 | 途径 | 浓度 | 给药时间 | 输注时间及注意事项 | 给药顺序 |
| | | NS 或 D5W | iv.gtt | — | d1，q21d | 30～60 分钟 | — |
| | 药物相互作用 | 开始治疗前避免使用全身性皮质类固醇和免疫抑制剂；但开始治疗后可使用全身性皮质类固醇和免疫抑制剂治疗免疫介导性不良反应。 | | | | | |
| 器官功能与实验室指标 | 至少满足：Ccr≥60ml/min；总胆红素≤1.5ULN 和（或）转氨酶≤1.5ULN，肝功能异常患者应慎用，并在使用过程中密切监测。 | | | | | | |

## 三、规范化审核案例分析

【主诉】　诊断肝癌半年余，发现双肺多发转移 1 日。

【现病史】　患者，男，52 岁。患者半年余前因"右上腹胀痛半月"于笔者所在医院门诊行肝脏彩超示肝脏弥漫性病变，肝占位性病变考虑肝癌，门静脉左支实性占位考虑癌栓；肝胆脾平扫 CT 示肝内占位性病变，考虑巨块型肝癌，提示右侧肋骨骨质破坏，考虑转移，甲胎蛋白＞1000.00IU/ml。后患者于彩超引导下行肝脏病变穿刺活检术，病理回报示（肝内肿物穿刺活检）肝细胞癌。半年前患者开始口服仑伐替尼 12mg，口服，每日 1 次。1日前患者因胸闷行肺部 CT 时发现双肺多发结节，考虑转移，现患者为进一步诊治就诊来院，门诊收入笔者所在科室。病程中患者睡眠尚可，饮食欠佳，二便如常。

【既往史】　慢性乙型肝炎病史，长期口服恩替卡韦抗病毒治疗。

【社会史、家族史、过敏史】　否认。

【体格检查】　T 36.7℃，P 85 次/分，R 18 次/分，BP 147/97mmHg。身高 182cm，体重 81kg。PS 评分 1 分。脐上三指可触及肿大肝脏，无压痛，双肺呼吸音清，未闻及干湿啰音。其余无异常。

【实验室检查及其他辅助检查】

**1. 血常规**　WBC $4.26×10^9$/L，NEU $2.88×10^9$/L，Hb 130g/L，PLT $186×10^9$/L。

**2. 粪便隐血**　阴性。

**3. 尿常规**　指标正常。

**4. 肝肾功能**　Cr 38.10μmol/L，其余指标正常。

**5. 凝血功能**　FIB 3.75g/L（↑）。

**6. 肿瘤标志物**　AFP 1373IU/ml（↑）。

**7. 乙肝五项定量**　HBsAg＞250IU/ml，anti-HBc 7.26S/CO，其余指标都在正常范围。

**8. 乙肝病毒基因定量**　＜5.0e+2IU/ml。

**9. 甲状腺功能五项、皮质醇、血清促肾上腺皮质激素、心肌酶指标**　正常。

**10. 心脏彩超**　二尖瓣反流（少量）；心功能未见明显异常。

【诊断】　原发性肝癌（Ⅳ期）（AJCC 第 8 版肝细胞癌 TNM 分期）骨转移；多发肺转移；慢性乙型肝炎。

【用药记录】

| 用药目的 | 药物及剂量 | 溶媒及剂量 | 给药途径 | 给药天数 |
| --- | --- | --- | --- | --- |
| 免疫治疗 | 卡瑞利珠单抗 200mg | NS 100ml | iv.gtt | d1 |
| 辅助抗肿瘤 | 康莱特 200ml | — | iv.gtt | d1～d4 |

【审核要点】

**1. 免疫治疗耐受性审核**

（1）审核患者基本情况：中年、男性患者，原发性肝癌Ⅳ期，既往口服仑伐替尼靶向治疗，治疗过程耐受性尚可。既往除慢性乙型肝炎病史外无其他基础疾病。

（2）审核器官功能与实验室指标：患者血常规检查满足 WBC$≥3.5×10^9$/L，NEU$≥2.0×10^9$/L，PLT$≥100.0×10^9$/L；患者肝功能各项指标均未超过正常值的 2 倍，肾功能无异常，甲状腺功能五项及皮质醇、促肾上腺皮质激素、心肌酶均在正常范围，未见各器官功能受损。

（3）审核适应证和禁忌证：患者为晚期原发性肝癌Ⅳ期，一线口服仑伐替尼半年后出现双肺转移，根据《中国临床肿瘤学会（CSCO）原发性肝癌诊疗指南（2022 年版）》，肝功能 Child-Pugh 分级 A 级或较好的 B 级二线治疗 I 级推荐瑞戈非尼、PD-1 单抗（纳武利尤单抗、帕博利珠单抗和卡瑞利珠单抗等）、阿帕替尼。该患者结合自身经济条件选择卡瑞利珠单抗免疫治疗符合指南推荐。

第一阶段评估，本例中年男性患者有日常生活自理能力、体力状况良好、器官功能相对较好，选用的二线免疫治疗方案合理，已排除用药禁忌，可执行本次治疗。

**2. 方案合理性审核**

（1）审核给药剂量：晚期卡瑞利珠单抗说明书建议给药剂量为 3mg/kg，静脉滴注，每 2 周 1 次或每 3 周 1 次。该患者体重 81kg，给予单次给药剂量 200mg，给药总量在合理推荐范围内。

（2）审核给药周期间隔：卡瑞利珠单抗二线用于晚期原发性肝细胞癌，指南推荐该方案给药周期的间隔规定为 21 天或 14 天，该患者为二线第一次治疗，既往无相关免疫治疗病史，此次治疗不受给药间隔周期限制。

（3）审核溶媒及配伍：卡瑞利珠单抗复溶后药液可转移到 NS 或 D5W 中，溶媒剂量可选择 100ml。本例患者溶媒品种及剂量选择均合理。

（4）审核给药时间及给药途径：卡瑞利珠单抗输注宜在 30～60 分钟内完成，静脉滴注，本品不得采用静脉内推注或快速注射给药。本例患者采用静脉滴注方式给药，备注给药时间 30～60 分钟，均合理。

（5）审核药物相互作用：卡瑞利珠单抗是一种人源化单克隆抗体，不经细胞色素 P450 酶或其他药物代谢酶代谢，所以合并使用的药物对这些酶的抑制或诱导作用预期不会影响本品的药代动力学，但考虑其干扰本品药效学活性可能性，应避免在开始本品治疗前使用全身性皮质类固醇和免疫抑制剂。该患者联合使用的药物为康莱特，未使用全身性皮质类固醇和免疫抑制剂。

第二阶段审核评估，免疫治疗药物给药剂量、溶媒品种和剂量、给药时间、给药途径的选择都合理，没有药物相互作用，可以执行化疗计划。

**3. 审核预处理方案**　第三阶段评估，卡瑞利珠单抗用药前无须预处理，故该阶段审核预处理可忽略。

# 第八节　常见审核错误和审核实例

## 一、适应证不适宜

**1. 不合理案例 1**　患者，女，62 岁，身高 154cm，体重 41kg，体表面积 1.37m²。诊断：双侧卵巢恶性肿瘤术后化疗。病理示（腹腔肿物、大网膜、右卵巢）恶性间皮瘤、双侧输卵管表面见恶性间皮瘤、（左）卵巢表面见恶性间皮瘤、子宫浆膜面见恶性间皮瘤、萎缩性子宫内膜、宫颈慢性炎、宫颈腺囊肿、阑尾浆膜面见恶性间皮瘤。免疫组化结果：WT-1（＋），CK7（＋），P53（野生型＋），Ki-67（20%＋），NapsinA（－），HNF1β（－），PAX-8（－），ER（－），PR（个别细胞+），CR（＋），CK（＋），CK5/6（＋），D2-40（＋），Vimentin（－）。化疗方案：[培美曲塞 890mg（d1）+顺铂 90mg（d1，腹腔灌注），每 3 周 1 次]第一程化疗。

审核分析：本例为超说明书用药，培美曲塞国内说明书批准的适应证为非鳞非小细胞肺癌和恶性胸膜间皮瘤，虽然培美曲塞也被证明对其他实体肿瘤是有效的，包括乳腺癌、卵巢癌、结肠癌、胰腺癌、胃癌、膀胱癌、子宫癌、头颈部癌，但还未纳入该药药品说明书中。但因超说明书用药，医师应按要求进行超说明书用药备案，目前暂时按照适应证不适宜不予审核通过。

**2. 不合理案例 2** 患者，男，35 岁。诊断为结肠癌根治术术后，术后病理：（结肠）溃疡型中分化腺癌（T3N0M0，ⅡA 期），免疫组化结果：MLH1（－），MSH2（－），MSH6（＋），PMS2（＋）。化疗方案：FLOFOX 方案[奥沙利铂 200mg（d1）+亚叶酸钙 400mg（d1）+氟尿嘧啶 600mg（d1，亚叶酸钙后）+氟尿嘧啶 1800mg（d1），每 2 周 1 次]。

审核分析：有研究表明所有＜70 岁或者Ⅱ期患者均应考虑进行错配修复蛋白（MMR）检测。具有 DNA 错配修复基因突变、修饰或 MSI-H 的Ⅱ期患者可能预后较好，且不会从氟尿嘧啶的辅助化疗中获益。《中国临床肿瘤学会（CSCO）结肠癌诊疗指南（2020 年版）》推荐，结肠癌根治术术后 T3N0M0，ⅡA 期且 DNA 错配修复功能缺陷（dMMR）的患者不建议行术后辅助化疗。Ⅰ级推荐为定期复查。该患者免疫组化结果属于 DNA 错配修复功能缺陷，使用氟尿嘧啶化疗不会从中获益，不建议进行化疗。

**3. 不合理案例 3** 患者，男，68 岁，身高 175cm，体重 62kg，体表面积 1.78m²。诊断：胸下段进展期食管癌。病理示鳞状细胞癌。化疗方案：多西他赛 110mg（d1）+洛铂 50mg（d1）+卡瑞利珠单抗 200mg（d1），每 3 周 1 次，第一程化疗。

审核分析：多西他赛国内批准适应证包括乳腺癌、非小细胞肺癌、前列腺癌、胃癌，本例患者为食管鳞状细胞癌，未批准该适应证，属于超说明书用药，但《NCCN 食管与食管胃结合部癌临床实践指南（2022.V2）》《中国临床肿瘤学会（CSCO）食管癌诊疗指南（2021 年版）》均推荐多西他赛可用于食管癌的治疗。因此，医师应按要求进行超说明书用药备案，目前暂时按照适应证不适宜不予审核通过。

**4. 不合理案例 4** 患者，男，59 岁，身高 184cm，体重 75kg，体表面积 2m²。诊断：胆管癌伴肝转移（T4N1M1，ⅣB 期）。化疗方案：吉西他滨 2000mg（d1，d8）+奈达铂 160mg（d1），每 3 周 1 次，第一程化疗。

审核分析：本例属于超适应证用药，吉西他滨国内批准适应证包括局部晚期或已转移的非小细胞肺癌、局部晚期或已转移的胰腺癌、与紫杉醇联合用于治疗经辅助/新辅助化疗后复发，不能切除的、局部复发或转移性乳腺癌。《NCCN 肝胆肿瘤临床实践指南（2022.V5）》《中国临床肿瘤学会（CSCO）胆道恶性肿瘤诊疗指南（2021 年版）》推荐吉西他滨可用于不能手术切除、局部晚期或转移性胆管癌的治疗。但因超说明书用药，医师应按要求进行超说明书用药备案，目前暂时按照适应证不适宜不予审核通过。

## 二、存在禁忌证

**1. 不合理案例 1** 患者，女，69 岁。诊断为右上肺腺癌伴脑转移。查肾功能：UA（尿酸）400μmol/L，其余正常。拟行 NP 方案[长春瑞滨 40mg（d1、d5）+顺铂 30mg（d1～d3），每 3 周 1 次]，第一程化疗。

审核分析：存在化疗禁忌证，本方案中选用的顺铂禁忌证包含高尿酸血症禁用。本例患者，女性，血 UA 400μmol/L＞360μmol/L，为高尿酸血症，如应用顺铂化疗，可加重对肾小管的损伤，严重时可出现肾衰竭。其主要原因是对化疗高度敏感的肿瘤细胞化疗后，可导致肿瘤细胞迅速崩解，产生大量尿酸，经肾小球过滤到输尿管，使尿酸浓度急速上升，远远超过尿液的溶解能力而在输尿管内结晶，引起输尿管闭塞，导致尿酸性肾病综合征。

**2. 不合理案例 2** 患者，女，52 岁，身高 150cm，体重 69kg，体表面积 1.7m²。诊断：左乳乳腺癌术后第 5 次化疗、左乳外上象限浸润性癌（ypT2N2M0 ⅢA 期，HER2 阳性）、左侧腋窝淋巴结转移癌。入院时查血常规：NEU $1.42 \times 10^9$/L。化疗方案为多西他赛单药联合靶向治疗：多西他赛 150mg（d1）+帕妥珠单抗 840mg（d1）+曲妥珠单抗 464mg（d1），每 3 周 1 次。

审核分析：存在化疗禁忌证，本方案中选用的多西他赛，其说明书规定本品不应用于 NEU＜$1.50 \times 10^9$/L 的患者。接受多西他赛联合曲妥珠单抗治疗的患者比多西他赛单药治疗患者的血液毒性增加（用 NCI-CTC 标准，G3/4 中性粒细胞减少，32%∶22%）。发热性中性粒细胞减少和中性粒细胞减少性感染的发生率分别为 17.2% 和 13.5%，且与是否使用 G-CSF（粒细胞集落刺激因子）无关。

**3. 不合理案例 3** 患者，男，68 岁，身高 160cm，体重 47kg，体表面积 1.5m²。诊断：右肺下叶鳞癌（pT4N2M0，ⅢB 期）。化疗方案：[吉西他滨 1400mg（d1、d8）+顺铂 30mg（d1～d4），每 3 周 1 次]，同时给予放疗增敏。

审核分析：吉西他滨禁忌证包括应用本品同时放射治疗（由于辐射敏化和发生严重肺及食管纤维样变性的危险）或联合顺铂化疗合并严重肾功能不全，以及 NEU＜$1.5 \times 10^9$/L 且 PLT＜$100 \times 10^9$/L。吉西他滨是一种人工合成的抗代谢类抗肿瘤药物，其在体内的代谢产物能抑制核苷酸还原酶活性，使得 DNA 合成所必需的脱氧核苷的合成受到抑制。同时，吉西他滨的自我强化作用能提高细胞内活性复合物的浓度；吉西他滨还能使细胞周期重分布，增加周期敏感细胞。但使用足够剂量的吉西他滨与放疗结合治疗Ⅲ期 NSCLC 时，其作用往往被潜在的肺毒性所限制，特别是吉西他滨联合顺铂同步放化疗发生急性放射性肺炎（ARP）的风险较高，因此应禁用。

**4. 不合理案例 4** 患者，男，70 岁，身高 170cm，体重 74kg，体表面积 2.04m²，38 个月前行腹腔镜右半结肠癌根治术，术后病理：溃疡型中低分化腺癌。已行 XELOX 方案化疗 6 个周期。16 个月前因无明显诱因咳痰带血丝，行左肺上叶病灶穿刺活检，明确诊断为结肠癌肺部转移，行奥沙利铂+贝伐珠单抗化疗 4 个周期，并行根治性放疗，治疗后评估 SD。3 个月前复查肺 CT 见左肺下叶结节影，本次入院预行第一程化疗[伊立替康 320mg（d1）+卡培他滨 1500mg 口服，一日两次（d1～d14），+贝伐珠单抗 500mg（d1），每 3 周 1 次]。入院查肝脏功能：TBIL 84.0μmol/L、DBIL 34.5μmol/L、IBIL（间接胆红素）49.5μmol/L，LDH 276.5U/L，其余正常。

审核分析：伊立替康禁用于胆红素超过正常值上限 3 倍的患者，因肝功能损害而导致高胆红素血症的患者，盐酸伊立替康的清除率下降，同时相对暴露于活性产物 SN-38 的时间增加，所以其血液毒性的风险增加。该患者总胆红素超过正常值 3 倍，建议医生先行保肝治疗后，再行化疗或调整化疗方案。

# 三、给药剂量不合理

**1. 不合理案例 1** 患者，男，70 岁，身高 175cm，体重 60kg。行胸腔镜下左肺上叶癌根治术。术后病理诊断：左肺上叶腺癌、T2N0M0，ⅡA 期、PS 评分 0 分。预行辅助化疗 PC 方案[培美曲塞 800mg（d1）+卡铂 500mg（d1），每 3 周 1 次]第三程。查肾功能：Cr 114.7μmol/L、CysC（胱抑素）1.22mg/L、RBP（视黄醇结合蛋白）77.9mg/L，其余正常。

审核分析：患者行第三程化疗前查肾功能，提示有肾功能不全，估算该患者肌酐清除率为 45ml/min，依据卡铂说明书，肌酐清除率＜60ml/min 时卡铂的肾清除率下降，应适当降低卡铂用量。本例患者需根据肌酐重新计算卡铂用药剂量，取 AUC=6，计算本次卡铂用药剂量为 420.24mg，与医生沟通后，卡铂剂量改为 400mg。

**2. 不合理案例 2** 患者，男，40 岁，身高 175cm，体重 78kg，体表面积 1.98m²。诊断：结肠癌根治术术后。术后病理：隆起型中低分化腺癌（T3N1M0，ⅢB 期）。化疗方案为 XELOX 方案[奥沙利铂 100mg（d1）+卡培他滨 1000mg，口服，一日两次（d1~d14），每 3 周 1 次]。

审核分析：《中国临床肿瘤学会（CSCO）结肠癌诊疗指南（2020 年版）》推荐结肠癌根治术术后 T3N1M0，ⅢA 期的患者使用奥沙利铂的剂量为 130mg/m²。经计算患者应使用 257.4mg。经与医生沟通后将奥沙利铂剂量修改为 250mg。

**3. 不合理案例 3** 患者，男，66 岁，身高 173cm，体重 65kg，体表面积 1.81m²。诊断：乙状结肠根治术术后。术后病理：（结肠）溃疡型中分化腺癌（部分为黏液腺癌）（T3N0M0，ⅡA 期），镜下可见脉管内瘤栓。免疫组化结果：MLH1（+），MSH2（+），MSH6（+），PMS2（+）。化疗方案：FLOFOX 方案[奥沙利铂 200mg（d1）+亚叶酸钙 600mg（d1）+氟尿嘧啶 700mg（d1，亚叶酸钙后）+氟尿嘧啶 4000mg（d1），每 2 周 1 次]。

审核分析：《中国临床肿瘤学会（CSCO）结肠癌诊疗指南（2020 年版）》推荐结肠癌根治术术后 T3N0M0，ⅡA 期患者使用 FLOFOX 方案进行辅助化疗，本例患者化疗方案为奥沙利铂 200mg+亚叶酸钙 600mg+氟尿嘧啶 700mg+氟尿嘧啶 4000mg。该指南推荐 FLOFOX 剂量为奥沙利铂 85mg/m² 静脉滴注 2 小时，第 1 天亚叶酸钙 400mg/m² 静脉滴注 2 小时，第 1 天氟尿嘧啶 400mg/m² 静脉注射，第 1 天，然后 1200mg/（m²·d）×2 天，持续静脉滴注（总量 2400mg/m²，滴注 46~48 小时）每 2 周重复，共 24 周。按该患者体表面积计算奥沙利铂剂量应为 153.85mg。其使用剂量明显高于推荐剂量。神经毒性是奥沙利铂最常见的剂量限制性毒性。有研究表明急性神经毒性在剂量为 130mg/m² 时比 85mg/m² 更常发生。而且使用奥沙利铂剂量累积到 780~850mg/m² 后有 10%~15%的患者逐步发展为诱发的累积性神经毒性。且提高使用剂量不能获得更好的收益。和医生沟通后将使用剂量修改为 150mg。

**4. 不合理案例 4** 患者，女，67 岁，身高 165cm，体重 67kg，体表面积 1.72m²。诊断：左乳浸润性导管癌Ⅱ级 pT2N0M0，ⅢC 期，行左乳癌改良根治术后，预行术后辅助化疗，方案选择 AC 方案，具体医嘱为 NS100ml+吡柔比星 150mg，立即静脉滴注，NS 100ml+环磷酰胺 1000mg，立即静脉滴注。

审核分析：在我国，AC 方案现常用表柔比星代替多柔比星，有时也用吡柔比星。注射用盐酸吡柔比星、注射用盐酸表柔比星联合注射用环磷酰胺治疗乳腺癌时两者剂量分别为 25～40mg/m²、100～120mg/m²，上述用药医嘱因混淆两药导致剂量过量，与医生沟通后改为表柔比星。

# 四、溶媒种类不适宜

**1. 不合理案例 1**　患者，男，58 岁。诊断：右肺上叶鳞癌 cT3N3M0，ⅢC 期，预行同步放化疗，根治性放疗 95%PTV 60Gy/2Gy/30f，TC 方案[紫杉醇 80mg（d1）+卡铂 300mg（d1），每周 1 次]。具体医嘱为 NS 250ml+紫杉醇 80mg，立即静脉滴注，NS 500ml+卡铂 300mg，立即静脉滴注。

审核分析：临床上常用的紫杉醇制剂有三种，分别为紫杉醇注射液、紫杉醇白蛋白结合型和紫杉醇脂质体，不同制剂的紫杉醇溶媒要求不同，其中紫杉醇注射液可用 NS 或 D5W 稀释，紫杉醇白蛋白结合型只能用 NS 稀释，紫杉醇脂质体用 D5W 稀释。本例应用的是紫杉醇注射液，溶媒选择 NS 250ml，浓度为 0.32mg/ml，在 0.3～1.2mg/ml 浓度范围内，故紫杉醇溶媒和浓度均合理；但卡铂用 NS 溶解不稳定，可形成结晶，推荐溶媒为 D5W，故卡铂溶媒选择不合理。

**2. 不合理案例 2**　患者，女，55 岁。诊断为右半结肠癌根治术术后。术后病理：（右半结肠及周围淋巴结）溃疡隆起型中低分化腺癌（T3N1M0，ⅢB 期）。化疗方案为 XELOX 方案[奥沙利铂 200mg（d1）+卡培他滨 1000mg，一日两次，口服，d1～d14，每 3 周 1 次]。具体医嘱为 NS 250ml+奥沙利铂 200mg，每日 1 次，静脉滴注，d1。

审核分析：目前临床上使用的各种规格奥沙利铂的说明书上均推荐使用 250～500ml 5%葡萄糖注射液作为稀释溶媒。因为当溶媒为氯化钠注射液或葡萄糖氯化钠注射液等含有电解质的溶媒时，奥沙利铂会与电解质溶媒中的氯离子发生取代反应和水合反应，生成类似顺铂的二氨二氯铂及水化后的杂质并沉淀，也不宜和碱性溶液混合，因此只能使用 5%葡萄糖注射液溶解。经与医生沟通后将奥沙利铂稀释溶媒改为 5%葡萄糖注射液。

**3. 不合理案例 3**　患者，女，64 岁，身高 165cm，体重 46.5kg，体表面积 1.51m²。诊断：卵巢浆液性癌（ⅢC 期）。化疗方案：洛铂 50mg（d1）+白蛋白结合型紫杉醇 300mg（d1），每 3 周 1 次，具体医嘱为 NS 500ml+洛铂 50mg，立即静脉滴注，d1，NS 60ml+紫杉醇白蛋白结合型紫杉醇 300mg，立即静脉滴注。

审核分析：溶解洛铂的溶媒种类选择错误，因为洛铂用 0.9%氯化钠注射液溶解，会与氯离子形成螯合物，增加其降解，推荐先用灭菌注射用水 5ml 初溶，再用 5%葡萄糖注射液稀释，增加药物溶解度。经与医生沟通后将洛铂稀释溶媒改为 5%葡萄糖注射液。

**4. 不合理案例 4**　患者，男，52 岁，身高 170cm，体重 60kg，体表面积 1.72m²。诊断：急性 B 淋巴细胞白血病。化疗方案：环磷酰胺 960mg（d1～d4）+长春地辛 4mg（d5、d12）+地塞米松 40mg（d1～d14）+依托泊苷 100mg（d1～d4）+米托蒽醌 20mg（d1），每 3 周 1 次。其中医嘱：D5W 500ml+依托泊苷 100mg，每日 1 次，静脉滴注。

审核分析：依托泊苷说明书规定溶媒应选择 0.9%氯化钠注射液溶解，因其在糖中会形成细微沉淀，导致患者用药时出现喉痉挛、低血压等严重不良反应，不利于输液安全。建议医生使用 0.9%氯化钠注射液 500ml 作为稀释溶媒。

# 五、溶媒用量不适宜

**1. 不合理案例 1**　患者，男，68 岁。诊断：右肺下叶鳞癌 pT4N2M0，ⅢB 期。预行 GP 方案[吉西他滨 1.4g（d1、d8）+卡铂 600mg（d1），每 3 周 1 次]化疗。化疗 d1，具体医嘱为 NS500ml+吉西他滨 1.4g，立即静脉滴注，D5W 500ml+卡铂 600mg，立即静脉滴注。

审核分析：吉西他滨按照说明书要求需在 30 分钟内滴完，本例选用 500ml 液体，如按照常规滴速 40～60 滴/分，滴注时间至少为 2 小时，不符合滴注时间的要求。故本例溶媒剂量选择不合理，延长输注时间和增加给药频率均有可能增加毒性，特别是吉西他滨可能引起骨髓抑制、白细胞减少、血小板减少和贫血等毒性反应。另外，吉西他滨的半衰期受输注时间的影响，输注时间过长还可影响药物的疗效。

**2. 不合理案例 2**　患者，男，51 岁，身高 182cm，体重 90kg，体表面积 2.18m²。诊断：右肺恶性肿瘤、纵隔胸膜转移。病理诊断：（肺占位）免疫组化结果支持小细胞癌。免疫组化：CK7（少许细胞+），TTF-1（+），NapsinA（−），CgA（个别细胞+），Syn（+），CD56（+），Ki-67（90%+），CK5/6（−），P63（−）。化疗方案：EP 方案[依托泊苷 200mg（d1～d3）+卡铂 700mg（d1），每 3 周 1 次]第一程。具体医嘱为 NS 500ml+依托泊苷 200mg，静脉滴注，每日 1 次；D5W 500ml+卡铂 700mg，静脉滴注，每日 1 次。

审核分析：由于依托泊苷在水中几乎不溶，其说明书规定每毫升不超过 0.25mg。一旦超过此浓度配制后的溶液不稳定，依托泊苷会以晶体形式析出，导致患者用药时出现喉痉挛、低血压等严重不良反应，不利于输液安全，故应增加溶媒用量。

**3. 不合理案例 3**　患者，女，60 岁。诊断：右肺腺癌 T2aN2M1a（胸膜）Ⅳ期，PS 评分 0 分（EGFR19 外显子突变），预行 DP[多西他赛 130mg（d1）+奈达铂 140mg（d1），每 3 周 1 次]方案化疗，具体医嘱为 NS 150ml+多西他赛 130mg，立即静脉滴注，NS 500ml+奈达铂 140mg，立即静脉滴注。

审核分析：不同生产厂家的多西他赛对最终浓度的要求有差异，分别是最终浓度不超过 0.74mg/ml、0.9mg/ml，这种差异可能是由制备制剂所用辅料或赋形剂的种类或用量的不同导致的，多西他赛引起的输液反应，除了药物本身以外，与其赋形剂吐温 80 相关。本例应用的多西他赛，说明书对最终浓度的要求是不超过 0.74mg/ml，而本例计算得最终浓度为 0.86mg/ml，已经超过最终浓度上限，浓度过高可能与不良反应的发生率及严重程度有关，故应增加溶媒用量。

**4. 不合理案例 4**　患者，男，67 岁，身高 173cm，体重 75kg，体表面积 1.93m²。诊断：胰腺尾部癌，肝转移，左侧肾上腺转移。化疗方案：奥沙利铂 150mg（d1）+伊立替康 320mg（d1）+亚叶酸钙 600mg（d1）+氟尿嘧啶 750mg（d1），静脉注射+氟尿嘧啶 2000mg（d1～d2），持续静脉注射 23～24 小时，每 2 周 1 次，第一程化疗。其中用药医嘱为 NS 500ml+伊立替康 320mg，立即静脉滴注。

审核分析：盐酸伊立替康的药品说明书要求静脉输注 30～90 分钟，对输注时间有特殊要求的药品是为了保证药物的稳定性和疗效，减少不合理的药物浓度和输注时间引起的不良反应，在保证有效浓度的基础上，药品说明书对某些药物的输注时间有一定的要求，输注时间不同，溶剂用量不同。因此伊立替康的溶剂用量通常选择 250ml，本例溶媒用量过大，不适宜。

# 六、给药间隔时间不合理

**1. 不合理案例 1**　患者，女，47 岁。2019 年 7 月行右肺下叶癌根治术。术后病理诊断：右肺下叶腺癌 T3N2M0　ⅢB 期、PS 评分 0 分。2019 年 8 月 20 日行辅助化疗 PC 方案[培美曲塞 0.8g（d1）+洛铂 50mg（d1），每 3 周 1 次]第一程，化疗后无明显不适，9 月 7 日预行原方案第二程化疗，已完善相关检查。

审核分析：化疗给药间隔是根据化疗药物毒副作用的持续时间、人体恢复时间及肿瘤倍增时间而设定的，一般是 21 天，也有的是 28 天。化疗间隔时间一般不能提前，但可以推后，推后不超过周期的一半是许可的，同时还要考虑毒性和患者状况。本例使用的 PC 方案化疗按照要求周期间隔时间为 21 天，本例预行第二程化疗，实际间隔时间为 18 天，这样缩短化疗间隔时间是不合理的。

**2. 不合理案例 2**　患者，女，55 岁。诊断：直肠癌。行肠镜见距肛门 6cm，未行手术。取病理：倾向腺鳞癌。患者进行直肠癌新辅助化疗方案：XELOX 方案[奥沙利铂 200mg（d1）+卡培他滨 1500mg，口服，一日两次（d1~d14），每 3 周 1 次]。2022 年 1 月 14 日行化疗第一程。1 月 29 日预行原方案第二程，已完善相关检查。

审核分析：化疗给药间隔是根据化疗药物毒副作用的持续时间、人体恢复时间及肿瘤倍增时间而设定的，本化疗方案为间隔 21 天。化疗间隔时间一般不能提前，但可以推后，推后不超过周期的一半是许可的，同时还要考虑毒性和患者状况。这样缩短化疗间隔时间是不合理的。经与医生沟通后，将化疗时间调整到 2 月 6 日。

# 七、给药顺序不合理

**1. 不合理案例 1**　患者，男，70 岁。诊断：右肺小细胞肺癌维持化疗（广泛期），肝转移瘤，活动后喘息 3 个月，PS 评分 1 分。预行 EP 方案[依托泊苷 100mg（d1~d3）+顺铂 40mg（d1~d3），每 3 周 1 次]第一程化疗，查肝脏功能 AST 52.90U/L、GGT（谷氨酰转移酶）390.30U/L、AKP 232.40U/L；凝血功能：PT 12.50 秒，FIB 3.51g/L，D-二聚体 3.19mg/L FEU。医嘱备注给药顺序：顺铂→依托泊苷。

审核分析：两药联合化疗时应注意药物之间的相互作用、抗肿瘤药物作用的周期特异性和细胞毒性的变化，正确地安排给药顺序，合理的给药顺序能提高疗效、减少毒性，消除或延迟耐药性。本例使用的 EP 方案正确给药顺序是依托泊苷→顺铂，依托泊苷作用于拓扑异构酶Ⅱ，抑制有丝分裂，使细胞分裂停止于 S 期或 $G_2$ 期，然后再用细胞周期非特异性的顺铂杀灭残存的肿瘤细胞，增加化疗效果。本例为化疗给药顺序不合理。

**2. 不合理案例 2**　患者，女，63 岁。诊断：右半结肠癌根治术后第 1 次化疗。术后病理：（右半结肠）溃疡型中分化腺癌，部分为黏液腺癌（T3N1M0，ⅢB 期）。免疫组化结果：MLH1（＋）、MSH2（＋）、MSH6（＋）、PMS2（＋）。血常规、肝脏功能、肾脏功能均符合化疗指标。拟行 FOLFOX 方案[奥沙利铂 120mg（d3）+亚叶酸钙 500mg（d1）+氟尿嘧啶 500mg（d1）静脉注射+氟尿嘧啶 1500mg（d1~d2），持续静脉注射 23~24 小时，每2 周 1 次]。

　　审核分析：两药联合化疗时应注意药物之间的相互作用、抗肿瘤药物作用的周期特异性和细胞毒性的变化，正确地安排给药顺序，合理的给药顺序能提高疗效、减少毒性，消除或延迟耐药性。本例使用 FOLFOX 方案的正确给药顺序是先奥沙利铂后氟尿嘧啶。奥沙利铂衍生物可以与 DNA 形成链内和链间交联，抑制 DNA 的复制和转录，属非周期特异性抗肿瘤药。氟尿嘧啶为细胞周期特异性药，主要抑制 S 期细胞。先使用周期非特异性药物奥沙利铂杀伤一部分细胞，再以周期特异性药物氟尿嘧啶作用于恢复的 S 期细胞，从而最大限度地杀死肿瘤细胞。本例为化疗给药顺序不合理。经与医生沟通后，更改使用顺序。

**3. 不合理案例 3**　患者，女，69 岁，身高 147cm，体重 60kg，体表面积 1.57m²。诊断：卵巢癌ⅠB 期术后化疗第一程。化疗方案：[顺铂 120mg，腹腔注射（d1）+紫杉醇 210mg（d1），每 3 周 1 次]，顺铂腹腔灌注在紫杉醇静脉滴注之前。

　　审核分析：紫杉醇通过 CYP450 酶系代谢，顺铂对该酶信使核糖核酸表达有抑制作用，可降低紫杉醇的清除率，产生更加严重的骨髓抑制不良反应。建议医生先使用紫杉醇，第二日再进行顺铂的腹腔灌注治疗。

# 八、存在药物相互作用

**1. 不合理案例 1**　患者，女，73 岁。诊断：左肺腺癌Ⅳ期（肺内、骨、皮下、胸膜转移），PS 评分 2 分。患者已行 PC 方案[培美曲塞 700mg（d1）+卡铂 450mg（d1），每 3 周1 次]第一程，化疗后出现Ⅳ度血小板减少，后改行培美曲塞单药[培美曲塞 700mg（d1），每 3 周 1 次]化疗 6 个疗程，化疗过程中除外培美曲塞预处理用药，还使用唑来膦酸（4mg，每月静脉滴注一次）抗骨质破坏。本次入院继续原方案化疗，化疗前 5 天予唑来膦酸 4mg静脉滴注 1 次+双氯芬酸钠 75mg，口服，每日 1 次。用药 2 天后查腹部彩超提示双肾血流灌注减少，结合肾脏功能检查，计算肌酐清除率为 35.80ml/min，提示有肾功能不全，化疗当日培美曲塞减量化疗，剂量为 600mg，患者出现Ⅱ度胃肠道反应，次日无明显不适，出院。

　　审核分析：培美曲塞说明书提到，轻中度肾功能不全患者（45ml/min≤肌酐清除率≤79ml/min），在接受培美曲塞给药前 5 天内、给药当天和给药 2 天后，应尽量避免使用较高剂量的非甾体抗炎药。本例患者在化疗前第 5 天使用双氯芬酸钠缓释片，可能是导致其出现肾功能不全的药物因素，因为非甾体抗炎药可能降低培美曲塞的清除，从而增加培美曲塞不良事件的发生率。

**2. 不合理案例 2**　患者，女，66 岁，身高 167cm，体重 65kg，体表面积 1.87m²。诊断：中枢弥漫大 B 细胞淋巴瘤术后。病理：高侵袭性 B 细胞淋巴瘤[Ki-67（＋，90%）；BCL-6（＋）；BCL-2（＋）；C-myc（＋），40%]，建议做 FISH 检测（BCL-2、BCL-6、C-myc）除外高级别 B 细胞淋巴瘤（双打击/三打击）。免疫组化结果（A+B 蜡块）：CD3（－），CD20（＋），

CD79a（＋）, PAX-5（＋）, Ki-67（＋, 90%）, CD10（－）, BCL-6（＋）, BCL-2（＋）, MUM-1（＋）, CD5（－）, CyclinD1（－）, CD30（－）, C-myc（＋, 40%）, CD23（－）, P53（野生型）, SOX11（－）, CD21（－）, LEF-1（－）, CD43（－）, CD2（－）, CD7（－）, CD4（－）, CD8（－）, CD56（－）, TIA-1（－）, GrB（－）, Perforin（－）。原位杂交结果：EBER（－）。化疗方案：利妥昔单抗联合甲氨蝶呤[利妥昔单抗 600mg+甲氨蝶呤 6000mg]，同时应用护胃治疗：NS 100ml+奥美拉唑 40mg，静脉滴注，每日 1 次。

审核分析：美国 FDA 于 2011 年 12 月 21 日发布声明称，在联用 PPI 期间静脉注射甲氨蝶呤可能导致血清甲氨蝶呤水平升高而增加毒性，并建议医生"对正在使用 PPI 的患者应谨慎使用大剂量甲氨蝶呤"，建议医生停用奥美拉唑；如患者必须使用奥美拉唑，建议对患者进行甲氨蝶呤血药浓度监测，以防止患者出现中毒反应。

# 九、器官功能与实验室指标未达标

**1. 不合理案例 1** 患者，男，61 岁。诊断：左肺腺癌术后辅助化疗 T1aN2M0，ⅢA 期。查肾脏功能：UA 448.80μmol/L、CysC 1.43mg/L、RBP 90.74mg/L，其余正常。血常规：NEU $1.26×10^9$/L，预行 PC 方案[培美曲塞 950mg（d1）+顺铂 140mg（d1：60mg, d2：60mg, d3：20mg），每 3 周 1 次]，别嘌醇 0.25g，口服，一日两次。

审核分析：根据 PC 方案审核要点，血常规检查至少满足 WBC≥$3.5×10^9$/L，NEU≥$1.5×10^9$/L，PLT≥$100.0×10^9$/L，本例患者 NEU $1.26×10^9$/L 不满足上述要求，存在 2 级骨髓抑制，不能耐受本次化疗，同时患者存在高尿酸血症，已使用药物对症治疗，血尿酸水平没有恢复正常之前也不宜使用顺铂进行化疗。

**2. 不合理案例 2** 患者，女，68 岁。诊断：直肠癌根治术术后第 5 次化疗。术后病理：直肠溃疡型中低分化管状腺瘤（T3N1M0，ⅢB 期）。XELOX 方案 4 个周期后疾病进展并出现 3 级骨髓抑制及肝功能损伤。本周期改用 mXELIRI 方案[伊立替康 304mg（d1）+卡培他滨 1500mg，口服，一日两次（d1～d14），每 3 周 1 次]。生化检查：总胆红素 34.2μmol/L，直接胆红素 15.6μmol/L，间接胆红素 18.6μmol/L。

审核分析：伊立替康的说明书要求当患者的胆红素超过正常值上限 1.5 倍时，不可用本品治疗。有研究报道胆红素水平超过正常值上限后出现严重中性粒细胞减少症及发热性中性粒细胞减少症的危险性增大。与医生沟通，医生同意先行保肝治疗，待肝功能好转后再行伊立替康治疗。

**3. 不合理案例 3** 患者，女，49 岁，身高 162cm，体重 60kg，体表面积 1.66m²。诊断：左肺下叶肺癌、双肺多发转移。化疗方案：GP 方案[吉西他滨 1600mg（d1、d5）+奈达铂 140mg（d1），每 3 周 1 次]。查血常规，其中血小板计数 $98×10^9$/L。

审核分析：吉西他滨的药品说明书提示骨髓功能受损的患者用药应谨慎，与其他抗肿瘤药物配伍进行联合或序贯化疗时，应考虑对骨髓抑制作用的蓄积。患者在每次接受吉西他滨治疗前，都必须监测血小板、白细胞、中性粒细胞数，当证实有骨髓抑制时，应将化疗延期或修改治疗方案。该患者的血小板计数为 $98×10^9$/L，在 $50×10^9$/L～$100×10^9$/L 范围，根据说明书推荐，建议医生延期化疗，或将使用剂量调整为正常用量的 75%。

# 十、预处理方案不合理

**1. 不合理案例 1**　患者，男，74 岁，身高 170cm，体重 62kg，体表面积 1.75m²。诊断：右肺腺癌 cT4N1M0，ⅢA 期。预行 PC 方案[培美曲塞 0.8g（d1）+奈达铂 130mg（d1），每 3 周 1 次]化疗，在静脉滴注奈达铂不足 5 分钟时即出现腰痛、发热，考虑奈达铂不耐受，予立即停药并采取对症治疗，之后更换为顺铂 120mg，查询该患者用药，当日未执行医嘱 NS 500ml 静脉滴注+D5W1500ml 静脉滴注 + 碳酸氢钠 250ml 静脉滴注+呋塞米 20mg 静脉注射，已执行医嘱静滴总液体量为 800ml。

审核分析：肾毒性是顺铂的剂量限制性毒性，无论急性肾毒性还是慢性肾毒性，均与顺铂作用有关。水化可以减少顺铂引起的急性肾衰竭。一般来说，顺铂剂量＞50mg/m² 时即需要水化，否则可能引起不可逆的肾脏损害。具体方案：用顺铂前及在用顺铂 24 小时内应充分水化，水化给液量应保证在 3000～4000ml，水化的目的是保证患者有足够的尿量（顺铂治疗后至少 6 小时内尿量在 100～200ml/h）。本例患者未在使用顺铂前（静脉用顺铂前 12 小时）进行水化，一般在给予顺铂前、后应充分补充血容量，保证每日液体总量在 3000～4000ml，故本例患者应推迟顺铂化疗，在当日充分水化后次日再行顺铂化疗。

**2. 不合理案例 2**　患者，男，64 岁。诊断：左肺下叶复合性神经内分泌癌 T4N0M1，Ⅳ期，肺内转移、多发脑转移、左肾上腺转移。预行 DP 方案[多西他赛 120mg（d1）+洛铂 50mg（d1），每 3 周 1 次]第一程化疗，化疗前 60 分钟给予西咪替丁 200mg 静脉滴注和地塞米松 5mg 静脉滴注，化疗前 30 分钟给予苯海拉明 40mg 肌内注射。

审核分析：多西他赛为紫杉类药物，是紫杉醇经人工结构修饰后获得的，与紫杉醇作用靶点类似，但抗肿瘤活性高于紫杉醇，并与紫杉醇无交叉耐药。本例患者化疗前 30～60 分钟内给予的抗组胺药、皮质类固醇、H₂ 受体拮抗剂组成的预处理方案是用来预防或减轻紫杉醇所致过敏反应的。多西他赛针对超敏反应的预处理方案是口服皮质类固醇，同时使用皮质类固醇还可以降低液体潴留的发生率和严重程度。故本例多西他赛预处理方案不合理，应在化疗前一天开始口服糖皮质激素，如地塞米松片，每次 8mg，每日 2 次，持续 3 天。

**3. 不合理案例 3**　患者，男，55 岁。诊断：左上肺腺癌。行左全肺切除术后 40 天入院，完善相关检查示无明显化疗禁忌，预行 TP 方案[紫杉醇 210mg（d1）+顺铂 100mg（d1），每 3 周 1 次]化疗。化疗前 1 小时给予氯丙嗪 25mg、地塞米松 10mg、法莫替丁 40mg，静脉注射。

审核分析：紫杉醇是用聚氧乙烯蓖麻油配制而成的注射液，此赋形剂极易导致过敏反应的发生，故在化疗前应给予预处理方案预防紫杉醇过敏反应。说明书推荐的预处理方案是在用紫杉醇前 12 小时及 6 小时分别给予地塞米松 10mg 口服，在注射紫杉醇之前 30～60 分钟给予苯海拉明 50mg 肌内注射、给予西咪替丁 300mg 或雷尼替丁 50mg 静脉注射。而临床常常更愿意选择文献报道的一种简化方案：给药前 30 分钟静脉给予地塞米松（10mg 或 20mg）、苯海拉明 50mg 肌内注射、西咪替丁 300mg 或雷尼替丁 50mg 静脉注射。但临床研究和 Meta 分析的结果认为，从预防严重过敏反应的效果来看，简化方案不如说明书推荐的经典方案有效。其中氯丙嗪是中枢多巴胺受体拮抗药，可用来控制精神分裂症或其他精神病的各种症状，也可治疗各种原因引起的呕吐，但其不能替代经典预处理方案中的抗组胺药苯海拉明。此外，简化方案中地塞米松的给药剂量和给药时间都与经典方案有较大差别，研究认为经典方案中地塞米松的用法用量能有效预防紫杉醇导致的严重过敏反应。

**4. 不合理案例 4** 患者，男，62 岁。诊断：直肠癌根治术后、肝转移、腹腔淋巴结转移、术后第 8 次化疗。术后病理：①（直肠）溃疡型中低分化腺癌，部分为黏液腺癌，侵透肌层达周围脂肪组织；肿物体积为 5cm×4cm×1cm；②CD31、D2-40 显示未见明确脉管内瘤栓；③肠管双断端未见癌变；④腹膜反折切缘未见癌；⑤（肠周）淋巴结（0/12）未见癌转移；⑥癌周间质淋巴细胞占间质面积<10%；⑦免疫组化结果，MLH1（＋），MSH2（＋），MSH6（＋），PMS2（＋）；术后患者恢复良好，在笔者所在科室化疗 3 个周期，肿瘤标志物逐渐升高，3 个月前复查全身 PET/CT 发现肝脏、腹腔淋巴结转移，贝伐珠单抗联合 XELIRI 方案[贝伐珠单抗 600mg（d1）+伊立替康 240mg（d1）+卡培他滨 1500mg，口服，一日两次（d1～d14），每 3 周 1 次]化疗 4 个周期。查询该患者既往使用伊立替康后曾出现腹痛，本次应用前未使用硫酸阿托品。

审核分析：患者若出现急性胆碱能综合征（早发性腹泻及其他不同症状，如出汗、腹部痉挛、流泪、瞳孔缩小及流涎），应使用硫酸阿托品治疗（0.25mg 皮下注射）。对气喘的患者应小心谨慎，对有急性、严重胆碱能综合征的患者，下次使用本品时，应预防性使用硫酸阿托品。与医生沟通后，在静脉滴注伊立替康前，皮下注射硫酸阿托品 0.25mg。

**5. 不合理案例 5** 患者，男，57 岁。诊断：小细胞肺癌。已行 EC 方案[依托泊苷 100mg（d1～d5）+卡铂 500mg（d1），每 3 周 1 次]化疗 5 个疗程，入院后完善相关检查示无明显化疗禁忌，预行第 6 程原方案化疗。化疗前 30 分钟分别给予临时医嘱帕洛诺司琼 0.25mg 静脉注射，长期医嘱地塞米松 10mg、西咪替丁 300mg、泮托拉唑钠 40mg 静脉滴注，d1～d5。

审核分析：恶心呕吐是化疗药物最常见的不良反应之一，多种药物的联合使用和多周期化疗后有可能增加恶心呕吐的发生率，根据药物引起的恶心呕吐发生率，卡铂 AUC≥4 被列为高致吐级别，依托泊苷列为低致吐级别，经过呕吐风险评估后，本例患者应按高致吐级别进行防治，《肿瘤药物治疗相关恶心呕吐防治中国专家共识（2019 年版）》推荐在化疗前采用三药联合方案，首选 5-HT$_3$ 受体拮抗剂、地塞米松和 NK-1 受体拮抗剂的联用方案。本例患者选用四药联合：5-HT$_3$ 受体拮抗剂、地塞米松、H$_2$ 受体拮抗剂和 PPI，虽然我国《肿瘤治疗相关呕吐防治指南（2014 年版）》推荐有胃部疾病的患者可选择性使用 H$_2$ 受体拮抗剂或 PPI，但同时选择两种抑制胃酸分泌的药物是不合理的，况且最新的专家共识已不推荐 H$_2$ 受体拮抗剂或 PPI 用于高致吐风险的呕吐防治，故不应使用西咪替丁和泮托拉唑，应加用 NK-1 受体拮抗剂。

**6. 不合理案例 6** 患者，女，63 岁。诊断：右上肺腺癌 T2aN0M1a（胸膜）Ⅳ期。入院后完善相关检查示无明显化疗禁忌，预行 PC 方案[培美曲塞 850mg（d1）+卡铂 500mg（d1），每 3 周 1 次]第一程化疗，化疗前 1 天和当天静脉注射地塞米松 10mg，化疗前一天肌内注射维生素 B$_{12}$ 注射液 1000μg，并开始口服叶酸片 400μg，每日 1 次。

审核分析：培美曲塞为多靶点抗叶酸制剂，毒性较低，通过补充叶酸和维生素 B$_{12}$ 可显著降低培美曲塞引起的血液毒性和胃肠毒性。预处理方案：地塞米松片 4mg，口服，一日两次，d0～d2；维生素 B$_{12}$ 注射液 1000μg，肌内注射，于第 1 次培美曲塞给药前 7 天内使用，以后每 3 个周期肌内注射一次，以后的维生素 B$_{12}$ 给药可与培美曲塞用药在同一天进行；叶酸片 350～1000μg，常用剂量是 400μg，口服，每日 1 次，第一次给予培美曲塞治疗开始前 7

天至少服用 5 次日剂量的叶酸，一直服用整个治疗周期，在最后一次培美曲塞给药后 21 天可停服。本案例中，患者预处理不规范，存在给药时机、给药剂量、给药疗程不合理，其中地塞米松疗程不足，无法有效地减少或减轻皮疹的发生，叶酸未在治疗开始前 7 天（至少服用 5 次日剂量）补充，可能增加维生素缺乏或代谢异常患者发生重度不良反应的风险。

# 十一、辅 助 用 药

**1. 不合理案例 1** 患者，女，46 岁。诊断：急性 B 淋巴细胞白血病。入院后完善相关检查示无明显化疗禁忌，预行 CHOP 方案化疗[伊达比星 10mg（d1）+环磷酰胺 1400mg（d1）+长春新碱 2mg（d1）+地塞米松 10mg（d1～d2），每 3 周 1 次]第二程。入院查肝脏功能：ALT 65.50U/L、AST 49.90U/L，其余正常。保肝治疗：多烯磷脂酰胆碱 697.5mg、异甘草酸镁 150mg 静脉滴注；双环醇 25mg，口服，一日 3 次，d1～d5。

审核分析：本例患者为药物引起的肝损伤，根据《药物性肝损伤基层诊疗指南（实践版·2019）》推荐：轻中度肝损伤炎症较轻者可用水飞蓟素，炎症较重者可用双环醇和甘草酸制剂，目前不推荐 2 种或以上抗炎保肝药物联用。患者出现轻度肝损伤，且炎症较轻，建议选用异甘草酸镁单药治疗，异甘草酸镁用于治疗 ALT 明显升高的急性肝细胞型或混合型药物性肝损伤。

**2. 不合理案例 2** 患者，女，49 岁，身高 149cm，体重 57.7kg，体表面积 1.55m²。诊断：左乳癌术后第 8 次化疗、左乳浸润性癌（T2N0M0 ⅡA 期，Luminal B 型，WHO 分级Ⅲ级）。术后常规病理回报①（左）乳腺：浸润性导管癌，WHO 分级Ⅲ级，腺管形成 3 分，核级 3 分，核分裂 3 分，总分 9 分；肿物体积 2cm×1.5cm×1cm。②未见明确脉管内瘤栓。③乳头、皮肤切缘、乳腺切缘、底切缘未见癌变。④癌周乳腺组织增生病，腺病，导管上皮增生显著伴不典型增生。⑤（左侧前哨）淋巴结（0/2）未见癌转移；（左侧前哨 2）淋巴结（0/3）未见癌转移。⑥癌周间质中淋巴细胞约占间质面积的 10%。⑦免疫组化结果 B1：ER（85%，中等+），PR（90%，+），c-erbB-2（2+），p53（-），Ki-67（80%，+），CK5/6（-），P63（-），P40（-），Calponin（-），E-cadherin（+），P120（膜+）；CK（-）。化疗方案：AC-T 方案第 8 周期[多西他赛 150mg（d1），每 3 周 1 次]，同时应用右丙亚胺 750mg。

审核分析：右丙亚胺药品说明书指出，本品可减少多柔比星引起的心脏毒性的发生率和严重程度，适用于接受多柔比星治疗累积量达 300mg/m²，并且医生认为继续使多柔比星有利的女性转移性乳腺癌患者。对刚开始使用多柔比星者不推荐使用此药。该患者本周期未应用蒽环类抗肿瘤用药，属于无指征用药，建议医生停止使用右丙亚胺。

**3. 不合理案例 3** 患者，女，61 岁，身高 160cm，体重 66kg，体表面积 1.72m²。诊断：多发性骨髓瘤。化疗方案[环磷酰胺 500mg（d1～d4）+硼替佐米 2.2mg（d1、d4、d8、d11），每 3 周 1 次]，给予唑来膦酸骨保护剂缓解骨痛，NS100ml+唑来膦酸 4mg，静脉滴注。实验室检查：血肌酐 121μmol/L，肌酐清除率 44.81ml/min。

审核分析：唑来膦酸除常致骨痛、发热、疲乏等不良反应外，由于其主要通过肾脏以原型排泄，也可致肾功能不全，特别是对本身有肾功能不全基础疾病的患者。对于肾功能不全者，应根据肌酐清除率调整用药剂量，注射用唑来膦酸药品说明书推荐肌酐清除率为 40～49ml/min

时给药剂量为 3.3mg，肌酐清除率为 30～39ml/min 时给药剂量为 3.0mg。该患者整个治疗过程中唑来膦酸用量未按肌酐清除率调整，其剂量偏大可能也是导致肾功能不全的原因。

## 参 考 文 献

安永恒，丁爱萍，梁军，2005. 肿瘤合理用药. 北京：人民卫生出版社.

陈孝平，汪建平，赵继宗，2010. 外科学. 第 9 版. 北京：人民卫生出版社.

葛均波，徐永健，王辰，2018. 内科学. 第 9 版. 北京：人民卫生出版社.

顾晋，汪建平，2021. 中国结肠癌诊疗规范（2022 年版）. 北京：科学技术文献出版社.

李国辉，董梅，陈喆，等，2019. 抗肿瘤药物处方审核专家共识—结直肠癌. 中国药学杂志，54（16）：1361-1366.

刘宗超，李哲轩，张阳，等，2021. 2020 全球癌症统计报告解读. 肿瘤综合治疗电子杂志，7（2）：1-14.

邵志敏，吴炅，江泽飞，等，2022. 中国乳腺癌新辅助治疗专家共识（2022 年版）. 中国癌症杂志，32（1）：80-89.

食管癌诊疗指南 2022 工作委员会，2022. 食管癌诊疗指南（2022 年版）. 北京：人民卫生出版社.

杨珺，于波，黄红兵，等，2020. 抗肿瘤药物处方审核专家共识—乳腺癌. 中国药学杂志，55（11）：961-967.

于世英，姚阳，2014. 肿瘤药物相关性肝损伤防治专家共识（2014 版）. 北京：中国协和医科大学出版社.

中国抗癌协会肿瘤临床化疗专业委员会，中国抗癌协会肿瘤支持治疗专业委员会，2019. 肿瘤药物治疗相关恶心呕吐防治中国专家共识（2019 年版）. 中国医学前沿杂志（电子版），11（11）：16-26.

中国临床肿瘤学会指南工作委员会，2022. 乳腺癌诊疗指南（2022 年版）. 北京：人民卫生出版社.

中国临床肿瘤学会指南工作委员会，2022. 胃癌诊疗指南（2022 年版）. 北京：人民卫生出版社.

中国临床肿瘤学会指南工作委员会，2022. 胰腺癌诊疗指南（2022 年版）. 北京：人民卫生出版社.

中国临床肿瘤学会指南工作委员会，2022. 原发性肝癌诊疗指南（2022 年版）. 北京：人民卫生出版社.

钟南山，刘又宁，2012. 呼吸病学. 第 2 版. 北京：人民卫生出版社.

Amin MB，2021. AJCC 癌症分期指南. 第 8 版/翻译版. 陆嘉德，译. 北京：人民卫生出版社.

Benson AB，Venook AP，Al-Hawary MM，et al，2021. Colon cancer, version 2.2021, NCCN clinical practice guidelines in oncology. J Natl Compr Canc Netw，19（3）：329-359.

Gramont AD，2000. Leucovorin and fluorouracil with or without oxaliplatin as first-line treatment in advanced colorectal cancer. Journal of Clinical Oncology，18（16）：2938-2947.

Makihara K，Azuma S，Kawato N, et al，2015. Pre-treatment serum total bilirubin level as an indicator of optimal CPT-11 dosage. Cancer Chemotherapy Pharmacology，75（2）：273-279.

NCCN，2020. Antiemesis Version 2. 2020.（2022-04-23）[2022-9-12]http://www.nccn.org.

NCCN，2021. NCCN Clinical Practice Guidelines in Oncology-Breast Cancer（Version 8 2021）.（2021-09-13）[2022-07-12]http://www.nccn.org.

Sargent D J，Marsoni S，Monges G，et al，2010. Defective mismatch repair as a predictive marker for lack of efficacy of fluorouracil-based adjuvant therapy in colon cancer. J Clin Oncol，28（20）：3219-3226.

Siegel RL，Miller KD，Fuchs HE，et al，2021. Cancer statistics. CA Cancer J Clin，71（1）：7-33.

Sun D，Cao M，Li H，et al，2020. Cancer burden and trends in China：a review and comparison with Japan and south Korea. Chin J Cancer Res，32（2）：129-139.

Sung H，Ferlay J，Siegel RL，et al，2021. Global sancer statistics 2020：GLOBOCAN estimates of incidence and mortality worldwide for 36 cancers in 185 countries.CA Cancer J Clin，71（3）：209-249.

# 第三篇
## 肠外营养处方审核

# 第七章　肠外营养概述

## 第一节　营养相关概念

### 一、营养不良相关概念

营养不良的定义经历了营养不足、营养不足+营养过剩、宏量营养素不足三个阶段。2006年欧洲肠外肠内营养学会（European Society for Clinical Nutrition and Metabolism，ESPEN）肠内营养的相关指南中将营养不良分为营养不足和营养过剩。2015年，ESPEN发表了营养不良的诊断标准专家共识，提出了营养紊乱的概念，并将其分为营养不良、微量营养素异常及营养过剩，其中营养不良局限为能量不足及宏量营养素不足。2016年ESPEN更新关于临床营养学的定义和术语的指南，提出了营养紊乱和营养相关状况的概念。

（一）营养紊乱和营养相关状况

2016年ESPEN的相关指南中将营养紊乱和营养相关状况（nutrition disorder and nutrition related condition）分为以下几个方面（图7-1）。

**1. 营养不良**（malnutrition/undernutrition）　由于营养摄取或吸收障碍导致身体成分发生改变（去脂组织和体细胞减少），导致身体和精神功能减退，以及疾病的临床结局受损的状态。

**2. 肌肉减少症**（sarcopenia）　是一种表现为骨骼肌质量、力量和功能的进行性及广泛性丧失，从而产生不良结局的综合征。

**3. 虚弱症**（frailty）　是一种主要器官系统储备能力受限的脆弱和无弹性状态，导致机体承受创伤或疾病等压力的能力下降。

**4. 超重和肥胖**（overweight and obesity）　指可能损害健康的异常或过度的脂肪积累。

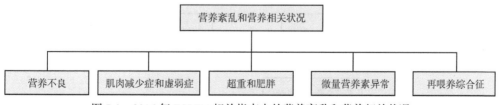

图 7-1　2016 年 ESPEN 相关指南中的营养紊乱和营养相关状况

**5. 微量营养素异常**（micronutrient abnormality） 指一种或多种维生素、微量元素或矿物质的缺乏或过量。

**6. 再喂养综合征**（refeeding syndrome） 是指营养不良患者经过一段时间的营养不足后，开始过度喂养（口服、肠内或肠外营养），导致电解质或体液平衡严重破坏的状态。

（二）营养不良的含义

2016 年 ESPEN 相关指南将营养不良分为以下几种情况（图 7-2）。

**1. 伴有炎症的疾病相关营养不良**（disease-related malnutrition，DRM） 是一种由伴随疾病引起的特殊类型的营养不良，伴有炎症的 DRM 是一种分解代谢状态，其特征是炎症反应、由基础疾病引起的食欲缺乏和组织分解。

（1）伴有炎症的慢性 DRM（即恶病质）：包括癌症恶病质；其他特殊疾病如慢性阻塞性肺疾病（COPD）、炎性肠病、充血性心力衰竭、慢性肾脏疾病等恶病质。

（2）与急性疾病或损伤相关的营养不良：重症监护病房（ICU）中急性疾病或创伤（如重大感染、烧伤、闭合性头部损伤）或接受重大手术后的患者，表现出特定的营养状态，由于其往往具有高度显著的应激代谢，因此存在营养不良的高风险。

**2. 无炎症的 DRM** 是一种疾病引发的营养不良，其中炎症不是发病机制之一。

（1）由上消化道阻塞或神经系统疾病，如卒中、帕金森病、肌萎缩侧索硬化（amyotrophic lateral sclerosis，ALS）或痴呆/认知功能障碍等引起的吞咽困难。

（2）神经性厌食、抑郁等精神疾病。

（3）由短肠综合征引起的肠吸收不良。

（4）高龄引起的厌食症。

**3. 无疾病的营养不良**

（1）饥饿相关营养不良：由食物缺乏造成的，主要出现在贫穷的地区，由干旱或洪水等自然灾害造成的饥荒也可造成饥饿相关营养不良。

（2）与社会经济或心理相关的营养不良：可能出现在如贫穷、社会不平等、照料差、悲痛、牙齿问题、自我忽视、监禁或绝食等情况下。

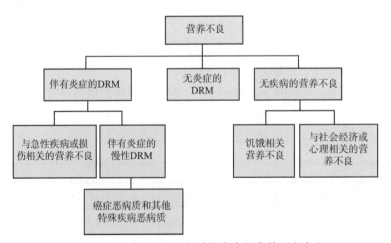

图 7-2 2016 年 ESPEN 相关指南中的营养不良含义

# 二、营养支持实施流程

## （一）相关步骤

合理、有效的营养支持应制定统一的实施流程，涉及不同的相关步骤，2016 年 ESPEN 指南提出的营养支持实施流程包括以下几个步骤。

**1. 营养不良风险筛查**（malnutrition risk screening）　是一种快速识别有营养风险的受试者的过程，并应在所有与医疗保健服务有接触的受试者中使用适当的筛查工具进行。执行营养筛查应在第一次接触后的前 24~48 小时内进行，之后应定期进行。

**2. 营养评定**（nutritional assessment）　应对所有经营养风险筛查确定为有营养不良风险的受试者进行营养评定，营养评定可以为营养状态的诊断和营养治疗提供依据。

**3. 诊断**（diagnostic procedure）　在营养评定的基础上对营养不良进行诊断。

**4. 营养护理计划**（nutritional care plan）　是一种基于评估结果的营养治疗方案。该计划应由一个或多个跨学科的团队与患者及其护理人员一起制订，以实现以患者为中心的治疗目标。

**5. 营养治疗**（nutrition therapy）　通过提供营养物质来治疗营养相关的疾病。

**6. 监测**（monitoring）　检查和调整营养治疗中的营养摄入是否适宜，确保营养治疗的耐受性，以实现营养治疗的目标和预期结果。

## （二）实施流程

实施营养支持首先应对患者进行营养不良风险筛查，然后进行营养评定和诊断，在营养评定的基础上制订营养计划、给予营养治疗，并通过监测确保营养支持的耐受性和适宜性，保证营养治疗的安全性及有效性。实施流程见图 7-3。

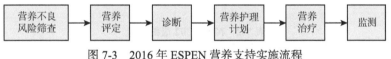

图 7-3　2016 年 ESPEN 营养支持实施流程

# 三、营养不良风险筛查、评定、诊断和分级

营养不良的诊断标准因缺乏共识，近年来一直在修正、补充和调整。2016 年美国肠外肠内营养学会、欧洲肠外肠内营养学会、亚洲肠外肠内营养学会及拉丁美洲肠外肠内营养学会组成工作组，探讨统一营养不良的诊断标准，经过多次讨论，终于达成一致意见，2018 年 9 月年全球领导人营养不良倡议（Global Leadership Initiative on Malnutrition，GLIM）评定（诊断）标准共识发表，成人住院患者营养不良评定（诊断）标准得到统一，结束了目前较为混乱的状况。

GLIM 诊断方案包括对营养不良的筛查、评定、诊断和分级。

## （一）营养不良风险筛查

评定营养状况的第一步是营养不良风险筛查，可以使用经过验证的筛查工具来识别"有风险"的状态。目前，可用于营养不良风险筛查的工具非常多，如营养风险筛查 2002（nutritional risk screening 2002，NRS 2002）、营养不良通用筛查工具（malnutrition universal screening tool，MUST）、微型营养评定（mini-nutritional assessment，MNA）、主观全面评定（subjective global assessment，SGA）等。

在各种营养风险筛查工具中，NRS 2002 以循证医学为基础，简便易行，是 ESPEN 推荐采用的营养风险筛查方法。中华医学会肠外肠内营养学分会（Chinese Society of Parenteral and Enteral Nutrition，CSPEN）推荐 NRS 2002 作为住院患者营养风险筛查的首选工具。

**1. NRS 2002 使用方法** NRS 2002 由初步筛查和最终筛查两个部分组成。

（1）初步筛查：由 4 个问题组成（表 7-1），涉及体重指数（body mass index，BMI）、体重下降情况、食物摄入情况及疾病严重与否。如果对任一问题的回答是"是"，则进行最终筛查。如果对所有问题的回答都是"否"，则每周对患者进行重新筛查。但如果患者对所有问题的回答都是"否"，且患者计划进行重大手术，也考虑制订预防性营养计划，以避免相关的营养风险。

表 7-1　NRS 2002 初步筛查

| 问题 | 项目 | 是 | 否 |
|---|---|---|---|
| 1 | BMI＜20.5kg/m²？ | | |
| 2 | 患者在过去 3 个月有体重下降吗？ | | |
| 3 | 患者在过去 1 周内有摄食减少吗？ | | |
| 4 | 患者有严重疾病（如 ICU 治疗）吗？ | | |

（2）最终筛查：包括营养状况受损、疾病严重程度及年龄三部分评分（表 7-2），分别对每一部分进行评分（分值不累加，取最高分），总分为三部分评分的和。

表 7-2　NRS 2002 最终筛查

| 分值 | 营养状况受损 | 疾病严重程度（需求增加） | 年龄 |
|---|---|---|---|
| 0 分 | 营养状况正常 | 正常营养需求 | |
| 1 分 | 3 个月内体重减少＞5%，或前 1 周的食物摄入量为正常需要量的 50%～75% | 需求轻度增加：髋部骨折、慢性病患者（特别是有急性并发症），如肝硬化、慢性阻塞性肺疾病、慢性血液透析、糖尿病、一般肿瘤患者 | |
| 2 分 | 2 个月内体重减少＞5%，或 BMI 范围 18.5～20.5kg/m²+一般状况受损，或前 1 周的食物摄入量为正常需要量的 25%～60% | 需求中度增加：腹部大手术、卒中、严重肺炎、血液系统恶性肿瘤 | ≥70 岁加 1 分 |
| 3 分 | 1 个月内体重减少＞5%（3 个月减少＞15%），或 BMI＜18.5kg/m² 且一般状况差，或前 1 周的食物摄入量为正常需要量的 0～25% | 需求明显增加：头部损伤、骨髓移植、重症监护患者 APACHE 评分＞10 分 | |

注：APACHE，急性生理和慢性健康状况评分。

**2. NRS 2002 结果的判定**

（1）总分≥3 分，则患者存在营养风险，开始制订营养计划。

（2）总分<3 分，则每周对患者进行重新筛查。如患者计划进行重大手术，也考虑制订预防性营养计划，以避免相关的营养风险。

**3. 适用对象**　2013 年 4 月 18 日发布的中华人民共和国卫生行业标准《临床营养风险筛查》（WS/T 427—2013）规定：NRS 2002 的适用对象为年龄 18～90 岁、住院过夜、入院次日 8 时前未进行急诊手术、神志清楚、愿意接受筛查的住院患者。

（二）营养不良评定

**1. 表型标准**

（1）非自主体重丢失：过去 6 个月内体重丢失>5%，或 6 个月以上体重丢失>10%。

（2）低 BMI：<70 岁者 BMI<20kg/m²，或>70 岁者 BMI<22kg/m²；亚洲：<70 岁者 BMI<18.5kg/m²，或>70 岁者 BMI<20kg/m²。

（3）肌肉减少：有效的身体成分测量技术提示肌肉减少。

**2. 病因学标准**

（1）食物摄入减少或吸收利用障碍：摄入量≤50%的营养需求超过 1 周或任何摄入量减少超过 2 周或存在任何对食物吸收有不利影响的慢性胃肠道疾病。

（2）炎症：急性疾病或损伤、恶性肿瘤、慢性阻塞性肺疾病、充血性心力衰竭、慢性肾脏疾病或任何伴有慢性或复发性炎症的慢性疾病。需要注意的是，轻度的短暂性炎症不符合这一病因学标准。

（三）营养不良诊断

营养不良至少需要 1 个表型标准和 1 个病因学标准。

（四）营养不良严重程度的分级

**1. 第一阶段**（中度营养不良）　需要 1 个符合这个等级的表型标准。

（1）体重丢失：过去 6 个月内体重丢失 5%～10%，或 6 个月以上体重丢失 10%～20%。

（2）低 BMI：<70 岁者 BMI<20kg/m²，或≥70 岁者 BMI<22kg/m²。

（3）肌肉减少：轻度至中度减少。

**2. 第二阶段**（严重营养不良）　需要 1 个符合这个等级的表型标准。

（1）体重丢失：过去 6 个月内体重丢失>10%，或 6 个月以上体重丢失>20%。

（2）低 BMI：<70 岁者 BMI<18.5kg/m²，或≥70 岁者 BMI<20kg/m²。

（3）肌肉减少：重度减少。

# 第二节　肠外营养相关概念

## 一、肠外营养的定义

临床营养支持治疗根据给药途径的不同分为肠内营养（enteral nutrition，EN）和肠外营养（parenteral nutrition，PN）。自 20 世纪 70 年代 PN 应用到临床后，PN 可以为一些胃肠功能严重障碍无法进食的患者提供机体所需的营养物质，促进患者康复，改善患者预后，有些患者甚至可以赖以生存。肠外营养支持作为一种有效的治疗手段受到了全世界的关注。

肠外营养是指从静脉为无法经胃肠道摄取营养物或摄取的营养物不能满足自身代谢需要的患者提供包括氨基酸、脂肪、碳水化合物、维生素及矿物质在内的营养素，以抑制分解代谢，促进合成代谢并维持结构蛋白的功能的营养支持方式。

肠外营养分为全肠外营养（total parenteral nutrition，TPN）和部分肠外营养（partial parenteral nutrition，PPN）。全肠外营养是指只通过静脉输注营养液来提供患者所需要的全部营养物质，而部分肠外营养是指除静脉外还可通过肠道给予营养的方式。

# 二、全营养混合液

## （一）定义

全营养混合液（total nutrient admixture，TNA）又称"全合一（all in one，AIO）"营养液，典型的 TNA 是指在无菌条件下严格按无菌操作的要求和混合顺序配制，将患者每天所需的全部营养物质（包括碳水化合物、脂肪乳剂、氨基酸、水、电解质、微量元素和维生素）混合置入由聚合材料制成的输液袋（3L 袋）内，然后输注给需要 PN 支持治疗的患者。2010 年我国卫生部印发的《静脉用药集中调配质量管理规范》首次明确了肠外营养静脉用药应当在静脉用药调配中心（PIVAS）进行集中调配。

## （二）配制全营养混合液的优点

TNA 的配方可根据患者的生理、病理情况进行调配，给临床肠外营养支持带来了极大的方便，并且安全性很好，可具体表现在以下方面：①节省费用。②营养物质能够更好地被吸收和利用。③减少静脉输注管道、注射器和接头的消耗。④易于管理。⑤减少代谢并发症（如高血糖和电解质紊乱），进而减少监测费用。⑥减少管道连接、输液瓶更换和其他操作，降低败血症发生率。

# 第三节　肠外营养的适应证与禁忌证

## 一、肠外营养的适应证

在临床营养实践中，营养支持治疗的适应证并非一成不变的，需根据患者是否能从营养支持治疗中获益来决定营养支持治疗的适应证。营养支持治疗的临床获益主要包括症状的改善、生活质量的提高、并发症和死亡率的降低、疾病的加速康复。此外，还有一些功能性的变化（如提高肌肉力量和改善疲劳、加速创伤愈合速度、增强机体抗感染相关的免疫功能等）和机体重量或组成的改善（如增加肌肉组织等）。大量证据表明，营养不良特别是严重营养不良的患者可从合理的营养支持治疗中获益，而边缘性营养不良或高危人群的营养支持治疗指征仍存在争议。

　　总的来说，凡需要营养支持，但又不能或不宜接受肠内营养的患者均适合肠外营养。此外，临床上许多患者虽然能够接受肠内营养，但由于疾病等原因，无法通过肠内营养满足机体的能量和蛋白质目标需要量，需要补充或联合肠外营养。美国肠外肠内营养学会（American Society for Parenteral and Enteral Nutrition，ASPEN）根据疗效显著程度将 PN 支持治疗分为疗效显著的强适应证、对治疗有益的中适应证、疗效不确定的弱适应证和禁忌证。

（一）疗效显著的强适应证

　　**1. 胃肠道梗阻**　如贲门癌、幽门梗阻、高位肠梗阻、新生儿消化道闭锁等。

　　**2. 胃肠道吸收功能障碍**

　　（1）广泛小肠切除术后（短肠综合征）：切除 70% 以上小肠的患者，很难于手术后短期内经胃肠道吸收充足的营养物质，此时给予肠内营养会导致严重的腹泻、电解质及酸碱平衡失调、营养不良甚至死亡。

　　（2）小肠疾病：一些疾病可影响小肠的运动与吸收功能，如硬皮病、系统性红斑狼疮、其他类型的结缔组织病、口炎性腹泻、不宜手术的小肠缺血、多发性肠瘘、广泛的不易手术切除的克罗恩病等。在心源性休克及其他低血压状态下，由于小肠低灌注，可引起小肠蠕动功能减退，肠内营养支持有时可引起坏死性小肠结肠炎，此时肠外营养支持更适宜。

　　（3）放射性肠炎：严重的放射性肠炎可使肠道的吸收功能明显减退，造成放疗后患者的营养障碍，是影响放疗患者长期生存率的重要因素。对于严重的放射性肠炎，小肠已发生一定程度的纤维化及狭窄，且这种改变难以逆转，这类患者靠经口摄食不能维持营养状态，需要肠外营养支持。

　　（4）高位、高流量肠瘘。

　　（5）严重腹泻：严重腹泻的患者在恢复经口进食前，均应给予肠外营养。

　　（6）顽固性呕吐：各种原因所致的长期顽固性的恶心、呕吐，在呕吐原因明确以前及呕吐未能有效控制的情况下，均需应用肠外营养支持以维持患者的营养状态。

　　**3. 大剂量化疗、放疗或接受骨髓移植的患者**

　　**4. 中、重症急性胰腺炎**　中、重症急性胰腺炎的治疗包括消化道休息、胃肠减压及抑制消化液分泌等，应及早给予肠外营养支持，以防止营养不良的发生。

　　**5. 严重的营养不良伴胃肠功能障碍**　营养正常或轻度营养不良的患者，如果其胃肠功能可望能在短期（3～5 天）内恢复正常，则无须肠外营养支持。严重营养不良的患者需要接受肠外营养支持。

　　**6. 严重的分解代谢状态者**　伴有或不伴有营养不良而胃肠道功能于 5～7 天内不能得到恢复。严重的分解代谢状态包括大面积烧伤、严重的复合伤、破伤风、大范围的手术、败血症等。

（二）对治疗有益的中适应证

　　（1）大的手术创伤及复合性外伤。

（2）中等程度应激状态者。

（3）肠外瘘。

（4）肠道炎性疾病。

（5）妊娠剧吐或神经性厌食。

（6）需接受大手术或大剂量放化疗且已有中等营养不良者。

（7）7～10天内无法提供充足的肠内营养者。

（8）炎性、粘连性肠梗阻者。

## （三）疗效不确定的弱适应证

（1）营养状况良好且处于轻度应激或创伤下，消化道功能在10天内可以恢复者。

（2）肝脏、小肠等脏器移植后功能尚未恢复期间。

# 二、肠外营养的禁忌证

（1）无明确治疗目的，或已确定为不可治愈、无复活希望而继续盲目延长治疗者。例如，已广泛转移的晚期恶性肿瘤伴恶病质的患者，生活质量很差，任何治疗方法均无明显的改善作用，此时肠外营养支持已无明显益处。

（2）心血管功能紊乱或严重代谢紊乱尚未控制或处于纠正期间。

（3）对于胃肠道功能正常可适应肠内营养者，肠外营养支持较肠内营养支持并无优越之处。在胃肠功能良好的情况下，应充分加以利用。如果消化道近端有梗阻，如位于食管、胃或十二指肠等，应于梗阻远端放置造瘘管，进行肠内营养支持。对所有接受肠外营养支持的患者，都应注意观察胃肠功能的恢复情况，适时安全地由肠外营养支持过渡到肠内营养支持。

（4）原发病需要急诊手术患者，如需手术引流的腹腔脓肿患者或需急诊手术的严重腹部创伤、完全性肠梗阻患者等，术前不宜强求肠外营养支持，以免延误对原发病的治疗。

（5）营养状况良好且仅需肠外营养支持少于5天者。

（6）预计发生肠外营养并发症的危险性大于其可能带来的益处者。

（7）脑死亡或临终或不可逆昏迷者。

# 第四节　肠外营养输注途径与输液泵

常用的肠外营养输注途径有两种：经外周静脉肠外营养（peripheral parenteral nutrition，PPN）和经中心静脉肠外营养（central parenteral nutrition，CPN）。除此之外，对于个别患者如血液透析患者或不能经中心静脉置管的患者，可经动静脉瘘进行营养支持。因此，用于肠外营养输注的主要静脉置管途径分为周围静脉留置导管（peripheral venous catheter，PVC）与中心静脉导管（central venous catheter，CVC）。中心静脉置管又分为经外周穿刺置入中心静脉导管（peripherally inserted central catheter，PICC）、直接经皮穿刺中心静脉导管（direct percutaneous central venous catheter）、隧道式中心静脉导管（central venous tunnel catheter，CVTC）及输液港（port）。临床上选择具体输注途径，应参考肠外营养制剂的渗透摩尔浓度、输注的持续时间、穿刺部位血管的解剖条件、穿刺操作者的技能、患者及医护人员对导管维护与护理的技能，以及患者的疾病、凝血功能状况等因素。

# 一、外周静脉途径

## （一）周围静脉与 PN

周围静脉是指浅表静脉，通常指上肢末梢静脉。下肢外周静脉（尤其是成人）不适合PN，主要是因为发生血栓性静脉炎的危险性较高，且患者需躺在床上，活动受限。能否忍受经周围静脉输注营养液取决于液体的渗透压、pH 和输注速度，也取决于置管部位和导管材料（聚氨基甲酸乙酯和硅胶优于聚四氟乙烯）、导管的直径（越细越好）等因素。

## （二）外周输液方式及器材

目前外周输液方式常见的有普通的头皮针静脉输液和静脉留置针输液。静脉留置针又称套管针，为头皮针的替代产品。

**1. 头皮针** 适用于短期输液的患者，一般选择四肢浅静脉及小儿头皮静脉。该种输液方式经济实用，维护简单，输液结束后即可拔除，尤其适用于门诊、急诊的患者。

**2. 静脉留置针** 适用于血管条件比较差的患者，如老年人、小孩。静脉留置针的优点是能够减少穿刺的次数，减轻患者的疼痛感，并且输液的时候也比较简单方便。静脉留置针留置以后，要经常对局部进行消毒，要保持局部的清洁和干燥。避免留置针部位沾水，以免出现感染等情况。静脉留置针的留置时间最好不要超过 3 天，如果 3 天之后还需要输液，可以在拔除留置针以后更换其他的血管，重新进行穿刺。

# 二、中心静脉途径

中心静脉营养是指通过中心静脉输注液体量较少的高浓度营养液，导管通常置于管径大、血流量多的上腔静脉（从锁骨下静脉或颈内静脉置入均可），当这条途径不能进行时，可采用下腔静脉（从股静脉置入）。上腔静脉和下腔静脉均为中心静脉，均可置管输液，但一般不采用下腔静脉置管输液的方法，主要是因为下腔静脉的管径比上腔静脉细，血流量少，易发生静脉炎和下肢静脉血栓，而且下腔静脉置管时导管多由大隐静脉或股静脉插入，因导管的静脉入口邻近大腿根部，易受污染，成为病原微生物入侵通道而引起败血症；同时，因输液管需固定于大腿，患者活动严重受限，护理也不便。当给婴儿置管或成人上腔静脉置管失败、无法进行上腔静脉置管时，可选择下腔静脉置管。

中心静脉导管应用时无疼痛，可重复使用数周、数月甚至数年。根据估计治疗时间的长短、应用肠外营养的目的和置管部位，选择合适的导管。

# 三、肠外营养与输注途径的选择

肠外营养是指经静脉给予营养素的方法，而成功的静脉营养支持首先应具备静脉途径与合适的输注技术。多数情况下营养液可经周围静脉输注，但由于高渗营养液易引起血栓性静脉炎，肠外营养大于 7 天者最好选择中心静脉途径。

## （一）经外周静脉肠外营养

PPN 能够快速建立静脉营养输注通道，穿刺部位操作较为简单，容易实施且安全，可避免因中心静脉置管所导致的导管相关感染及气胸等并发症，可在临床广泛应用。作为中心静脉营养的替代方法，对那些需要短期 PN 和需避免一段时间中心静脉置管的患者而言，PPN 是合理的。由于周围静脉管径小、管壁薄、血流缓慢等特征可导致机体无法耐受高渗透压及大剂量的液体输注，输注不当可导致血栓性静脉炎等并发症，目前临床普遍用相对低渗透浓度的肠外营养液进行外周静脉输注。

外周静脉输注肠外营养液的最终渗透浓度不宜超过 900mOsm/L，氨基酸浓度不宜超过 3%，葡萄糖浓度不宜超过 10%。外周输注速度宜慢，将滴速控制在 50～60 滴/分，可减少静脉炎的发生；连续输注不宜超过 10～14 天。此外，长时间均匀慢速输注也能够减少对血管的刺激性。目前临床广泛使用的 AIO 营养液含有脂肪乳剂，不仅能够有效降低溶液的渗透压，还具有一定的保护血管内皮的作用。

## （二）经中心静脉肠外营养

中心静脉途径对大多数肠外营养的患者是必需的。其具体适应证如下：使用外周静脉输液困难，难以维持输液的患者；危重患者抢救时；输液需要超过 2 周以上者；输液时使用一些对外周静脉刺激性较大的药物，如化疗药、大剂量补钾、氨基酸等。

## （三）PPN 和 CPN 的选用原则

经外周静脉输注肠外营养液，10～14 天；每日检测、评估穿刺和输液部位血管情况；营养液的渗透压宜＜900mOsm/L，中心静脉置管禁忌或不可行者。

肠外营养超过 14 天和（或）输注高渗透浓度（≥900mOsm/L）的患者，推荐经中心静脉途径输注，置管路径包括锁骨下静脉、颈内静脉、股静脉和经外周静脉穿刺中心静脉置管。

# 四、输液泵的应用

在肠外营养支持中，控制营养液输注速度是必需的。普通输液以重力为动力，手动调输液夹控制滴速，但受诸多因素（如患者体位的改变、输液管受压或打折、营养液的黏稠度等）影响，误差可高达 40% 以上。输液泵可提供适当的压力来克服阻力，能保证较精确的输液速度，误差在 10% 左右，且有报警装置，还可设置计划输入的液体量，极大地减轻了护士的工作量。

由于使用输液泵增加了患者的经济负担，还会限制患者活动，一般来说，多数患者输注 PN 时不用输液泵。

但下列情况下推荐使用输液泵控制 PN 的输注速度和输液量。

**1. 特殊人群**　新生儿和小婴儿的体重轻、身体功能发育不完全，短期过量的营养液输入会对机体内环境产生巨大影响，导致严重的代谢紊乱和心肺功能障碍，因此对新生儿和小婴儿必须选用误差在 2%～5% 的输液泵，严格设置输液速度和输液总量。老年患者的自我照顾能力差、心肺功能较差，为防止液体过量和代谢紊乱，也推荐使用输液泵。

**2. 危重症患者**　危重症患者处于应激状态，体内各种激素的水平改变，血糖升高，使用 PN 过程中血糖容易波动，同时危重症患者循环系统不稳定，需要根据病情和营养参数调整营养液的配方和输液速度，推荐使用新一代人工智能输液泵。

**3. 认知功能障碍患者**　因缺乏自我照护的能力，认知功能障碍患者不能准确反映输液故障，导致出现问题时不能及时解决。使用输液泵能保证营养液按计划输入，保障患者的用药安全，同时减轻了护理的工作量。建议在使用输液泵时可将泵锁住，使非工作人员不能更改输液参数。

# 第五节　肠外营养输注方式

在肠外营养应用早期，曾使用多瓶输注系统（multiple bottle system，MB 系统），即氨基酸、葡萄糖和脂肪乳同时平行输注或序贯串输，将无机盐和维生素分别加入不同瓶中，同时或在不同时间输注，每日常要更换 6～8 瓶液体。这种方法常发生误差，导致高血糖及电解质紊乱，需要经常调控血糖和血电解质，营养素的利用也远不够理想。MB 系统的唯一优点是，对于病情变化快的患者能够灵活调整肠外营养配方。

TNA 应用的目的是使肠外营养使用更方便，使每位患者用一个硅胶袋和一条输液管即可输注全部所需营养。TNA 一般在医疗机构的静脉配制中心配制，也称自配型肠外营养袋。其优点在于方便输注、节约时间、降低感染率、降低费用；同时，多种营养素协同利用可减少代谢性并发症发生率，如高血糖、电解质紊乱等，进而降低监测费用；而且添加脂肪乳剂可降低渗透压，减少静脉刺激。TNA 的缺点是无法从已配制好的营养袋中去除已加入的物质。

随着医药工业的发展，为适应临床需求和方便使用，医药厂家开发了即用型预混式多腔袋（multi-chamber bag，MCB）形式的商品化肠外营养"三腔袋（three-chamber bag，TCB）"或"双腔袋（dual-chamber bag，DCB）"产品，MCB 带有分隔腔结构，可以延长营养液的保存期限，每个腔内含不同营养组分，输注前挤压营养袋，使腔间间隔条分离，各组分即相互混合，其内含有人体代谢所需的基本营养素，且配比相对标准化。工业化多腔袋与医院自配 TNA 相比，有减少处方和配制差错、减少杂质和微生物污染、节省人力资源和使用方便等优点，能够满足 90% 以上住院患者的营养需求，但使用时通常需要额外添加维生素和某些电解质。临床常用的工业化三腔袋有脂肪乳氨基酸葡萄糖注射液、中/长链脂肪乳氨基酸葡萄糖注射液等，工业化双腔袋有氨基酸葡萄糖注射液、氨基酸葡萄糖电解质注射液等。

肠外营养输注时，临床上推荐使用工业化多腔袋（包括三腔袋和双腔袋），也可使用医院配制的 TNA，尽量避免单瓶、多瓶平行或序贯串输等形式输注。TNA 输注的优势在于更符合机体生理代谢需求，增加各营养素的利用率，降低单用营养素的浓度和渗透压，减少肝肾等器官代谢负荷，减少代谢并发症等。医院自配 TNA 组分齐全，可根据病情变化及时、灵活地调整处方，能够满足 5%～10%特殊住院患者个体化治疗的需要。

## 参 考 文 献

梅丹，于健春，2016. 临床药物治疗学——营养支持治疗. 北京：人民卫生出版社.

吴肇汉，2001. 实用临床营养支持学. 上海：上海科学技术出版社.

中华人民共和国卫生部，2010. 静脉用药集中调配质量管理规范. 北京：人民卫生出版社.

中华医学会，2009. 临床诊疗指南——肠外肠内营养学分册（2008 版）. 北京：人民卫生出版社.

中华医学会，2012. 临床技术操作规范——肠外肠内营养学分册. 北京：人民军医出版社.

Cederholm T, Jensen GL, Correia MITD, et al, 2019. GLIM criteria for the diagnosis of malnutrition-a consensus report from the global clinical nutrition community. Clin Nutr, 38（1）: 1-9.

Cederholm T, Barazzoni R, Austin P, et al, 2017. ESPEN guidelines on definitions and terminology of clinical nutrition .Clin Nutr, 36（1）: 49-64.

Cederholm T, Bosaeus I, Barazzoni R, et al, 2015. Diagnostic criteria for malnutrition—an ESPEN consensus statement. Clin Nutr, 34（3）: 335-340.

Kondrup J, Allison SP, Elia M, et al, 2003. ESPEN guidelines for nutrition screening. Clin Nutr, 22（4）: 415-421.

Lochsa H, Allisonb SP, Meier R, et al, 2006. Introductory to the ESPEN guidelines on enteral nutrition: terminology, defifinitions and general topics. Clin Nutr, 25（2）: 180-186.

# 第八章　肠外营养制剂及选择

肠外营养（parenteral nutrition，PN）是指将人体所需要的营养物质通过肠道以外的途径（静脉滴注）输送至人体内的一种营养支持方式，现已成为外科术后、重症患者及新生儿的重要支持治疗手段。目前用于肠外营养的制剂丰富，包括不同品种的葡萄糖、氨基酸、脂肪乳、维生素、电解质及微量元素等。本章将对肠外营养制剂的各组分进行介绍，为广大医师、药师给予患者合理的肠外营养治疗方案提供参考。

## 第一节　肠外营养制剂概述

肠外营养制剂属于静脉用药，涉及的患者群体广泛，组方多样，配比复杂，目前比较成熟的肠外营养处方制剂有水、葡萄糖、氨基酸、脂肪乳、电解质、维生素、微量元素；为了维持血液中的药物浓度，某些药理营养素（如谷氨酰胺、ω-3 脂肪酸等）或药物（如胰岛素、$H_2$ 受体拮抗剂等）也可加入混合液中，但应注意加入的剂量和顺序，避免影响肠外营养液的稳定性。本节主要介绍肠外营养混合液中常见的制剂。

### 一、水

水是人体内含量最多的物质，也是人体维持生命最重要的物质之一。人体内的水分无处不在，细胞内、细胞外、血管内、血管外都含有水分。人体内的水分含量，男女不同，不同的年龄段也不同。1 岁以内的婴儿，身体内的水分约占体重的 75%，其中 45%在细胞内、4%在血浆内、26%在组织间液。成年以后，体内的水分含量明显下降，成年男性身体里的水分约占体重的 60%，其中 40%在细胞内、5%在血浆内、15%在组织间液。成年女性身体内的水分比男性低 10%，约占体重的 50%，其中 35%在细胞内、4%在血浆内、11%在组织间液。人体内的各种生命活动，包括物质运输、排泄、交换、体温调节及各种生化反应都需要在水中进行。因此，水是人体每日不可缺少的物质，正常情况下人体每天水分的摄入量与排出量大致相等，约 2500ml。成人每日需水量可按 30ml/kg 计算，儿童每日需水量为 30～120ml/kg，婴儿每日需水量可按 100～120ml/kg 计算，同时水的需要量与能量的摄取量呈正相关，成人每摄取 4.18kJ 的能量需要 1ml 水，婴儿每摄取 4.18kJ 的能量需要 1.5ml 水。

肠外营养的处方中，灭菌注射用水作为单独组分添加的情况相对少见，多作为其他制剂中的组成部分混入营养液中，如 0.9%的氯化钠注射液、5%葡萄糖注射液中所含的水分等，或作为其他制剂溶解条件，如组合维生素常需要注射用水进行初溶，再加入到肠外营养混合液中。水分在肠外营养混合液中的作用主要为稀释。

# 二、葡　萄　糖

人体从自然中摄取的物质除水以外，最多的就是碳水化合物。目前，可供静脉使用的碳水化合物有葡萄糖、果糖、转化糖、山梨醇及木糖醇等，其中葡萄糖最符合人体生理的需求，其主要的生理功能是提供能量，且来源丰富、廉价，也是肠外营养混合液中唯一的碳水化合物。葡萄糖能被所有器官利用，有些器官和组织只能以葡萄糖为能源物质，如大脑、红细胞等。人体所需要能量的 50%～70%来源于糖，人类的大脑每天需要 120～140g 葡萄糖作为能量来源，在静息状态下，大脑对葡萄糖的消耗约占总能量消耗的 20%，一旦不能从外界摄取足够的葡萄糖作为能量来源，体内以糖原形式储存的 300～400g 葡萄糖将很快耗竭，此时大脑所需要的葡萄糖将由体内的糖异生途径供给。糖异生的主要原料为乳酸、氨基酸和甘油，这将导致外源性氨基酸利用率降低，或自身肌肉蛋白质分解，生成氨基酸增加，不利于患者的恢复，因此，肠外营养液中必须包含葡萄糖。目前，临床上常用的葡萄糖制剂浓度为 5%、10%、25%和 50%；此外，尚有 70%葡萄糖注射液专供肾衰竭患者使用。

葡萄糖是生理条件下的首选供能物质，1g 无水葡萄糖完全氧化可产热 4kcal（1kcal=4.185kJ），但葡萄糖注射液中的葡萄糖为含有 1 分子结晶水的葡萄糖，即葡萄糖一水合物，由于其分子量的不同，葡萄糖注射液中的葡萄糖与无水葡萄糖的供能上略有差别，1g 葡萄糖注射液中的葡萄糖氧化后，可提供 3.4kcal 的能量，在能量计算时需注意。葡萄糖在体内的充分利用必须依赖适量的胰岛素，在严重创伤、大手术后、糖尿病、肝病、尿毒症、脓毒血症等严重应激反应时，可发生葡萄糖不耐受性，故对处于应激状态下的患者（包括糖尿病患者），在输注浓度大于 10%的葡萄糖注射液时应适量补充外源性胰岛素。由于机体对葡萄糖的耐受有一个过程，在开始胃肠外营养时，供给的葡萄糖不宜太多，可在 1～2 天内逐步增加，直到能满足需要量。目前认为葡萄糖的供热量不宜大于 16kcal/（kg·d），否则会增加肝脏和肺的负担。

果糖和多元醇（山梨醇和木糖醇）曾被运用于肠外营养，首先，因为山梨醇和木糖醇被认为对糖尿病患者有益；其次，果糖和多元醇都不会与氨基酸中的氨基发生反应，这增加了混合液的稳定性。然而目前，果糖和多元醇已不再用于肠外营养液中，最新的研究表明，多元醇、果糖与葡萄糖相比，在糖尿病患者的肠外营养支持中并无更多优势。目前的全营养混合液混合输注系统和两腔袋、三腔袋在肠外营养的处方设计上都大大减少了生成葡萄糖氨基酸复合物的风险。大部分医院仅对血液中的葡萄糖含量进行检测，并不对果糖和多元醇的血浓度进行检测，这将导致无法通过实验室手段对人体中的果糖和多元醇含量进行监测，无法及时调整用量。对部分患者而言，输注果糖和多元醇尚可引起以下副作用：①乳酸酸中毒；②增加尿酸的生成；③二磷酸果糖酶缺乏的患者易发生肝损伤；④渗透性利尿和继发性脱水（特别是使用山梨醇时）。

葡萄糖的价格低廉，易获得，考虑到以上因素，葡萄糖成为目前肠外营养中唯一使用的碳水化合物，其用量应为总能量需要量的 50%～60%。

## 三、氨基酸

氨基酸是机体合成蛋白质及其他生物活性物质的底物，是含有氨基和羧基的一类有机化合物的总称，属于两性分子。氨基酸是组成蛋白质的基本单位，人体正常组成蛋白质的氨基酸有 20 多种，人体需要但自己不能合成而必须从外界获得的氨基酸称为必需氨基酸（essential amino acid，EAA），成年人必需氨基酸有 8 种：异亮氨酸、亮氨酸、赖氨酸、甲硫氨酸、苯丙氨酸、苏氨酸、色氨酸、缬氨酸。在人体中可以通过一定途径合成，不需从外界摄取的氨基酸称为非必需氨基酸（nonessential amino acid，NEAA），如甘氨酸、丙氨酸、丝氨酸、天冬氨酸、谷氨酸、脯氨酸、精氨酸、组氨酸、酪氨酸和胱氨酸等。而在一些特定的条件下，某些氨基酸也是必需的，即条件必需氨基酸（conditionally essential amino acid，CEAA）。例如，对于处于生长发育的婴儿，组氨酸是必需的；酪氨酸对于早产儿、足月儿和慢性肾衰竭者是必需的；半胱氨酸对于早产儿、足月儿和肝病患者是必需的；谷氨酰胺对于感染、炎症、代谢应激和营养不良的患者是必需的，这些患者适当补充谷氨酰胺可以降低发病率和死亡率；牛磺酸是代谢应激和尿毒症患者的必需氨基酸，可起到抗氧化作用。

氨基酸是构成生物体蛋白质并同生命活动有关的最基本的物质，在能量供给充足的情况下，氨基酸可进入组织细胞，参与蛋白质的合成代谢，并生成酶类、激素、抗体、结构蛋白等物质，从而促进组织愈合，恢复正常的生理功能。氨基酸也可分解产生 $CO_2$ 和能量，或将碳原子合成糖和脂肪，而将氮以尿素的形式排出，然而氨基酸是一种较差的能量来源，每克氨基酸氧化后，仅能提供 4kcal 能量，正常人体每日所需能量的 10%～15%来自氨基酸，对于需要肠外营养支持治疗的患者，应由糖和脂肪供给机体足够的能量，使氨基酸用于合成蛋白质，促进正氮平衡，进而促进患者的恢复。对于肠外营养支持治疗的患者，氨基酸的补充量是以氮的需要量来计算的，1g 氮相当于 6.25g 氨基酸，人体对氮的正常需要量为 0.11～0.16g/（kg·d），然而外科患者体内蛋白质多处于分解代谢，为达到正氮平衡，在进行肠外营养时，较为安全的氮入量为 0.25g/（kg·d），建议不低于 0.16g/（kg·d）。

目前，临床上应用的氨基酸品种繁多，都是按一定模式配比而成，大体可归纳为两大类，即平衡型氨基酸溶液（balanced amino acid solution）和非平衡型氨基酸溶液（non-balanced amino acid solution）。平衡型氨基酸溶液适用于大多数患者，包含 8 种必需氨基酸和 8～12 种非必需氨基酸，应用于临床的氨基酸溶液应至少含有 15 种氨基酸，补充平衡型氨基酸的目的主要在于维持正氮平衡，部分平衡型氨基酸注射液中加入了葡萄糖、山梨醇、木糖醇等作为能源物质，可确保提高氨基酸在蛋白质合成中的利用率。平衡型氨基酸必须具备以下特点：①氨基酸的组成必须与优质蛋白质组成相似；②必须包含蛋白质合成所必需的所有氨基酸；③必需氨基酸应占总供氮量的 40%～45%，即必需氨基酸与总氮量的比值（E/T）应为（2.5∶1）～（2.8∶1）；④某种氨基酸含量不可过量；⑤甘氨酸含量必须很低，以防止其在体内蓄积。甘氨酸是一种神经递质，对维持脑功能正常发育有重要作用，然而血中甘氨酸水平异常增高可引起中枢神经系统毒性反应，且甘氨酸是非必需氨基酸，故在氨基酸溶液中含量应较低。平衡型氨基酸制剂有复方氨基酸注射液 14AA（8.5%）、复方氨基酸注射液 17AA（7.6%）、复方氨基酸注射液 17AA-Ⅰ（3%）、复方氨基酸注射液 18AA（5%、12%）、复方氨基酸注射液 18AA-Ⅰ（7%）、复方氨基酸注射液 18AA-Ⅱ（5%、8.5%、11.4%）、复方氨基酸注射液 18AA-Ⅲ（10%）、复方氨基酸注射液 18AA-Ⅳ（3.5%）、复方氨基酸注射液 18AA-Ⅴ（3.2%）等。非平衡型氨基酸又称治疗型氨基酸，适用于特殊类型的疾病，依据不同疾病下的不同氨基酸代谢研制而成，主要有适用于肝病的氨基酸注射液，适用于肾病的氨基酸注射液，适用于应激、创伤的氨基酸注射液及适用于婴幼儿的氨基酸注射液。需要注意的是，我们不能单单通过氨基酸的种类多少就去判断氨基酸注射液的类型，如18AA 多为平衡型氨基酸，而 18AA-Ⅶ则为肝病适用型氨基酸注射液。

应对个别氨基酸在肠外营养支持治疗中的作用予以关注，如谷氨酰胺（glutamine, Gln）。谷氨酰胺是一种 α-氨基酸，为条件必需氨基酸，广泛参与机体各种生物活动，是体内最丰富的游离氨基酸，约占总游离氨基酸的 50%。谷氨酰胺已被证实是体内快速增长细胞的能量来源，如肠黏膜上皮细胞、淋巴细胞、血管内皮细胞及免疫细胞等，可减少肠黏膜的萎缩，维护肠道的屏障功能，进而减少肠道细菌及内毒素移位，以及改善机体的免疫抑制状态等。在严重创伤、感染及大手术等应激状态下，机体处于高分解代谢，机体对谷氨酰胺的需求量增加，而合成量不足，因此应及时补充外源性谷氨酰胺。目前，肠外营养常用的商品氨基酸注射液中并不含有谷氨酰胺，其主要原因为谷氨酰胺溶于水后并不稳定，一段时间内就可分解成焦谷氨酸和氨，而焦谷氨酸有神经毒性；另外，游离谷氨酸的溶解度为35g/L（20℃），以这种低溶解度输注人体会过度增加溶液负荷，因此不可作为常规氨基酸注射液的组成成分。目前，临床上常用的谷氨酰胺补充剂多以二肽的结构存在。例如，丙氨酰-谷氨酰胺双肽或甘氨酰-谷氨酰胺双肽，其特点是溶解度高，约为谷氨酰胺的 20 倍，加热后无焦谷氨酸和氨产生，进入人体后能迅速分解利用，水溶性制剂稳定且容易长时间保存。目前临床常用的谷氨酰胺补充剂为丙氨酰-谷氨酰胺，但一般由于其渗透压较高，需要加入静脉营养液或其他溶液，稀释到合适浓度后进行静脉输注，一般连续使用不超过 3周，肝功能不全的患者禁用。

# 四、脂 肪 乳

以葡萄糖为单能源的肠外营养可导致高血糖症、肝脏脂肪浸润、水潴留、必需脂肪酸缺乏等多种并发症。尤其是术后、创伤、脓毒血症的患者，可产生胰岛素抵抗和葡萄糖不耐受等现象，降低了葡萄糖供能的利用率，因此，肠外营养需要双能源来源，即能量必须由葡萄糖和脂肪一起提供，故在肠外营养液中加入脂肪乳，作为第二大供能物质。脂肪乳作为肠外营养的成分有以下特点：①能量密度高，1g 脂肪氧化供能，可提供 9kcal 能量，在输入较少水分的情况下可提供较多能量，对存在液体量限制需要肠外营养支持的患者尤为适用；②提供人体必需的脂肪酸和甘油三酯，维持人体脂肪组织的恒定；③具有异于高糖的特性，大多制成等渗溶液，适用于外周输注；④作为脂溶性维生素的载体，有利于脂溶性维生素的吸收和利用；⑤无利尿作用，亦不从尿中和粪便中失去；⑥符合生理要求且代谢最为有效。目前，一般肠外营养支持患者，脂肪乳可占非蛋白热卡的 30%～50%。

脂肪乳除可以提供能量外，还可以提供必需脂肪酸，在正常人群中推荐必需脂肪酸亚麻酸和亚油酸应分别占总能量的 0.5%～1%和 3%～5%。为保证必需脂肪酸的摄入量，在没有禁忌证的情况下，完全肠外营养支持患者每日脂肪乳剂的供应量应不低于 0.2g/（kg·d）。

目前脂肪乳剂有多种，其中大豆油、红花油或橄榄油经磷脂乳化并加注射用甘油制成的水包油型脂肪乳剂最为常用，也有大豆油和红花油、大豆油和橄榄油的混合脂肪乳剂，脂肪乳中脂肪微粒的粒径大小和生物特征应与天然乳糜微粒相似，理化性质应稳定，常见的浓度有 10%、20%和 30%。同时，脂肪乳按分子结构和组分不同，又可分为长链脂肪乳、中/长链脂肪乳、结构脂肪乳、鱼油脂肪乳和多种油脂肪乳等。

## （一）长链脂肪乳注射液

长链脂肪的分子结构为 1 分子甘油和 3 分子长链脂肪酸酯化而成的甘油三酯，主要来源于大豆油、橄榄油和红花油，长链脂肪乳注射液可提供丰富的必需脂肪酸，其中以亚油酸为主，亚油酸可影响粒细胞活性进而影响免疫功能，亚油酸能降低血液胆固醇，具有防治动脉粥样硬化及心血管疾病的作用。但长链脂肪需要逐步降解，生成乙酰辅酶 A，然后进入三羧酸循环彻底氧化产生能量，其进入线粒体时，尚需肉毒碱作为载体，所以其清除速度、水解速度和供能速度均较慢，可以安全应用于妊娠期患者。

长链脂肪乳中亚油酸含量较多，除供能速度较慢外，尚存在以下不足：①不饱和双键的化学性质不稳定，在空气中易发生过氧化反应产生过氧化物，对机体造成不良影响；②亚油酸作为长链多不饱和的 ω-6 脂肪酸，其代谢产物有较强的促炎症反应的作用。故长链脂肪乳存在导致免疫抑制、促进炎症反应和损伤单核吞噬细胞系统作用的潜在风险，甚至可能增加患者发生感染和败血症的风险。

## （二）中/长链脂肪乳注射液

中/长链脂肪乳注射液是中链脂肪和长链脂肪按 1∶1 物理混合的脂肪乳注射液。中链脂肪是指含 8～12 个碳原子的脂肪，其主要来源是椰子油，由于分子量小，可无须载体而自由进入线粒体氧化，且不需额外耗能，水解迅速且完全，半衰期短，仅为长链脂肪乳的一半，故可以较快地提供能量，其血浆清除率和氧化速度也高于长链脂肪酸。肠外给予时不在脂肪组织中储存，较少发生肝脏脂肪浸润，尤其适用于因肉毒碱转运酶缺乏或活性降低而不能利用长链脂肪乳者。同时中链脂肪乳有利于降低血清中的甘油三酯浓度，减少对血管内皮的损伤，不会在肝脏积聚，不易发生脂质过氧化，因此降低了对免疫和炎症反应的影响。但由于椰子油来源的中链脂肪乳容易穿过血脑屏障，而中链脂肪乳中含有的辛酸具有神经毒性，可产生中枢麻醉作用甚至导致昏迷，因此对于存在血脑屏障损伤的患者应慎用中链脂肪乳制剂。

人体必需的脂肪酸都是长链脂肪酸，补充脂肪乳的目的在于供能和补充必需脂肪酸，中/长链脂肪乳混合制剂既能较快供能又能提供必需脂肪酸，故中/长链脂肪乳注射液是目前临床最为常用的脂肪乳注射液。

### （三）结构脂肪乳注射液

结构脂肪乳指的是中链脂肪与长链脂肪按 1∶1 化学混合的脂肪乳注射液。化学混合即先水解脂肪分子，然后再随机酯化成在同一个分子上既有长链脂肪酸又有中链脂肪酸的结构脂肪分子。这样就随机产生了 6 种分子构型，其中包含化学混合前的 2 种构型，而结构化的新构型约占全部构型的 70%。相比于物理混合的中/长链脂肪乳，结构脂肪乳更符合机体的生理代谢特点。研究表明结构脂肪乳比物理混合的中/长链脂肪乳更具优势，如在促进氮平衡和改善肝脏蛋白质合成等方面更有优势，但进一步研究尚需更多的数据，结构脂肪乳的价格通常也会高一些。

### （四）鱼油脂肪乳注射液

鱼油脂肪乳富含长链 ω-3 脂肪酸，这是一种重要的免疫营养素，具有抗炎和改善免疫功能的作用，但由于必需脂肪酸含量低，鱼油脂肪乳注射液不得作为肠外营养液中唯一的脂肪乳来源，应与其他脂肪乳注射液合用。

### （五）多种油脂肪乳注射液

多种油脂肪乳注射液由 30% 大豆油、30% 中链甘油三酯、25% 橄榄油和 15% 鱼油组成，含少量甘油及卵磷脂，其具有良好的平衡脂肪酸模式和理想的 ω-6/ω-3 比值（约为 2.5∶1）。在输注多种油脂肪乳期间，ω-3 多不饱和脂肪酸（EPA 和 DHA）能迅速结合血浆磷脂、粒细胞膜和血小板，从而对免疫和炎症产生有益调节。

## 五、维　生　素

维生素是在人体内参与多种营养物质代谢、促进生长发育、维持人体生理功能等过程必需的一类含量极低的小分子有机物，人体自身不能合成或合成甚少，必须从食物中获得。如果有疾病或长期摄取不足，就会导致维生素缺乏症。依据其溶解性可分为脂溶性及水溶性两大类，水溶性维生素包括维生素 $B_1$、维生素 $B_2$、维生素 $B_6$、维生素 $B_{12}$、烟酸、叶酸、维生素 C 和生物素等，脂溶性维生素包括维生素 A、维生素 D、维生素 E、维生素 K。水溶性维生素可经尿排泄，即使大量摄入也不会对人体造成损害，而脂溶性维生素可以在体内蓄积，储存位置主要是肝脏，其安全剂量范围相对较窄，如果过量补充则容易引起中毒表现。维生素 A 急性中毒包括腹痛、厌食、呕吐、视物模糊、易激惹、头痛，以及新生儿和婴幼儿囟门凸起；慢性中毒症状包括皮肤干燥增厚、嘴唇干裂、结膜炎、脱发、骨密度下降及肝毒性；其中对肝脏、眼睛、骨骼的破坏可能是永久性的，其余的症状是可逆的。过量摄入维生素 D 可引起高钙血症和高钙尿症。维生素 E 的毒性相对较低，很高剂量的维生素 E 可引起头痛、疲劳、恶心、复视、虚弱和胃肠道不适。

目前市售的复合维生素制剂有很多，如脂溶性维生素注射液（Ⅰ）、脂溶性维生素注射液（Ⅱ）、注射用水溶性维生素、注射用多种维生素（12）、注射用 12 种复合维生素等。通常情况下，每日 1 支即可满足 1 天的维生素需求。需注意的是，注射用多种维生素（12）

与注射用 12 种复合维生素中不含维生素 K，如有需要需单独补充。对于完全需要肠外营养支持的患者，必须每天补充维生素。脂溶性维生素和水溶性维生素的日推荐摄入量见表 8-1、表 8-2。

表 8-1　脂溶性维生素的分类及肠外营养的每日推荐摄入量

| 名称 | 肠外营养的每日推荐摄入量 | | 主要作用及用途 |
| --- | --- | --- | --- |
| | 0～10 岁的小儿 | >11 岁的小儿及成人 | |
| 维生素 A | 230IU/kg | 3300IU | 维持正常视力，预防夜盲症；维持上皮细胞组织健康；促进生长发育 |
| 维生素 D | 40IU/kg | 200IU | 调节人体内的钙和磷代谢，促进吸收利用，促进骨骼成长 |
| 维生素 E | 0.7mg/kg | 10mg | 维持正常的生殖能力和肌肉正常代谢；维持中枢神经和血管系统的完整 |
| 维生素 $K_1$ | — | 0.15mg | 是肝脏合成凝血因子 Ⅱ、Ⅶ、Ⅸ、Ⅹ 所必需的物质，用于各种维生素 K 缺乏引起的出血性疾病 |

表 8-2　水溶性维生素的分类及肠外营养的每日推荐摄入量

| 名称 | 肠外营养的每日推荐摄入量 | | 主要作用及用途 |
| --- | --- | --- | --- |
| | 0～10 岁的小儿 | >11 岁的小儿及成人 | |
| 维生素 $B_1$（硫胺素） | 0.12mg/kg | 3mg | 保持循环、消化、神经和肌肉的正常功能；调整胃肠道的功能；构成脱羧酶的辅酶，参加糖的代谢；能预防维生素 $B_1$ 缺乏症等 |
| 维生素 $B_2$（核黄素） | 1.14mg/kg | 3.6mg | 为体内氧化还原酶的辅酶，用于维生素 $B_2$ 缺乏所致的口角炎、舌炎等 |
| 维生素 $B_6$（吡哆醇） | 0.1mg/kg | 6mg | 在蛋白质代谢中起重要作用；治疗神经衰弱、眩晕、动脉粥样硬化等，还可防治异烟肼中毒 |
| 维生素 $B_{12}$（钴胺素） | 0.1μg/kg | 5μg | 促进维生素 A 在肝中的贮存；促进细胞发育成熟和机体代谢；用于治疗恶性贫血 |
| 维生素 $B_3$（烟酸） | 1.7mg/kg | 40mg | 为辅酶的组成部分，发挥递氢作用以促进生物氧化还原过程；促进组织新陈代谢；用于防治糙皮病、口炎、舌炎等 |
| 泛酸 | 0.5mg/kg | 15mg | 加速伤口痊愈；用于治疗手术后的颤抖，防止疲劳 |
| 叶酸 | 14μg/kg | 400μg | 抗贫血；维护细胞的正常生长和免疫系统的功能 |
| 维生素 C | 8mg/kg | 100mg | 维持机体免疫功能，影响铁及碳水化合物的利用；用于防止维生素 C 缺乏症及特发性高铁血红蛋白血症 |
| 生物素 | 2μg/kg | 60μg | 是脂肪和蛋白质正常代谢不可或缺的物质；还具有防止白发和脱发等作用 |

# 六、电　解　质

电解质广泛分布在细胞内外，参与体内许多重要的功能和代谢活动，对正常生命活动的维持起着非常重要的作用。

钠离子的主要功能是参与维持和调节渗透压，同时可加强神经肌肉和心肌的兴奋性，是细胞外液中主要的阳离子。

钾离子的主要功能是参与糖、蛋白质和能量代谢,维持细胞内外液的渗透压和酸碱平衡,维持神经肌肉的兴奋性和心肌功能,是细胞内液中主要的阳离子。

镁离子的主要作用是激活 ATP 酶和其他多种酶的金属辅酶,尤其在糖原分解过程中起重要作用。此外,镁在维持细胞内外液的渗透浓度、酸碱平衡、调节神经功能、维持核酸结构的稳定、参与蛋白质合成、调节体温等多种人体新陈代谢过程中均发挥重要作用。

钙离子在维持神经肌肉兴奋性、血液凝固、细胞膜功能、多种酶活性、一些多肽激素的分泌和活性方面都起重要作用。

磷除了与钙形成骨骼外,还以有机磷的形式广泛分布于体内,它是磷脂、磷蛋白、葡萄糖中间代谢产物和核酸的组成成分,并参与氧化磷酸化过程及形成 ATP 等。

氯离子是生物体内含量最丰富的阴离子,其通过跨膜转运和离子通道参与机体多种生物功能。氯离子主要负责控制静止期细胞的膜电位及细胞体积。氯离子还与维持血液中的酸碱平衡有关。肾是调节血液中氯离子含量的器官。

肠外营养支持时需补充钠、钾、钙、镁、磷及氯等电解质,维持水、电解质平衡。电解质紊乱是肠外营养支持常见的代谢并发症,因而需根据患者情况个体化补充电解质,尤其是磷的补充,可预防再喂养综合征的发生。常用的电解质制剂一般为单一制剂,常见的有 0.9%氯化钠、10%氯化钠、10%氯化钾、15%氯化钾、10%葡萄糖酸钙、10%硫酸镁、25%硫酸镁、复合磷酸氢钾和甘油磷酸钠等。成人肠外营养每日需要电解质的推荐量见表 8-3。

表 8-3 成人肠外营养每日需要电解质的推荐量

| 电解质 | 每日需要量（mmol） |
| --- | --- |
| 钠 | 80～100 |
| 钾 | 60～150 |
| 钙 | 2.5～5 |
| 镁 | 8～12 |
| 氯 | 80～100 |
| 磷 | 15～30 |

# 七、微量元素

微量元素是指占生物体总质量 0.01%以下,且为生物体所必需的一些元素,这些元素参与体内酶的组成、营养物质的代谢、上皮细胞生长、创伤愈合等生理过程,对人体有着至关重要的作用,微量元素摄入过量、不足、不平衡都会引起人体生理异常或发生疾病。营养支持在疾病治疗中发挥重要作用,需要营养支持的患者常常已经处于微量营养素耗尽的状态,并且由于疾病因素,微量营养素的需要量可能有所增加。微量元素应作为临床营养支持方案的必要组成部分,在肠外营养支持方案中应常规添加静脉用多种微量元素制剂。必需的微量元素主要有 9 种,即锌、铜、硒、铁、钼、铬、锰、碘和氟。成人具体需要量见表 8-4。

表 8-4 成人肠外营养每日微量元素的推荐量

| 电解质 | 每日需要量 |
|---|---|
| 铁 | 1～2mg |
| 锌 | 2.5～5mg |
| 铜 | 0.3～0.5mg |
| 铬 | 10～15μg |
| 硒 | 20～50μg |
| 锰 | 60～100μg |
| 钼 | 50～400μg |
| 碘 | 50～75μg |
| 氟 | 1.5mg |

# 第二节　肠外营养制剂的选择

## 一、氨基酸的选择

不同疾病对氨基酸的需求是不同的，如创伤状态下谷氨酰胺的需要量明显增加，肝病则应增加支链氨基酸供给，肾功能不全则以提供必需氨基酸为主。临床常用的市售氨基酸主要分为平衡型氨基酸和疾病适用型氨基酸，对于一般患者，可以选择平衡型复方氨基酸注射液，如 18AA、18AA-Ⅰ、18AA-Ⅱ、18AA-Ⅲ等；疾病适用型氨基酸是以不同疾病氨基酸代谢特点为依据设计的针对不同疾病氨基酸需求的复方氨基酸注射液。不同种类复方氨基酸注射液的配方组成不同，适应证也不同，使用不当可导致不良反应甚至加重病情，临床应用过程中应根据患者的年龄和病理状态合理选用。

（一）肝脏疾病氨基酸的选择

肝脏是芳香族氨基酸（aromatic amino acid，AAA）分解代谢的场所，骨骼肌是支链氨基酸（branched chain amino acid，BCAA）分解代谢的场所，肝脏功能受损的患者存在氨基酸代谢紊乱，即 BCAA 含量下降，而 AAA 含量升高，BCAA/AAA 比值由正常的 3～3.5 降至 1 或更低，且下降程度与肝脏受害程度成正比，会引起脑组织中化学递质的异常。肝病适用型氨基酸是基于假性神经递质学说、氨基酸代谢不平衡学说等肝性脑病假说研发的，即通过提高 BCAA/AAA 比值，纠正患者血浆氨基酸谱的失调。血浆中的 BCAA 增加时可竞争性地抑制 AAA 透过血脑屏障，并参与脑内蛋白质和糖的代谢，改善肝性脑病患者的精神症状及肝性脑病症状。对于轻度肝性脑病的患者（Ⅰ度和Ⅱ度），可选用 BCAA/AAA 比值高的配方氨基酸溶液；对于重度肝性脑病的患者（Ⅲ度和Ⅳ度），则建议应用支链氨基酸注射液。对于肝性脑病的患者，在补充氨基酸的过程中需要监测血氨的浓度及评估肝性脑病的状况，随时调整营养支持方案。

市售的肝病适用型氨基酸有复方氨基酸注射液 3AA、6AA、17AA-Ⅱ、20AA 等。复方氨基酸注射液 3AA 只含有 3 种 BCAA，即缬氨酸、亮氨酸及异亮氨酸，进入体内后能纠正血浆中 BCAA 和 AAA 失衡，防止因脑内 AAA 浓度过高引起的肝性脑病。复方氨基酸注射液 6AA 的成分除 BCAA 缬氨酸、亮氨酸及异亮氨酸外，尚含有精氨酸、谷氨酸及门冬氨酸。精氨酸是合成鸟氨酸的前体，鸟氨酸通过活化尿素生成的关键酶鸟氨酸氨基甲酰转移酶参与鸟氨酸循环，促进尿素合成，加速血氨的降解；谷氨酸作为氨的直接受体，直接与血液中氨结合形成谷氨酰胺，在肾脏内经谷氨酰胺酶离解形成氨，经尿液排出体外，可快速降低血氨，加强去氨作用。需要注意的是，复方氨基酸注射液 3AA 和复方氨基酸注射液 6AA 不能单独用于长期肠外营养支持治疗，因营养支持的目的包含补充必需氨基酸，显然仅补充 3AA、6AA 无法满足人体需要。

### （二）肾病患者氨基酸的选择

慢性肾衰竭患者的血浆氨基酸特点为多数必需氨基酸浓度下降，非必需氨基酸浓度则维持增长，必需氨基酸/非必需氨基酸比值和组氨酸水平下降。因此在肾病患者的营养支持中，推荐使用必需氨基酸与非必需氨基酸比例为 1∶1 或更高比例的氨基酸制剂，以纠正体内必需氨基酸的不足，从而改善肾功能。市售肾病患者的氨基酸制剂有复方氨基酸注射液 9AA、18AAN、18AA-Ⅸ等。

### （三）创伤患者的氨基酸选择

在严重的创伤应激下，体内的分解代谢激素增加，蛋白质分解代谢异常亢进，BCAA 的浓度下降明显，易导致负氮平衡，加重病情。因此需要高 BCAA 含量的氨基酸注射液为机体提供合成蛋白质所需的足够氮源，减少肌肉蛋白分解，促进脏器的蛋白合成，纠正创伤后的负氮平衡。目前，市售适用于创伤患者的氨基酸注射液有复方氨基酸注射液 18AA-Ⅵ等。

### （四）治疗型氨基酸的选择

主要为丙氨酰谷氨酰胺注射液，谷氨酰胺属于非必需氨基酸，在感染、炎症、代谢应激和营养不良状态下为条件必需氨基酸。近年来，谷氨酰胺也作为一种药理营养素用于多种疾病的治疗。当机体处于全身炎症反应、创伤及大手术等危重状态时，谷氨酰胺参与多种应激反应过程，自身合成无法满足机体所需，需额外补充。在特定疾病状态的患者中，如严重烧伤导致的分解代谢、肿瘤放化疗和炎性肠病导致的肠道功能损伤、艾滋病导致的免疫缺陷等，补充谷氨酰胺可以改善氮平衡，维护肠屏障和免疫功能，继而改善患者的临床结局。

由于谷氨酰胺水溶液长时间保存时不稳定，并且溶解度很低，故静脉用药时将其制成二肽单独添加。对于处于全身炎症反应、创伤及大手术等应激状态下的患者，丙氨酰-谷氨酰胺双肽的推荐用量是 0.3～0.5g/（kg·d）。需注意的是，丙氨酰谷氨酰胺注射液不得作为肠外营养液中唯一的氨基酸来源，应与复方氨基酸注射液合用，根据疾病代谢的情况，占肠外营养氨基酸总量的 20%～30% 为宜。

丙氨酰谷氨酰胺注射液慎用于严重肝肾功能损伤的患者，对于脓毒血症等原因导致的休克或合并多器官功能衰竭的危重症患者，不建议使用丙氨酰谷氨酰胺注射液。

# 二、脂肪乳的选择

肠外营养液中，脂肪乳的作用是提供能量和必需脂肪酸。不同脂肪酸的组成决定了脂肪乳剂代谢特点的不同，从而增加临床应用的可选择性。

## （一）长链脂肪乳

长链脂肪乳主要来自大豆油，主要脂肪酸成分为油酸、亚油酸（ω-6 脂肪酸）和亚麻酸（ω-3 脂肪酸），其中以亚油酸为主。理想的脂肪乳剂中各类脂肪酸应具有均衡比例，最适合人体利用的 ω-6 与 ω-3 脂肪酸比值为（4:1）～（2:1），而大豆油脂肪乳中二者比例约为 7:1，ω-6 脂肪酸含量较高，亚油酸作为长链多不饱和脂肪酸，其缺点为机体利用率不够理想，其不饱和双键化学性质不稳定，在空气中易发生过氧化反应，对机体造成不良影响，代谢产物具有促炎症反应的作用。目前，长链脂肪乳主要用于腹部外伤术后患者，而对于肝功能障碍、血栓病、中毒性休克、脓毒症、急性呼吸窘迫综合征、重症胰腺炎、早产儿等患者应慎用或禁用。在重症患者中，长期应用长链脂肪乳可增加感染的风险。

## （二）中/长链脂肪乳

中/长链脂肪乳由长链脂肪乳和中链脂肪乳各 50%混合而成。中链脂肪酸主要存在于椰子油、棕榈油中。与长链脂肪酸相比，中链脂肪酸在血液中溶解度高，易于吸收、代谢，对肝脏功能损害小，且能够抵抗过氧化物反应，从而降低对人体免疫系统的不利影响。但中链脂肪酸不含必需脂肪酸，因而需与长链脂肪酸按一定比例混合使用。将二者等比例物理混合即构成了目前临床常见的中/长链脂肪乳，与传统长链脂肪乳相比，其代谢、供能速度更快，发生肝脏功能损害的风险更低，因此更适用于肝脏功能受损患者。

椰子油来源的中链脂肪乳不含必需脂肪酸，且容易穿过血脑屏障，所含的辛酸具有中枢神经系统毒性，可产生麻醉样作用甚至导致昏迷等，因此对于怀疑血脑屏障受损的患者，应慎用中链脂肪乳制剂。

此外，中链脂肪乳还抑制长链脂肪乳的氧化，大量中链脂肪乳可使酮体升高，故限制其用于糖尿病、酸中毒和酮中毒患者。

## （三）结构脂肪乳

结构脂肪乳是将中链脂肪酸与长链脂肪酸混合、加热并于酶的催化下在同一甘油骨架上进行结构重组而成的。结构脂肪乳的结构特点决定它进入体内后能以等速度（1:1）释放入血。从代谢角度，结构脂肪乳水解快、氧化完全。与长链脂肪乳和物理混合的中/长链脂肪乳相比，结构脂肪乳的耐受性好、不良反应少、不影响单核吞噬细胞系统、不增加感染率、对肝脏功能的影响更小、不容易在血浆中蓄积，较少导致血游离脂肪酸增加和酮症酸中毒。

目前人类使用结构脂肪乳的时间相对较短，病例较少。但研究显示，由于结构脂肪乳在水解代谢方面的优越性，其在改善氮平衡和减少对血脂的影响方面均优于物理混合的中/长链脂肪乳，更适用于危重患者的肠外营养支持。

### （四）鱼油脂肪乳

鱼油属于 ω-3 长链多不饱和脂肪酸，为人体必需脂肪酸，其代谢产物主要为二十碳五烯酸（EPA）和二十二碳六烯酸（DHA），对心血管疾病具有良好的防护作用，并对婴幼儿的神经系统发育有促进作用。临床研究已证实，鱼油脂肪乳中的有效成分 ω-3 多不饱和脂肪酸对炎症反应及免疫功能具有明显调节作用，在择期手术、较轻的创伤和感染患者中效果较明确。对严重应激和重症患者应用鱼油脂肪乳的积极作用也得到肯定。一项关于严重脓毒血症的临床研究证实，严重脓毒血症患者应用含有 ω-3 多不饱和脂肪酸的脂肪乳能够减轻疾病严重程度，减少炎症细胞因子的释放。

有研究表明，对于癌症患者，ω-3 多不饱和脂肪酸尤为有利，其可减少体重丢失，维持脂肪和肌肉组织，抑制肿瘤生长、肿瘤血管发生和急相反应进展。还有研究显示，鱼油能缩短患者的住院和重症监护时间，减少患者的并发症和病死率。急性呼吸窘迫综合征患者在使用富含 ω-3 脂肪酸的脂肪乳后安全性高，血流动力学、气体交换参数无明显变化，美国临床营养学会和美国肠外肠内营养学会推荐鱼油脂肪乳用于急性呼吸窘迫综合征患者。

### （五）多种油脂肪乳

多种油脂肪乳是一种新型的混合乳剂，其具有良好的人体耐受性，较少影响肝脏功能，并有调节免疫功能和炎症的作用，可以缩短患者的住院时间。在早产儿应用脂肪乳剂的研究发现，多种油脂肪乳能够提高 EPA 和维生素 E 水平，减少早产儿和新生儿中的氧化应激反应，推荐应用于早产儿和新生儿的肠外营养支持。

# 三、维生素的选择

维生素是临床营养支持方案的重要组成部分，是机体有效利用葡萄糖、脂肪酸进行供能及蛋白质合成的基础，肠外营养支持方案中应常规添加静脉用多种维生素制剂。

对于围手术期有营养风险或存在营养不良的患者，以及由各种原因导致连续 5～10 天以上无法经口摄食达到营养需要量的患者，应给予肠外营养支持，临床推荐使用全营养混合液的肠外营养支持模式，围手术期的肠外营养支持方案应添加常规剂量的静脉用多种维生素，对于术后仍需肠外营养支持的患者，要每日补充维生素。对于有酗酒史、长期营养摄入不足、重度营养不良的围手术期患者，其维生素补充方案应按照常规剂量的 2 倍补充。此外，危重症、烧伤、肝病的患者应及时补充维生素制剂，为方便临床应用，用于肠外营养的维生素制剂现均已制成复方制剂，现将各制剂特点介绍如下。

**1. 注射用水溶性维生素** 为 9 种水溶性维生素复方成分，用以补充各种水溶性维生素的每日生理需要量。成人和体重 10kg 以上的儿童每日 1 瓶，新生儿及体重不满 10kg 的儿童 0.1 瓶/（千克·天）。可溶于全营养混合液或脂肪乳中使用。

**2. 注射用复方三维 B**　为 B 族维生素摄入障碍患者的营养补充剂。临用前需用葡萄糖、氯化钠、氨基酸等注射液稀释，在避光条件下静脉滴注。

**3. 注射用脂溶性维生素 Ⅰ**　适用于 11 岁以下的儿童，0.1 瓶/（千克·天），最大剂量为 1 瓶/天。可溶于全营养混合液或脂肪乳中。

**4. 注射用脂溶性维生素 Ⅱ**　适用于成人和 11 岁以上的儿童，每日使用 1 支。含维生素 $K_1$，可与香豆素类抗凝血药发生相互作用，不宜合用。

**5. 复方维生素注射液（4）**　适用于不能经消化道正常进食患者的维生素 A、维生素 D、维生素 E 和维生素 K 的肠外补充。需用葡萄糖、氯化钠、氨基酸等注射液稀释，在避光条件下静脉滴注用。

**6. 注射用 12 种复合维生素**　脂溶性维生素与水溶性维生素可溶于同一容器中，在保存的同时，可保持其在最终溶液中的可注射特性。不含维生素 $K_1$，避免临床使用过程中对抗凝治疗产生干扰。

## 四、微量元素的选择

微量元素是生物体内含量极少但必需的一些元素，是机体有效利用葡萄糖、脂肪及合成蛋白质的基础，是肠外营养支持治疗必要的组成部分。国外的很多学术组织均提出肠外营养中应常规添加静脉用多种微量元素制剂，对于危重症、中重度烧伤患者、围手术期患者、肿瘤患者、65 岁以上老年患者，透析、肠瘘和短肠综合征患者，在接受肠外营养支持治疗时，应在肠外营养注射剂中添加微量元素制剂。但以下患者禁用：①严重胆汁淤积患者（血清总胆固醇水平＞140μmol/L）；②对多种微量元素注射液中任何一种活性成分或辅料过敏的患者；③多种微量元素注射液中某一成分在患者血液中浓度过高者。

多种微量元素使用的其他注意事项：①建议以患者的临床和生化检查结果为依据，长期使用时应注意监测各微量元素缺乏或过量的有关症候，进行相应的药物调整。②应定期监测患者血液中的锰含量，在锰含量上升至可能对机体产生毒理效应范围时需要减少剂量或停止使用。③合并肾脏、肝脏功能障碍或良性胆汁淤积症的患者使用时应注意调整给药剂量。④微量元素代谢障碍者慎用。⑤反复输血的患者存在铁元素超量的危险。⑥进行中长期肠外营养的患者，铁、锌和硒缺乏的程度增加，如有需要，应调整剂量，并增加使用含有单独该成分的溶液。⑦有报道称肠外给予铁制剂可能引起致死的严重超敏反应，有药物过敏、严重哮喘、湿疹或遗传性过敏症的患者需谨慎使用。

临床常用的多种微量元素制剂包括用于补充新生儿和婴幼儿对微量元素需求的多种微量元素注射液（Ⅰ）和用于成人补充多种微量元素的多种微量元素注射液（Ⅱ），通常情况下，每日 1 支即可满足 1 天的微量元素需求。由于具有高渗透压和低 pH 的特性，微量元素的复方制剂需要用复方氨基酸注射液或葡萄糖注射液稀释后方能经外周静脉滴注，且滴注速度不宜过快，不宜超过 1ml/min。

# 第三节 常见肠外营养制剂汇总

## 一、氨 基 酸

### 复方氨基酸注射液（3AA）[compound amino acid injection（3AA）]

【规格】 250ml：10.65g（总氨基酸）。

【成分】 本品为复方制剂，由3种氨基酸配制而成。其组分为每1000ml含L-缬氨酸（$C_5H_{11}NO_2$）12.6g；L-亮氨酸（$C_6H_{13}NO_2$）16.5g；L-异亮氨酸（$C_6H_{13}NO_2$）13.5g。

【适应证】 各种原因引起的肝性脑病、重症肝炎、肝硬化、慢性活动性肝炎。亦可用于肝胆外科手术前后。

【用法用量】 静脉滴注：一日250～500ml或用适量5%～10%葡萄糖注射液混合后缓慢滴注。

【给药速度】 每分钟不超过40滴。

【注意事项】 ①使用本品时，应注意水和电解质平衡。②重度食管静脉曲张患者使用本品时，应控制滴注速度和用量，以防静脉压过高。③患者有大量腹水、胸腔积液时，应避免输入量过多。

【浓度要求】 直接滴注或使用5%～10%葡萄糖注射液混合后缓慢滴注。

### 复方氨基酸注射液（6AA）[compound amino acid injection（6AA）]

【规格】 250ml：21.1g（总氨基酸）。

【成分】 本品为复方制剂，其组分如下：每瓶含谷氨酸4.65g，精氨酸5.50g，亮氨酸4.15g，门冬氨酸1g，缬氨酸3.05g，异亮氨酸2.75g；辅料为焦亚硫酸钠。

【适应证】 用于慢性肝性脑病、慢性迁延性肝炎、慢性活动性肝炎及亚急性与慢性重型肝炎引起的氨基酸代谢紊乱。

【用法用量】 静脉滴注：紧急或危重患者，每日2次，每次1瓶，同时与等量10%葡萄糖稀释后缓慢静脉滴注，病情改善后每天1瓶，连用1周为1个疗程；对于其他肝病引起的氨基酸代谢紊乱者，每日1次，每次1瓶，加等量10%葡萄糖注射液缓慢静脉滴注。

【给药速度】 每分钟不超过40滴。

【注意事项】 ①有高度食管和胃底静脉曲张时，输入量不宜过多，速度一定保持在每分钟40滴以下，以免静脉压力过高而致破裂出血。②高度腹水、胸腔积液时，应注意水的平衡，避免输入量过多。③本品不加稀释或输注速度过快时可引起患者胸闷、恶心、呕吐，甚至引起呼吸、循环衰竭，表现比较严重，故输注速度宜慢。④本品遇冷易析出结晶，可微温溶解后再使用。⑤非肝病患者使用氨基酸时要注意肝脏功能和精神症状的出现。⑥使用本品时，应注意水和电解质平衡。⑦本品渗透压摩尔浓度为536～656mOsmol/kg。⑧儿童应减量使用。⑨孕妇及哺乳期妇女用药安全性尚不明确。⑩本品再次使用时，亦可引起过敏反应。

【浓度要求】　需与等量的 10%葡萄糖稀释后，缓慢滴注。

【禁忌证】　对本品过敏者禁用。

### 复方氨基酸注射液（9AA）[compound amino acid injection（9AA）]

【规格】　250mg：13.98g（总氨基酸）。

【成分】　本品为 9 种氨基酸组成的复方制剂，辅料为注射用水、焦亚硫酸钠、L-盐酸半胱氨酸。

【适应证】　用于急性和慢性肾功能不全患者的肠道外营养支持；大手术、外伤或脓毒血症引起的严重肾衰竭，以及急、慢性肾衰竭。

【用法用量】　静脉滴注：成人每日 250～500ml，缓慢滴注。小儿用量遵医嘱。进行透析的急、慢性肾衰竭患者每日 1000ml，最大剂量不超过 1500ml。儿童、孕妇及哺乳期妇女暂无参考数据。

【给药速度】　滴速不超过 15 滴/分。

【注意事项】　①凡用本品的患者，热量摄入应为每日 2000kcal 以上，否则本品进入体内转变为热量，而不能合成蛋白。②使用过程中，应监测血糖、血清蛋白、肾脏功能、肝脏功能、电解质、二氧化碳结合力、血钙、血磷等，必要时检查血镁和血氨。如出现异常，应注意纠正。③注意水平衡，防止血容量不足或过多。④尿毒症患者宜在补充葡萄糖同时给予少量胰岛素，糖尿病患者应给予适量胰岛素，以防出现高血糖。⑤尿毒症性心包炎、尿毒症脑病、无尿、高钾血症等应首先采用透析治疗。

【禁忌证】　氨基酸代谢紊乱、严重肝功能损害、心功能不全、水肿、低血钾、低血钠患者禁用。

### 复方氨基酸注射液（15AA）[compound amino acid injection（15AA）]

【规格】　250ml：20g（总氨基酸）。

【成分】　本品为复方制剂，是由 15 种氨基酸配制而成的灭菌水溶液，辅料为亚硫酸氢钠。

【适应证】　氨基酸类药。能改善血浆蛋白水平和促进肝功能恢复。用于肝硬化、亚急性、慢性重症肝炎及肝性脑病的治疗，并可作为慢性肝炎的支持治疗。亦属于创伤型氨基酸。

【用法用量】　静脉滴注：每日 250～500ml，用适量 5%～10%葡萄糖注射液混合后缓慢滴注。

【给药速度】　滴速不宜超过 20 滴/分。

【注意事项】　注射速度不宜过快。

【禁忌证】　严重酸中毒、充血性心力衰竭及肾衰竭患者慎用。

### 复方氨基酸注射液（17AA-Ⅲ）[compound amino acid injection（17AA-Ⅲ）]

【规格】　500ml：37.925mg（总氨基酸）。

【成分】　本品的氨基酸合计：75.85g/L；游离氨基酸浓度：7.47%（g/ml）；支链氨基

酸浓度：2.755%（g/ml）。

【适应证】 肝性脑病（亚临床、Ⅰ级、Ⅱ级），高氨血症。

【用法用量】 静脉滴注：通常，成人1日1次，1次500ml，静脉输注时间不应少于180分钟。用量可根据年龄、症状和体重适当增减。儿童、孕妇、哺乳期妇女暂不推荐使用。

【给药速度】 45～55滴/分。

【注意事项】 重度酸中毒患者和充血性心力衰竭患者慎用。本品中含100mmol/L的乙酸根离子，大量给药或与电解质合用时应注意电解质的平衡。给予本品可能会引起血氨浓度上升，若同时出现精神、神经症状的恶化，必须终止给药，或改用其他方法。

【浓度要求】 可直接静脉滴注。

【禁忌证】 严重肾功能障碍或非肝功能障碍导致的氨基酸代谢异常患者禁用。

### 复方氨基酸注射液（18AA）[compound amino acid injection（18AA）]

【规格】 250ml：12.5g。

【成分】 本品为18种氨基酸组成的复方制剂，辅料为焦亚硫酸钠、山梨醇。

【适应证】 氨基酸类药。用于蛋白质摄入不足、吸收障碍等氨基酸不能满足机体代谢需要的患者。亦用于改善手术后患者的营养状况。

【用法用量】 静脉滴注：浓度为5%，一次250～500ml；儿童、孕妇及哺乳期妇女用量暂不明确。

【注意事项】 ①应严格控制滴注速度。②本品为盐酸盐，大量输入可能导致酸碱失衡。大量应用或并用电解质输液时，应注意电解质与酸碱平衡。

【浓度要求】 可直接静脉滴注。

【禁忌证】 严重肝肾功能不全、严重尿毒症患者和对氨基酸有代谢障碍的患者禁用。严重酸中毒、充血性心力衰竭患者慎用。

### 复方氨基酸注射液（18AA-Ⅰ）[compound amino acid injection（18AA-Ⅰ）]

【规格】 250ml：17.5g。

【成分】 本品为复方制剂，是由18种氨基酸与含钾、钠、钙、镁的无机盐配制而成的灭菌水溶液。本品辅料为焦亚硫酸钠和注射用水，用适量的盐酸调节pH。

【适应证】 适用于蛋白质摄入不足、吸收障碍等氨基酸不能满足机体代谢需要的患者。

【用法用量】 静脉滴注：根据病情，一日输注500～2000ml。老人及重症患者更需缓慢滴注。从氨基酸的利用考虑，在可配伍性得到保证的前提下，本品可与葡萄糖注射液、脂肪乳注射液及其他营养要素按照适当的比例混合后经中心或周围静脉连续输注（16～24小时连续使用），并应根据年龄、症状、体重等情况，决定适当用量。婴幼儿：本品用于婴幼儿患者时，应在开始使用的一周内逐渐增加剂量。最大剂量为按体重一日30ml/kg。孕妇及哺乳期妇女用药尚不明确。

【给药速度】 缓慢滴注，40～50滴/分。

【注意事项】 本品渗透压摩尔浓度为531～719mOsmol/kg。外周静脉输注时，如加入葡萄糖注射液而呈高渗状态，滴注速度必须缓慢。本品含60mmol/L的乙酸，大量应用或并用电解质输液时，应注意电解质与酸碱平衡。

【禁忌证】　严重肝功能不全、严重肾功能不全及尿毒症患者、氨基酸代谢障碍者禁用。严重酸中毒、充血性心力衰竭患者慎用。

### 复方氨基酸注射液（18AA-Ⅱ）[compound amino acid injection（18AA-Ⅱ）]

【规格】　250ml：12.5g；250ml：21.25g；250ml：28.5g（总氨基酸）。

【成分】　本品为 18 种氨基酸组成的复方制剂，辅料为焦亚硫酸钠、冰醋酸。

【适应证】　对于不能口服或不能经肠道补给营养，以及营养不能满足需要的患者，可静脉输注本品以满足机体合成蛋白质的需要。

【用法用量】　静脉滴注。成人：根据患者的需要，每 24 小时可输注本品 500～2000ml。每日最大剂量：5%时为 50ml/kg；8.5%时为 29ml/kg；11.4%时为 23ml/kg。新生儿和儿童：遵医嘱使用。

【给药速度】　使用本品时输注速度应缓慢。一般本品 5% 1000ml 的适宜输注时间为 5～7 小时，35～50 滴/分；本品 8.5%或 11.4% 1000ml 的适宜输注时间为至少 8 小时，30～40 滴/分。

【注意事项】　本品 5%与 8.5%可经中心静脉或周围静脉输注，11.4%单独使用须经中心静脉输注，但与其他营养制剂混合使用也可经周围静脉输注。

【浓度要求】　本品为高渗溶液，与脂肪乳注射液通过 Y 形管混合后输入体内，可降低本品的渗透压。

【禁忌证】　肝性脑病和无条件透析的尿毒症患者，以及对本品过敏者禁用。肝肾功能不全者慎用。

### 复方氨基酸注射液（18AA-Ⅶ）[compound amino acid injection（18AA-Ⅶ）]

【规格】　200ml：20.650g（总氨基酸）。

【成分】　本品为复方制剂，组分如下。氨基酸合计：103.25g/L；游离氨基酸总量（TAA）：100.35g/L；支链氨基酸比率：35.9%；必需氨基酸/非必需氨基酸：1.7；总氮量：15.2mg/ml；电解质：$Na^+ \leqslant 2.9mmol/L$；$Cl^-$，无；$CH_3COO^-$，约 80mmol/L。

【适应证】　氨基酸类药。用于低蛋白血症、低营养状态、手术前后等状态时的氨基酸补充。

【用法用量】　静脉滴注。①周围静脉给药：通常成人一次 200～400ml，缓慢静脉滴注。用量可根据年龄、症状、体重适当增减。小儿、老人、危重患者应减慢滴注速度。本品最好与糖类输液同时输注，以提高人体对氨基酸的利用率。②中心静脉给药：通常成人为一日 400～800ml。本品可与糖类等混合。

【给药速度】　周围静脉给药：每瓶输注时间不应少于 120 分钟（25 滴/分）。中心静脉给药：24 小时持续滴注。

【注意事项】　①严重酸中毒患者、充血性心功能不全患者、低钠血症患者慎用。②本品含 80mmol/L 乙酸根离子，大量给药或与电解质并用时应注意电解质的平衡。

【禁忌证】　肝性脑病、严重肾功能不全、高氮血症或氨基酸代谢异常患者禁用。

## 复方氨基酸注射液（18AAN）[compound amino acid injection（18AAN）]

【规格】　200ml：12.250g（总氨基酸）。

【成分】　本品为 18 种氨基酸组成的复方制剂。

【适应证】　用于急、慢性肾脏功能不全患者出现低蛋白血症、低营养状态和手术前后的氨基酸补充。

【用法用量】　静脉滴注。

**1. 慢性肾功能不全患者**

（1）外周静脉给药：通常成人一日一次，一次 200ml，缓慢滴注。透析时，在透析结束前 60～90 分钟于透析回路的静脉一侧注入。使用本品时热量给予最好在 1500kcal/d 以上。

（2）中心静脉给药：通常成人一日 400ml，通过中心静脉持续滴注，并根据年龄、症状和体重适当增减。每 1.6g 氮（本品 200ml）应给予 500kcal 以上的非蛋白热量。

**2. 急性肾功能不全患者**　通常为成人一日 400ml，通过中心静脉持续滴注，并根据年龄、症状和体重适当增减。每 1.6g 氮（本品 200ml）应给予 500kcal 以上的非蛋白热量。

【给药速度】　外周静脉给药速度为每 200ml 控制在 120～180 分钟滴完（15～25 滴/分），并根据年龄、症状和体重适当增减。

【注意事项】　①本品作为肾功能不全患者的氮源时，有报道出现过高氨血症、意识障碍，因此在给予本品过程中，当患者出现对唤名和打招呼反应迟钝，自主动作或自主言语异常时应立即停止给药。②心脏、循环系统功能障碍者，肝功能障碍患者或消化道出血患者，以及严重电解质失调或酸碱平衡失调患者慎用。③对慢性肾功能不全非透析患者，每给予本品 200ml，在给药前应相应减少饮食蛋白量 5～10g。

【禁忌证】　下列患者禁止使用：①肝性脑病或有肝性脑病倾向的患者（助长氨基酸的失衡，可能加重或诱发肝性脑病）。②高氨血症患者（氮量过负荷可能加重高氨血症）。③先天性氨基酸代谢异常患者（给予氨基酸不被代谢，可能加重症状）。

## 复方氨基酸注射液（20AA）[compound amino acid injection（20AA）]

【规格】　500ml：50g（总氨基酸）。

【成分】　本品是由 20 种氨基酸配制而成的灭菌水溶液。

【适应证】　预防和治疗肝性脑病；肝病或肝性脑病急性期的静脉营养。

【用法用量】　本品可经中央静脉输注。成人：除特别情况时可达 15ml/（kg·d）外，推荐平均剂量为 7～10ml/（kg·d）。儿童、孕妇及哺乳期妇女使用本品的安全性暂不明确。

【给药速度】　滴速可达 1ml/（kg·h）。对肝性脑病患者治疗的最初数小时滴速可加快。例如，一个体重 70kg 的患者第 1～2 小时，滴速 150ml/h；第 2～4 小时，滴速 75ml/h；从第 5 小时开始，滴速 45ml/h。

【注意事项】　应密切注意水、电解质和酸碱平衡，根据血清离子谱补充电解质。为支持输入氨基酸参与合成代谢，达到最好利用，应同时输入能量物质（葡萄糖和脂肪）。低钠血症或血清渗透压升高的患者输注要谨慎，过快的滴注速度会引起不耐受，以及肾脏氨基酸丢失所致的氨基酸失衡。对同时有肾功能不全的患者，氨基酸的用量应该根据血清尿素和肌酐的水平随时调整。氨基酸治疗不能替代目前已经证实的治疗肝性脑病的方法，如灌肠、使用乳果糖和（或）肠道抗生素杀菌治疗。

【禁忌证】　非肝源性的氨基酸代谢紊乱；酸中毒；水潴留；休克。

## 丙氨酰谷氨酰胺注射液（alanyl glutamine injection）

【规格】　100ml：20g。

【成分】　N（2）-L-丙氨酰-L-谷氨酰胺；辅料为注射用水。

【适应证】　适用于需要补充谷氨酰胺患者的肠外营养，包括处于分解代谢和高代谢状况的患者。

【用法用量】　静脉滴注。

本品是一种高浓度的溶液，不可直接输注。在输注前，必须与可配伍的氨基酸溶液或含有氨基酸的输液相混合，然后与载体溶液一起输注。

本品剂量根据分解代谢的程度和氨基酸的需要量而定。胃肠外营养每天供给氨基酸的最大剂量为2g/kg，通过本品供给的丙氨酸和谷氨酰胺量应计算在内。通过本品供给的氨基酸量不应超过全部氨基酸供给量的20%。

每日剂量：1.5～2.0ml/kg，相当于N（2）-L-丙氨酰-L-谷氨酰胺0.3～0.4g/kg（例如，体重70kg的患者每日需本品100～140ml）。每日最大剂量：2.0ml/kg。

加入载体溶液时，用量的调整：当氨基酸需要量为1.5g/（kg·d）时，其中1.2g氨基酸由载体溶液提供，0.3g氨基酸由本品提供。当氨基酸需要量为2g/（kg·d）时，其中1.6g氨基酸由载体溶液提供，0.4g氨基酸由本品提供。

本品连续使用时间不应超过3周。

【给药速度】　输注速度依载体溶液而定，但不应超过0.1g/（kg·h）。

【注意事项】　①本品使用过程应监测患者的ALP、ALT、AST和酸碱平衡。②对于代偿性肝功能不全的患者，建议定期监测肝功能。③将本品加入载体溶液时，必须保证两者具有可配伍性，保证混合过程是在洁净的环境中进行，还应保证溶液完全混匀。④不要将其他药物加入混匀后的溶液中。⑤在本品中加入其他成分后不能再贮藏。

【浓度要求】　1体积的本品应与至少5体积的载体溶液混合（如100ml本品应加入至少500ml载体溶液），混合液中本品的最大浓度不应超过3.5%。

【配伍禁忌】　不可与其他药物配伍。

【禁忌证】　严重肾功能不全（肌酐清除率<25ml/min）或严重肝功能不全的患者禁用。

## 复方氨基酸（15）双肽（2）注射液[compound amino acids（15） and dipeptides（2）injection]

【规格】　500ml：67g（氨基酸/双肽）。

【成分】　每1000ml本品中：氨基酸/双肽134g/L，总氮量22.4g/L，能量2300kJ（540kcal）/L，渗透压1040mOsm/L，pH约5.8；辅料：枸橼酸、亚硫酸氢钠、稀盐酸、注射用水。

【适应证】　本品提供的氨基酸是肠外营养治疗的组成部分，适用于不能口服或不能经肠道补给营养，以及通过这些途径补充营养不能满足需要的患者，尤其适用于中度至重度分解代谢状况的患者。

【用法用量】　静脉滴注，因本品的渗透压高于 800mOsm/L，故应从中心静脉滴注。本品静脉滴注一般推荐剂量为按体重一日输注 7～14ml/kg 或 70kg 患者一日滴注 500～1000ml，相当于按体重一日输注氨基酸/双肽 1～2g/kg（即 0.17～0.34g 氮）。对于有肾脏或肝脏疾病的患者，应单独调整剂量。

【给药速度】　推荐输注速度：按体重每小时 0.6～0.7ml/kg（相当于 0.08～0.09g 氨基酸/双肽），相当于 70kg 患者在 10～12 小时内滴注本品 500ml，或在 20～24 小时内滴注 1000ml。

【注意事项】　本品不应作为其他药物的载体溶液。本品只能与可配伍的溶液混合。使用时应监测血清电解质、血液渗透压、液体平衡、酸碱平衡及肝脏功能（ALP、GPT、GOT）等。

【配伍禁忌】　本品与下列溶液混合具有相容性：本品 1000ml 可与 20%脂肪乳注射液 1000ml、40%葡萄糖注射液 1000ml、氯化钠 80mmol、氯化钙 5mmol、氯化钾 60mmol、多种微量元素注射液Ⅱ 10ml、脂溶性维生素注射液Ⅱ 10ml、注射用水溶性维生素 1 瓶混合后使用。添加时必须在无菌的条件下，混合后应立即进行输注。任何剩余药物均应丢弃。

【禁忌证】　先天性氨基酸代谢缺陷（如苯丙酮酸尿症），肝衰竭及肾衰竭患者禁用。

肠外营养的一般禁忌证：全身循环衰竭状态（休克）、代谢性酸中毒、组织细胞缺氧、机体水分过多、低钠血症、低钾血症、高乳酸血症、血液渗透压增高、肺水肿、失代偿性心功能不足，以及对本品任一组分过敏。

# 二、脂　肪　乳

## 长链脂肪乳注射液（C14-24）[long chain fat emulsion injection（C14-24）]

【规格】　10%、20%、30%。

【成分】　大豆油和卵磷脂。

【适应证】　能量补充药。本品是肠外营养的组成部分之一，为机体提供能量和必需氨基酸，用于胃肠外营养补充能量及必需脂肪酸。预防和治疗人体必需脂肪酸缺乏症，也可为经口服途径不能维持和恢复正常必需脂肪酸水平的患者提供必需脂肪酸。

【用法用量】　静脉滴注。

**1. 成人**　按脂肪量计，每天最大推荐剂量为 3g/kg。

**2. 新生儿和婴儿**　20%脂肪乳注射液每天使用剂量为 4g/kg。每天最大用量不应超过 4g/kg。只有在密切监测血清甘油三酯、肝功能、氧饱和度等指标的情况下输入剂量才可逐渐增加至每天 4g/kg。早产儿及低体重新生儿最好是 24 小时连续输注，开始时每天剂量为 0.5～1g/kg，以后逐渐增加到每天 2g/kg。

【给药速度】　成人：20%脂肪乳注射液 250ml 的输注时间不少于 2.5 小时；30%脂肪乳注射液 250ml 的输注时间不少于 4 小时。新生儿和婴儿：20%脂肪乳注射液输注速度不超过每小时 0.17g/kg。

【注意事项】　输注本品时应密切关注血液中甘油三酯的浓度，连续使用 1 周以上的患者应检查脂肪的廓清能力；对大豆蛋白过敏者慎用；新生儿和未成熟儿伴有高胆红素血症或可疑肺动脉高压者应谨慎使用本品。孕妇：已有报道表明妊娠期妇女使用 10% 和 20% 脂肪乳注射液是安全和有效的。理论上，30% 与 10% 和 20% 脂肪乳注射液一样，也能用于妊娠期妇女，但尚缺乏动物生殖研究的证据。婴儿与儿童：因缺乏 30% 脂肪乳注射液用于婴儿和儿童的经验，所以暂不推荐给婴儿和儿童使用。新生儿，特别是未成熟儿，长期使用本品必须监测血小板数目、肝脏功能和血清甘油三酯浓度。

【配伍禁忌】　可与维他利匹特和水乐维他配伍。

【禁忌证】　休克和严重脂质代谢紊乱（如高脂血症、严重肝损伤、血栓）患者禁用。

## 中/长链脂肪乳注射液（C8-24）[medium and long chain fat emulsion injection（C8-24）]

【规格】　250ml：20%。

【成分】　250ml：25g（大豆油）：25g（中链甘油三酸酯）：3g（卵磷脂）：6.25g（甘油）。

【适应证】　肠外营养药。用于在口服或肠内营养不能或不够时补充能量和必需脂肪酸。

【用法用量】　通过外周静脉或中心静脉输注。本品应缓慢静脉滴注。

**1. 成人**　在相容和稳定性得到确证的前提下，本品可与其他营养素在混合袋内混合后使用。一般情况下，本品不宜与电解质、其他药物或其他附加剂在同一瓶内混合。除非另外规定或根据能量需要而定外，建议用量：按每千克体重每天 1~2g 脂肪，相当于本品每天 5~10ml/kg。使用本品应同时使用糖类输液，糖类输液提供的能量应不少于 40%。患者第一天的治疗剂量不宜超过 250ml，如患者无不良反应，随后可增加剂量。

**2. 新生儿和婴幼儿**　研究证明中/长链脂肪乳注射液可作为全静脉营养用于新生儿和婴幼儿，但要注意婴儿对脂肪的清除能力差，应慎用，以防脂肪聚积于肺而致死。新生儿：可递增至按每天每千克体重 3g 脂肪。

**3. 孕妇、哺乳期妇女**　妊娠分类 C 级，该品未进行过动物生殖毒性研究，尚不清楚妊娠期妇女使用该品是否会引起胎儿损害，以及是否会对生殖能力产生影响。有明确应用指征时，妊娠期妇女才能使用。哺乳期妇女应慎用。

【给药速度】　最初 30 分钟内输注速度不应超过按体重每小时 0.25~0.5ml/kg（约 10 滴/分），此期间若无不良反应，可将速度增至按体重每小时 0.75~1.0ml/kg（约 20 滴/分）。每天脂肪乳输注时间不少于 16 小时，最好连续给药 24 小时。

【注意事项】　蛋、豆类过敏者可能对脂肪乳过敏。脂肪乳输注过程中，血清甘油三酯浓度不应超过 3mmol/L。

【配伍禁忌】　为了保持脂肪乳注射液的稳定状态，除可与等渗葡萄糖注射液、氨基酸注射液配伍外，本品不得与其他药物、营养素或电解质溶液混合使用，但可直接添加脂溶性维生素。添加水溶性维生素后溶液要避光。

【禁忌证】　①对本品任何成分或辅料过敏者；②严重高脂血症、严重肝功能不全、严重凝血功能异常、严重肾功能不全、急性休克者；③机体处于不稳定状态者（如严重创伤后状态、失代偿性糖尿病、急性心肌梗死、卒中、栓塞、代谢性酸中毒、严重脓毒血症、低渗性脱水）；④存在输液禁忌者：急性肺水肿、水潴留、失代偿性心功能不全。

## 中/长链脂肪乳注射液（C6-24）[medium and long chain fat emulsion injection（C6-24）]

【规格】　250ml，10%、20%。

【成分】　纯化大豆油、中链甘油三酸酯与卵磷脂，本品辅料为精制蛋黄卵磷脂、甘油和注射用水，用适量氢氧化钠调节 pH。

【适应证】　用于需要接受胃肠外营养和（或）必需脂肪酸缺乏的患者。

【用法用量】　静脉滴注。除外另外规定或根据能量需要而定，建议剂量：按体重每天静脉滴注本品 10～20ml/kg（10%），或本品 5～10ml/kg（20%），相当于每千克体重 1～2g 脂肪（2g 为最大推荐剂量）。

本品可单独输注或配制成全营养混合液进行输注。只有在可配伍性得到保证的前提下，才能将其他药品加入本品内。

本品不能用于妊娠期妇女。目前尚无将本品用于新生儿、婴幼儿或儿童的经验。

输液过程中出现甘油三酯蓄积时，以下也将成为禁忌证：脂类代谢障碍、肝功能不全、肾功能不全、网状内皮系统障碍、急性出血坏死性胰腺炎。

胃肠外营养的一般禁忌：各种原因引起的酸中毒、未治疗的水电解质代谢紊乱（低渗性脱水、低血钾、水潴留）、代谢不稳定、肝内胆汁淤积。

【给药速度】　最大速度为按体重每小时静脉滴注本品 1.250ml/kg（10%）或 0.625ml/kg（20%）（相当于每千克体重 0.125g 脂肪）。在开始使用本品进行肠外营养治疗时，建议用较慢的速度，即按每千克体重每小时 0.05g 脂肪进行滴注。

【注意事项】　不能使用孔径为 0.2μm 的滤过器，因为脂肪乳乳粒不能通过这些滤过器。使用前摇匀。对大豆或其他蛋白质高度敏感的患者慎用。

【配伍禁忌】　加入多价阳离子（如钙）可能发生不相容，特别是当钙与肝素结合时。

【禁忌证】　严重凝血功能障碍、休克和虚脱、妊娠、急性血栓栓塞、伴有酸中毒和缺氧的严重脓毒血症、脂肪栓塞、急性心肌梗死和卒中、酮症酸中毒昏迷和糖尿病性前期昏迷患者禁用。

## 结构脂肪乳注射液（C6-24）[structural fat emulsion injection（C6-24）]

【规格】　250ml：结构甘油三酯 50g；500ml：结构甘油三酯 100g。

【成分】　结构甘油三酯。

【适应证】　作为肠外营养的组成部分，提供能量和必需脂肪酸。

【用法用量】　静脉滴注：用于成年患者。根据患者临床状况及其清除所输脂肪的能力决定滴注剂量和速度。推荐剂量：按体重每天静脉滴注本品 5～7.5ml/kg，相当于每千克体重 1～1.5g 甘油三酯；一般于 10～24 小时内滴注完毕。本品应作为含葡萄糖注射液的肠外营养混合液的组成部分，与其他成分一起通过中心静脉或周围静脉滴注。

不推荐孕妇及哺乳期妇女使用本品。

【给药速度】　滴注速度不应超过 0.75ml/（kg·h），相当于每千克体重 0.15g 甘油三酯。

【注意事项】　本品用于糖尿病、肾衰竭患者的临床经验缺乏。脂质代谢受损的患者，如肾功能不全、糖尿病未控制、胰腺炎、肝功能损害、甲状腺功能减退（若伴有高脂血症）及败血症等患者，慎用本品。

【配伍禁忌】　只有在保证相容性的情况下，才能将其他药品加入本品中。添加过程必须保证无菌。

【药物相互作用】　治疗剂量的肝素引起脂蛋白脂酶一过性释放入血，先导致血浆脂质水解增加，继以甘油三酯清除能力短暂下降。大豆油天然含有维生素 $K_1$，但本品中大豆油而含的维生素 $K_1$ 浓度很低，故本品对香豆素类药物的治疗效果没有明显影响。

【禁忌证】　已知对鸡蛋或大豆蛋白高度过敏；严重高脂血症；严重肝功能不全；噬血细胞综合征；严重凝血功能障碍；急性休克；输液治疗的一般禁忌证：急性肺水肿、水中毒、失代偿性心功能不全等。

## ω-3 鱼油脂肪乳注射液（ω-3 fish oil fat emulsion injection）

【规格】　100ml∶10g（精制鱼油）∶1.2g（卵磷脂）。

【成分】　本品辅料为甘油、精制卵磷脂、油酸钠和注射用水，用适量氢氧化钠调节 pH。

【适应证】　当口服或肠内营养不可能、肠道功能不全或有禁忌时，为患者补充长链 ω-3 脂肪酸，特别是二十碳五烯酸与二十二碳六烯酸。

【用法用量】　静脉滴注。

每日剂量：按体重每天滴注本品 1～2ml/kg，相当于每千克体重 0.1～0.2g 鱼油。以体重 70kg 患者为例，其每天输注量为 70～140ml。

本品应与其他脂肪乳同时使用。脂肪输注总剂量为按体重每天 1～2g/kg，本品所提供的鱼油应占每日脂肪输入量的 10%～20%。

本品连续使用时间不应超过 4 周。

【给药速度】　最大滴注速度，按体重每小时的滴注速度不可超过 0.5ml/kg，相当于不超过每千克体重 0.05g 鱼油。应严格控制最大滴注速度，否则血清甘油三酯会出现大幅升高。

【注意事项】　通过中心静脉或外周静脉滴注。使用前应摇匀。在相容性得到保证的前提下，本品混合其他脂肪乳剂后，可与其他输液（如氨基酸溶液、碳水化合物溶液）同时滴注。如有可能，滴注过程中应使用不含邻苯二甲酸盐的设备。

【配伍禁忌】　与多价阳离子（如钙离子）混合使用时，可能出现不相容性，尤其是与肝素共用时。

【药物相互作用】　使用本品有可能导致出血时间延长与抑制血小板的凝集，因此对于同时接受抗凝治疗的患者，给予本品时要特别小心，可以考虑减少抗凝剂的使用量。

【禁忌证】　脂质代谢受损；严重出血性疾病；未控制的糖尿病；某些急症及危及生命的状况，如虚脱与休克、近期心肌梗死、卒中、栓塞、不明原因昏迷；由于缺少临床经验，本品不可用于严重肝功能或肾功能不全患者；由于临床经验有限，本品不可用于早产儿、新生儿、婴儿及儿童。

肠外营养的一般禁忌证：低钾血症、水分过多、低渗性脱水、代谢不稳定、酸中毒。本品不可用于对鱼或鸡蛋蛋白过敏的患者。

### 多种油脂肪乳注射液（C6-24）[multi-oil fat emulsion injection（C6-24）]

【规格】  100ml；250ml；500ml。

【成分】  本品为复方制剂，每瓶中的组分如下：100ml 含精制大豆油 6g；中链甘油三酸酯 6g；精制橄榄油 5g；纯化鱼油 3g；本品辅料为 $dl\text{-}\alpha$-生育酚、蛋黄卵磷脂、甘油、油酸钠和注射用水，用适量氢氧化钠调节 pH。本品 pH 为 6～9；渗透压为 364～446mOsmol/kg。

【适应证】  用于肠外营养，为经口或肠道摄取营养不能、不足或有禁忌时的患者提供能量、必需脂肪酸和 ω-3 脂肪酸。

【用法用量】  静脉滴注。本品可用于中心或外周静脉滴注。根据患者的脂肪廓清能力调整本品的用量和滴注速度。

**1. 成人**  标准剂量为 1.0～2.0g 脂肪/（kg·d）[相当于本品 5～10ml/（kg·d）]。

**2. 新生儿和婴儿**  起始剂量为 0.5～1.0g 脂肪/（kg·d），在此剂量基础上持续增加至 3.0g 脂肪/（kg·d）。推荐剂量不超过 3.0g 脂肪/（kg·d），相当于本品 15ml/（kg·d）。在早产和出生体重较轻的新生儿中，应持续 24 小时滴注本品。

**3. 儿童**  推荐剂量为不超过 3g 脂肪/（kg·d），相当于本品 15ml/（kg·d）。在第 1 周给药期间，每日用量应持续增加。

**4. 孕妇、哺乳期妇女**  本品没有孕妇和哺乳期妇女应用的临床数据，不建议应用。

【给药速度】  ①成人推荐滴注速度为 0.125g 脂肪/（kg·h），相当于本品 0.63ml/（kg·h）。最大滴注速度不超过 0.15g 脂肪/（kg·h），相当于本品 0.75ml/（kg·h）。②新生儿和婴儿最大滴注速度不超过 0.125g 脂肪/（kg·h）。③儿童最大滴注速度不超过 0.15g 脂肪/（kg·h）。

【注意事项】  本品含大豆油、鱼油和卵磷脂，可罕见地发生过敏反应。也可见大豆和花生交叉过敏反应。对于伴有高胆红素血症和肺动脉高压的新生儿和早产儿，应谨慎使用本品。在新生儿，特别是早产儿中，长期使用肠外营养应监测血小板计数、肾脏功能和血清甘油三酯的浓度。

【配伍禁忌】  除非了解药物间的相容性，一般应避免在本品中加入其他药物或物质。

【药物相互作用】  给予临床剂量的肝素会使释放入血液循环的脂蛋白脂肪酶短暂增加，从而先导致血浆脂解能力增强，随后是短暂的甘油三酯廓清能力降低。

大豆油中含有天然维生素 $K_1$，但本品中含有的低含量维生素 $K_1$ 不会显著影响接受香豆素衍生物治疗患者的血液凝结过程。

【禁忌证】  对鱼蛋白、鸡蛋蛋白、大豆蛋白、花生蛋白或本品中任何成分过敏；严重高脂血症；严重肝功能不全；严重凝血功能障碍；严重肾功能不全且无法进行血液滤过或透析；急性休克；输液的一般禁忌：急性肺水肿，水潴留，失代偿性心功能不全；疾病非稳定期（如严重创伤后、失代偿性糖尿病、急性心肌梗死、卒中、栓塞、代谢性酸中毒、严重败血症和低渗性脱水）。

# 三、多腔袋制剂

## 脂肪乳氨基酸（17）葡萄糖（19%）注射液[fat emulsion，amino acids（17）and glucose（19%）injection]

【规格】　1026ml。

【成分】　葡萄糖、氨基酸、脂肪乳。

【适应证】　本品用于不能或功能不全，或者被禁忌经口或肠道摄取营养的成人患者。

【用法用量】　本品仅推荐经中心静脉进行滴注。根据患者临床情况、体重及营养需求选择不同规格的本品。为满足患者全部的营养需求，应考虑添加微量元素及维生素。本品输注速度按患者体重不宜超过每小时 2.6ml/kg（相当于葡萄糖 0.25g/kg、氨基酸 0.09g/kg、脂肪 0.1g/kg）。推荐滴注时间为 12～24 小时。本品使用时间长短由患者临床营养状况而定。

【注意事项】　使用前需将三腔内液体互相混合。当打开可撕裂封条、三腔内液体互相混合后，在 25℃下其物理与化学性质能稳定 24 小时。

【配伍禁忌】　只有在相容性得到证实的前提下，且所有的添加操作在严格无菌的条件下，其他治疗药物或营养药物方可加入本品中。

【禁忌证】　对鸡蛋或大豆蛋白或处方中任一成分过敏者、重度高脂血症、严重肝功能不全、严重凝血机制障碍、先天性氨基酸代谢异常、严重肾功能不全且无法进行腹膜透析与血液透析者、急性休克、高糖血症（胰岛素治疗超过 6U/h）、血电解质（指本品处方中所含有的）水平出现异常升高；其他一般禁忌（如急性肺水肿、水潴留、失代偿性心功能不全、低渗性脱水），噬血细胞综合征，疾病状态处于非稳定期（如严重创伤后期、失代偿性糖尿病、急性心肌梗死、代谢性酸中毒、严重败血症、高渗性昏迷等）。

## 脂肪乳氨基酸（17）葡萄糖（11%）注射液[fat emulsion，amino acids（17）and glucose（11%）injection]

【规格】　1440ml；1920ml。

【成分】　葡萄糖、氨基酸、脂肪乳。

【适应证】　本品用于不能或功能不全，或者被禁忌经口或肠道摄取营养的成人患者。

【用法用量】　本品可经周围静脉或中心静脉进行滴注。

患者总的能量需要量由其实际临床状况决定；本品滴注速度按患者体重不宜超过每小时 3.7ml/kg（相当于葡萄糖 0.25g/kg、氨基酸 0.09g/kg、脂肪 0.13g/kg）。推荐输注时间为 12～24 小时。

为避免可能发生的静脉炎，建议每日更换输液针刺入的位置。

本品是为成人患者设计的，不适宜新生儿与 2 岁以下婴幼儿使用。

孕妇及哺乳期妇女用药安全性尚不明确。

【注意事项】　从中心静脉滴注时，由于中心静脉滴注可能会增加感染的机会，因此应注意在无菌条件下进行静脉插管，并且一旦滴注过程出现任何异常现象，应立即停止滴注。

当患者伴有肾功能不全时，则应密切监测磷与钾的摄入，以防产生高磷血症与高钾血症。静脉输注氨基酸时可能伴有微量元素在尿中的排出增加，尤其是锌。对于需要进行长期静脉营养的患者，应注意微量元素的补充。

【配伍禁忌】 只有在相容性得到证实的前提下，且所有的添加操作在严格无菌的条件下，其他治疗药物或营养药物方可加入本品中。

【禁忌证】 对鸡蛋或大豆蛋白或处方中任一成分过敏者；重度高脂血症；严重肝功能不全；严重凝血机制障碍；先天性氨基酸代谢异常；严重肾功能不全且无法进行腹膜透析与血液透析者；急性休克；高糖血症（胰岛素治疗超过 6U/h）；血电解质（指本品处方中所含有的）水平出现异常升高；其他一般禁忌（如急性肺水肿、水潴留、失代偿性心功能不全、低渗性脱水）；噬血细胞综合征；疾病状态处于非稳定期（如严重创伤后期、失代偿性糖尿病、急性心肌梗死，代谢性酸中毒、严重败血症、高渗性昏迷等）。

# 四、维　生　素

## 注射用水溶性维生素（water-soluble vitamin for injection）

【规格】 复方制剂，300mg。

【成分】 本品主要成分为多种维生素，每 1000 瓶中组分如下：硝酸硫胺 3.1g，核黄素磷酸钠 4.9g，烟酰胺 40g，盐酸吡哆辛 4.9g，泛酸钠 16.5g，维生素 C 钠 113g，生物素 60mg，叶酸 0.4g，维生素 $B_{12}$5.0mg，甘氨酸 300g，乙二胺四乙酸二钠 0.5g，对羟基苯甲酸甲酯 0.5g。

【适应证】 本品是肠外营养不可少的组成部分之一，用以满足成人和儿童每日对水溶性维生素的生理需要。

【用法用量】 静脉滴注。大多数成人和体重在 10kg 以上的儿童每日需要 1 瓶；体重不满 10kg 的儿童，每日每千克体重需要 1/10 瓶。本品可用 10ml 脂肪乳剂、注射用水或 5%～50% 葡萄糖注射液溶解，加入脂肪乳剂或葡萄糖注射液中静脉滴注。

【注意事项】 某些高敏患者可发生过敏反应。本品加入葡萄糖注射液中进行滴注时，应注意避光。新生儿及体重不满 10kg 的儿童，需按体重计算给药剂量。

【药物相互作用】 ①本品所含维生素 $B_6$ 能降低左旋多巴的作用。②本品所含叶酸可能降低苯妥英钠的血浆浓度并掩盖恶性贫血的临床表现。③维生素 $B_{12}$ 对大剂量羟钴胺治疗某些视神经疾病有不利影响。

【禁忌证】 对本品中任一成分有过敏史的患者禁用。

## 注射用复方三维 B（compound trivitamin B for injection）

【成分】 本品为复方制剂，其组分为硝酸硫胺、盐酸吡哆辛、维生素 $B_{12}$。每瓶含硝酸硫胺 2.0mg、盐酸吡哆辛 30mg、维生素 $B_{12}$2.5μg；辅料为甘氨酸、右旋糖酐 40、依地酸二钠。

【适应证】 用于周围神经损伤、多发性神经炎、三叉神经痛、坐骨神经痛；也用于防治异烟肼中毒，妊娠、放射病、抗肿瘤药所致的呕吐，脂溢性皮炎，恶性贫血，营养性贫血等。也可作为 B 族维生素摄入障碍患者的营养补充剂。

【用法用量】　静脉滴注：成人每次 1～2 支，每天 1 次。临用前用 5%或 10%葡萄糖注射液 10ml 或灭菌注射用水 10ml 溶解，溶解后加入 5%或 10%葡萄糖注射液 100～250ml 经静脉滴注。

孕妇接受大量盐酸吡哆辛可致新生儿产生盐酸吡哆辛依赖综合征，哺乳期妇女摄入正常量对婴儿无不良影响，不建议儿童使用。

【注意事项】　①应用硝酸硫胺时，可干扰血清茶碱浓度的测定，尿酸浓度可呈假性增高，尿胆原可呈假阳性。②盐酸吡哆辛对诊断的干扰：尿胆原试验呈假阳性。

【配伍禁忌】　本品在碱性溶液中易分解，与碱性药物如碳酸氢钠、枸橼酸钠配伍易引起变质。

【药物相互作用】　氯霉素、环丝氨酸、乙硫异烟胺、盐酸肼屈嗪、免疫抑制剂（包括肾上腺皮质激素、环磷酰胺、环孢素、异烟肼、青霉胺）等药物可拮抗盐酸吡哆辛或增加盐酸吡哆辛经肾排泄，可引起贫血或周围神经炎。左旋多巴与小剂量盐酸吡哆辛（每日 5mg）合用可拮抗左旋多巴的抗震颤作用。但对卡比多巴无影响。

【禁忌证】　对本品过敏者慎用。

### 注射用脂溶性维生素（Ⅰ）[fat-soluble vitamin for injection（Ⅰ）]

【成分】　本品为脂溶性维生素复方制剂，每瓶含主药维生素 A 棕榈酸酯（相当于维生素 A）0.23 万 U，维生素 D 210μg；维生素 E 6.4mg；维生素 $K_1$ 0.2mg。本品辅料为吐温 80、甘露醇和注射用水。

【适应证】　本品为肠外营养不可缺少的组成部分之一，用以满足儿童每日对脂溶性维生素 A、维生素 $D_2$、维生素 E、维生素 $K_1$ 的生理需要。

【用法用量】　静脉滴注。本品适用于 11 岁以下儿童及婴儿，每日每千克体重 1/10 瓶，每日最大剂量为 1 瓶。使用前在无菌条件下用注射器取 2ml 注射用水注入瓶中，缓慢振摇至冻干粉溶解，然后加入 0.9%氯化钠或 5%葡萄糖注射液中滴注，并在 6 小时内用完。亦可与注射用水溶性维生素联合使用。

本品为儿童使用剂型，不适宜孕妇、哺乳期妇女使用。

【注意事项】　①必须稀释后静脉滴注。②用前 1 小时配制，6 小时内用完。

【药物相互作用】　本品含维生素 $K_1$，可对抗香豆素类抗凝血剂的作用，故不宜合用。

### 注射用脂溶性维生素（Ⅱ）[fat-soluble vitamin for injection（Ⅱ）]

【成分】　本品为复方制剂，其组分如下：每支含维生素 A 棕榈酸酯 1940μg（3300IU）；维生素 D 25μg（200IU）；维生素 E 9100μg（10IU）；维生素 $K_1$ 150μg。

【适应证】　本品为静脉营养必不可少的组成部分之一，用以满足成人每日对脂溶性维生素 A、维生素 $D_2$、维生素 E、维生素 $K_1$ 的生理需要。

【用法用量】　静脉滴注：成人和 11 岁以上儿童每日使用 1 支。使用前在无菌条件下用注射器取 2ml 注射用水注入瓶中，缓慢振摇至冻干粉溶解，然后加入 0.9%氯化钠或 5%葡萄糖注射液内，轻轻摇匀后即可滴注，并在 8 小时内用完。亦可与注射用水溶性维生素联合使用。

**【注意事项】**　必须稀释后静脉滴注。本品应在使用前 1 小时在无菌条件下配制，轻摇混合后滴注。

**【药物相互作用】**　本品含维生素 $K_1$，可与香豆素类抗凝血药发生相互作用，不宜合用。

## 复方维生素注射液（4）[compound vitamin injection（4）]

**【规格】**　2ml。

**【成分】**　本品为复方制剂，其组分为每 2ml 含维生素 A 2500IU、维生素 D 2200IU、维生素 E 15mg、维生素 $K_1$ 2mg。

**【适应证】**　维生素类药，适用于不能经消化道正常进食的患者，作为维生素 A、维生素 D、维生素 E、维生素 K 的肠外补充。

**【用法用量】**　静脉滴注：将本品 2ml 加入 500ml 葡萄糖、氯化钠、氨基酸等输液中，在避光条件下静脉滴注。儿童、孕妇及哺乳期妇女应在医生指导下使用。

**【注意事项】**　①本品必须加入输液中稀释后使用，不得直接静脉注射或肌内注射。②本品稀释后，应加避光罩，500ml 输液滴注不短于 1 小时。③谨防过敏反应发生，特别是在初次使用时，应严密注意发生可能的过敏反应。若使用过程中发生异常，如溶血现象等，应立即停用，严重时应采取相应的治疗措施。④本品宜与水溶性维生素合并使用。长期大量使用应注意是否产生脂溶性维生素过多综合征。

**【浓度要求】**　1 支用 500ml 溶媒稀释。

**【药物相互作用】**　本品内含维生素 $K_1$，不得和双香豆素类抗凝药合并使用。

## 注射用 12 种复合维生素（12 vitamins for injection）

**【成分】**　本品为复方制剂，每瓶含有维生素 A 3500IU，维生素 $D_3$ 220IU，维生素 E 10.22mg，维生素 C 125.00mg，维生素 $B_1$ 5.80mg，维生素 $B_2$ 5.67mg，维生素 $B_6$ 5.5mg，维生素 $B_{12}$ 0.006mg，叶酸 414μg，右旋泛醇 16.15mg，维生素 H 0.069mg，烟酰胺 46mg。

**【适应证】**　本品为静脉补充维生素用药。适用于经胃肠道营养摄取不足者。

**【用法用量】**　静脉注射或静脉滴注：成人及 11 岁以上儿童，每天给药 1 支。用注射器取 5ml 注射用水注入瓶中。所得溶液应通过静脉缓慢注射，或溶于等渗的盐水或 5%葡萄糖注射液中静脉滴注。本品可与那些已确定相容性和稳定性的碳水化合物、脂肪乳、氨基酸及电解质等肠外营养物混合使用。

**【注意事项】**　因本品含有甘氨胆酸，对于有肝脏来源的黄疸或实验室检测有明显胆汁淤积的患者，需长期重复给药时，有必要仔细地监测其肝功能。本品不含有维生素 K，如有需要应单独补充。

**【药物相互作用】**　因本品含有叶酸，在与含有苯巴比妥、苯妥英、扑米酮的抗癫痫药品同时使用时需特别注意，并应采取以下措施：临床监测抗癫痫药的血药浓度水平，根据血药浓度水平在补充叶酸时和补充叶酸后调整抗癫痫药物的剂量。

**【配伍禁忌】**　在同其他溶液或注射液混合时，需事先检验相容性。尤其是当本品加入含葡萄糖、电解质和氨基酸溶液的二元肠外营养混合物时，以及加入含葡萄糖、电解质、氨基酸溶液和脂肪乳的三元肠外营养混合物时，需特别注意。

【禁忌证】　①已知对本品任何成分过敏者，尤其是对维生素 $B_1$ 过敏者。②新生儿、婴儿、11 岁以下的儿童。

# 五、微量元素

### 多种微量元素注射液（Ⅰ）[multiple-trace elements injection（Ⅰ）]

【成分】　本品为复方制剂，其组分如下：每瓶含氯化锌（$ZnCl_2$）5.21mg，氯化铜（$CuCl_2 \cdot 2H_2O$）537μg，氯化锰（$MnCl_2 \cdot 4H_2O$）36μg，亚硒酸钠（$Na_2SeO_3 \cdot 5H_2O$）66.6μg，氟化钠（NaF）1.26mg，碘化钾（KI）13.1μg。辅料为注射用水。

【适应证】　用于治疗或支持婴幼儿、小儿对微量元素的基本需要。

【用法用量】　静脉滴注。必须稀释后使用。用氨基酸注射液或葡萄糖注射液稀释，在可配伍性得到保证的前提下，每 100ml 氨基酸注射液或葡萄糖注射液中最多可加入本品 6ml。混合液必须缓慢输注，输注时间不得少于 8 小时。

本品婴幼儿、小儿的推荐剂量为每日每千克体重 1ml，每日最大剂量为 15ml。对于微量元素损失严重或是长期进行静脉营养的患者，应进行生化指标的监测，以确定所提供的微量元素是否能够满足需要。

【注意事项】　①本品慎用于胆汁分泌减少（尤其是胆汁淤积）的患者和泌尿功能显著降低的患者，这些患者使用本品时应密切监测其生化指标。②未经稀释不能直接滴注，在无菌条件下配制好的输液必须在 24 小时内滴注完毕，以免被污染。③对于肾功能或胆囊功能障碍的患者，本品会增加体内微量元素蓄积的危险。④应按推荐剂量使用，不可过量使用。

【浓度要求】　每 100ml 氨基酸注射液或葡萄糖注射液中最多可加入本品 6ml。

【禁忌证】　急性或活动性消化性溃疡患者禁用。

### 多种微量元素注射液（Ⅱ）[multiple-trace elements injection（Ⅱ）]

【规格】　10ml。

【成分】　本品为复方制剂，每支中组分为：氯化铬 53.3μg，氯化铜 3.4mg，氯化铁 5.4mg，氯化锰 0.99mg，钼酸钠 48.5μg，亚硒酸钠 69.1μg，氯化锌 13.6mg，碘化钾 166μg，氟化钠 2.1mg，折合每 10ml 含 $Cr^{3+}$ 0.2μmol、$Cu^{2+}$ 20μmol、$Fe^{3+}$ 20μmol、$Mn^{2+}$ 5μmol、$MoO_4^{2-}$ 0.2μmol、$SeO_3^{2-}$ 0.4μmol、$Zn^{2+}$ 100μmol、$F^-$ 50μmol、$I^-$ 1μmol。辅料为山梨醇、盐酸和注射用水。

【适应证】　本品为肠外营养的添加剂。10ml 能满足成人每天对铬、铜、铁、锰、钼、硒、锌、氟、碘的基本和中等需要。妊娠期妇女对微量元素的需要量轻度增加，所以本品也适用于妊娠期妇女补充微量元素。

【用法用量】　静脉滴注：成人推荐剂量为一日一支（10ml）。在配伍得到保证的前提下，将本品 10ml 加入 500ml 复方氨基酸注射液或葡萄糖注射液中，静脉滴注时间为 6～8 小时。

【注意事项】　①在无菌条件下，配制好的输液必须在 24 小时内输注完毕，以免被污染。②微量元素代谢障碍和胆道功能明显减退者，以及肾功能障碍者慎用。③本品具有高渗透压和低 pH，故未稀释不能滴注。④滴注速度不宜过快，按用法用量中推荐的时间进行。⑤长期使用时，注意监测各微量元素缺乏或过量的有关症候，进行相应的药物调整。

【浓度要求】 每 500ml 复方氨基酸注射液或葡萄糖注射液最多可以加入本品 10ml。

【配伍禁忌】 不可与其他药物配伍。

【禁忌证】 不耐果糖患者禁用。对本品及所含成分过敏者禁用。

# 六、电 解 质

## 浓氯化钠注射液（concentrated sodium chloride injection）

【规格】 10ml：1g，本品为氯化钠的高渗灭菌水溶液。

【适应证】 各种原因所致的失水，包括低渗性、等渗性和高渗性失水；糖尿病非酮症高渗性昏迷，应用等渗或低渗氯化钠可纠正失水和高渗状态；低氯性代谢性碱中毒。

【用法用量】 静脉注射。根据高渗性、低渗性、等渗性脱水情况，按照说明书给药。在肠外营养中，10%氯化钠注射液主要用于钠离子的补充。

【注意事项】

**1. 下列情况慎用**

（1）水肿性疾病，如肾病综合征、肝硬化腹水、充血性心力衰竭、急性左心衰竭、脑水肿及特发性水肿等。

（2）急性肾衰竭少尿期，慢性肾衰竭尿量减少且对利尿药反应不佳者。

（3）高血压。

（4）低钾血症。

**2.** 根据临床需要，检查血清中的钠离子、钾离子、氯离子浓度；血液中酸碱浓度平衡指标、肾功能、血压和心肺功能。

## 氯化钾注射液（potassium chloride injection）

【规格】 10ml：1g。

【适应证】 治疗各种原因引起的低钾血症，预防低钾血症，洋地黄中毒引起的频发性、多源性期前收缩或快速心律失常。

【用法用量】 静脉滴注。用于严重低钾血症或不能口服补钾者。一般用法：将 10%氯化钾注射液 10～15ml 加入 5%葡萄糖注射液 500ml 中滴注（忌直接静脉滴注与注射）。补钾剂量、浓度和速率应根据临床病情、血钾浓度及心电图缺钾图形改善而定。钾浓度不超过 3.4g/L（45mmol/L），补钾速度不超过 0.75g/h（10mmol/h），每日补钾量为 3～4.5g（40～60mmol）。

【注意事项】 下列情况慎用：①代谢性酸中毒伴有少尿时；②肾上腺皮质功能减弱者；③急、慢性肾衰竭；④急性脱水，因严重时可致尿量减少，尿 $K^+$ 排泄减少；⑤家族性周期性麻痹，低钾性麻痹应给予补钾，但需鉴别高钾性或正常血钾性周期性麻痹；⑥慢性或严重腹泻可致低钾血症，但同时可致脱水和低钠血症，引起肾前性少尿；⑦胃肠道梗阻、慢性胃炎、溃疡病、食管狭窄、憩室、肠张力缺乏、溃疡性肠炎者，不宜口服补钾，因为此时钾对胃肠道的刺激增加，可加重病情；⑧传导阻滞性心律失常，尤其是当应用洋地黄类药物时；⑨大面积烧伤、肌肉创伤、严重感染、大手术后24小时和严重溶血；⑩肾上腺性异常综合征伴盐皮质激素分泌不足。

用药期间需做以下随访检查：①血钾；②心电图；③血镁、钠、钙；④酸碱平衡指标；⑤肾脏功能和尿量。

【浓度要求】　参见用法用量。

【禁忌证】　①高钾血症患者。②急性肾功能不全、慢性肾功能不全者禁用。

### 葡萄糖酸钙注射液（calcium gluconate injection）

【规格】　10ml：1g。

【适应证】　①治疗钙缺乏，急性血钙过低、碱中毒及甲状旁腺功能低下所致的手足搐搦症；②过敏性疾患；③镁中毒的解救；④氟中毒的解救；⑤心脏复苏时应用（如高血钾或低血钙，或钙通道阻滞引起的心功能异常的解救）。

【用法用量】　静脉滴注。用10%葡萄糖注射液稀释后缓慢注射，每分钟不超过5ml。成人用于低钙血症，一次1g，需要时可重复；用于高镁血症，一次1～2g；用于氟中毒解救，静脉注射本品1g，1小时后重复，如有搐搦可静脉注射本品3g；如有皮肤组织氟化物损伤，每平方厘米受损面积应用10%葡萄糖酸钙50mg。小儿用于低钙血症治疗，按25mg/kg（6.8mg钙）缓慢静脉注射。但因刺激性较大，本品一般情况下不用于小儿。

【注意事项】　①静脉注射时如漏出血管外，可致注射部位皮肤发红、皮疹和疼痛，并且随后可出现脱皮和组织坏死。若出现药液漏出血管外，应立即停止注射，并用氯化钠注射液做局部冲洗注射；局部给予氢化可的松、1%利多卡因和透明质酸，并抬高局部肢体及热敷。②对诊断的干扰：可使血清淀粉酶增高，血清H-羟基皮质醇浓度短暂升高。长期或大量应用本品时，血清磷酸盐浓度降低。③不宜用于肾功能不全患者与呼吸性酸中毒患者。④应用强心苷期间禁止静脉注射本品。⑤如有析出物，请勿使用本品。

【浓度要求】　需稀释后使用。

【配伍禁忌】　禁止与氧化剂、枸橼酸盐、可溶性碳酸盐、磷酸盐及硫酸盐配伍，在肠外营养液中添加时，需注意钙磷乘积问题。

【禁忌证】　①对本品中任何成分过敏者禁用；②应用强心苷期间禁止使用本品；③高钙血症患者禁用。

### 硫酸镁注射液（magnesium sulfate injection）

【规格】　10ml：1g；10ml：2.5g。

【适应证】　硫酸镁注射液可作为抗惊厥药。常用于妊娠高血压，可降低血压，治疗先兆子痫和子痫，也用于治疗早产。在肠外营养支持患者中，本品可作为镁元素的补充剂。

【用法用量】　静脉滴注。

**1. 治疗中重度妊娠高血压、先兆子痫和子痫**　首次剂量为2.5～4g，用25%葡萄糖注射液20ml稀释后，5分钟内缓慢静脉注射，以后每小时1～2g静脉滴注维持。24小时总量为 30g，根据膝腱反射、呼吸次数和尿量监测患者状况。

**2. 治疗早产与妊娠高血压**　首次负荷量为 4g；用 25%葡萄糖注射液 20ml 稀释后，在 5 分钟内缓慢静脉注射，以后用 25%硫酸镁注射液 60ml，加于 5%葡萄糖注射液 1000ml 中静脉滴注，速度为每小时 2g，直到宫缩停止后 2 小时，以后口服 β 受体激动剂维持。

**3. 肠外营养中镁元素的日常补充**　可使用 25%的硫酸镁注射液 4～10ml。

【注意事项】　①应用硫酸镁注射液前须查肾脏功能，如肾功能不全应慎用，用药量应减少；②有心肌损害、心脏传导阻滞时应慎用或不用；③每次用药前和用药过程中，定时做膝腱反射检查，测定呼吸次数，观察排尿量，抽血查血镁浓度值，若出现膝腱反射明显减弱或消失，或呼吸次数少于 14～16 次/分，每小时尿量少于 25～30ml 或 24 小时少于 600ml，应及时停药；④若用药过程中突然出现胸闷、胸痛、呼吸急促，应及时听诊，必要时做胸部 X 线摄片，以便及早发现肺水肿；⑤如出现急性镁中毒现象，可用钙剂静脉注射解救，常用 10%葡萄糖酸钙注射液 10ml 缓慢注射；⑥保胎治疗时，不宜与 β 受体激动剂，如利托君（ritodrine）同时使用，否则容易引起心血管的不良反应。

【禁忌证】　①心脏传导阻滞；②心肌损伤；③严重肾功能不全，肌酐清除率低于 20ml/min；④肠道出血患者；⑤经期妇女；⑥急腹症患者及孕妇禁用本品导泻。

## 复合磷酸氢钾注射液（composite potassium hydrogen phosphate injection）

【规格】　2ml：0.639g $K_2HPO_4 \cdot 3H_2O$ 与 0.435g $KH_2PO_4$。

【适应证】　主要在完全胃肠外营养疗法中作为磷的补充剂，如中等以上手术或其他创伤需禁食 5 天以上患者的磷补充剂。本品亦可用于某些疾病所致低磷血症。

【用法用量】　静脉滴注。对于长期不能进食的患者，根据病情、监测结果由医生决定用量，将本品稀释 200 倍以上，供静脉滴注。一般在完全胃肠外营养疗法中，每 1000kcal 热量加入本品 2.5ml，并控制滴注速度。

【注意事项】　①本品严禁直接注射，必须在医生指导下稀释 200 倍以上，方可经静脉滴注，并须注意控制滴注速度。②本品仅限于不能进食的患者使用。③肾衰竭患者不宜应用。④本品与含钙注射液配伍时易析出沉淀，不宜应用，肠外营养添加时需注意钙磷乘积。

【配伍禁忌】　不宜与钙配伍。

## 甘油磷酸钠注射液（sodium glycerophosphate injection）

【规格】　10ml：2.16g。

【适应证】　①作为成人静脉营养的磷补充剂。②磷缺乏。

【用法用量】　静脉滴注。本品每天用量通常为 10ml（含无水甘油磷酸钠 2.16g，相当于磷 10mmol，钠 20mmol）。对于接受静脉营养治疗的患者，则应根据患者的实际需要酌情增减。通过周围静脉给药时，本品 10ml 可加入复方氨基酸注射液或 5%、10%葡萄糖注射液 500ml 中，4～6 小时内缓慢滴注。稀释应在无菌条件下进行，稀释后应在 24 小时内用完，以免发生污染。

【注意事项】　①肾功能障碍患者应慎用。②本品为高渗溶液，未经稀释不能输注。③注意控制给药速度。④长期用药时应注意血磷、血钙浓度的变化。

【禁忌证】　严重肾功能不全、休克和脱水患者禁用。对本品过敏者禁用。

**门冬氨酸钾镁注射液（potassium aspartate and magnesium aspartate injection）**

【规格】　2.0g（门冬氨酸钾1.0g，门冬氨酸镁1.0g）。

【适应证】　电解质补充药。可用于低钾血症，洋地黄中毒引起的心律失常（主要是室性心律失常）、心肌炎后遗症、充血性心力衰竭、心肌梗死等的辅助治疗。

【用法用量】　静脉滴注：一次1瓶，加入5%葡萄糖注射液500ml中缓慢静脉滴注，如有需要可在4～6小时后重复此剂量，或遵医嘱。

【注意事项】　本品不能肌内注射和静脉注射，需经稀释后缓慢静脉滴注。肾功能损害、房室传导阻滞患者慎用。有电解质紊乱的患者应常规性检查血钾、血镁。

【禁忌证】　高钾血症、急性和慢性肾衰竭、艾迪生病、三度房室传导阻滞、心源性休克（血压低于90mmHg）的患者禁用。

# 七、葡　萄　糖

**葡萄糖注射液（glucose injection）**

【规格】　20ml、50ml、100ml、250ml、500ml；5%、10%、20%、25%、50%。

【适应证】　①补充能量和体液，用于各种原因引起的进食不足或大量体液丢失（如呕吐、腹泻等），全静脉内营养，饥饿性酮症；②低糖血症；③高钾血症；④高渗溶液用作组织脱水剂；⑤配制腹膜透析液；⑥药物稀释剂；⑦静脉法葡萄糖耐量试验；⑧供配制GIK（极化液）用。

【用法用量】　静脉滴注。

**1. 补充热能**　患者因某些原因进食减少或不能进食时，一般可予25%葡萄糖注射液静脉注射，并同时补充液体。葡萄糖用量根据所需热能计算。

**2. 全静脉营养疗法**　葡萄糖是此疗法最重要的能量供给物质。在非蛋白质热能中，葡萄糖与脂肪供给热量之比为2∶1。具体用量依据临床热量需要而定。根据补液量的需要，葡萄糖可配制为25%～50%的不同浓度，必要时加入胰岛素，每5～10g葡萄糖加入胰岛素1U。由于正常应用高渗葡萄糖注射液对静脉刺激性较大，并且需输注脂肪乳剂，故一般选用大静脉滴注。

**3. 低糖血症**　严重者可先予用50%葡萄糖注射液20～40ml静脉注射。

**4. 饥饿性酮症**　严重者应用5%～25%葡萄糖注射液静脉滴注，每日100g葡萄糖可基本控制病情。

**5. 失水**　等渗性失水应给予5%葡萄糖注射液静脉滴注。

**6. 高钾血症**　应用10%～25%注射液，每2～4g葡萄糖加1U胰岛素滴注，可降低血清钾浓度，但此疗法仅使细胞外钾离子进入细胞内，体内总钾含量不变。如不采取排钾措施，仍有再次出现高钾血症的可能。

**7. 组织脱水**　高渗溶液（一般采用50%葡萄糖注射液）快速静脉注射20～50ml，但作用短暂。临床上应注意防止高血糖，目前少用。用于调节腹膜透析液渗透压时，50%葡萄糖注射液20ml即10g葡萄糖可使1L腹膜透析液渗透压提高55mOsm/kgH$_2$O。

**【注意事项】**

（1）分娩时应注意过多葡萄糖可刺激胎儿胰岛素分泌，发生产后婴儿低血糖。

（2）下列情况慎用。①胃大部分切除患者做口服糖耐量试验时易出现倾倒综合征及低血糖反应，应改为静脉葡萄糖试验；②周期性麻痹、低钾血症患者；③应激状态或应用糖皮质激素时容易诱发高血糖；④水肿及严重心肾功能不全、肝硬化腹水者，易致水潴留，应控制输液量；心功能不全者尤应控制滴速。

**【禁忌证】** ①糖尿病酮症酸中毒未控制者；②高血糖非酮症性高渗状态。

**【特殊人群】** ①儿童：补液过快、过多，可致心悸、心律失常，甚至急性左心衰竭。②妊娠期与哺乳期妇女：分娩时注射过多葡萄糖，可刺激胎儿胰岛素分泌，发生产后婴儿低血糖。③老年人：补液过快、过多，可致心悸、心律失常，甚至急性左心衰竭。

## 参 考 文 献

李巧霞，2014. 结构脂肪乳在重型颅脑损伤患者中的应用研究. 中华危重症医学杂志（电子版），7（4）：261-263.

林海冠，李宁，2011. 静脉用脂肪乳剂的应用进展. 肠外与肠内营养，18（4）：244-246，248.

林琳，孙淑娟，孙岩梅，2007. 肠外营养制剂的组成及应用. 中国药业，16（5）：63-64.

陶晔璇，蔡威，汤庆娅，等，2007. 成人营养素需求量指南. 中国临床营养杂志，15（1）：10-12.

王秀荣，唐云，江华，等，2007. 肠外营养素应用指南——氨基酸. 中国临床营养杂志，15（1）：16-17.

杨敏，劳海燕，曾英彤，等，2017. 肠外营养临床药学共识（第二版）. 今日药学，27（5）：289-303.

张彦波，刘鑫，邵峰，等，2010. 结构脂肪乳对胃肠道肿瘤患者术后细胞免疫功能的影响. 中国肿瘤外科杂志，2（4）：225-227，238.

朱明炜，陈丽如，康维明，等，2021. 静脉用丙氨酰-谷氨酰胺双肽临床应用专家共识（2021）. 中华临床营养杂志，29（4）：193-200.

Boon SK, Shiumn JL, Hsin CS, et al, 2011. Placebo controlled trial of fish oil based lipid emulsion infusion for treatment of critically ill patients with severe sepsis. Asian J Surg, 34（1）：1-10.

Grimm H, Mertes N, Goeters C, et al, 2006. Improved fatty acid and leukotriene pattern with a novel lipid emulsion in surgical patients. Eur J Nutr, 45（1）：55-60.

Kreymann G, 2014. What lipid emulsion should be administered to ICU patients? Anesteziol Reanimatol, 5（3）：46-49.

Mayer K, Seeger W, 2008. Fish oil in critical illness. Curr Opin Clin Nutr Metab Care, 11（2）：121-127.

Planas M, 2007. Effects of an omega-3 fatty acid-enriched lipid emulsion in patients with acute respiratory distress syndrome（ARDS）. Clin Nutr Supplem, 2（1）：7-8.

Plauth M, Cabré E, Campillo B, et al, 2009. ESPEN guidelines on parenteral nutrition hepatology. Clin Nutr, 28（4）：436-444.

Valero MA, León-Sanz M, Escobar I, et al, 2001. Evaluation of nonglucose carbohydrates in parenteral nutrition for diabetic patients. Eur J Clin Nutr, 55（12）：1111-1116.

Waitaberg DL, Torrinhas RS, Jacintho TM, et al, 2006. New parenteral lipid emulsions for clinical use. JPEN, 30（5）：351-367.

# 第九章 肠外营养处方审核

美国医疗安全协会（Institute for Safe Medication Practices，ISMP）曾对最可能给患者带来伤害的药物进行了一项调查，有百余个医疗机构提交了研究期间发生的严重差错，研究发现大多数致死或致严重伤害的药品差错是由少数特定药物引起的。ISMP 将这些若使用不当会对患者造成严重伤害或死亡的药物称为"高警示药品（high-alert medications）"。ISMP 的高警示药品目录会不断更新，可在其网站（www.ismp.org/）进行查询。在 ISMP 高警示药品目录中，肠外营养制剂本身就是一种高警示药品，组成肠外营养液的成分多达几十种，常用的制剂包括葡萄糖溶液、脂肪乳剂、复合氨基酸溶液、复合水溶性维生素、复合脂溶性维生素、复合微量元素及磷、钠、钾、钙、镁制剂等，而其中葡萄糖（20%或 20%以上）、氯化钠（0.9%以上）、硫酸镁、氯化钾、磷酸钾、胰岛素等都是高警示药品。

肠外营养液药物成分复杂，且包含多种高警示药品，若出现不相容、不稳定、配制差错或被污染等情况，将影响患者用药安全。对于配制肠外营养液，相容性和稳定性与无菌性同样重要，为保证肠外营养液应用的安全性和有效性，肠外营养处方合理、配制环境符合标准、配制步骤规范都非常重要，其中，处方合理是前提，药师应用药学专业知识审核处方的完整性、临床适宜性和配方安全性，确保肠外营养处方的合理性。

## 第一节 肠外营养临床应用的适宜性审核

### 一、营养风险筛查

营养风险筛查是发现患者是否存在营养问题和是否需要进行全面营养评定的过程，目的是发现个体是否存在营养不足和是否有营养不足的危险。2013 年国家卫生和计划生育委员会颁布了中华人民共和国卫生行业标准《临床营养风险筛查》。2017 年国家人力资源和社会保障部印发的《国家基本医疗保险、工伤保险和生育保险药品目录（2017 年）》中明确提出参保人员使用肠外营养和肠内营养需经"营养风险筛查，明确具有营养风险"，方可按规定支付费用。这些标准和规定都强调了临床营养风险筛查的必要性。

中华医学会肠外肠内营养学分会（Chinese Society of Parenteral and Enteral Nutrition，CSPEN）推荐将 NRS 2002 作为住院患者营养筛查的首选工具。NRS 2002 是国际上第一个采用循证医学方法开发的、为住院患者进行营养风险筛查的工具，其信度和效度均已得到验证，且操作简单易行。对于住院患者，如果患者 NRS 2002 评分≥3 分，则患者存在营养风险，有营养支持治疗的适应证，可以开始制订营养计划；如果患者 NRS 2002 评分<3 分，且计划进行重大手术，也可考虑制订预防性营养计划，以避免相关的营养风险，也是营养支持治疗的适应证。

## 二、肠外营养支持的适应证审核

肠外营养的适应证包括不能通过肠内途径提供营养素，或肠内营养无法满足能量与蛋白质目标需要量。ASPEN 根据疗效显著程度将肠外营养支持治疗分为疗效显著的强适应证、对治疗有益的中适应证和疗效不确定的弱适应证，详见第七章。

《肠外营养安全性管理中国专家共识（2021 版）》中提出临床常见需应用肠外营养的疾病有胃肠道梗阻、难治性呕吐和腹泻、胃肠道消化与吸收功能障碍（包括肠缺血、炎性肠病、短肠综合征、高排量性肠瘘、严重放射性肠炎等）、重度胰腺炎、腹膜炎、腹腔间室综合征、胃肠道出血、肿瘤恶病质、高度应激或严重分解代谢等。

如果通过肠内营养无法满足 50%～60%目标需要量时，应在 3～7 天内启动肠外营养。中度或重度营养不良患者不能经肠内营养达到预期效果时，根据病情和营养评定，应尽早启动肠外营养。

在判断肠外营养适应证时，还要参考各种疾病状态下的营养支持指南。

## 三、过敏史审核

肠外营养组分中脂肪乳剂的使用与患者既往食物过敏史相关，具体关联详见表 9-1。

**表 9-1　脂肪乳剂与食物过敏史之间的关系**

| 药物品种 | 食物过敏使用情况 |
| --- | --- |
| 长链脂肪乳注射液 | 对大豆蛋白过敏者慎用，使用前必须做过敏试验 |
| 中/长链脂肪乳注射液 | 对大豆或其他蛋白质高度敏感的患者慎用 |
| 结构脂肪乳注射液 | 对鸡蛋蛋白、大豆蛋白、花生蛋白过敏者禁用 |
| ω-3 鱼油脂肪乳注射液 | 不可用于对鱼或鸡蛋蛋白过敏的患者 |
| 多种油脂肪乳注射液 | 本品含大豆油、鱼油和卵磷脂，可罕见地发生过敏反应，也可见大豆和花生交叉过敏反应 |
| 脂肪乳氨基酸葡萄糖注射液 | 对鸡蛋蛋白或大豆蛋白过敏者禁用 |

（一）审核标准

查看患者既往病史中食物过敏史的情况，如患者对鸡蛋、大豆、花生、鱼等有过敏史，则需要根据处方中脂肪乳剂的使用品种，对照患者是否有所用脂肪乳剂的禁忌证。

（二）案例分析

患者，男，48 岁。诊断：完全性肠梗阻。胃肠减压，禁食水，给予全肠外营养。过敏史：黄豆过敏。

医嘱：

| | |
|---|---|
| 10%葡萄糖注射液 | 500ml |
| 50%葡萄糖注射液 | 400ml |
| 8.5%复方氨基酸注射液（18AA-Ⅱ） | 750ml |
| 结构脂肪乳注射液 | 250ml |
| 10%氯化钠注射液 | 40ml |
| 10%氯化钾注射液 | 45ml |
| 复合磷酸氢钾注射液 | 2ml |
| 10%葡萄糖酸钙注射液 | 10ml |
| 25%硫酸镁注射液 | 10ml |
| 多种微量元素注射液 | 10ml |
| 注射用脂溶性维生素（Ⅱ）/注射用水溶性维生素 | 1盒 |
| 灭菌注射用水 | 15ml |

审核分析：本案例中使用的脂肪乳剂是以大豆油为油相，辅以卵磷脂乳化剂、等渗剂及注射用水乳化而成的水包油乳剂。患者有黄豆过敏史，即对大豆蛋白过敏。对鸡蛋蛋白、大豆蛋白、花生蛋白过敏者禁用结构脂肪乳注射液，长链脂肪乳注射液及中/长链脂肪乳注射液也应慎重使用，所以建议该患者肠外营养处方中不添加脂肪乳注射液。

# 第二节 肠外营养处方稳定性审核

## 一、脂肪乳稳定性审核

脂肪乳剂属热力学不稳定的非均相分散体系。《中华人民共和国药典（2015版）》规定静脉用乳剂90%的乳滴粒径应在1μm以下，不得有大于5μm的乳滴；《美国药典》（USP）第729章规定：脂肪乳的平均粒径（mean droplet size，MDS）应小于0.5μm，粒径大于5μm的百分比（percentage of fat globules＞5μm，PFAT 5）不大于0.05%。PFAT 5如大于0.4%，则会导致脂肪乳分离或破乳，在TNA液面附近形成黄棕色油滴，输注可危及患者生命。

脂肪乳剂本质上是不稳定的系统，随着时间的推移，可能会经历不同的不稳定阶段，如聚集、分层、合并和粒径的增加。在聚集时，分散的脂滴聚集在一起但不融合，这些聚集物可以通过温和的搅动重新分散，可以安全地给患者使用；分层是乳剂不稳定的初始阶段，通过温和的搅动，乳剂可以重新分散并安全地给患者使用；当脂滴融合时就会发生合并，导致乳滴数量减少，但大小增加，这种类型的乳剂不能再分散，直接给患者使用或包括在PN混合物中使用都是不安全的。

脂肪乳的稳定性取决于其 Zeta 电位和乳化剂的有效性。乳化剂在每个脂肪滴周围形成机械屏障，同时与电离的磷酸基形成静电（离子）屏障，将液滴和周围的水分开。乳化剂形成一种屏障，防止液滴合并形成不安全的、更大的小球。Zeta 电位是由乳化剂产生的一种负电荷，它产生排斥力，作用于粒子，并对抗吸引力（范德瓦耳斯力），从而提高乳化剂的稳定性。

脂肪乳的相容性和稳定性取决于乳化剂的强度和混杂因素的存在，这些混杂因素可能会抵消乳化剂保持油滴分开的排斥特性。通过加入二价阳离子（如钙、镁）、三价阳离子（如铁）或高浓度的一价阳离子（如钾、钠）或降低乳液的 pH，可以抵消 Zeta 电位。当 pH 降低到 <5 时，Zeta 电位变得更中性，从而增加了液滴合并后产生更大、不安全粒子的概率。最佳的脂肪乳稳定 pH 范围为 7～8，以及当 Zeta 电位较高（即更负）时，至少为 –35mV，因为此时排斥力会超过吸引力。相反，所有的排斥力在 pH 为 2.5 时消失，脂肪颗粒会合并，导致不安全的乳状液。其他会破坏乳液完整性的因素包括暴露在氧气中，因为氧气会氧化乳液中的脂肪。多价阳离子，如钙和镁，以及高浓度的多价铜、铁和锌，都有可能通过减少使脂滴分离的带负电荷的排斥力来改变脂肪乳的稳定性。与二价阳离子（如钙、镁）类似，铁等三价阳离子可能导致脂滴表面电位降低，使脂质颗粒之间的表面负电荷不稳定，导致较小的脂质颗粒聚集并合并，形成较大的脂质颗粒。

### （一）一价阳离子浓度审核

TNA 中一价阳离子指的是 $Na^+$ 和 $K^+$，高浓度的一价阳离子可以抵消 Zeta 电位，使得脂肪乳滴之间的吸引力大于排斥力，脂肪乳剂发生聚集、合并，形成较大的脂肪乳颗粒。

**1. 审核标准**　近年来，肠外营养对阳离子的浓度要求发生了一些变化，2004 年发布的《静脉药物配置中心实用手册》中要求 $Na^+$ 浓度 <100mmol/L，$K^+$ 浓度 <50mmol/L，从已发表的期刊文献中可以看出许多医院曾按照这个标准审核。2012 年中华医学会发布的《临床技术操作规范——肠外肠内营养学分册》指出一价阳离子（$Na^+$+$K^+$）浓度 <130～150mmol/L，这一理念的提出打破了原来对于 $Na^+$ 和 $K^+$ 浓度的分别限制，将一价阳离子视为一个整体。医生可以根据患者的实际情况补充电解质，如患者低钠严重一些，血钾正常，那么肠外营养处方中 $Na^+$ 浓度可以超过 100mmol/L，只要保证 $Na^+$ 加上 $K^+$ 的浓度总和不超过 150mmol/L 就可以。这样，医生处方设计能更加灵活、更加实用。2018 年中华医学会肠外肠内营养学分会药学协作组发表专家共识《规范肠外营养液配制》，指出一价阳离子浓度应小于 150mmol/L，与上述观点一致。所以，如果肠外营养中含有脂肪乳，则要求一价阳离子（$Na^+$+$K^+$）浓度 <150mmol/L。

**2. 计算方法**　物质的量（mol）=质量（g）/摩尔质量（g/mol）。NaCl 的摩尔质量是 58.44g/mol，KCl 的摩尔质量是 74.55g/mol。经计算 1g 氯化钾含有 13.41mmol $K^+$，1g 氯化钠含有 17.11mmol $Na^+$。一价阳离子浓度（mmol/L）=[钠离子物质的量（mmol）+钾离子物质的量（mmol）]/总液体量（L）。

**3. 注意事项**

（1）不要忽略其他药品中含有的 $Na^+$ 及 $K^+$ 含量。例如，甘油磷酸钠注射液 10ml 含有 20mmol $Na^+$，复合磷酸氢钾注射液 2ml 含有 8.85mmol $K^+$，门冬氨酸钾镁注射液 10ml 含有 2.64mmol K$^+$，0.9%氯化钠注射液需将其含有的氯化钠克数乘以 17.11 即可得出 Na$^+$物质的量。

（2）工业化三腔袋中已经添加了一些离子，计算时不能忽略。例如，脂肪乳氨基酸（17）葡萄糖（11%）注射液 1440ml 含有 32mmol Na$^+$和 24mmol K$^+$，共 56mmol 一价阳离子。

**4. 案例分析**

案例 1：患者，男，35 岁。诊断：消化道出血。入院后行胰尾切除术、脾切除术、胃修补术。术后胃瘘，留置空肠营养管，因空肠营养后患者腹胀、呕吐，诊断肠梗阻，给予 TPN。

医嘱：

| | |
|---|---|
| 10%葡萄糖注射液 | 500ml |
| 50%葡萄糖注射液 | 360ml |
| 8.5%复方氨基酸注射液（18AA-Ⅱ） | 750ml |
| 20%中/长链脂肪乳注射液 | 400ml |
| 10%氯化钠注射液 | 200ml |
| 10%氯化钾注射液 | 45ml |
| 10%葡萄糖酸钙注射液 | 20ml |
| 多种微量元素注射液 | 10ml |
| 注射用脂溶性维生素（Ⅱ）/注射用水溶性维生素 | 10ml |
| 灭菌注射用水 | 15ml |

审核分析：处方中含有脂肪乳剂，需要审核一价阳离子浓度。该处方中提供一价阳离子的制剂为 10%氯化钠注射液和 10%氯化钾注射液。一价阳离子浓度=（20×17.11+4.5×13.41）/2.31= 174.26mmol/L，一价阳离子浓度大于 150mmol/L，影响脂肪乳的稳定性，为不合理医嘱。如氯化钠、氯化钾的补充剂量为患者病情需要，可建议医生将 10%氯化钠注射液减量，通过补充低浓度的 0.9%氯化钠注射液来降低一价阳离子的浓度，保证 TNA 一价阳离子浓度不超过 150mmol/L。

案例 2：患者，女，51 岁。诊断：直肠癌。完善术前相关检查，禁食水、肠道准备，给予 TPN。

医嘱：

| | |
|---|---|
| 脂肪乳氨基酸（17）葡萄糖（11%）注射液 | 1440ml |
| 10%氯化钠注射液 | 80ml |
| 10%氯化钾注射液 | 45ml |
| 10%葡萄糖酸钙注射液 | 20ml |
| 注射用脂溶性维生素（Ⅱ）/注射用水溶性维生素 | 1 盒 |
| 灭菌注射用水 | 15ml |

审核分析：处方中含有脂肪乳剂，需要审核一价阳离子浓度。该处方中提供一价阳离子的制剂为 10%氯化钠注射液和 10%氯化钾注射液，而且 1440ml 脂肪乳氨基酸（17）葡萄糖（11%）注射液中含有 32mmol $Na^+$和 24mmol $K^+$，共 56mmol 一价阳离子。一价阳离子浓度=（8×17.11+4.5×13.41+56）/1.6=158.27mmol/L，大于 150mmol/L，影响脂肪乳的稳定性，为不合理医嘱。应提醒医生脂肪乳氨基酸（17）葡萄糖（11%）注射液含有 $Na^+$ 及 $K^+$，不要造成补充过量。如患者确实需要，医生需将氯化钠注射液或氯化钾注射液减量，通过肠外营养外途径补充，保证 TNA 一价阳离子浓度不超过 150mmol/L。

### （二）二价阳离子浓度审核

二价阳离子指的是钙离子和镁离子。阳离子价位越高，对脂肪乳稳定性的影响越大。一定浓度的二价阳离子可抵消 Zeta 电位，使得脂肪乳滴之间的吸引力大于排斥力，脂肪乳剂发生聚集、合并，形成较大的脂肪乳颗粒。

**1. 审核标准** 2004 年发布的《静脉药物配置中心实用手册》中要求 $Mg^{2+}$浓度<3.4mmol/L，$Ca^{2+}$浓度<1.7mmol/L。同样，二价阳离子也应看作一个整体，而不是分别限制钙离子和镁离子的浓度。2012 年中华医学会发布的《临床技术操作规范——肠外肠内营养学分册》指出二价阳离子（$Ca^{2+}+Mg^{2+}$）浓度<5～8mmol/L。2018 年中华医学会肠外肠内营养学分会药学协作组发表专家共识《规范肠外营养液配制》，指出二价阳离子浓度应小于 10mmol/L。综上，按照最新标准，如果肠外营养中含有脂肪乳，则要求二价阳离子浓度<10mmol/L。

**2. 计算方法** 物质的量（mol）=质量（g）/摩尔质量（g/mol）。葡萄糖酸钙（一水合）的摩尔质量是 448.40g/mol，硫酸镁（七水合）的摩尔质量是 246.48g/mol，10%葡萄糖酸钙注射液 10ml 含有 2.23mmol $Ca^{2+}$，25%硫酸镁注射液 10ml 含有 10.14mmol $Mg^{2+}$。二价阳离子浓度（mmol/L）=[钙离子物质的量（mmol）+镁离子物质的量（mmol）]/总液体量（L）。

**3. 注意事项**

（1）不要忽略其他药品中的钙离子及镁离子含量。例如，门冬氨酸钾镁 10ml 含有 1.386mmol $Mg^{2+}$。

（2）工业化三腔袋中已经添加了一些二价阳离子，不要忽略。例如，脂肪乳氨基酸（17）葡萄糖（11%）注射液 1440ml 含有 4mmol $Mg^{2+}$和 2mmol $Ca^{2+}$，共 6mmol 二价阳离子。

**4. 案例分析**

案例 1：患者，女，84 岁。诊断：十二指肠腺癌。完善术前相关检查，禁食水，给予 TPN。

医嘱：

| | |
|---|---|
| 5%葡萄糖注射液 | 500ml |
| 50%葡萄糖注射液 | 200ml |
| 8.5%复方氨基酸注射液（18AA-Ⅱ） | 500ml |
| 30%长链脂肪乳注射液 | 150ml |
| 10%氯化钠注射液 | 10ml |

| 10%氯化钾注射液 | 45ml |
| 10%葡萄糖酸钙注射液 | 30ml |
| 25%硫酸镁注射液 | 10ml |
| 甘油磷酸钠注射液 | 10ml |
| 多种微量元素注射液 | 10ml |
| 注射用脂溶性维生素（Ⅱ）/注射用水溶性维生素 | 1盒 |
| 灭菌注射用水 | 15ml |

审核分析：处方中含有脂肪乳剂，需要审核二价阳离子浓度。该处方中提供二价阳离子的制剂为 10%葡萄糖酸钙注射液和 25%硫酸镁注射液。二价阳离子浓度＝$（3×2.23+1×10.14）/1.48 =11.37$mmol/L，大于 10mmol/L，影响脂肪乳的稳定性，为不合理医嘱。可通过增加 TNA 的液体量或减少二价阳离子的剂量降低二价阳离子的浓度，使二价阳离子浓度不超过 10mmol/L。

案例 2：患者，男，69 岁。诊断：肠梗阻。完善术前相关检查，禁食水，给予 TPN。

医嘱：

| 脂肪乳氨基酸（17）葡萄糖（11%）注射液 | 1440ml |
| 10%氯化钠注射液 | 40ml |
| 10%氯化钾注射液 | 20ml |
| 10%葡萄糖酸钙注射液 | 20ml |
| 门冬氨酸钾镁注射液 | 50ml |
| 注射用脂溶性维生素（Ⅱ）/注射用水溶性维生素 | 1盒 |
| 灭菌注射用水 | 15ml |

审核分析：处方中含有脂肪乳剂，需要审核二价阳离子浓度。该处方中提供二价阳离子的制剂为 10%葡萄糖酸钙注射液和门冬氨酸钾镁注射液，并且脂肪乳氨基酸（17）葡萄糖（11%）注射液 1440ml 含有 4mmol $Mg^{2+}$和 2mmol $Ca^{2+}$，共 6mmol 二价阳离子。二价阳离子浓度＝$（2×2.23+5×1.386+6）/1.585 =10.97$mmol/L，大于 10mmol/L，影响脂肪乳的稳定性，为不合理医嘱。应提醒医生脂肪乳氨基酸（17）葡萄糖（11%）注射液含有钙离子及镁离子，不要造成补充过量。如患者确实需要，医生需将葡萄糖酸钙注射液或门冬氨酸钾镁注射液减量，通过肠外营养外途径补充，保证二价阳离子浓度不超过 10mmol/L。

（三）葡萄糖浓度审核

脂肪乳的 pH 低可以抵消 Zeta 电位。当 pH 降低到<5 时，Zeta 电位变得更中性，从而增加了液滴合并后产生更大、不安全粒子的概率。最佳的脂肪乳的稳定 pH 范围为 7～8。所有的排斥力在 pH 为 2.5 时消失，脂肪颗粒会合并，导致不安全的乳状液。肠外营养组分中葡萄糖的 pH 范围在 3.2～6.5，大多数溶液 pH 范围在 4.0～4.5。葡萄糖浓度越大，肠外营养液的 pH 越小。所以，如果肠外营养处方中含有脂肪乳，则需要限制葡萄糖的浓度。

**1. 审核标准** 2012 年中华医学会发布的《临床技术操作规范——肠外肠内营养学分册》中指出葡萄糖浓度需小于 23%。

**2. 计算方法** 葡萄糖浓度（%）=[葡萄糖（g）/总液体量（ml）]×100%

**3. 案例分析**

患者，男，69 岁。诊断：左侧腹股沟嵌顿疝。入院后行小肠切除术、左侧腹股沟疝修补术，术后禁食水，给予 TPN。

医嘱：

| | |
|---|---|
| 50%葡萄糖注射液 | 700ml |
| 8.5%复方氨基酸注射液（18AA-Ⅱ） | 500ml |
| 30%长链脂肪乳注射液 | 250ml |
| 10%氯化钾注射液 | 30ml |
| 注射用脂溶性维生素（Ⅱ）/注射用水溶性维生素 | 1 盒 |
| 灭菌注射用水 | 15ml |

审核分析：处方中含有脂肪乳剂，需要审核葡萄糖浓度。葡萄糖浓度（%）=（350/1495）×100%=23.41%，大于 23%，影响脂肪乳的稳定性，为不合理医嘱。处方应减少葡萄糖的剂量或使用部分低浓度葡萄糖代替高浓度葡萄糖，保证葡萄糖浓度不超过 23%。

（四）氨基酸浓度审核

pH 影响整个 PN 混合液的稳定性，当氨基酸溶液与酸性 pH 的葡萄糖混合时，能起到很好的缓冲作用。氨基酸溶液的缓冲能力在很大程度上取决于配方中精氨酸、组氨酸和赖氨酸的比例，同时碱性和酸性氨基酸的比例可能对整个 PN 混合液维持最佳乳状液的状态起重要作用，也有研究表明在 PN 中氨基酸的最终浓度较高时 PN 混合液更稳定。此外，氨基酸能增强静电屏障、缓冲力，保护电解质复合物，从而减少脂肪颗粒的相互作用。

**1. 审核标准** 2017 年广东省药学会制定的《肠外营养临床药学共识（第二版）》提出 TNA 的氨基酸终浓度≥2.5%为宜。2018 年中华医学会肠外肠内营养学分会药学协作组发表的专家共识《规范肠外营养液配制》中指出，有研究表明氨基酸浓度为 2.5%～8.5%、1.94%～4.1%时可维持 TNA 中脂肪乳的稳定。

综上，按照最新标准，为维持 TNA 中脂肪乳的稳定性，氨基酸浓度应≥1.94%。

**2. 计算方法** 氨基酸浓度（%）=[氨基酸（g）/总液体量（ml）]×100%

**3. 案例分析**

患者，男，86 岁。诊断：直肠占位。入院后行直肠乙状结肠部分切除术，术后禁食水，给予 TPN。

医嘱：

| | |
|---|---|
| 5%葡萄糖注射液 | 500ml |
| 50%葡萄糖注射液 | 300ml |
| 30%长链脂肪乳注射液 | 250ml |

| 10%氯化钾注射液 | 45ml |
| 复合磷酸氢钾注射液 | 2ml |
| 10%葡萄糖酸钙注射液 | 20ml |
| 25%硫酸镁注射液 | 10ml |
| 多种微量元素注射液 | 10ml |
| 注射用脂溶性维生素（Ⅱ）/注射用水溶性维生素 | 1盒 |
| 灭菌注射用水 | 15ml |

审核分析：氨基酸在 TNA 中起缓冲作用，是肠外营养处方中必需含有的成分。为维持 TNA 中脂肪乳的稳定性，氨基酸浓度应≥1.94%。该处方中没有氨基酸，为不合理医嘱。与医生沟通后，患者并没有使用氨基酸的禁忌证，为录入错误。

## 二、钙磷配伍稳定性审核

1994 年美国 FDA 就 TNA 的磷酸钙沉淀致死事件发布警告。研究发现，当 TNA 中出现大于 5～7μm 的沉淀时，由肺毛细血管栓塞引起的呼吸衰竭会危及患者生命。

磷酸钙沉淀在 TNA 中由钙磷制剂产生，常见钙制剂有葡萄糖酸钙和氯化钙，首选葡萄糖酸钙。氯化钙在水溶液中几乎完全解离，使更多的钙离子与磷酸盐产生磷酸钙沉淀；与氯化钙相比，葡萄糖酸钙在水中的解离程度要小得多，所以它的沉淀风险较低。磷制剂包括有机磷制剂甘油磷酸钠和无机磷制剂复合磷酸氢钾，首选有机磷制剂甘油磷酸钠。无机磷制剂复合磷酸氢钾在水溶液中以三种阴离子形式存在：$H_2PO_4^-$（二氢或单碱磷酸）、$HPO_4^{2-}$（单氢或二碱磷酸）和 $PO_4^{3-}$（三碱磷酸），$HPO_4^{2-}$ 很容易与钙形成不可溶性的复合物 $CaHPO_4$，结晶并沉淀；有机磷酸盐不会解离出磷酸根，因此不会产生磷酸钙沉淀。

在 PN 混合时，磷酸钙沉淀不会立即出现，混合后会随时间推移逐渐出现。尤其是加入脂肪乳后，会掩盖钙磷沉淀。含有钙磷沉淀的 PN 输入患者体内可能引起导管阻塞、间质性肺炎、呼吸窘迫综合征，最终导致死亡。

钙磷不溶性物质形成的风险不仅仅取决于钙盐和磷酸盐的形式及浓度的组合，还受到最终 pH、氨基酸产物、氨基酸最终浓度、葡萄糖最终浓度、钙盐、磷酸盐、温度、钙和磷酸盐添加顺序、给药前 PN 存储的时间等其他因素的影响。

无机磷酸盐解离成游离磷酸盐阴离子的程度在很大程度上取决于 pH，TNA 最终 pH 是决定钙和磷酸盐相容性的最重要因素。随着 pH 的增加，有更多的沉淀生成，pH 越低，能形成可溶性磷酸二氢盐的百分比越高。高浓度的氨基酸也被报道可以隔离钙并减少其与磷酸盐的反应。

因为高浓度的磷酸盐增加了钙磷沉淀形成的风险，有人提倡用钙磷乘积$[Ca^{2+}]$（mmol/L）×[P]（mmol/L）预测沉淀的发生，在这种方法中，钙和磷酸盐加入 PN 的顺序会影响最终的溶解度。无机磷酸盐应在混合顺序的早期添加，葡萄糖酸钙应最后添加到尽可能稀释的磷酸盐中。

（一）审核标准

2012 年中华医学会发布的《临床技术操作规范——肠外肠内营养学分册》指出钙和磷稳定性的控制措施是控制钙、磷的浓度，当钙磷乘积＞72 时，将破坏无机磷和钙的稳定性。2018 年中华医学会肠外肠内营养学分会药学协作组发布的专家共识《规范肠外营养液配制》推荐使用钙磷相容性曲线对钙、磷的浓度进行审核，如需使用无机磷酸盐，又无法保证钙磷相容性（没有相关的钙磷相容性曲线或其他证据）时，建议单独输注磷酸盐。

综上，钙磷制剂首选葡萄糖酸钙和甘油磷酸钠。如使用无机磷酸盐，可使用钙磷相容性曲线进行判断，或计算钙磷乘积不得大于 72。计算钙和磷的浓度应按照两者混合时的浓度计算，而不能按照最终浓度计算。

（二）计算方法

10%葡萄糖酸钙注射液 10ml 含有 2.23mmol $Ca^{2+}$，复合磷酸氢钾注射液 2ml 含有 6.4mmol P。钙磷乘积=[钙离子物质的量（mmol）/除去脂肪乳的液体量（L）]×[磷物质的量（mmol）/除去脂肪乳的液体量（L）]。

（三）案例分析

患者，女，53 岁。诊断：胃恶性肿瘤。入院后行胃癌根治术，术后禁食水，给予 TPN。医嘱：

| | |
|---|---|
| 50%葡萄糖注射液 | 400ml |
| 8.5%复方氨基酸注射液（18AA-Ⅱ） | 750ml |
| 20%中/长链脂肪乳注射液 | 250ml |
| 10%氯化钠注射液 | 40ml |
| 10%氯化钾注射液 | 30ml |
| 复合磷酸氢钾注射液 | 6ml |
| 10%葡萄糖酸钙注射液 | 30ml |
| 25%硫酸镁注射液 | 5ml |
| 注射用脂溶性维生素（Ⅱ）/注射用水溶性维生素 | 1 盒 |
| 灭菌注射用水 | 15ml |

审核分析：复合磷酸氢钾注射液为无机磷酸盐，可能与钙形成钙磷沉淀。该处方中同时含有复合磷酸氢钾注射液和葡萄糖酸钙注射液，可通过计算钙磷乘积判断钙磷相容性。钙磷乘积=（3×2.23/1.276）×（3×6.4/1.276）= 5.24×15.05 = 78.86，大于 72，将破坏无机磷和钙的稳定性，为不合理医嘱。因为复合磷酸氢钾注射液需要稀释 200 倍以上，单独输注需要的液体量较大，如果需要大剂量的磷酸盐，可以加入到 TNA 中，同时需要补钙时，可单独补充葡萄糖酸钙。

## 三、维生素配伍稳定性审核

### （一）维生素 C 和钙

维生素 C 是最容易降解的维生素，可由微量元素（如铜、锰、锌）催化，逆氧化为脱氢抗坏血酸，然后水解成二酮戊酸，二酮戊酸不可逆地氧化，转化为多种代谢物，包括草酸。值得注意的是，草酸可以与钙相互作用，形成一种可溶性较差的复合物，有沉淀的风险。

所以，肠外营养处方中如果含有钙，除复合维生素外，不推荐在 TNA 中额外加入维生素 C。

### （二）维生素 C 和胰岛素

因为胰岛素加入 TNA 后不利于血糖控制，所以不推荐在 TNA 中加入胰岛素，推荐使用胰岛素泵单独输注。但是，由于医疗条件的限制，有些医院需要在 TNA 中加入胰岛素。维生素 C 与胰岛素配伍可降低胰岛素效价。所以，如果肠外营养处方中含有胰岛素，除复合维生素外，不可以在 TNA 中额外加入维生素 C。

## 四、与药物配伍稳定性审核

TNA 与药物配伍包含两种含义：①在 TNA 中添加药物，输注前充分混合；②TNA 与药物通过 Y 形管或三通管同时输注。虽然接触时间短，但配伍反应与前一种没有什么差别。

TNA 自身成分就十分复杂，原则上不推荐加入除肠外营养成分外的其他药品。输注时，建议选择单独输液管道，如需要通过同一输液管道输入其他药品，输注药物前后需用 0.9% 氯化钠注射液充分冲洗导管。如需加入药物，则在 TNA 中可配伍的药品需要在 PN 混合物中具有可溶性、相容性和稳定性，并保证药物的治疗效果。可对已发表的数据进行检索，以确认是否可以配伍，但不鼓励进行研究参数（如成分、包括药物在内的每种成分的浓度）之外的外推。理想情况下，只有在描述添加药物的理化相容性及最终 PN 混合剂的物理化学相容性和稳定性，以及确认药物预期治疗作用的临床数据时，才会考虑加入一种药物。

目前经证实能够与 TNA 混合的药物仅包括西咪替丁、雷尼替丁和胰岛素。

# 第三节　肠外营养处方适宜性审核

## 一、实验室指标审核

### （一）血甘油三酯水平审核

2008 年发布的《临床诊疗指南肠外肠内营养学分册》中指出，对于有高脂血症（甘油三酯＞3.5mmol/L）或脂代谢障碍的患者，应根据患者的代谢状况决定是否应用脂肪乳，重度高甘油三酯血症（＞4～5mmol/L）应避免使用脂肪乳。《肠外营养安全性管理中国专家共识（2021版）》中提出，高脂血症（甘油三酯＞3.5mmol/L）或脂代谢异常的患者，应根据代谢情况决定是否使用脂肪乳，对重度高甘油三酯血症（≥5.6mmol/L）的患者，应避免使用脂肪乳剂。

**1. 审核标准** 肠外营养处方中含有脂肪乳剂，需要查看患者血甘油三酯水平，如血甘油三酯≥5.6mmol/L，则禁止使用脂肪乳剂。

**2. 案例分析**

患者，女，74岁。诊断：幽门梗阻、胃窦溃疡。入院后行腹腔镜远端胃大部切除术，术后禁食水，给予TPN。实验室检查：血甘油三酯6.49mmol/L。

医嘱：

| | |
|---|---|
| 50%葡萄糖注射液 | 500ml |
| 8.5%复方氨基酸注射液（18AA-Ⅱ） | 750ml |
| 30%长链脂肪乳注射液 | 250ml |
| 10%氯化钠注射液 | 40ml |
| 10%氯化钾注射液 | 45ml |
| 10%葡萄糖酸钙注射液 | 20ml |
| 甘油磷酸钠注射液 | 10ml |
| 多种微量元素注射液 | 10ml |
| 注射用脂溶性维生素（Ⅱ）/注射用水溶性维生素 | 1盒 |
| 灭菌注射用水 | 15ml |

审核分析：患者血甘油三酯6.49mmol/L，为重度高脂血症。当血甘油三酯＞5.6mmol/L时，除动脉粥样硬化性心血管疾病风险外，急性胰腺炎风险明显增高。血清高甘油三酯水平与炎症反应之间存在密切关系，迅速降低血清甘油三酯水平，从而中断炎症反应之间的恶性循环是治疗的关键，本例患者应禁止使用脂肪乳剂并尽早应用降脂药物，需在短时间内降低甘油三酯水平，尽量降至5.6mmol/L以下。

（二）离子水平审核

电解质的摄入是营养支持不可缺少的一部分，合理计算电解质需要量与计算宏量、微量营养素一样重要。

应了解患者在不同疾病状态下电解质需要量的变化，如严重腹泻时水和钠需要量增加，心力衰竭时水和钠摄入量需减少，严重营养不良伴再喂养综合征风险需考虑到钾、镁、磷缺乏，急性分解状态特别是合并肾衰竭时血钾、磷浓度升高等。

电解质需要量应根据临床情况、生理需要量及血离子水平的变化进行调整。成人PN每日电解质的生理需要量见表9-2。

表 9-2 成人 PN 每日电解质的生理需要量

| 电解质 | 标准 PN（mmol） |
|---|---|
| 钠 | 80～100 |
| 钾 | 60～150 |
| 镁 | 8～12 |
| 磷 | 15～30 |
| 钙 | 2.5～5 |

**1. 审核标准**

（1）离子水平审核需要考虑患者所有途径的电解质摄入量。

（2）高钾血症患者禁用氯化钾，高钙血症患者禁用葡萄糖酸钙。

（3）根据临床情况、电解质生理需要量和离子水平调整电解质摄入量。需要注意的是，血浆中的钙有结合和游离两种存在形式，只有游离钙才能直接发挥作用。检验报告中的血钙为血清总钙，即结合钙加上游离钙等于血清总钙。结合钙主要是与白蛋白结合，当患者血浆白蛋白低时，结合钙水平降低，血清钙值低，但游离钙不一定低，需要对血钙进行校正。广东省药学会制定的《肠外营养临床药学共识（第二版）》中指出，校正钙浓度（mg/dl）=血钙浓度（mg/dl）+0.8×[4.0-血白蛋白浓度（g/dl）]。将此公式单位进行转换得出校正钙（mmol/L）=实测值（mmol/L）+0.02×[40-血白蛋白（g/L）]。如校正后血钙在正常范围内，则补充生理需要量即可。

**2. 案例分析**

患者，女，67 岁。诊断：十二指肠肿瘤（间质瘤）。入院后行十二指肠肿瘤切除术，术后禁食水，给予 TPN。实验室检查：血离子水平为钠 138.80mmol/L，钾 3.38mmol/L，钙 1.97mmol/L，镁 0.64mmol/L，无机磷 0.82mmol/L，血白蛋白 36.50g/L。

医嘱：

| | |
|---|---|
| 50%葡萄糖注射液 | 360ml |
| 8.5%复方氨基酸注射液（18AA-Ⅱ） | 750ml |
| 20%中/长链脂肪乳注射液 | 250ml |
| 10%氯化钾注射液 | 60ml |
| 10%葡萄糖酸钙注射液 | 30ml |
| 多种微量元素注射液 | 10ml |
| 注射用脂溶性维生素（Ⅱ）/注射用水溶性维生素 | 1 盒 |
| 灭菌注射用水 | 15ml |

审核分析：患者血钠正常，除 TPN 外，部分药物治疗使用 0.9%氯化钠作为溶媒，可以满足生理需要量，所以 TPN 处方中未予补充。校正钙=实测值（mmol/L）+0.02×[40-血白蛋白（g/L）]=1.97+0.02×（40-36.5）=2.04mmol/L，患者血钾、钙、磷、镁均略低于正常范围，除 TPN 外，患者未给予其他钾、钙、磷、镁。TPN 处方中补充了钾和钙，剂量合

理。TPN 处方中未补充磷和镁，即使血磷和血镁在正常范围内，也需要补充生理需要量，所以该处方为不合理处方，应该在 TPN 处方中补充。

# 二、特殊营养素审核

## （一）丙氨酰谷氨酰胺

谷氨酰胺是一种 α-氨基酸，为条件必需氨基酸，约占总游离氨基酸的 50%，是体内最丰富的游离氨基酸。谷氨酰胺参与多种应激反应过程，当机体处于全身炎症反应、创伤及大手术等危重状态时，自身合成的谷氨酰胺无法满足机体所需，需额外补充。

目前，大多数肠外营养中所使用的氨基酸溶液并不含谷氨酰胺，主要是因为谷氨酰胺在水溶液中不稳定，在短时间内就被分解为焦谷氨酸和氨，焦谷氨酸具有神经毒性；另一原因是游离谷氨酰胺的溶解度非常低（35g/L，20℃），按这一溶解度输入人体会给机体增加过度的液体负荷，故不可能作为氨基酸的一种常规成分。所以，临床上常用的谷氨酰胺补充剂多以二肽的结构存在，丙氨酰谷氨酰胺性质稳定且易溶，能耐受高温消毒，水溶性制剂结构稳定且容易长时间保存，是临床最常用的剂型。

**1. 审核标准**

（1）丙氨酰谷氨酰胺不可以单独作为氨基酸使用，必须与可配伍的氨基酸溶液或含有氨基酸的输液相混合。

（2）1 体积的丙氨酰谷氨酰胺应与至少 5 体积的载体溶液混合，浓度不应超过 3.5%。

（3）丙氨酰谷氨酰胺的给药剂量按药品说明书为 0.3～0.4g/（kg·d），通过丙氨酰谷氨酰胺供给的氨基酸量不应超过全部氨基酸供给量的 20%。但《静脉用丙氨酰-谷氨酰胺双肽临床应用专家共识（2021）》提出丙氨酰谷氨酰胺的剂量宜为 0.3～0.5g/（kg·d），特别是处于全身炎症反应、创伤及大手术等应激状态下的患者。占 PN 中氨基酸的比例应根据疾病代谢情况，保持在 20%～30%。

（4）严重肾功能不全（肌酐清除率＜25ml/min）或严重肝功能不全的患者禁用。

（5）脓毒症等原因导致的休克或合并多器官功能衰竭的危重患者，不建议使用。

（6）连续使用时间不应超过 3 周。

**2. 案例分析**

患者，男，72 岁，身高 165cm，体重 49kg。诊断：胃部肿物。入院后行腹腔镜胃癌根治术，术后禁食水，给予 TPN。患者肝肾功能正常。

医嘱：

| | |
|---|---|
| 50%葡萄糖注射液 | 340ml |
| 8.5%复方氨基酸注射液（18AA-Ⅱ） | 500ml |
| 20%中/长链脂肪乳注射液 | 250ml |
| 丙氨酰谷氨酰胺注射液 | 100ml |
| 10%氯化钠注射液 | 45ml |

| | |
|---|---|
| 10%氯化钾注射液 | 50ml |
| 10%葡萄糖酸钙注射液 | 20ml |
| 25%硫酸镁注射液 | 10ml |
| 甘油磷酸钠注射液 | 10ml |
| 多种微量元素注射液 | 10ml |
| 注射用脂溶性维生素（Ⅱ）/注射用水溶性维生素 | 1盒 |
| 灭菌注射用水 | 15ml |

审核分析：处方中使用丙氨酰谷氨酰胺注射液100ml，含有的氨基酸剂量为20g，其他氨基酸剂量42.5g，总氨基酸剂量62.5g。计算得出患者每千克体重的丙氨酰谷氨酰胺剂量为0.41g，丙氨酰谷氨酰胺占全部氨基酸剂量的比例为32%。所以，该处方丙氨酰谷氨酰胺占全部氨基酸剂量的比例过多，应调整丙氨酰谷氨酰胺或其他氨基酸的剂量，应根据疾病代谢情况，使丙氨酰谷氨酰胺占PN中氨基酸的比例保持在20%～30%。

（二）鱼油脂肪乳

鱼油属于ω-3多不饱和脂肪酸，其FA主要为二十碳五烯酸和二十二碳六烯酸。基础研究发现，鱼油脂肪乳在调节脂肪代谢、降低炎症反应及改善组织器官功能方面均有作用。

CSPEN《临床诊疗指南（2008版）》推荐围手术期有营养不良或有营养风险需要肠外营养支持的患者，尤其是危重症患者可添加特殊营养素ω-3脂肪酸。

**1. 审核标准**

（1）不可以单独作为脂肪乳使用，应与其他脂肪乳同时使用。

（2）剂量宜为0.1～0.2g/（kg·d），所提供的鱼油应占每日脂肪输入量的10%～20%。

（3）不可用于严重肝功能或肾功能不全患者。

（4）不可用于早产儿、新生儿、婴儿及儿童。

（5）不可用于对鱼或鸡蛋蛋白过敏的患者。

（6）连续使用时间不应超过4周。

**2. 案例分析**

患者，男，46岁。诊断：乙型肝炎后肝硬化失代偿期、慢性肾衰竭尿毒症期、门静脉高压、脾大、肝肾综合征。入院后行肝移植术+同种异体肾移植术，术后转入ICU。术后早期行少量EN（肠内营养）结合PN（肠外营养）治疗，无食物过敏史。

医嘱：

| | |
|---|---|
| 50%葡萄糖注射液 | 400ml |
| 8.5%复方氨基酸注射液（18AA-Ⅱ） | 500ml |
| 鱼油脂肪乳注射液 | 200ml |
| 10%氯化钾注射液 | 30ml |
| 甘油磷酸钠注射液 | 10ml |

| | |
|---|---|
| 多种微量元素注射液 | 10ml |
| 注射用脂溶性维生素（Ⅱ）/注射用水溶性维生素 | 1盒 |
| 灭菌注射用水 | 15ml |

审核分析：患者 TPN 处方中的脂肪乳剂仅使用了鱼油脂肪乳，不合理。因鱼油脂肪乳中必需脂肪酸含量低，多不饱和脂肪酸易于发生氧化反应，产生脂质过氧化产物，不可以单独作为脂肪乳使用，应与其他脂肪乳同时使用。

# 三、配方合理性审核

肠外营养处方中的宏量营养素包括葡萄糖、脂肪乳和氨基酸。葡萄糖和脂肪乳是主要的供能物质，氨基酸主要用于提供氮源，是机体合成蛋白质及其他生物活性物质的底物，但氨基酸在供氮的同时也会供能。葡萄糖注射液为一水合葡萄糖制剂，1g 葡萄糖提供3.4kcal 能量，1g 氨基酸提供 4kcal 能量，1g 脂肪乳提供 9kcal 能量，脂肪乳的能量也可以参照说明书上标注的能量精确计算。肠外营养提供的总能量包括葡萄糖、氨基酸和脂肪乳的能量总和，其中葡萄糖和脂肪乳的能量和称为非蛋白热量。

## （一）糖脂比审核

一般情况下，肠外营养由葡萄糖和脂肪乳双能源供能，这使得机体代谢更有效、节氮效果更佳。葡萄糖是肠外营养中唯一的碳水化合物，可以被机体大部分细胞利用，并且大脑神经细胞、肾髓质及红细胞等必须依赖葡萄糖供能。但是，如果以葡萄糖作为单一能源供能会造成血糖升高、糖代谢紊乱及必需脂肪酸缺乏等问题。同样，如果以脂肪作为单一能源，易造成能量不足、脂肪代谢并发症如酮症或高脂血症等问题。所以，除患者有脂肪乳禁忌外，肠外营养一般采用糖脂双能源供能。

过量的葡萄糖可导致过度喂养，葡萄糖在体内转化为脂肪，在肝内堆积，引起脂肪肝、胆汁淤积及肝功能损害。过量的脂肪可造成脂肪超载，引起脂肪代谢并发症，因此需要给予适宜比例的葡萄糖与脂肪乳。

肠外营养中使用糖脂比来表示葡萄糖与脂肪乳的适宜比例。糖脂比指的是葡萄糖供能与脂肪乳供能的比值。葡萄糖提供的能量可占非蛋白热量的 50%～70%，脂肪乳提供的能量可占非蛋白热量的 30%～50%，某些情况下（如肝功能正常的慢性阻塞性肺疾病）脂肪乳供能可达到 60% 以上。所以，一般情况下糖脂比范围可以是（5:5）～（7:3），即（1:1）～（2.3:1），一些文献也将糖脂比范围定为（1:1）～（2:1）。

## （二）热氮比审核

氨基酸是人体内合成蛋白质及维持生命活动的基本物质，合理的热氮比有利于机体达到正氮平衡。热氮比指的是非蛋白热量：氮量，氮量可以用氨基酸克数×16% 估算出来，也可以参照具体药品说明书标注量精确计算。热氮比一般控制在（150:1）～（200:1），高应激状况或高蛋白质需要时（肝肾功能正常），可达 100:1。所以，热氮比范围应为（100:1）～

（200：1）。

热氮比过低说明能量相对不足，氨基酸相对过剩，机体将会利用氨基酸提供能量，造成氮量不足。热氮比过高说明能量相对过剩，氨基酸相对不足，机体会将过多的非蛋白热量转化为脂肪，增加了脏器脂肪代谢的负荷，肝脏脂肪浸润和高血糖等代谢并发症的发生概率也会增加。热氮比过低或过高都不利于正氮平衡。

（三）全医嘱审核

营养摄入的途径很多，可以经口进食，也可以通过营养支持治疗途径摄入，如 ONS（口服营养补充剂）、EN 和 PN。患者摄入营养的途径可以是单一的一种，也可以是几种途径的组合。在肠外途径中，除 PN 处方中摄入的营养素之外，静脉输入的其他营养素也都需要考虑在内，如用来稀释药品的葡萄糖制剂、含有脂肪乳的药品等。

患者是一个整体，无论营养给予的途径是什么、有几种，在评价患者摄入的非蛋白热量、总能量、糖脂比、热氮比时，都需要将所有途径摄入的营养素全部计算在内，与 PN 处方的审核相比，这种综合患者全部营养素的审核方式称为全医嘱审核。

（四）案例分析

患者，女，60 岁。诊断：十二指肠乳头癌、低位胆道梗阻。入院后行胰十二指肠切除术，术后禁食水，给予 TPN。

医嘱：

| | |
|---|---|
| 10%葡萄糖注射液 | 500ml |
| 50%葡萄糖注射液 | 400ml |
| 0.9%氯化钠注射液 | 100ml |
| 8.5%复方氨基酸注射液（18AA-Ⅱ） | 600ml |
| 结构脂肪乳注射液 | 250ml |
| 10%氯化钾注射液 | 60ml |
| 10%葡萄糖酸钙注射液 | 30ml |
| 甘油磷酸钠注射液 | 10ml |
| 多种微量元素注射液 | 10ml |
| 注射用脂溶性维生素（Ⅱ）/注射用水溶性维生素 | 1 盒 |
| 灭菌注射用水 | 15ml |

审核分析：评价肠外营养处方的糖脂比和热氮比，需要进行全医嘱审核。除 TNA 外，患者额外给予 20%中/长链脂肪乳 250ml，其他药物治疗未使用葡萄糖注射液。

处方中葡萄糖含量为 250g，1g 葡萄糖提供 3.4kcal 能量，计算得出葡萄糖提供的能量为 850kcal。结构脂肪乳注射液 250ml 提供能量为 490kcal，20%中/长链脂肪乳 250ml 提供能量为 488kcal，脂肪乳提供能量为 978kcal。非蛋白热量为葡萄糖和脂肪乳的能量加和，计算得 1828kcal。葡萄糖供能占非蛋白热量的 46.50%，脂肪乳供能占非蛋白热量的 53.50%，糖脂比为 0.87∶1。患者营养方面，葡萄糖供能比低，脂肪乳供能比高，糖脂比不合理，应增加葡萄糖的供能比例，使得糖脂比在（1∶1）～（2.3∶1）范围内。

处方中氨基酸含量为 51g，含氮量为 8.16g，热氮比为 224∶1，热氮比范围应在（100∶1）～（200∶1），该患者肠外营养热氮比比值过大。热氮比比值过大说明热量给予相对过多，或者氮量给予相对不足，具体应该如何给予还应结合患者的疾病状态个体化调整每千克体重的能量及氨基酸剂量，详见第十章。

# 四、渗透压摩尔浓度审核

正常人体血液的渗透压为 285～310mOsm/kg，当输入的液体渗透压低于人体血液时，水分子因渗透压差进入细胞内，细胞发生膨胀，严重时可导致细胞膜破裂发生溶血现象。当输入的液体渗透压高于人体血液时，细胞内失去水分子发生细胞皱缩。在中枢神经系统的调节下，输入液体的渗透压与人体血液渗透压偏差较小时，机体可在一定程度上进行调节，但如果输液量过大或输注速度过快，机体无法及时调节，可引起细胞脱水，严重者可致血栓形成。

渗透压是溶液中渗透活性粒子的数量，表示每升溶液的毫摩尔数。当确定该溶液是否可以通过外周静脉给药时，需要考虑 PN 配方的渗透压。通过外周静脉给予 PN，通常被称为外周静脉 PN（PPN），受到对浓缩宏量营养素配方耐受性的限制。限制 PPN 耐受性的最重要的并发症是血栓性静脉炎，血栓性静脉炎的发生率与输液配方的渗透性含量和输液速度有关。渗透压是对每升溶液中溶质（渗透孔）内渗透活性颗粒的测量，葡萄糖和氨基酸是溶液渗透压的重要贡献者。

（一）审核标准

ASPEN 建议，渗透压摩尔浓度不大于 900mOsm/L 的 PN 可以安全地从外周静脉输注。更高的渗透压摩尔浓度可能也可以耐受，但缺乏安全使用的证据支持。所以，当 TNA 渗透压摩尔浓度≤900mOsm/L 时，可通过外周或中心静脉输注。当 TNA 渗透压摩尔浓度＞900mOsm/L 时，应通过中心静脉输注。

（二）计算方法

**1. 测定** 可使用冰点渗透压仪测定 TNA 的渗透压摩尔浓度，具体方法可参考《中华人民共和国药典》通则中所列的渗透压摩尔浓度的测定方法。

**2. 计算** 方法为将 TNA 处方中所有毫渗克分子数累加，再除以总体积。药品说明书中渗透压的标注单位并不统一，有的标注 mOsm/kg·$H_2O$，有的标注 mOsm/L。两个单位的换算关系是 mOsm/kg·$H_2O$ 乘以溶液的密度等于 mOsm/L。因为溶液的密度并没有标明，所以假定溶液的密度与水相同（等于1），即 mOsm/kg·$H_2O$ 约等于 mOsm/L。可以通过说明书标示的渗透压及药品的具体用量计算总毫渗克分子的和，除以体积（单位是 L），得出 TNA 的渗透压摩尔浓度（mOsm/L）。

例如，8.5%复方氨基酸注射液（18AA-Ⅱ）说明书标注的渗透压约为 810mOsm/kg·H$_2$O，如使用剂量为 750ml，则其含有的毫渗克分子数约为 607.5。电解质的毫渗克分子数为其毫摩尔数乘以该电解质能电离出来的离子数，如 1 分子氯化钾、氯化钠和硫酸镁能电离出 2 个离子，1 分子葡萄糖酸钙和氯化钙能电离出 3 个离子。

**3. 估算**　通常，TNA 的渗透压摩尔浓度是估算出来的。中华医学会肠外肠内营养学分会药学协作组专家共识《规范肠外营养液配制》中推荐的简便估算公式为[葡萄糖（g）×5+氨基酸（g）×10+20%脂肪乳（g）×（1.3～1.5）+电解质（mmol）]/总体积（L）。虽然简便估算存在一定差异，但几乎不会影响静脉途径选择的判断。

（三）案例分析

患者，女，53 岁。诊断：急性胰腺炎。禁食水，给予 TPN。实验室检查：血甘油三酯 12.13mmol/L。

医嘱：

| | |
|---|---|
| 10%葡萄糖注射液 | 500ml |
| 50%葡萄糖注射液 | 300ml |
| 8.5%复方氨基酸注射液（18AA-Ⅱ） | 500ml |
| 10%氯化钾注射液 | 60ml |
| 10%葡萄糖酸钙注射液 | 30ml |
| 注射用脂溶性维生素（Ⅱ）/注射用水溶性维生素 | 1 盒 |
| 灭菌注射用水 | 15ml |

输注途径：外周静脉。

审核分析：患者输注途径为外周静脉，需要计算渗透压摩尔浓度，判断是否合理，采用估算方法计算渗透压摩尔浓度。因患者血甘油三酯高，处方中没有使用脂肪乳。处方中含有的葡萄糖克数为 10%×500+50%×300=200g，氨基酸克数为 8.5%×500=42.5g，电解质为 6×13.41×2+3×2.23×3=180.99mmol，总体积为 1.405 L，渗透压摩尔浓度=（5×200+10×42.5+180.99）/1.405=1143.05mOsm/L。

患者输注途径为外周静脉，渗透压摩尔浓度不应大于 900mOsm/L。该患者可以将输注方式改为中心静脉输注，或减少部分 50%葡萄糖注射液的剂量，增加 10%葡萄糖注射液的剂量，以降低渗透压摩尔浓度。

# 第四节　肠外营养处方审核系统的设计及应用

肠外营养制剂本身及一些用于配制肠外营养的药物均在 ISMP 的高警示药品目录中，为保证患者用药安全合理，应该对肠外营养处方进行规范化审核。但是，肠外营养处方审核的项目多、涉及的公式多、计算量大，如果完全依靠人工审核，不但工作量大、耗时长，而且容易出现漏审、错审等问题。为了解决肠外营养处方审核现存的问题，很多医院都在研究如何利用信息化、数据化进行高效审核。下面以某医院PIVAS肠外营养处方审核系统为例介绍肠外营养处方审核系统的设计及应用。

# 一、审核流程

某医院PIVAS肠外营养处方审核系统的审核流程如图9-1所示。

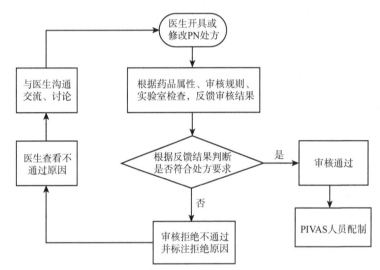

图 9-1　肠外营养处方审核系统的审核流程

# 二、审核系统的设计开发

## （一）系统环境

审核系统要求在 Windows7 及以上平台中文操作系统环境中应用，基于医院电子病历系统和静脉用药调配中心管理系统，由东华数字医院解决方案（iMedical 8.2）开发，前端使用 HISUI 编译工具设计，后端使用 M 语言编译，使用 CACHE 建立数据库。

## （二）数据采集

PN 审核系统与电子病历系统嵌套，实现数据对接，采集患者及医嘱信息。患者信息如科室、病历号、姓名、床号、性别、身高、体重、过敏史等；医嘱信息如药品名称、规格、剂量、给药途径、医嘱类别、执行时间、实验室检查数据等。

## （三）审核界面显示内容

肠外营养处方审核界面显示患者信息、全医嘱明细、肠外营养审核结果、全医嘱审核结果和营养相关的实验室检查结果。

**1. 患者信息**　包括科室、病历号、姓名、床号、性别、身高、体重，鼠标选中患者可显示过敏史。

**2. 全医嘱明细** 包括 PN 医嘱及患者其他用药的药品名称、规格、剂量、给药途径、医嘱类别、执行时间等。

**3. 肠外营养审核结果** 包括患者的 BMI、体重，PN 的总液体量、总能量、非蛋白热量、总氮量、能量（每千克体重），氨基酸（每千克体重）、糖脂比、热氮比、一价阳离子浓度、二价阳离子浓度、葡萄糖浓度、氨基酸浓度、渗透压摩尔浓度等。

**4. 全医嘱审核结果** 包括 PN 处方及患者其他静脉用药的总能量、非蛋白热量、总氮量、能量（每千克体重）、氨基酸（每千克体重）、糖脂比、热氮比。

**5. 营养相关的实验室检查结果** 列举与营养相关的实验室检查项目，显示最近一次的检查结果，双击检查项目，显示该项目检查结果趋势图。

（四）审核系统数据维护及计算

**1. 药学成分维护** 自定义成分代码、成分名称及成分单位，成分名称如葡萄糖能量、脂肪乳能量、钠离子、钾离子、总液体量等。药学成分维护是药品药学成分维护及审核指标公式维护的基础。

**2. 药品药学成分维护** 凡是肠外营养中涉及审核判定的药品都需要进行维护，如 5%葡萄糖注射液需要维护的数据有葡萄糖能量 0.17kcal/ml、总液体量 1ml/ml、葡萄糖含量 0.05g/ml。

**3. 审核指标公式维护** 审核指标公式用于审核指标的计算，如糖脂比=葡萄糖能量/脂肪乳能量、葡萄糖浓度（%）=[葡萄糖（g）/总液体量（ml）]×100%。

（五）审核规则的制定

**1. 审核依据** 药品说明书、2012 年《临床技术操作规范——肠外肠内营养学分册》、2017 年《外营养临床药学共识（第二版）》、2018 年《规范肠外营养液配制》专家共识等。

**2. 审核规则**

（1）处方中有脂肪乳：一价离子浓度＜150mmol/L、二价离子浓度＜10mmol/L、葡萄糖浓度＜23%。

（2）钙磷乘积＜72。

（3）外周静脉输注渗透压摩尔浓度≤900mOsm/L。

（4）全医嘱审核：糖脂比（1∶1）～（2∶1）、热氮比（100∶1）～（200∶1）。

如审核指标超出审核范围，则该审核结果变红提示。

# 三、审核系统的应用效果

肠外营养处方审核系统应用主要是围绕处方稳定性和处方适宜性的审核，对肠外营养的适应证审核一直是处方审核的难点，由于患者入院后临床上很少做营养风险筛查，且病历书写有一定的滞后性，难以通过相关信息获知患者营养状况，并做出营养评定，导致一些患者无肠外营养适应证，但接受了肠外营养治疗且用药疗程不足 5 天，审核系统暂时没有相关适应证规则的设定，尽管人工审核可以减少这部分不合理处方，但仍需要完善营养筛查和病历更新，过度的肠外营养支持不仅给患者增加了经济负担，也容易出现肠外营养并发症。

　　审核系统设立了关于处方稳定性和处方适宜性的审核规则，应用后提高了处方审核的准确率和合理性，减少了错审和漏审的概率。明显缩短了审核时间，让药师能够结合审核结果快速准确地对肠外营养处方进行基础审核及个体化审核，保障了患者的用药安全。

## 参 考 文 献

蔡卫民，袁克俭，2005. 静脉药物配置中心实用手册. 北京：中国医药科技出版社.

广东省药学会，2017. 肠外营养临床药学共识. 第2版. 今日药学，27（5）：289-303.

蒋朱明，于康，蔡威，2010. 临床肠外与肠内营养. 第2版. 北京：科学技术文献出版社.

索博特卡，2013. 临床营养基础. 第4版. 蔡威，译. 上海：上海交通大学出版社.

赵彬，老东辉，商永光，等，2018. 规范肠外营养液配制. 协和医学杂志，9（4）：320-331.

中国抗癌协会肿瘤营养专业委员会，中华医学会肠外肠内营养学分会，2021. 肠外营养安全性管理中国专家共识. 肿瘤代谢与营养电子杂志，8（5）：495-502.

中华医学会，2009. 临床诊疗指南——肠外肠内营养学分册（2008版）. 北京：人民卫生出版社.

中华医学会，2012. 临床技术操作规范——肠外肠内营养学分册. 北京：人民军医出版社.

朱明炜，杨桦，陈伟，等，2021. 静脉用丙氨酰——谷氨酰胺双肽临床应用专家共识（2021）. 中华临床营养杂志，29（4）：193-200.

Boullata JI，Mirtallo J，Sacks G，et al，2022. Parenteral nutrition compatibility and stability：a comprehensive review. JPEN J Parenter Enteral Nutr，46（2）：273-299.

# 第十章　常见疾病或状态的肠外营养个体化审核

## 第一节　概　　述

目前，肠外营养的医嘱审核主要围绕处方稳定性及合理性两方面进行审核，稳定性审核包括 PN 处方脂肪乳稳定性、配伍稳定性等；合理性审核包括处方经济学、糖脂比、热氮比、制剂选择、渗透压摩尔浓度等。在审核 PN 处方稳定性和合理性的同时，需要结合患者的生理、疾病等因素对患者进行个体化审核。

## 一、能 量 需 求

预测人体能量需求是临床进行营养支持的先决条件，也是药师审核肠外营养处方合理性的必要环节。能量需求的预测方法有两种：一是测定法，二是估算法。测定法有直接测热法、间接测热法等，直接测热法装置结构复杂、操作烦琐、费用昂贵，只能在实验研究中使用；间接测热法被认为是目前能量代谢测定的金标准，但难以普及。如何简便、准确地确定患者的能量需求是临床营养工作的重点之一，目前临床上较多的是应用预测公式或指南推荐或凭经验估计来确定患者的能量需求。

### （一）Harris-Benedict 公式

Harris-Benedict 公式计算的是患者的静息能量消耗（resting energy expenditure，REE），每日总能量消耗（total energy expenditure，TEE）还需考虑活动、发热、创伤等因素。TEE=REE×活动系数×应激系数。活动系数：卧床 1.20，下床活动 1.30。应激系数：单纯饥饿 0.85，择期手术 1.05～1.15，感染 1.20～1.40，闭合性颅脑损伤 1.30，多发性创伤 1.40，系统性炎症反应综合征 1.50，大面积烧伤 2.0。需要注意的是该公式是由 BMI 正常的患者推导出来的，对于 BMI 过低或过高的患者，所得的能量与实际需求偏差很大，应避免使用。

REE 男性（kcal/d）=66.47+13.75 W+5.0 H–6.76 A

REE 女性（kcal/d）=655.10+9.56 W+1.85 H–4.68 A

式中，W 代表体重（kg）；H 代表身高（cm）；A 代表年龄（岁）。

（二）Mifflin-St Jeor 公式

REE 男性（kcal/d）= 5+10 W+6.25 H−5 A

REE 女性（kcal/d）= −161+10 W+6.25 H−5 A

式中，W 代表体重（kg）；H 代表身高（cm）；A 代表年龄（岁）

2005 年美国饮食协会认为 Mifflin-St Jeor 公式是目前计算 REE 的最佳方法，Mifflin-St Jeor 公式对普通成年人 REE 的评估误差率在 10% 以内。

（三）指南推荐

ESPEN 指南、ASPEN 指南及 CSPEN 指南针对不同的疾病或状态给予了具体的推荐建议，可以参考使用。

（四）经验

经过多年的研究和临床实践，许多权威机构和组织提出了各种情况下机体能量需要的推荐量，可供一些没有条件做能量消耗测定的单位或部门参考。临床实践证实，这些推荐量可满足绝大部分患者每日的能量需要。无或轻度应激成人：20～25kcal/kg；中度应激成人：25～30kcal/kg；严重应激、高分解代谢成人：每日能量消耗为 35～40kcal/kg，但此类患者推荐的每日能量摄入量为 25～30kcal/kg。

# 二、蛋白质、氨基酸的需要量

蛋白质在生命活动中起着极其重要的作用，其主要的生理功能是参与构成各种细胞、组织，维持细胞、组织的生长、更新和修复，参与多种重要的生理功能及氧化供能。氨基酸是蛋白质的基本组成单位，其重要生理功能之一是作为合成蛋白质的原料，输注氨基酸时机体蛋白质合成增加，而内源性蛋白质分解减少。

摄入足量的蛋白质和能量是维持机体氮平衡和生长所必需的。蛋白质的需要量取决于蛋白质在体内的代谢、利用过程。疾病状态下，机体对氮的需求增加，其需要量可能随代谢的变化而增加。如何确定患者蛋白质需求也是临床营养的工作重点，目前临床上应用较多的方法是参考指南推荐或凭经验估计来确定患者的蛋白质需求。正常情况下，机体对氨基酸和氮的需要通过摄入食物蛋白质及其随后的代谢和生理过程得到满足，蛋白质的摄入量取决于蛋白质的利用率。肠外营养中，通过静脉给予机体所需的氨基酸，氨基酸的摄入量取决于氨基酸的需要量。

（一）指南推荐

ESPEN 指南、ASPEN 指南及 CSPEN 指南针对不同的疾病或状态给予了具体的推荐建议，可以参考使用。

（二）经验

肠外营养时成人每日氨基酸的基础需要量为 0.8～1.0g/kg，相当于氮量 0.15g/kg。疾病状态下，机体对氮的需要量增加。各种情况下氨基酸的需要量：无应激成人 0.8～1.0g/kg，无并发症择期手术后患者 1.0～1.5g/kg，感染患者 1.2～1.5g/kg，多发性创伤患者 1.3～1.7g/kg，大面积烧伤患者 1.8～2.5g/kg。

## 三、体重的选择

### （一）体重指数

体重指数（body mass index，BMI）是身体质量指数的简称，是国际上常用的衡量人体胖瘦程度及是否健康的一个标准，计算公式为 BMI = 体重（kg）/身高 $^2$（m$^2$）。中国成人体重指数分类标准详见表 10-1。

**表 10-1　中国成人体重指数分类标准**

| BMI（kg/m$^2$） | 分类 |
| --- | --- |
| <18.5 | 体重过低 |
| 18.5～23.9 | 体重正常 |
| 24.0～27.9 | 超重 |
| ≥28.0 | 肥胖 |

### （二）根据 BMI 确定体重

肠外营养处方个体化审核时，需要审核患者每千克体重能量摄入量及每千克体重氨基酸摄入量是否合理，这里需要特别注意患者体重的确定。

**1. 体重过低或体重正常**　按实际体重（actual body weight，ABW）计算。

**2. 超重**　按理想体重（ideal body weight，IBW）计算，简便算法为 IBW=身高（cm）–105。

**3. 肥胖**　需要计算患者的校正体重，校正体重= IBW+0.25×（ABW–IBW）。

当患者伴有严重腹水、水肿或脱水时，当前体重不能反映患者的实际体重，可根据具体情况适当调整。

# 第二节　围手术期患者的肠外营养支持

## 一、概　　述

营养不足一直是影响外科手术患者结局的重要因素。重度营养不足患者创伤愈合缓慢、免疫应答能力受损、手术耐受能力下降、术后并发症的发生率高于无营养不足者，并且住院时间长、花费多、死亡率高。营养支持能改善患者的营养状况、提高对手术的耐受能力、减少术后并发症、提高康复率和缩短住院时间。因此，对营养不足患者进行围手术期营养支持是必要的，也是围手术期治疗的重要组成部分。

围手术期是围绕手术的一个全过程，从患者决定接受手术治疗开始，到手术治疗直至基本康复，包含手术前、手术中及手术后的一段时间，具体是指从确定手术治疗时起，直到与这次手术有关的治疗基本结束为止，时间为术前 5～7 天至术后 7～12 天。

围手术期期间需要患者做好充足的心理和生理准备：心理准备包括让患者知晓手术方法、手术的必要性、手术的效果，以及可能发生的并发症及预防措施、手术的危险性、手术后的恢复过程及愈后，以取得患者的信任和配合，使患者愉快地接受手术。生理方面准备的目的是使患者维持良好的生理状态，以安全度过手术和手术后的过程，包括术前补液、备血；预防感染；对于存在营养不良风险的患者，应在围手术期给予患者充分的营养支持，以维持手术患者的氮平衡，进而维护患者的脏器、组织和免疫功能，促进脏器组织的修复，加速患者的康复。

# 二、围手术期患者营养代谢的变化

围手术期是一个特殊的病理生理时期，审核和设计围手术期患者的肠外营养处方，首先应了解围手术期患者相关的代谢改变。

## （一）碳水化合物代谢的改变

手术创伤致机体处于应激状态，激素、血液、代谢及免疫系统随之发生变化，以维持机体内稳态。手术应激反应的病理生理主要是内分泌和炎症反应，应激反应程度与组织损伤情况有关。一方面，损伤会刺激下丘脑-垂体-肾上腺轴，导致体内促分解代谢激素（包括儿茶酚胺、糖皮质激素、胰高血糖素）分泌增多，而胰岛素的分泌减少或正常，致糖原分解和糖异生均增加，出现高血糖。由于血液循环中儿茶酚胺直接抑制胰岛 B 细胞及肾清除增加等多种因素，体内出现胰岛素抵抗现象，导致葡萄糖的利用障碍，这与饥饿时发生的营养障碍有所不同。

## （二）蛋白质和氨基酸代谢的改变

在围手术期，机体为了促进康复和伤口愈合，需要大量的蛋白质以合成急性期蛋白、白细胞、成纤维细胞、胶原蛋白及受伤区域的其他组织成分，使必需氨基酸的需要量增加。围手术期患者体内分解激素增加致机体蛋白分解加剧，促进骨骼肌等组织释放氨基酸，其中支链氨基酸是肝外氧化供能的氨基酸。机体大量消耗支链氨基酸，血中支链氨基酸减少，其他氨基酸尤其是苯丙氨酸增加，尿中尿素氮的排出量明显增加，出现负氮平衡。另外，炎症反应介导大量细胞因子分泌，导致免疫系统激活并刺激下丘脑-垂体-肾上腺轴，产生炎症和内分泌反应的相互作用。这种反应被认为是一种固有生存机制，以维持血容量、增加心排血量和氧耗、调节代谢过程、动员能源储备物质（糖原、脂肪、骨骼肌）来为代谢过程、组织修复、免疫反应蛋白合成提供能量。此外，手术应激使肠壁通透性增高、肠道上皮绒毛萎缩，发生消化、吸收不良和肠屏障功能受损，通常术后第 5 天才可恢复正常。

如果患者一直处于重度应激状态，会出现不良临床表现，包括高血糖、分解代谢、高血压、心动过速、免疫抑制和负氮平衡。

（三）脂肪代谢的改变

围手术期患者存在胰岛素抵抗，机体自身的供能逐渐会转化成以脂肪供能为主，会使患者体内的脂肪分解代谢增加。

因此，从代谢角度来说，围手术期处理应尽量减轻机体的分解代谢状态，同时提供适量营养支持以促进合成代谢、增强机体免疫功能、加速康复。

## 三、围手术期患者肠外营养的审核要点

（一）肠外营养的适应证审核

现代的外科康复学理念建议在可能的情况下，让患者术后1~3天内恢复饮食，因此围手术期的人工喂养空间相对较小，仅有少部分患者可以真正从围手术期人工喂养中获得益处，这部分患者（如癌症患者）主要是因严重营养不良导致术后有发生并发症风险的人群。ESPEN工作组认为存在严重营养不良风险的患者应至少符合下列情况之一，即体重大幅下降（过去6个月内体重下降10%~15%）、体重指数非常低（在18kg/m$^2$以下）、SGA营养等级评定为C级、血清白蛋白低于30g/L而不伴有肝肾功能障碍。

围手术期营养支持有口服营养补充剂（ONS）、肠内营养（EN）和肠外营养（PN）三种方式，各有其适应证和优缺点，应用时往往需互相配合、取长补短。一般来说，消化道功能正常或具有部分消化道功能的患者应优先使用ONS或EN，如果EN无法满足能量及蛋白质的目标量，可行PN补充。无法实施EN、营养需要量较高或希望在短时间内改善患者营养状况时，则应首选用PN。EN的绝对禁忌证包括消化道机械性梗阻、肠道吸收障碍、输出量高的多发瘘、不受控制的腹膜炎、肠缺血及重度休克。患者采取PN治疗时，可通过外周静脉或中心静脉置管来获取所需的营养物质。

围手术期PN支持的适应证如下：①不能充分口服或不能通过胃肠道喂食的严重营养不良患者围手术期术前营养支持。②EN支持不适宜或不耐受的营养不良患者术后营养支持。③术后并发症影响胃肠道功能导致不能通过口服或EN吸收足够的营养至少7天的患者的术后营养支持。④长期胃功能衰竭患者的围手术期营养支持。⑤大手术或严重创伤后短期营养支持。PN应持续至患者肠内功能恢复。

（二）肠外营养开始的时机审核

围手术期PN支持可分为3类：①术前需要营养支持；②术前开始营养支持，并延续至手术后；③术前营养状况良好，术后发生并发症，或者是手术创伤大、术后不能经口进食的时间较长，或者术后摄入的营养量不足而需要营养支持。

**1. 术前营养支持** 大多推荐口服或EN。对于术前无法进行EN支持或使用EN无法满足营养需求的重度营养不良患者及存在严重营养不良风险的患者，在术前开展7~10天的

PN 支持可明显获益。患者的营养状态及生理功能在 PN 支持的前 7 天即可获得明显的改善，2009 年 ASPEN 的相关指南推荐术前 PN 支持的时间应为 7 天，但工作组提出对于存在严重营养不良的患者，术前营养支持延长到 10～14 天也是合理的。有研究表明，对胃肠道手术患者进行术前 PN 支持，其术后并发症的发生率可从 45% 降低至 28%。

**2. 术后肠外营养支持** 很多指南都推荐术后营养支持首选 EN，手术后早期 EN 的重要性不仅仅是提供营养底物，更重要的意义在于降低机体高分解代谢反应和胰岛素抵抗，减少炎性因子释放、促进合成代谢和机体恢复，维护肠黏膜屏障及免疫功能，防止肠道细菌移位。尽管术后早期 EN 对临床结局的益处已经被证实，但值得注意的是，许多范围广泛、操作复杂的手术后早期，患者血流动力学不稳定、内环境紊乱、胃肠道功能严重受损，早期 EN 往往难以实施，或者单纯 EN 难以满足机体对能量和蛋白质的需求，而长时间的能量及蛋白质负平衡将会增加并发症发生率和病死率，此时联合应用 PN 可改善临床结局。胰十二指肠切除术患者单独应用 EN 时中断率较高，导致能量和蛋白质摄入不足，而 EN 与 PN 联合应用耐受性良好，可提高胰岛素敏感性，从而获得最佳临床治疗效果。因此，对于高营养风险患者，如果术后无法实施 EN 或 EN 无法满足机体能量及蛋白质需求，应尽快启动 PN，补充 PN 比标准治疗对这些患者更有益。2009 年 ESPEN 关于围手术期 PN 支持的指南提出，如果术后患者无法饮食或无法接受 EN 超过 7 天，则应启动 PN 支持；对于有营养支持指征且无法通过 EN 支持方式获得目标需要能量 60% 的患者，应考虑以肠内肠外混合喂养的方式进行营养支持。例如，高输出肠瘘或部分梗阻的良性或恶性胃肠道病变不允许肠内喂养的患者。

（三）能量审核

能量摄入量是影响营养疗效和临床结局的重要因素，能量缺乏或摄入不足可造成不同程度的蛋白质消耗，影响器官的结构和功能，从而影响患者预后。手术患者每天能量摄入量应尽可能接近机体能量消耗值，以保持能量平衡。采用间接测热法测定机体静息能量消耗值是判断患者能量需要量的理想方法，可通过测定患者实际能量消耗值以指导患者的能量供给。近年来多项研究结果证实，应用间接测热法指导营养支持较使用公式法更能避免过度喂养或喂养不足。然而在大多数情况下，间接热量测定法都无法实施，此时可以采用体重公式计算法估算机体的能量需要。2009 年 ESPEN 关于围手术期营养支持的指南认为给予患者 25kcal/（kg·d）的能量能满足大多数非肥胖患者的能量需求，对于严重应激的围手术期患者，其目标能量可定为 30kcal/（kg·d）。而体重指数 $\geqslant 30kg/m^2$ 的肥胖患者，推荐的能量摄入量为目标需要量的 70%～80%。

在进行 PN 处方审核时，需要注意围手术期患者的营养素需要量在术前与术后有所不同，应根据患者的实际机体状态审核 PN 处方中的能量供给是否适合。按体重公式法估算患者的能量供给时，考虑到目前肥胖人群比例逐渐增高，首先需确定患者的体重，选择实际体重、理想体重还是校正体重，具体需要根据患者的身高、实际体重计算患者的 BMI，再判定患者应选择哪类体重进行计算。

有研究表明择期手术前一晚通过提供足够多的碳水化合物负荷来诱导胰岛素反应，类似于模拟饭后发生的胰岛素反应，可以减轻术后胰岛素抵抗的发生，有利于患者术后恢复及缩短平均住院时间。推荐葡萄糖的滴注速度为 5mg/（kg·min），通常使用 20% 的葡萄糖进行短暂快速滴注，在审核患者术前一日 PN 处方时，应注意审核患者的全医嘱，以免造成能量过度。

此外，药师在审核处方中能量的合理性时，尚需注意患者的体温、年龄、性别、目前所处的营养状态及患者是否存在感染、烧伤等情况，对处方进行个体化审核，患者体温 >38℃时，体温每升高 1℃，围手术期患者所需的热量增加 10%，营养不良患者较正常人所需的热量多 10%，肥胖患者比正常人所需的热量少 10%，年龄 >70 岁的患者所需的热量比成年人少 10%，女性比男性所需的热量少 10%。严重感染、大面积烧伤、头部外伤的患者其短期内能量需求可提升 60%～80%，药师在审核这些高代谢患者的营养处方时，可酌情根据患者的实际情况与医生进行营养处方的沟通，不可按正常人群的标准进行审核。

（四）氨基酸审核

足量蛋白质的供给对围手术期患者的预后十分重要，相比单纯提供目标需要量的能量，当能量和蛋白质均达到目标需要量时，危重患者的死亡风险可明显降低。蛋白质摄入不足会导致机体瘦组织群丢失，损害生理功能，在提供足够能量的前提下，适当的氮补充可起到纠正负氮平衡、修复损伤的组织、合成蛋白质的作用，通常非蛋白热量达到总能量的 80% 时，可以减少氨基酸氧化供能的流失，使其充分发挥纠正负氮平衡的作用。

过去认为围手术期患者充足的蛋白质供应量是 1.2～1.5g/（kg·d），但最近的研究结果表明，蛋白质供应量提高为 1.5～2.0g/（kg·d）能达到更理想的治疗效果，尤其是手术创伤大的患者，其蛋白质需求量更高。当机体处于应激、创伤或感染状态时，患者的蛋白分解增多，急性期蛋白合成增加，必需氨基酸需求量会相应增加，充足的蛋白质摄入能增加肌肉蛋白、肝脏急性期蛋白、免疫系统蛋白的合成，减少机体蛋白的净丢失。

氨基酸溶液是目前临床上主要的蛋白质供给形式，选用理想配方的氨基酸溶液可达到较好的营养支持目的，药师在处方审核过程中，除应关注氨基酸的摄入量是否充足外，还应考虑氨基酸制剂的选择是否合理。例如，若手术患者肝功能存在障碍，应选择支链氨基酸含量高而芳香族氨基酸含量低的氨基酸溶液，并应在营养支持过程中定期评估蛋白需求量，以判定当前处方是否合理。

此外，药师在审核 PN 氨基酸剂量是否合理时，同样需要根据患者的 BMI 对患者的体重进行判断，以防止氨基酸给予过量。目前尚无氨基酸过量会对人体造成有害影响的报道，但过度的氨基酸供给并不能让患者获益，且会造成浪费，加重患者的经济负担。

（五）其他营养素审核

**1. 糖脂比审核**　在审核 PN 处方时，除需审核能量、氨基酸是否达到目标需要量的问题外，尚需审核各组分配比是否合理。为保证足量氨基酸发挥其促进正氮平衡的作用，ESPEN 指南推荐在能量供应比例上，PN 处方中氨基酸、脂肪、葡萄糖的供能比应为 20%：30%：50%。营养处方中的糖脂比并非固定，可以根据患者情况进行调整，常规糖脂供能比例有 50%：50% 和 60%：40%，对于存在高脂血症和脂肪肝的患者，糖脂供能比可以提高至 70%：30%。如果患者存在高脂血症，血液中的甘油三酯浓度接近或超过 5mmol/L 可进一步降低处方中脂肪含量或可不添加脂肪乳。《肠外营养安全性管理中国专家共识（2021版）》中提出高脂血症（甘油三酯＞3.5mmol/L）或脂代谢异常的患者，应根据代谢情况决定是否使用脂肪乳，对重度高甘油三酯血症（≥5.6mmol/L）的患者，应避免使用脂肪乳剂。药师在审核处方时需注意，如患者因高脂血症少用或禁用脂肪乳，则患者可以适当用葡萄糖补充所欠缺的能量，但是不可全部替换，以免超出人体正常葡萄糖氧化代谢能力，造成血糖升高。

**2. 特殊脂肪乳审核** 糖和脂肪乳是 PN 处方中主要的供能物质，但有一类脂肪乳在参与供能的同时还扮演着重要的免疫营养素的角色，该类脂肪乳为鱼油脂肪乳注射液，其富含 ω-3 不饱和脂肪酸，ω-3 不饱和脂肪酸可改善择期手术、多发伤、脑外伤、腹部大手术及冠状动脉旁路移植术患者的预后。此外，对于严重创伤、感染及急性呼吸窘迫综合征等重症患者，补充 ω-3 不饱和脂肪酸有助于改善应激后炎症反应、器官功能，减少机械通气时间、ICU 停留时间和住院时间，降低并发症发生率及病死率。ω-3 不饱和脂肪酸可通过改变细胞膜磷脂构成、增加膜流动性，影响细胞膜上受体的空间构象和离子通道，进而影响细胞功能分子的合成、抑制信号转导。此外，ω-3 不饱和脂肪酸调节类花生酸、细胞因子的合成，调控基因、信号分子和转录因子的表达，改变脂筏的脂肪酸组成及结构，影响各种炎症介质、细胞因子的合成及白细胞的活性，从而减少炎性介质的产生与释放，促进巨噬细胞的吞噬功能，具有抗炎、改善机体免疫功能的作用。ω-3 不饱和脂肪酸还参与细胞代谢产物调节受体介导的多种信号转导通路，包括跨膜受体介导、核受体介导的信号转导通路，最终影响基因表达，引起细胞代谢、增殖、分化、凋亡等一系列的改变。多项临床研究结果显示，腹部手术后患者补充鱼油脂肪乳剂有助于改善手术后炎症反应及肝脏、胰腺功能，减少术后机械通气时间、缩短住院时间、降低再入 ICU 率及病死率。

值得注意的是，ω-3 不饱和脂肪酸改善预后的效果具有剂量依赖性，同时其作用还与疾病的严重程度和应用时机有关。目前，大多数专家建议 ω-3 不饱和脂肪酸应尽可能在疾病及应激的早期使用，推荐剂量为 0.10～0.20g/（kg·d）。临床药师在审核 PN 处方时应注意，若处方中脂肪乳只有鱼油脂肪乳注射剂，属于不合理处方，因为鱼油脂肪乳中必需脂肪酸含量低，鱼油脂肪乳注射液不得作为肠外营养液中唯一的脂肪乳来源，需要与其他脂肪乳注射液合用。

**3. 特殊氨基酸审核** 对于长期需要 PN 支持的患者，临床药师可建议医生在 PN 处方中添加谷氨酰胺，谷氨酰胺是机体中含量最丰富的氨基酸，约占总游离氨基酸的 50%，是合成氨基酸、蛋白质、核酸和许多其他生物分子的前体物质，在肝、肾、小肠和骨骼肌代谢中起重要调节作用，是在机体内各器官间转运氨基酸和氮的主要载体，也是所有快速增殖细胞如小肠黏膜细胞、淋巴细胞等生长、修复特需的能源物质，对维护肠道黏膜结构和功能的完整性起着十分重要的作用。在手术创伤、烧伤、感染等应激状态下，血浆与骨骼肌内的谷氨酰胺含量明显下降，导致蛋白质合成障碍、肠黏膜萎缩、免疫功能受损。此时补充外源性谷氨酰胺（通过增加血浆和肌肉中的谷氨酰胺浓度）可促进蛋白质合成，改善机体免疫抑制状态，减轻氧化应激损害，调控细胞因子、炎性介质的产生和释放，防止肠黏膜萎缩，减少肠道细菌及内毒素移位，从而改善患者的临床结局。

**4. 微量元素及维生素审核**　对于术后 5 天内恢复进食或可以进行 EN 支持或肠内肠外混合喂养的患者，不需要通过静脉补充维生素及微量元素，若患者术后无法进食或无法通过肠内途径喂养，且需要全部或接近全部 PN 的患者，患者应每天补充各种维生素和微量元素，药师在审核这一部分患者的营养处方时，应注意 PN 处方中是否添加维生素和微量元素。

## 四、围手术期患者肠外营养审核流程

【基本信息】　患者，男，71 岁，身高 170cm，体重 78kg，BMI 26.99kg/m²。

【主诉】　反酸 5 年余，加重 1 周余。

【现病史】　患者于入院前 5 年无明显诱因出现反酸，无腹痛、腹胀、恶心、呕吐、腹泻，无胸痛、胸闷、咳嗽、咳痰，无乏力、低热、盗汗。于当地医院行相关检查，诊断为反流性食管炎，抑酸对症治疗，症状好转。1 周前行胃镜检查时发现食管裂孔疝，未予治疗。现为求明确诊治，来笔者所在医院，门诊医师经查，以"食管裂孔疝"收入院。病程中患者睡眠、大小便正常，近 1 周饮食减少，体重未见明显减轻。

【既往病史】　患者有阑尾炎手术史，肠息肉手术史，发现糖尿病 6 个月，血糖控制尚可。否认高血压、心脏病病史，否认外伤史，否认传染病病史。

【过敏史】　否认药物及食物过敏史。

【体格检查】　T 36.5℃，P 63 次/分，R 18 次/分，BP 91/65mmHg。一般状态尚可，神志清楚，结膜无苍白，皮肤、巩膜无黄染，浅表淋巴结未及肿大；胸廓对称，气管居中；双侧语颤正常，叩诊双肺清音，听诊双肺呼吸音清。心律齐，心音有力。腹软，无压痛，双下肢无水肿。四肢活动自如。

【实验室检查及其他辅助检查】

**1. 血常规**　白细胞 7.33×10⁹/L，中性粒细胞 5.18×10⁹/L，中性粒细胞百分比 70.6%，红细胞 4.56×10¹²/L，血红蛋白 115g/L，血小板 225×10⁹/L。

**2. 生化指标**　甘油三酯 1.80mmol/L，尿素 5.59mmol/L，肌酐 87.1μmol/L，丙氨酸转氨酶 20.9U/L，天冬氨酸转氨酶 20.6U/L，总胆红素 8μmol/L，直接胆红素 2.1μmol/L，碱性磷酸酶 55U/L，总蛋白 66.1g/L，白蛋白 36.5g/L，前白蛋白 219.2mg/L，葡萄糖 5.4mmol/L。钠 137mmol/L，钾 4.37mmol/L，氯 103.6mmol/L，钙 2.29mmol/L，镁 0.83mmol/L，无机磷 0.79mmol/L。

**3. 凝血功能**　国际标准化比值 0.93，部分凝血活酶时间 25.1 秒。

**4. 其他辅助检查**　电子胃镜示食管齿状线距门齿 34cm，贲门口松弛，反折可见疝环。食管下段可见全周性黏膜损害。胃贲门黏膜光滑，通过顺利；胃底黏膜光滑，胃体皱襞走行正常，黏液湖半透明；胃角光滑，胃窦黏膜可见点、片样红斑，黏膜光滑，不伴水肿；幽门口圆形，开闭良好，无反流。十二指肠球及降部正常。

【诊断】　食管裂孔疝；反流性食管炎。

【诊疗】　完善相关检查，评估患者心肺功能能否耐受手术后，充分肠道准备，术前胃肠减压，行食管裂孔修补、胃底折叠手术，术后胃肠减压，肠外营养支持。

下面以患者术后首次肠外营养处方为例，分析围手术期患者营养处方审核流程。

【肠外营养处方】

| | |
|---|---|
| 50%葡萄糖注射液 | 500ml |
| 8.5%复方氨基酸注射液（18AA-Ⅱ） | 750ml |
| 20%中/长链脂肪乳注射液 | 250ml |
| 0.9%氯化钠注射液 | 500ml |
| 10%葡萄糖酸钙注射液 | 20ml |
| 10%氯化钾注射液 | 50ml |
| 注射用脂溶性维生素（Ⅱ）/注射用水溶性维生素 | 1盒 |
| 灭菌注射用水 | 15ml |

输注方式：中心静脉

【处方审核流程】

**1. 肠外营养的适应证审核**　对患者进行营养状态评估，患者有糖尿病，疾病评分1分，自述近1周饮食较前减少约1/4，营养状态评分1分，患者年龄超过70岁，年龄评分1分，患者 NRS 2002 评分为3分，存在一定的营养风险，该患者需进行食管裂孔疝修补术，术后需行胃肠减压术，以利于患者恢复，胃肠减压术是医院普外科中一种常见的护理手段，常被应用于麻痹性肠梗阻、急性胃扩张、肠胃穿孔修补等手术，其通过在鼻腔中插管，对胃肠内的积液或积气进行引流，从而缓解胃肠区压力，减轻腹胀及缝合口张力。通过行胃肠减压术，可有效改善胃肠壁血液循环，促进患者伤口的愈合。由于胃肠减压术开展期间要长时间放置胃管，且患者不能饮水或进食，食管裂孔疝术后胃肠减压时间一般为3～7天，需根据患者恢复情况适时停止减压治疗，根据《成人围手术期营养支持指南（2016年版）》推荐，应进行营养支持，且应选择肠外营养支持。

**2. 过敏史审核**　该患者否认药物及食物过敏史，可以使用中/长链脂肪乳。

**3. 基础审核**　该患者肠外营养处方液体总量为2085ml，采用中心静脉输注方式，处方中含有氨基酸、糖类、脂肪乳、维生素及电解质。针对该处方需审核以下要点。

（1）脂肪乳稳定性审核

1）一价阳离子浓度审核：2018年中华医学会肠外肠内营养学分会药学协作组发表的专家共识《规范肠外营养液配制》指出，一价阳离子浓度应小于150mmol/L方可维持脂肪乳的稳定性。该处方中一价阳离子由氯化钾和氯化钠提供，1g 氯化钾含有 13.41mmol K$^+$，1g 氯化钠含有 17.11mmol Na$^+$，该处方中含有氯化钾5g，含有氯化钠4.5g，计算得一价阳离子浓度为69.09mmol/L，低于150mmol/L，对脂肪乳稳定性无影响。

2）二价阳离子浓度审核：2018年中华医学会肠外肠内营养学分会药学协作组发表的专家共识《规范肠外营养液配制》指出，对于含有脂肪乳的肠外营养液，为保证脂肪乳的稳定性，二价阳离子浓度应小于10mmol/L。该处方中，二价阳离子由葡萄糖酸钙注射液提供，10%葡萄糖酸钙注射液 10ml 含有 2.23mmol Ca$^{2+}$，该处方中含有 10%葡萄糖酸钙注射液 20ml，计算得二价阳离子浓度为2.14mmol/L，符合脂肪乳稳定性要求。

3）葡萄糖浓度审核：2012年中华医学会发布的《临床技术操作规范——肠外肠内营养学分册》中指出，含有脂肪乳的肠外营养液，葡萄糖浓度需小于23%。计算该处方中葡萄糖含量为 250g，葡萄糖浓度为 11.99%，符合脂肪乳稳定性要求。

4）氨基酸浓度审核：2018 年中华医学会肠外肠内营养学分会药学协作组发表的专家共识《规范肠外营养液配制》指出，有研究表明氨基酸浓度为 2.5%～8.5%、1.94%～4.1% 时可维持 TNA 中的脂肪乳的稳定。所以，按照最新标准，为维持 TNA 中脂肪乳的稳定性，氨基酸浓度应≥1.94%。该处方中氨基酸含量为 63.75g，浓度为 3.06%，符合脂肪乳稳定性要求。

（2）实验室指标审核

1）血甘油三酯水平审核：《肠外营养安全性管理中国专家共识（2021 版）》中提出高脂血症(甘油三酯＞3.5mmol/L)或脂代谢异常的患者应根据代谢情况决定是否使用脂肪乳，对重度高甘油三酯血症（≥5.6mmol/L）的患者，应避免使用脂肪乳剂。患者甘油三酯 1.80mmol/L，符合使用脂肪乳剂的要求，可以使用脂肪乳剂。

2）离子水平审核：患者血钠、血钾、血钙、血镁、血氯在正常范围内，因患者血清白蛋白为 36.5g/L，在正常范围内不需对血清钙离子进行校正，故补充生理需要量的钠、钾、钙、镁、氯即可，该组处方中未给予患者补充镁元素，可建议医生在处方中加入 25%硫酸镁注射液 10ml，即加入镁离子 10.14mmol。加入 10.14mmol 的镁离子后，处方中二价阳离子的浓度变为 7mmol/L，不影响脂肪乳的稳定性；患者血清无机磷 0.79mmol/L，低于正常水平，轻度低磷血症无明显症状，但严重的低磷血症可引起精神异常、肌无力、心肌病变等，危害患者的健康，故建议该处方中应添加适当的磷元素。

（3）渗透压摩尔浓度审核：该患者选择的输注方式为中心静脉，对渗透压摩尔浓度无要求。

（4）配方合理性审核

1）糖脂比审核：该处方中含有葡萄糖 250g，可提供能量为 850kcal，处方中应用的脂肪乳为中/长链脂肪乳（C6-24）20%/250ml，该脂肪乳 250ml 提供的能量为 488kcal，计算得该处方葡萄糖和脂肪供能的比例为 63.5%∶36.5%，该处方中葡萄糖和脂肪的供能比符合 ESPEN 相关指南的要求。

2）热氮比审核：热氮比为非蛋白热量（kcal）∶氮（g），处方中非蛋白热量包括葡萄糖提供的能量及脂肪乳提供的能量，葡萄糖注射液为一水合葡萄糖制剂，1g 葡萄糖提供 3.4kcal 能量，脂肪乳提供的能量可以按 1g 脂肪提供 9kcal 能量进行计算，也可以按照脂肪乳说明书中所提供的能量信息进行计算，本处方中使用的中/长链脂肪乳 250ml 可提供能量 488kcal，葡萄糖所提供的能量为 850kcal，该处方中非蛋白热量为 1338kcal。处方中含氮量可按氨基酸含量×16%进行估算，也可以根据说明书中所提供的含氮量进行计算，本处方中使用的氨基酸说明书中标明 250ml 该品的含氮量为 3.5g，处方中含氮量为 10.5g，计算卡氮比为 127.43∶1，符合肠外营养处方中卡氮比（100∶1）～（200∶1）的要求。该处方中氨基酸说明书中标明每 250ml 的氨基酸可提供 87.5kcal 的能量，处方中 750ml 氨基酸可提供的能量为 262.5kcal，供能占总能量的 16.4%，氨基酸在肠外营养处方中供能低于总能量的 20%，可保证氨基酸发挥其促进正氮平衡的作用，处方合理。

**4. 个体化审核** 该患者 BMI 为 26.99kg/m²，属于超重患者，其能量及氨基酸的需求应按理想体重计算，该患者的理想体重（IBW）为 IBW=身高（cm）-105=170-105=65kg。

（1）能量审核：对该患者使用体重法给予能量，审核患者全医嘱，未见除肠外营养液以外的其他供能物质，计算该处方中总能量为 1600.5kcal，该患者理想体重为 65kg，每千克体重的供能为 24.62kcal，《成人围手术期营养支持指南（2016 年版）》推荐围手术期患者的营养供给为 25~30kcal/kg，该患者的能量供给略低于目标值 25kcal/kg，但相差不多，可以满足患者的能量需求。

（2）氨基酸审核：该患者肠外营养处方中的氨基酸总量为 63.75g，相当于每千克体重 0.98g 氨基酸，根据《成人围手术期营养支持指南（2016 年版）》推荐围手术期患者氨基酸的需求量为 1.2~1.5g/（kg·d），对于创伤较大的手术，蛋白质应为 1.5~2.0g/（kg·d），更有利于患者的恢复。该患者氨基酸供给量不足，可建议医生提高氨基酸供给，以促进患者术后恢复。

（3）其他营养素审核：患者该营养处方中未见微量元素的补充，患者目前仅使用肠外营养支持，对于术后单纯应用肠外营养支持的患者，应每天补充维生素及微量元素。

# 第三节　胰腺炎患者的肠外营养支持

## 一、概　　述

胰腺是仅次于肝脏的第二大腺体，具有内分泌和外分泌的功能。胰腺分泌的胰岛素、胰高血糖素、生长抑素等激素由内分泌细胞分泌产生，胰岛素由胰岛 B 细胞分泌，其作用主要是降低人体的血糖，是人体唯一具有降低血糖作用的激素，当胰岛素分泌不足或出现胰岛素抵抗时，就会引起糖尿病；胰高血糖素由胰岛 A 细胞分泌，其作用是升高血糖水平，与胰岛素的作用相反，其与胰岛素共同维持机体血糖处于正常水平，但胰高血糖素不是唯一升血糖的激素；生长抑素可抑制胰岛素、胰高血糖素的分泌。胰腺的外分泌功能主要是分泌胰液，由胰腺的腺泡细胞和小导管管壁细胞分泌，为无色无味的碱性液体。胰液成分主要是由各种腺泡细胞分泌的多种消化酶，包括有活性的胰淀粉酶、胰脂肪酶和酶原形式的胰蛋白酶、糜蛋白酶、羧基肽酶、RNA 酶、DNA 酶等。胰液的消化能力和消化功能较全面，如果胰液分泌出现障碍，即使其他消化液都正常分泌，食物中的脂肪和蛋白质仍然不能被消化完全，常会出现脂肪泻，也会使脂溶性维生素的吸收受影响，但糖的消化和吸收一般不受影响。故胰腺是人体非常重要的分泌器官及消化器官。

胰腺炎是多种病因导致胰酶在胰腺内被激活后，引起胰腺组织自身消化、水肿、出血甚至坏死的炎症反应，按照发病时间及病程可分为慢性胰腺炎和急性胰腺炎两种。慢性胰腺炎是由各种病因引起的胰腺组织和功能不可逆改变的慢性炎症性疾病，临床表现主要是反复发作的上腹部疼痛和胰腺内外分泌功能障碍，根据其组织病理改变可分为慢性钙化性胰腺炎、慢性阻塞性胰腺炎、慢性炎症性胰腺炎和自身免疫性胰腺炎。急性胰腺炎通常起病急，病程凶险，其按严重程度可分为：①轻症急性胰腺炎（mild acute pancreatitis，MAP）：占急性胰腺炎的 80%~85%，不伴有器官功能障碍及局部或全身并发症,通常在 1~2 周内恢复,病死率极低;②中度重症急性胰腺炎( moderately severe acute pancreatitis, MSAP):伴有一过性(≤48 小时)的器官功能障碍和(或)局部并发症,早期病死率低, 如坏死组织合并感染, 则病死率增高;③重症急性胰腺炎( severe acute pancreatitis, SAP):占急性胰腺炎的 5%~10%,伴有持续(>48 小时)的器官功能障碍,病死率高。

无论是慢性胰腺炎还是急性胰腺炎,都会造成患者营养物质消化和吸收的短期甚至永久性损害, 导致患者营养不良。在这两种疾病的治疗过程中都需要一定的营养支持, 但其营养支持方法各不相同。本节将重点介绍胰腺炎肠外营养支持治疗的相关内容。

## 二、胰腺炎患者营养不良的原因

（一）急性胰腺炎患者营养不良的原因

急性胰腺炎患者营养不良一方面是因为机体大量消耗,营养物质代谢紊乱,扰乱内环境稳态;另一方面是因为重症急性胰腺炎患者的胰腺需要休息、摄入明显减少;除此之外, 重症急性胰腺炎常伴有胰腺炎性坏死而影响胃肠功能,造成胃肠功能损害,一些患者还会出现消化道出血、胃瘘、肠瘘、胆瘘或胰瘘等症状,均会导致患者存在营养不良的风险。

（二）慢性胰腺炎患者营养不良的原因

慢性胰腺炎是一种反复炎症发作导致胰腺实质被纤维性结缔组织取代的疾病,其主要后果是功能性外分泌和内分泌胰腺组织的损失,从而导致胰腺外分泌和内分泌功能不全。疼痛在慢性胰腺炎患者中经常发生,并且似乎与许多因素有关,如胰腺神经重塑和神经病变、胰腺导管内和胰腺实质内压力增加、胰腺缺血及急性复发期间的急性炎症。疼痛和胰腺功能损失都会导致慢性胰腺炎患者营养不良。慢性胰腺炎患者常伴有糖尿病,且患者大多存在吸烟、酗酒等不良生活习惯,这些也是导致慢性胰腺炎患者存在营养风险的原因。此外, 其他长期后果, 如骨质疏松症经常被忽视。因此, 在慢性胰腺炎所需的多模式管理中, 筛查营养不良和营养支持起着至关重要的作用。

## 三、胰腺炎患者营养代谢的变化

（一）碳水化合物代谢的改变

胰腺的内分泌激素胰岛素和胰高血糖素是调节人体糖代谢的重要激素,胰腺炎发生时,会造成胰岛素和胰高血糖素分泌的比例失衡,胰岛素比例下降,胰高血糖素比例增加。感染应激状态下分解激素分泌增加会削弱胰岛 B 细胞的功能,使得糖利用发生障碍,糖异生增加, 葡萄糖不耐受或胰岛素抵抗, 导致血糖明显增高, 出现糖尿。在重症急性胰腺炎患者中, 葡萄糖不耐受者占 40%~90%,约 81%的患者须给予外源性胰岛素。

（二）蛋白质和氨基酸代谢的改变

胰腺炎发生时，胰腺的外分泌功能受到影响，胰腺的外分泌液中含有多种蛋白水解酶，包括胰蛋白酶、糜蛋白酶、弹性蛋白酶、羧基肽酶等。胰蛋白酶和糜蛋白酶可使蛋白质进一步分解为小分子多肽及氨基酸。多肽可被弹性蛋白酶或羧基肽酶分解为氨基酸，以供人体吸收利用。胰腺炎发生时，胰液分泌异常可造成氨基酸吸收障碍。

蛋白质分解代谢是胰腺炎的另一个重要特征。重症急性胰腺炎患者的尿素生成明显增高，表明蛋白质的分解增加和肌肉蛋白合成减少，负氮平衡是这些改变的最终表现。分解代谢和肌肉蛋白的水解提高了血液中芳香族氨基酸的浓度，降低了支链氨基酸的水平，使尿素合成增加。氨基酸循环池降至正常水平的 40%，血清循环中谷氨酰胺的水平降至正常的 55%，而骨骼肌中的谷氨酰胺降至正常的 15%。同时腹腔内炎性渗出丢失大量蛋白，出现严重低蛋白血症。肝脏白蛋白的合成受抑，急性期蛋白合成增加，血中白蛋白浓度因肝脏合成减少、体内分布异常、丢失增加、营养底物补充不足等迅速下降，而 C 反应蛋白浓度显著增加。慢性胰腺炎患者常常因为进食后腹痛加剧而造成外源性蛋白质摄入减少，当机体需要进行修复时，由于外源性氨基酸摄入不足，需依赖内源性氨基酸进行组织修复，造成人体肌肉的流失，进而造成负氮平衡。

（三）脂肪代谢的改变

高脂血症在急性胰腺炎患者中较常见，急性胰腺炎患者脂肪动员加速，脂肪分解和氧化增加，部分患者出现脂肪分解或氧化障碍，清除率降低，表现为血中甘油三酯增多，极低密度脂蛋白和游离脂肪酸浓度升高。重症急性胰腺炎患者往往体脂储备减少，体重下降。慢性胰腺炎是一种慢性消耗性炎性疾病，可不断地消耗机体的脂肪组织。在慢性胰腺炎患者体内，脂肪组织不断酯化，产生甘油及有毒的游离脂肪酸，而游离脂肪酸可以破坏胰腺小血管壁并促使微血栓的形成，最终导致胰腺自溶释放大量消化酶损伤胰腺，加重慢性胰腺炎的病情。脂肪组织是人体中特殊的内分泌器官之一，可分泌脂联素、瘦素、抵抗素，同时也含有各种类型的免疫细胞，在不断酯化的同时也会产生大量炎症因子。

脂肪泻是胰腺外分泌功能不全的主要表现，由于胰腺炎使胰脂肪酶的分泌功能减弱或丧失，致使脂肪吸收障碍，造成脂肪泻。患者出现消瘦、营养不良及脂溶性维生素缺乏等症状。

# 四、胰腺炎患者肠外营养的审核要点

（一）肠外营养的适应证审核

**1. 慢性胰腺炎患者肠外营养的适应证审核**　慢性胰腺炎可引起消化和代谢紊乱，造成患者营养状态的进行性下降。慢性胰腺炎患者的基础代谢率为正常的 110% 左右，再加上进食相关的腹痛，导致患者的营养物质摄入减少，慢性胰腺炎患者常伴有 10%～20% 的体重丢失。慢性胰腺炎的患者中有 5%～10%需要肠外或肠内营养支持。当患者 5～7 天内实际或预期的口服摄入营养量不足，则应启动营养支持治疗。慢性胰腺最常见的营养支持方式是口服营养补充剂或进行肠内营养，当患者出现胃出口梗阻、复杂造瘘疾病或肠内营养不耐受时，可选择用肠外营养支持。另外，慢性胰腺炎的急性期，为使胰腺得以充分休息，也可使用肠外营养支持方式。

**2. 急性胰腺炎患者肠外营养的适应证审核**

（1）轻症急性胰腺炎：轻症急性胰腺炎患者通常只需短期（3～7 天）禁食，一旦患者腹痛消失或者血淀粉酶恢复至正常或者肠动力恢复，即可考虑开放饮食，液体治疗方面只需补充每日生理需要量即可，通常不需要进行肠外或肠内营养支持，除非患者在首次发病前就已经处于营养不良状态，或者患者禁食时间超过 5～7 天且存在肠内营养禁忌证，这时可启用肠外营养。

（2）中度重症急性胰腺炎：中度重症急性胰腺炎患者在进行液体复苏后应尽早开始营养支持，通常推荐在入院后 3～5 天内，最晚不超过 1 周开始营养支持治疗，同样应以肠内营养支持为主，当肠内喂养不耐受或者存在禁忌时，应尽快使用肠外营养支持。

（3）重症急性胰腺炎：营养支持一直是治疗急性胰腺炎特别是重症急性胰腺炎的一种重要支持治疗手段，营养支持虽不能改变胰腺炎的病理过程，但却可使患者较顺利地度过急性反应期和感染期，可明显改善预后，有研究表明与没有营养支持的常规治疗相比，应用全胃肠外营养后重症急性胰腺炎患者的死亡率从 45%下降至 7%。

急性胰腺炎的营养支持包括肠内营养和肠外营养，美国胃肠病学会于 2013 年和 2018 年发布的《急性胰腺炎诊治指南》均建议如无禁忌，在急性胰腺炎早期（24 小时内）进行肠内营养支持，有研究报道肠内营养可维持急性胰腺炎患者的肠道黏膜功能和结构，保护上皮细胞连接的完整性，刺激上皮细胞刷状缘酶类的分泌，防止细菌移位。然而，当采用肠内营养支持无法满足患者的目标营养需求时，或患者不能耐受肠内营养或患者存在肠内营养禁忌证时（腹腔压力>20mmHg 或存在急性冠脉综合征的重度急性胰腺炎），应暂停肠内营养，启用肠外营养。

肠外营养是急性胰腺炎治疗不可或缺的重要方法。肠外营养能够为急性胰腺炎患者提供营养支持，使胰腺充分休息，不仅可以减少胰腺外分泌刺激，限制胰腺外分泌酶的促炎作用，还可减轻麻痹性肠梗阻。但肠外营养也存在一定的弊端，肠外营养使用的时间越久，发生导管相关性感染、代谢紊乱等并发症的概率越高，且相对于肠内营养，肠外营养的费用较高。因此，对于需要长期进行营养支持的患者来说，单纯肠外营养并不是理想的选择。故对于采用肠外营养支持的胰腺炎患者，如果条件允许，应尽早过渡为肠内肠外混合喂养或肠内营养。

（二）能量审核

轻症和中度重症急性胰腺炎患者以肠内营养支持为主，肠外营养常作为短期过渡使用；在重症急性胰腺炎早期，患者常需要禁食、胃肠减压、应用抑制胰酶分泌的药物等，故 PN 是重症急性胰腺炎早期较为理想的营养支持方式，目前各个指南、共识对肠外营养处方的推荐大多是建立在重症急性胰腺炎的基础上。

在重症急性胰腺炎的急性期实施 PN 支持时，重点是纠正代谢紊乱，提供合适的能量及营养底物，以适应机体的高代谢状态，保持并维护细胞、组织和器官的结构与功能，而不是以改善患者的营养状态为主要目的。此阶段患者的能量需要量可按照间接能量测量法测定的机体静息能量消耗值供给，或按照 Harris-Benedict 公式估算值的 1.1～1.3 倍供给。在实际工作中，为了方便也可按照拇指法则，按体重（kg）给予患者能量，ESPEN《急慢性胰腺炎临床营养指南》推荐重症急性胰腺炎的能量供给应为 30～35kcal/（kg·d），热氮比在（100∶1）～（150∶1），应用葡萄糖和脂肪乳剂双能源供能，葡萄糖供能占总能量的50%～70%，尽可能避免产生高血糖等代谢副作用，急性反应期及感染期糖脂比可达到 5∶5，康复期糖脂比可达 6∶4。同时应避免由于营养不当或"过度营养"加重肺、肝脏、肾脏的负担，若存在系统性炎症反应、多器官功能障碍及再喂养综合征风险，热量供给可调整为20～25kcal/（kg·d）。随着病程的进展，如果患者病情逐步好转，各脏器系统功能逐步恢复，机体进入合成代谢阶段时，摄入营养物质的量应超过机体消耗量，才能维持能量和氮的正平衡，促进营养物质在人体内储存，以利于后期恢复。能量摄入量可达到 1.5～2.0 倍的静息能量消耗量，为 35～40kcal/（kg·d），并逐步过渡为正常经口进食。

药师在审核重症急性胰腺炎患者的肠外营养相关问题时，首先需要判定患者处于疾病的哪个阶段，再根据各个阶段能量需求的不同，判定患者的能量供应是否合理。另外，对于根据拇指法则给予能量的患者，还需要根据体重指数判定患者的体重选择是否合理。由于胰腺炎患者的胰腺损伤导致胰岛素分泌障碍，肠外营养处方中的葡萄糖会造成患者高血糖，故在使用含有葡萄糖的肠外营养处方时，应外源性地使用胰岛素，以维持患者正常血糖水平，并需要对患者的血糖进行监护。脂肪是肠外营养处方中优质的能量来源，同时可以提供必需和非必需脂肪酸，高脂血症是急性胰腺炎最常见的并发症，急性胰腺炎患者若血清甘油三酯在正常范围内，肠外营养处方中可以正常使用脂肪乳剂，若患者甘油三酯水平在 3mmol/L 以上，应降低患者肠外营养处方中的脂肪供能比例，为促进急性胰腺炎患者的恢复，通常需要保持患者的血清甘油三酯水平低于 4.6mmol/L，血清甘油三酯水平高于此值时，不建议在肠外营养处方中添加脂肪乳剂。但此时，药师在审核肠外营养处方时应注意，脂肪供能不可全部等量转化成葡萄糖供能，人体葡萄糖氧化的最大速率为 4～7mg/（kg·min），即 5～6g/（kg·d），若葡萄糖的供应超过人体的氧化能力上限，过量的葡萄糖会引起高血糖、高碳酸血症等不良反应，加重患者肝脏、肾脏及肺的负担，高血糖是感染和代谢性并发症发生的危险因素，在审核单纯葡萄糖供能的肠外营养处方时，药师应特别注意葡萄糖的总量问题，且不应单纯计算单一肠外营养处方中的葡萄糖含量，应对患者的全医嘱进行梳理计算，保证葡萄糖剂量安全合理。

（三）氨基酸审核

负氮平衡是急慢性胰腺炎患者的另一大代谢特征，肠外营养中氨基酸的补充不会对胰腺的内外分泌功能产生影响，故纠正胰腺炎患者的负氮平衡、减少蛋白质的丢失是胰腺炎患者进行肠外营养支持的主要目标。重症急性胰腺炎患者在不同阶段有不同的代谢特点，在对重症急性胰腺炎肠外营养处方中的氨基酸进行审核时，亦应根据患者的疾病状态进行审核。在重症急性胰腺炎的急性期和感染期，营养支持中氨基酸的主要作用并不是改善患者的营养状态，而是减少蛋白质的流失，将蛋白质的消耗调整至合理的水平，此时氨基酸的供应应为 1.2～1.5g/（kg·d）；在重症急性胰腺炎的恢复期，营养支持的目的是使患者获得正氮平衡，以促进机体的恢复，此时肠外营养中氨基酸的供应可调整为 1.5～3g/（kg·d）。当重症急性胰腺炎合并肝肾衰竭时，为减少肝脏肾脏负担，氨基酸的供应量应调整为 0.8～1.2g/（kg·d）。此时，药师在审核肠外营养处方中氨基酸的合理性时，还应注意氨基酸品种的选择是否合理，目前市面上有针对肝肾功能障碍而设计的疾病适用型氨基酸，可供选择。

监测尿素排泄有助于判断胰腺炎患者的蛋白质消耗状态，有利于对营养支持中氨基酸的剂量进行调整，根据患者体重计算氨基酸时，药师需要判定患者的体重选择是否合理。

## （四）其他营养素审核

**1. 微量元素和电解质的审核** 胰腺炎患者还可能出现电解质紊乱、微量元素和维生素缺乏，如低钙、低镁、低锌、维生素 $B_1$ 缺乏和叶酸缺乏等。40%～60%的重症急性胰腺炎患者会出现低钙血症，在疾病发生的 3 天内，血清钙水平会大幅度下降。游离脂肪酸对钙离子的皂化作用、低蛋白血症、低镁血症、降钙素释放的增加、甲状旁腺素分泌减少等的协同作用可能是导致低钙血症的原因。重症急性胰腺炎患者由于这些代谢紊乱，营养状况迅速恶化，如果没有合理的营养支持，营养不良会迅速发生，损害免疫功能，进而导致感染等并发症增加，器官系统功能发生障碍或衰竭，病死率增加。有关急性胰腺炎的电解质紊乱，常在急性胰腺炎早期的液体复苏阶段进行纠正，考虑到肠外营养液中脂肪乳的稳定性问题，在肠外营养液中添加大量的电解质以纠正电解质紊乱问题相对少见，通常是补充每日生理需要量，一旦患者需要通过肠外营养大量补充电解质时，药师应注意审核含有脂肪乳的肠外营养液的离子浓度，以保证脂肪乳的稳定性，一价阳离子浓度应小于150mmol/L，二价阳离子浓度应小于 10mmol/L，还应注意审核无机磷和钙的稳定性问题，保证钙磷乘积<72。对于重症急性胰腺炎患者来说，发病时患者可能已经存在维生素及微量元素不足的问题，而微量元素和维生素可加速急性胰腺炎的恢复，故重症急性胰腺炎患者应每日补充维生素及微量元素。

**2. 特殊氨基酸的审核** 谷氨酰胺是条件必需氨基酸，可为人体快速增殖细胞提供能量，肠道是谷氨酰胺最主要的消耗器官，有益于急性胰腺炎患者肠黏膜屏障的维护，减少内毒素的生成及细菌移位，也有益于白细胞功能的改善，减少促炎介质的释放。谷氨酰胺还可以促进胰腺增长，增加蛋白质的合成，有研究表明谷氨酰胺可以降低急性胰腺炎患者的感染发生率及死亡率，故 ESPEN 指南推荐急性胰腺炎使用完全肠外营养时，应添加 0.2g/（kg·d）的谷氨酰胺，以改善患者的临床结局。谷氨酰胺一般连续使用不超过 3 周，肝功能不全的患者禁用。急性胰腺炎患者常伴随肝功能损伤，对于此类患者，药师应建议停用或不用谷氨酰胺。

**3. 肠外营养中添加 ω-3 多不饱和脂肪酸的脂肪乳剂** 有助于减轻重症急性胰腺炎患者的早期炎症反应，改善临床预后。

# 五、急性胰腺炎患者肠外营养审核流程

【基本信息】　患者，男，50 岁，身高 170cm，体重 75kg，BMI 25.95kg/m²。

【主诉】　上腹部疼痛 1 周，加重 2 日。

【现病史】　患者于入院前 1 周饮酒后出现上腹部疼痛，呈持续性钝痛，伴有恶心、呕吐及腹胀，无发热、寒战，病程中无皮肤、巩膜黄染，无头痛、头晕，无呕血、黑便，就诊于当地医院，完善胰腺 CT，诊断为急性胰腺炎，先行保守治疗，行腹腔穿刺引流，引流通畅，症状缓解后带管出院。自觉疼痛、腹胀、恶心、呕吐等症状加剧 2 日，现为求进一步明确诊治来笔者所在医院，门诊医生经查以"急性胰腺炎"收入院，病程中饮食差，睡眠尚可，二便正常，病程中体重减轻约 3kg。

【既往史】　既往身体健康状况良好，发现糖尿病 2 个月余，血糖最高达 20mmol/L，皮下注射胰岛素，控制尚可。否认高血压病史，否认外伤史，1 周前行腹腔穿刺引流术，否认输血史，否认乙肝结核等传染病病史。

【过敏史】　否认食物及药物过敏史。

【体格检查】　T 37.0℃，P 64 次/分，R 20 次/分，BP 110/90mmHg。一般状态良好，皮肤、巩膜无黄染，浅表淋巴结未及肿大；颈部对称，气管居中，双侧甲状腺未触及肿大；胸廓对称无畸形，双肺呼吸音清，未闻及干湿啰音，心律齐，无病理性杂音及额外心音；腹平软，未见胃肠型及蠕动波；无腹壁静脉曲张，无手术瘢痕，上腹部可扪及包块，腹胀、压痛明显，无反跳痛，无肌紧张，肝脾未触及，Murphy 征阴性；移动性浊音阴性，肝浊音界存在，肠鸣音 4 次/分，双下肢无水肿。生理反射存在，病理反射未引出。腹腔穿刺引流管引流通畅，每日引流约 20ml 褐色引流液。

【实验室检查及其他辅助检查】

**1. 血常规**　白细胞 10.79×10⁹/L，中性粒细胞 7.48×10⁹/L，中性粒细胞百分比 69.40%，红细胞 3.51×10¹²/L，血红蛋白 92g/L，血小板 331×10⁹/L。

**2. 生化指标**　甘油三酯 0.81mmol/L，血淀粉酶 110.00U/L，尿素 5.93mmol/L，肌酐 72.80μmol/L，丙氨酸转氨酶 5.40U/L，天冬氨酸转氨酶 10.40U/L，总胆红素 8.00μmol/L，直接胆红素 5.10μmol/L，碱性磷酸酶 131.10U/L，总蛋白 65.90g/L，白蛋白 31.40g/L，前白蛋白 108.69mg/L，葡萄糖 12.44mmol/L。钠 130.50mmol/L，钾 4.74mmol/L，氯 95.70mmol/L，钙 0.9mmol/L，镁 0.79mmol/L，无机磷 0.91mmol/L。

**3. 凝血功能**　国际标准化比值 1.23，部分凝血活酶时间 30.20 秒。

**4. C 反应蛋白**　166mg/L。

**5. 其他辅助检查**

（1）肝胆胰脾彩超检查：肝脏，形态大小正常，轮廓清晰，包膜光滑、完整。实质回声致密、增强，分布欠均匀，肝内管腔结构显示清晰，血流充盈良好。门静脉主干内径 10mm，呈向肝性，肝内胆管未见扩张。胆囊，形态大小正常，囊壁不厚欠光滑，胆汁透声良好。胆总管内径 8mm。脾脏，形态饱满，厚径约 44mm，长径约 122mm，回声正常。胰腺，形态大小正常，实质回声略减低，主胰管未见扩张。CDFI（彩色多普勒血流成像）：未见明显异常血流信号。检查意见：胰腺回声略减低、胆囊壁欠光滑、胆总管内径高值、脂肪肝、脾大。

（2）胰腺平扫 CT：示胰腺体尾部密度不均，增强扫描强化不均，边缘毛糙，周围见低密度影，局限性包裹，内见蜂窝状气体影，胰管未见扩张，左侧肾前筋膜增厚，腹腔内见管影。检查意见：胰腺炎，胰腺上方包裹性积气积液，局部引流术后改变。

（3）磁共振胰胆管成像（MRCP）：扫描 1.5TSSh/MRCP 肝右管略扩张，最大径约 0.5cm，肝内胆管、肝左管、肝总管、胆总管未见明显扩张；胰管形态、信号尚可。胆囊不大，壁不厚，其内信号不均。检查意见：肝右管轻度扩张。

【诊断】　重症急性胰腺炎；胰周包裹性坏死；2 型糖尿病。

【诊疗】　入院后给予心电监护、吸氧、禁食水、抗感染、持续胃肠减压、静脉补液、肠外营养支持等治疗，并继续腹腔积液穿刺引流，腹腔冲洗。

下面以患者入院后首次肠外营养处方为例，分析重症急性胰腺炎患者肠外营养处方的审核流程。

【肠外营养处方】

| | |
|---|---|
| 10%葡萄糖注射液 | 500ml |
| 50%葡萄糖注射液 | 360ml |
| 8.5%复方氨基酸注射液（18AA-Ⅱ） | 750ml |
| 20%中/长链脂肪乳注射液 | 500ml |
| 10%氯化钾注射液 | 45ml |
| 10%葡萄糖酸钙注射液 | 40ml |
| 10%氯化钠注射液 | 40ml |
| 多种微量元素注射液 | 10ml |
| 注射用脂溶性维生素（Ⅱ）/注射用水溶性维生素 | 1 盒 |
| 灭菌注射用水 | 15ml |
| 胰岛素注射液 | 46IU |

输注方式：中心静脉

【处方审核流程】

**1. 肠外营养的适应证审核**　该患者持续腹痛 1 周余，加重 2 日，伴有胰周包裹性坏死，诊断为重症急性胰腺炎，处于感染期，根据 2020 年 ESPEN 急慢性胰腺炎营养支持指南，急性胰腺炎患者应进行营养风险筛查与营养评定，由于急性胰腺炎的高分解代谢特性及营养状况对疾病发展的影响，患者有中度至高度营养风险，对预测为重症急性胰腺炎的患者均应考虑其存在营养风险。用 NRS 2002 营养筛查工具对患者的营养风险进行评估，患者有糖尿病，疾病评估为 1 分，自患病以来，进食量减少约一半，营养状态评分 2 分，患者 NRS 2002 评分为 3 分，预计未来禁食时间大于 7 天，需要营养支持，考虑到患者目前腹胀明显，存在腹腔积液，行胃肠减压术，同时患者呕吐症状较明显，暂不适宜使用肠内营养支持，故选择肠外营养支持方式。

**2. 过敏史审核**　患者无药物、食物过敏史，否认大豆、鸡蛋过敏，可以使用中/长链脂肪乳。

**3. 基础审核** 该患者肠外营养处方中液体总量为 2260ml，采用中心静脉滴注方式。处方中含有氨基酸、糖类、脂肪乳、维生素、微量元素、电解质及胰岛素。针对本处方需审核以下要点。

（1）脂肪乳稳定性审核

1）一价阳离子浓度审核：2018 年中华医学会肠外肠内营养学分会药学协作组发表的专家共识《规范肠外营养液配制》指出，含有脂肪乳的肠外营养液中一价阳离子浓度应小于 150mmol/L 方可维持脂肪乳的稳定性。该处方中的一价阳离子由 10%氯化钾注射液和 10%氯化钠注射液提供，1g 氯化钾含有 13.41mmol $K^+$，1g 氯化钠含有 17.11mmol $Na^+$，该处方中含有氯化钾 4.5g，氯化钠 4g，计算得一价阳离子浓度为 56.98mmol/L，低于 150mmol/L，对脂肪乳稳定性无影响。

2）二价阳离子浓度审核：2018 年中华医学会肠内肠外营养学分会药学协作组发表的专家共识《规范肠外营养液配制》指出，对于含有脂肪乳的肠外营养液，为保证脂肪乳的稳定性，其二价阳离子浓度应小于 10mmol/L。该处方中的二价阳离子由 10%葡萄糖酸钙注射液提供，1g 葡萄糖酸钙含有 2.23mmol $Ca^{2+}$，该处方中含有 10%葡萄糖酸钙注射液 40ml，计算得二价阳离子浓度为 3.95mmol/L，低于 10mmol/L，对脂肪乳稳定性无影响。

3）葡萄糖浓度审核：2012 年中华医学会发布的《临床技术操作规范——肠外肠内营养学分册》指出，含有脂肪乳的肠外营养液，葡萄糖浓度需小于 23%。计算该处方中葡萄糖含量为 230g，葡萄糖浓度为 10.18%，符合脂肪乳的稳定性要求。

4）氨基酸浓度审核：2018 年中华医学会肠外肠内营养学分会药学协作组发表的专家共识《规范肠外营养液配制》指出，有研究表明氨基酸浓度为 2.5%～8.5%、1.94%～4.1% 时可维持 TNA 中脂肪乳的稳定。所以，按照最新标准，为维持 TNA 中脂肪乳的稳定性，氨基酸浓度应≥1.94%。该处方中氨基酸含量为 63.75g，浓度为 2.82%，符合脂肪乳的稳定性要求。

（2）实验室指标审核

1）甘油三酯水平审核：《肠外营养安全性管理中国专家共识（2021 版）》中提出，高甘油三酯血症（甘油三酯＞3.5mmol/L）或脂代谢异常的患者，应根据代谢情况决定是否使用脂肪乳，对于重度高甘油三酯血症（甘油三酯≥5.6mmol/L）的患者，应避免使用脂肪乳剂。重症急性胰腺炎患者常存在血脂代谢异常，为保证急性胰腺炎患者的预后，通常需要保持患者的血清甘油三酯水平低于 4.6mmol/L，对于甘油三酯高于 3mmol/L 的患者，应降低脂肪的供能比例，对于不存在高甘油三酯血症的重症急性胰腺炎患者，通常可不对处方中的脂肪含量做特殊限制，该患者甘油三酯 0.81mmol/L，可以使用脂肪乳剂。

2）离子水平审核：患者血钠、血氯、血钾在正常范围内，补充生理需要量即可。血钙略低于正常范围，因患者血白蛋白低，结合钙水平降低，血清钙值低，但是游离钙不一定低，需要对血钙进行校正。校正钙（mmol/L）=实测值（mmol/L）+0.02×[40−血白蛋白（g/L）]=1.07mmol/L，低于正常范围。所以肠外营养处方中添加葡萄糖酸钙注射液 40ml 进行补充，人体正常的钙需要量是 2.5～5mmol，相当于 11～22ml 的 10%葡萄糖酸钙注射液，该处方中补充了 40ml 葡萄糖酸钙，高于生理需要量，是考虑到患者无论实验室检查的血清总钙还是校正后的血钙都低于正常值，需要对血钙进行调整，药师应注意患者血钙的变化情况，患者血钙正常后，应建议将钙补充调整到正常范围内。患者处方中未见镁离子补充，药师可建议在处方中增加生理需要量的镁离子。

（3）渗透压摩尔浓度审核：该患者输注方式为经中心静脉滴注，对渗透压摩尔浓度无要求。

（4）配方合理性审核

1）糖脂比审核：葡萄糖注射液为一水合葡萄糖制剂，1g 葡萄糖提供 3.4kcal 能量，1g 脂肪乳提供 9kcal 能量，脂肪乳的能量也可以参照说明书上标注的能量精确计算。葡萄糖提供的能量可占非蛋白热量的 50%～70%，脂肪乳提供的能量可占非蛋白热量的 30%～50%，某些情况下（如肝功能正常的慢性阻塞性肺疾病）脂肪乳供能可达到 60% 以上。患者目前处于重症急性胰腺炎的感染期，糖脂比应为 50%：50% 左右，该处方中含有葡萄糖230g，可提供能量为 782kcal，除肠外营养液以外，稀释治疗用药葡萄糖剂量为 2g，提供能量为 6.8kcal，总葡萄糖供能为 788.8kcal。处方中应用的脂肪乳为中/长链脂肪乳注射液（C6-24），该脂肪乳 500ml 提供能量为 976kcal，非蛋白热量为 1764.8kcal，处方中糖和脂肪的供能比例为 44.7%：55.3%，脂肪供能比例稍多，可以适当调整，但目前患者血清甘油三酯水平正常，脂肪供能稍多不会影响患者的预后，可以对患者的血脂进行监护，有必要时再进行调整。

2）热氮比审核：热氮比指的是非蛋白热量（kcal）：氮（g），含氮量可以用氨基酸克数×16% 估算出来，也可以参照具体药品说明书标注量精确计算。热氮比一般控制在（150：1）～（200：1），高应激状况或高蛋白质需要时（肝肾功能正常），可达 100：1，重症急性胰腺炎患者的热氮比一般控制在（100：1）～（150：1）。该患者非蛋白热量为1764.8kcal，本处方中使用的氨基酸说明书中标明 250ml 含氮量为 3.5g，按照说明书计算处方的含氮量为 10.5g，计算热氮比为 166.08：1，略高于重症急性胰腺炎的要求，主要是因为该处方中氨基酸供应略低，但热氮比符合肠外营养处方中热氮比（100：1）～（200：1）的总体要求，从热氮比的角度来看，氨基酸仍可发挥其促进正氮平衡的作用。

**4. 个体化审核**　患者身高 170cm，体重 75kg，BMI 25.95kg/m²。根据中国成人体重指数分类标准，24.0kg/m²≤BMI≤27.9kg/m² 属于超重患者。对于超重患者，需要计算患者的理想体重（IBW），IBW=身高（cm）−105=170−105=65kg。

（1）能量审核：患者摄入非蛋白热量为 1764.8kcal，1g 氨基酸提供 4kcal 能量，氨基酸供能 255kcal，该处方总能量为 2019.8kcal。该患者理想体重为 65kg，每千克体重的供能为31.07kcal。ESPEN 急慢性胰腺炎临床营养指南推荐重症急性胰腺炎的能量供给应为 30～35kcal/（kg·d），同时应避免由于营养不当或"过度营养"加重肺、肝脏、肾脏的负担，若存在系统性炎症反应、多器官功能障碍及再喂养综合征风险，热量供给可调整为 20～25kcal/（kg·d）。患者处于感染期，入院后存在全身炎症反应，为避免加重肝肾及肺的负担，应建议医生降低肠外营养处方中的能量供应。

（2）氨基酸审核：该患者肠外营养处方中氨基酸总量为 63.75g，相当于每千克体重0.98g 的氨基酸，患者处于感染期，对于处于急性期及感染期的重症急性胰腺炎患者，指南推荐氨基酸的需求量为 1.2～1.5g/（kg·d）。该患者的氨基酸供给量为 0.98g/（kg·d），低于目标值时，可建议医生提高氨基酸供给，以促进患者术后恢复。

（3）特殊药品审核

1）关于胰岛素：由于急性胰腺炎患者胰腺内分泌功能障碍，胰岛素分泌不足，ESPEN指南推荐在营养支持输注葡萄糖的同时，需要同时外源性输注胰岛素，以避免高血糖的发生，患者目前已存在高血糖，故营养处方中添加了胰岛素，胰岛素是目前经证实能够与 TNA混合的药物，不存在配伍禁忌，但胰岛素与肠外营养液混合输注不利于对患者血糖的动态调整，大部分患者在肠外营养液中添加胰岛素后，仍需额外单独输注胰岛素调整血糖，且肠外营养液中添加胰岛素后，胰岛素易吸附于肠外营养袋内壁，在输注后期，易导致胰岛素集中输入人体，造成低血糖，故不建议在肠外营养液中添加胰岛素调节血糖，如必须添加，则应动态监护患者的血糖。

2）关于谷氨酰胺：该患者肠外营养处方中未添加谷氨酰胺，在重症急性胰腺炎的治疗过程中，谷氨酰胺的作用不容忽视，尤其是对于需要长期使用完全肠外营养的患者，应在肠外营养处方中添加适量谷氨酰胺，以利于保护患者的肠黏膜，减少肠道菌群移位，药师应与医生确定该患者完全肠外营养支持的使用时间，如果患者需要长期禁用肠内营养，则应在处方中添加谷氨酰胺。

# 第四节　危重症患者的肠外营养支持

## 一、概　　述

危重症患者在手术、感染、创伤等应激状态下，机体处于高代谢、高分解状态，能量需求显著上升，并可能出现免疫功能低下、多器官功能障碍及急性蛋白质营养不良。

危重症患者出现营养不良是常见的，营养不良会带来严重的后果，如伤口愈合不良、肌力下降，甚至住院时间延长、死亡率增加、感染增加等。危重症患者出现营养不良最主要是因为危重症患者的病情危重，疾病本身是高分解状态。患者存在碳水化合物代谢异常、脂肪代谢紊乱、蛋白质分解加速、胃肠道功能障碍等情况，而累积性营养不良诱发的机体负氮平衡可明显延长危重症患者的 ICU 停留时间及机械通气时间，并可使住院病死率明显升高。

迄今为止，对 ICU 患者尚无有效的特异性的营养筛查工具。现有的营养筛查工具 NRS 2002 和营养不良通用筛查工具（MUST）并不是专门为危重症患者设计的。但 NRS 2002 和 MUST 对死亡率有较强的预测价值，而且它们是最容易和最快的计算方法。最近提出了一种新的风险评估工具——危重症患者的营养风险（nutritional risk in critically ill，NUTRIC）评估。最终的综合 NUTRIC 评分与死亡率相关，该评分的预期优势是能够显示评分与营养干预对结果的相互关系，营养支持可能降低高 NUTRIC 评分＞5 的患者的死亡率。2016 年美国重症医学会（Society of Critical Care Medicine，SCCM）和 ASPEN 发布的《成人危重症患者营养支持治疗的提供与评估指南》中提出应对所有 ICU 住院患者进行营养风险筛查（如 NRS 2002 和 NUTRIC 评分）。如 NRS 2002＞3，提示患者有营养风险；如 NRS 2002≥5或 NUTRIC≥5（不包括白细胞介素-6，否则 NUTRIC＞6），提示患者有高营养风险。

营养支持疗法重在维持患者能量需求、氮平衡、瘦体重。目前，营养素在维持危重症患者内环境平衡中的分子和生物学效应、理论认识及临床应用方面均得到长足发展，营养支持疗法已成为危重症患者整体救治过程中不可缺少的一个组成部分。早期肠内营养、适当的宏量营养素和微量营养素给予、精细化的血糖控制可在减缓患者代谢应激反应、防止氧化细胞损伤、调节免疫反应、改善危重症患者的临床结局等方面起到积极的作用。当然，营养支持疗法并不能完全阻止和逆转重症患者严重应激的分解代谢状态及人体组成改变，但合理的营养支持可减少净蛋白的分解并可增加合成，改善潜在和已发生的营养不良状态，防治其并发症。相反，不合理的营养支持疗法易诱发较多并发症，延迟患者痊愈，且其营养不良难以被后期优化合理的支持方案所纠正。因此，合理的营养支持疗法在危重症患者救治过程中至关重要。

## 二、危重症患者营养代谢的变化

（一）碳水化合物代谢的改变

葡萄糖是最主要的供能物质，可直接被几乎所有人体细胞利用。葡萄糖作为应激期患者的能量来源，可改善蛋白质分解、促进合成。但是，危重患者常常有葡萄糖耐量下降。体内葡萄糖循环增加（周围组织与伤口糖酵解增加，肝脏糖异生的增加）、脂肪和肌肉组织的胰岛素抵抗作用均可导致高血糖，进而增加感染风险，影响预后。

应激状态下，葡萄糖直接氧化最大速率也许并未改变，但仍应控制患者的葡萄糖摄入量，由 $4\sim5mg/（kg\cdot min）$ 降至 $3\sim4mg/（kg\cdot min）$，即 $4\sim6g（kg\cdot d）$。这是由于患者为卧床状态并接受辅助通气时，能量消耗较低。此外，二氧化碳生成增加可引发呼吸问题，而葡萄糖诱导产生的额外物质循环也使能量消耗增加。

危重症患者体内的儿茶酚胺分泌增加，促进肝糖原分解，使葡萄糖生成增加；刺激肌糖原分解产生乳酸，乳酸通过葡萄糖-乳酸循环（glucose-lactate cycle）途径合成新的葡萄糖。儿茶酚胺分泌量的增加使得胰岛素与胰高血糖素的比值下降，糖原分解和糖异生增加，最终导致血糖升高。儿茶酚胺直接抑制胰岛 B 细胞和胰岛素受体，即产生胰岛素抵抗（包括胰岛素受体数量减少、不敏感及受体后下调机制）现象，进一步导致葡萄糖耐量下降，血糖浓度升高。此外，脂肪及蛋白质分解增加为糖异生提供了大量底物；应激反应中生成的多种细胞因子（如 IL-1）也能够诱导胰高血糖素分泌增加，同样导致高血糖。

（二）蛋白质和氨基酸代谢的改变

危重症患者蛋白质的合成与分解代谢均增加，且分解大于合成，表现出净蛋白质的丢失。机体内脏及骨骼肌蛋白质在细胞因子及分解激素的作用下被分解，释放氨基酸。游离的氨基酸可以在肝脏和肾脏中进行糖异生以提供能量，也可在肝脏内合成急性相反应蛋白，用于组织修复以维持重要脏器功能。体内的血清氨基酸谱会随着氨基酸释放增加或是消耗过多而不断改变。患者早期血浆中的总游离氨基酸浓度将下降 $20\%\sim30\%$，之后非必需氨基酸浓度下降，可能原因为此阶段氨基酸消耗增加，而肝功能障碍导致非必需氨基酸合成受阻。血清氨基酸谱的变化程度与病情的严重度密切相关，尤以谷氨酰胺浓度的变化最具有参考价值。

（三）脂肪代谢的改变

对于危重症患者，脂肪是营养支持必不可少的部分。人体脂肪最高氧化速率可达 1.2～1.7mg/（kg·min）。危重患者的肝细胞、心肌细胞和骨骼肌细胞均以脂肪酸作为重要能量来源，但是，危重疾病状态下，肝脏中脂肪酸转换为酮体的程度不及单纯性饥饿，而脂肪酸的更新速率增加了。

儿茶酚胺分泌增加及胰岛素抵抗都将提高脂肪组织动员，使得血浆游离脂肪酸浓度升高。糖皮质激素也能促进脂肪动员，导致血浆中的蛋白质、磷脂和脂蛋白浓度升高。其中部分脂肪酯化生成甘油三酯和磷脂，其余部分通过形成脂肪酸-肉毒碱复合体进入线粒体内进行 β 氧化，生成能量和乙酰辅酶 A，乙酰辅酶 A 经代谢生成酮体，酮体能够抑制肌肉分解，维持蛋白质水平。但感染和创伤后患者血液中的肉毒碱水平不同程度地下降，肉毒碱也随着尿及伤口渗透液的排出而增加，结果导致机体内的肉毒碱缺乏，阻碍脂肪酸的 β 氧化，使得甘油三酯在体内积聚。

# 三、危重症患者肠外营养的审核要点

（一）肠外营养的适应证审核

对每个在 ICU 住院超过 48 小时的危重症患者都应考虑存在营养不良的风险。因此，对于所有 ICU 的住院患者，尤其是在 ICU 住院 48 小时以上的患者，都应考虑实施营养支持治疗。

（1）对于低营养风险患者（如 NRS 2002≤3 或者 NUTRIC 评分≤5），在 ICU 住院 7 天内如果无法保证自主进食同时早期 EN 不可行，则需要使用 PN。

（2）对于高营养风险患者（NRS 2002≥5 或 NUTRIC≥5）或者严重的营养不良患者，在 ICU 住院后，如果无法实施 EN，建议尽早启动 PN。

（3）无论是高营养风险还是低营养风险患者，如果通过肠内途径无法满足患者 60%以上的能量和蛋白质需求，7～10 天后需要给予补充性 PN。在 7～10 天之前给予补充性 PN 并不能改善预后，反而可能对患者有害。

（二）能量审核

对于接受机械通气治疗的危重症患者，应采用间接测热法测定能量消耗（energy expenditure，EE）。如果无法采用间接测热法，可以通过肺动脉导管测得的耗氧量或通过呼吸机参数推算出来的二氧化碳生成量测定能量消耗，这两种方法与预测公式计算相比能够更好地评价能量消耗。在无法采用间接测热法也无法测量耗氧量或二氧化碳生成量的情况下，可使用简单的基于体重的计算方法，2016 年 SCCM 和 ASPEN 指南推荐危重症患者能量需求为 25～30kcal/（kg·d）。

对于危重症患者，实际能量消耗不应成为前 72 小时的目标。因为在危重症的早期阶段，每天内源性可产生能量 500～1400kcal，早期充分喂养加上这个数量可能会导致过度喂养。另外，摄入量低于 50% 可能导致严重的能量不足和能量储备消耗、瘦体重减少和感染并发症增加。喂养不足和喂养过量都是有害的，最佳能量给予量是能量消耗的 70%～100%。

患者能量需求的审核应为全医嘱审核。

（1）2018 年 ESPEN 指南推荐对于能够采用间接测热法测量能量消耗的患者，可以在急性疾病的早期阶段给予低热量营养支持治疗，以后逐步实施等热量营养支持治疗。为避免过度喂养，危重症患者不得使用早期足量的肠外营养，但应在 3～7 天内逐渐达到目标量。在急性疾病的早期阶段，应给予低热量营养支持治疗（不超过能量消耗的 70%）。第 3 天后，可以增加到能量消耗的 80%～100%。

对于使用预测公式计算来估计能量消耗的患者，推荐在 ICU 住院的第 1 周采用低热量营养支持治疗（低于 70% 的估计需求），可以尝试 1 周后达到目标值。

（2）2021 年 ASPEN 指南建议在 ICU 住院的前 7～10 天内给予 12～25kcal/（kg·d）的能量。

（3）当患者稳定且炎症状态较轻时，才可尝试增加体重，能量目标 35kcal/（kg·d）。危重患者的能量摄入一般不应高于 35kcal/（kg·d），过量反而增加机体的能量消耗与通气负担，并可能导致脂肪肝、肝功能损伤、胆汁淤积性黄疸和精神异常。

危重症患者如使用丙泊酚中/长链脂肪乳注射液，应注意该制剂 1ml 含有脂肪 0.1g，计算总能量时不要忽略。

（三）氨基酸审核

在重症监护环境中，氨基酸是伤口愈合、支持免疫功能和维持瘦体重的最重要的营养素。危重症患者输入氨基酸的主要目的是为组织中的蛋白质合成提供前体，并保护骨骼肌的质量和功能。ESPEN 指南推荐在危重症期间，每天氨基酸的摄入量为 1.3g/kg。ASPEN 指南推荐危重症患者氨基酸的摄入量为 1.2～2.0g/（kg·d）。

危重症患者氨基酸供给量一般从 1.2～1.3g/（kg·d）开始，应激患者的氨基酸用量应增加，可达 2.0g/（kg·d）。

计算患者的 BMI，根据 BMI 确定患者的体重，计算患者每千克体重氨基酸的摄入量，并进行审核。

（四）其他营养素审核

**1. 碳水化合物**　ICU 患者使用肠外营养时，葡萄糖滴注速度不应超过 5mg/（kg·min）。在危重症患者中，胰岛素抵抗和高血糖常继发于应激，高血糖会导致并加重诸如严重感染、器官功能障碍和死亡等并发症。由于一些组织和细胞依赖葡萄糖供给能量，如大脑（100～120g/d）、红细胞、免疫细胞、肾髓质和眼的所有透明组织。如果对于葡萄糖的基本需要量不能通过外源性提供，则将通过骨骼肌蛋白质水解提供的氨基酸前体经糖异生途径生成。所以，每天给予 150g 葡萄糖可能是更安全的，但确切的最佳碳水化合物的摄入量很难确定。

**2. 脂肪乳剂**　肠外营养应常规包含脂肪乳剂，脂肪乳剂建议一般不超过 1g/（kg·d），最多不应超过 1.5g/（kg·d），并且需要根据患者的个体耐受性进行调节。在脂肪乳剂的选择方面，ASPEN 指南建议，包括在 ICU 入院的第 1 周内，可为危重患者提供混合脂肪乳剂或 100% 大豆油乳剂。但是，纯大豆油脂肪乳剂亚麻酸含量较多，摄入过多会使促炎性因子前列腺素和白三烯的合成增加，因而抑制机体免疫防御机制，使系统性炎性反应加强。因此，应减少危重症患者亚麻酸的用量，优先选用混合脂肪乳剂。

**3. 谷氨酰胺**　危重症患者肠外营养期间无须常规补充谷氨酰胺，尤其对于病情复杂且不稳定的 ICU 患者，特别是肝肾功能衰竭的患者，不应使用肠外谷氨酰胺双肽制剂。

**4. 鱼油脂肪乳**　对于接受肠外营养治疗的危重症患者，可使用剂量为 0.1～0.2g/（kg·d）的鱼油脂肪乳剂。

**5. 微量营养素**　为了确保底物代谢，肠外营养中应每天给予微量营养素（即微量元素和维生素）。

# 四、危重症患者肠外营养审核流程

【基本信息】　患者，男，70 岁，身高 178cm，体重 65kg，BMI 20.52kg/m$^2$。

【主诉】　咳嗽咳痰 1 周，加重 1 日。

【现病史】　患者于 1 周前在某医院康复治疗中受凉后出现喘息、咳嗽，咳少量白色黏痰，发热达 38.2℃，给予对症治疗（具体不详），状态有所好转，1 日前，患者再次出现呼吸困难，给予对症治疗（具体不详），未见明显好转。现为求明确诊治来院。急诊以"心力衰竭"收入医院 ICU。病程中患者无明显寒战、发热，无呕吐，进食差，睡眠不佳，近 1 个月体重减轻约 5kg。

【既往史】　冠心病病史 7 年，心力衰竭病史 7 年，心脏支架手术史 7 年，气管切开 2 年。否认高血压、糖尿病病史，否认外伤史，否认输血史，否认乙肝结核等传染病病史。

【过敏史】　否认药物及食物过敏史。

【体格检查】　T 37.9℃，P 81 次/分，R 28 次/分，BP 82/42mmHg，血氧饱和度 88%。患者一般状态差，意识矇眬，球结膜无水肿，瞳孔左比右为 2.0mm∶2.0mm，光反射存在，气管切开（金属套管），口唇略发绀。双侧胸廓对称，听诊双肺呼吸音粗，未闻及明显干湿啰音，心律齐，胸式呼吸减弱，未闻及病理性杂音，腹部略膨隆，可触及肿块，未及肌紧张。四肢未见明显可动，周身水肿，双下肢病理征（−）。左下肢皮肤紫色，皮温尚可，左足背动脉波动未触及。APACHE-Ⅱ评分：15 分。

【实验室检查及其他辅助检查】

**1. 血常规**　白细胞 9.80×10$^9$/L，中性粒细胞 7.90×10$^9$/L，中性粒细胞百分比 80.60%，红细胞 2.29×10$^{12}$/L，血红蛋白 70.00g/L，血小板 170.00×10$^9$/L。

**2. 粪便常规**　急性隐血试验++++。

**3. 生化指标**　甘油三酯 0.45mmol/L，尿素 20.12mmol/L，肌酐 147.00μmol/L，丙氨酸转氨酶 10.40U/L，天冬氨酸转氨酶 20.90U/L，总胆红素 29.90μmol/L，直接胆红素 19.10μmol/L，碱性磷酸酶 130.60U/L，总蛋白 47.70g/L，白蛋白 29.70g/L，前白蛋白 19.50mg/L。钠 129.90mmol/L，钾 3.93mmol/L，氯 97.90mmol/L，钙 1.86mmol/L，镁

0.54mmol/L，无机磷 1.44mmol/L。

**4. 凝血功能** 国际标准化比值 1.38，部分凝血活酶时间 41.60 秒。

**5. 入室动脉血气分析**（21%氧浓度下） pH 7.41、$PaCO_2$ 32mmHg、$PaO_2$ 60.7mmHg、Hb 73g/L、$K^+$ 3.6mmol/L、$Na^+$ 128mmol/L、$c_{Lac}$（乳酸浓度）1.6mmol/L。

**6. 其他** C 反应蛋白 157.00mg/L，降钙素原 13.07ng/ml。脑钠肽 6665.70pg/ml，高敏心肌钙蛋白I 74.20pg/ml。

**7. 其他辅助检查** 头部 CT 示双小脑、双侧基底节区、双额、顶、左枕及脑干内可见多发低密度灶，边界模糊，侧脑室旁可见对称性白质密度减低，脑沟裂增宽，第三脑室及双侧脑室扩张，中线结构居中。肺部 CT：胸廓对称，气管纵隔居中，纵隔内可见肿大淋巴结影，双肺密度减低；左肺上叶见结节影，长径约 5mm，右肺上叶及左肺下叶见钙化影，双肺下叶可见多发片状影，边缘模糊，各叶段支气管通畅，双侧胸腔内可见液性密度影，双侧胸膜增厚。腹部 CT：胆囊增大，内见结节状高密度影；左肾体积小，右肾体积增大，轮廓清晰，实质内未见异常密度影，右肾窦内见点状高密度影；左肾外缘见条状低密度影。小肠扩张，积气积液，局部见气液平面。

下肢血管多普勒超声示双下肢各动脉管径正常，内-中膜增厚，附壁可见规则混合回声斑块，致管腔节段性明显变细，可见点条状血流信号；心脏彩超示左心增大，左室下后壁运动幅度及收缩期增厚率减低，余室壁运动幅度代偿不良。二、三尖瓣结构正常，开放良好，闭合欠佳，主动脉瓣增厚、回声增强，开放良好，闭合欠佳。CDFI：收缩期二尖瓣可见少量反流信号，收缩期三尖瓣可见少量反流信号，舒张期主动脉瓣可见少量反流信号。PW（脉冲多普勒）：舒张期二尖瓣口前向血流速度频谱呈单峰，E-E 间距不等；泌尿系彩超示左肾实质回声增强，皮髓质界限欠清晰。右肾实质呈低回声，皮髓质界限清晰，集合系统排列规整，肾盂未见分离。

**【诊断】** 重症医院获得性肺炎；Ⅰ型呼吸衰竭；胸腔积液；心力衰竭；心房颤动；小肠梗阻；上消化道出血；慢性肾功能不全；氮质血症；电解质紊乱；胆囊结石；双下肢动脉硬化症；双下肢动脉重度狭窄；低蛋白血症；多发性脑梗死；老年性脑萎缩；左肾萎缩；营养不良。

**【诊疗】** 纠正离子紊乱，维持内环境稳定；抗感染、机械通气、强心、抑酸、抗凝；肠外营养支持治疗。患者入院第 2 日开始肠外营养支持治疗，下面以患者第 2 日的肠外营养处方为例，分析危重症患者肠外营养处方审核流程。

**【肠外营养处方】**

| | |
|---|---|
| 50%葡萄糖注射液 | 400ml |
| 8.5%复方氨基酸注射液（18AA-Ⅱ） | 750ml |
| 结构脂肪乳注射液 | 250ml |
| 10%氯化钾注射液 | 30ml |
| 10%葡萄糖酸钙注射液 | 20ml |
| 25%硫酸镁注射液 | 8ml |
| 甘油磷酸钠注射液 | 10ml |
| 多种微量元素注射液 | 10ml |

注射用脂溶性维生素（Ⅱ）/注射用水溶性维生素　　　　　　　1 盒

灭菌注射用水　　　　　　　　　　　　　　　　　　　　　　15ml

输注方式：中心静脉

【处方审核流程】

**1. 肠外营养的适应证审核**　患者近 1 个月体重下降约 5kg，1 个月内体重减轻＞5%，营养状况受损评分 3 分。患者 APACHE-Ⅱ 评分：15 分，疾病严重程度评分 3 分。患者年龄 70 岁，加 1 分。所以，该患者 NRS 2002 评分 7 分，具有高营养风险。

患者小肠梗阻，属于肠外营养使用疗效显著的强适应证。并且对于存在高营养风险的 ICU 住院患者，如果无法实施 EN，建议尽早启动 PN。所以，该患者于入 ICU 的第 2 天启动 PN 是适宜的。

**2. 过敏史审核**　该患者否认食物过敏史，可以使用结构脂肪乳注射液。

**3. 基础审核**　该患者肠外营养处方液体总量为 1493ml，采用中心静脉输注方式。针对本处方需审核以下要点。

（1）脂肪乳稳定性审核

1）一价阳离子浓度审核：2018 年中华医学会肠外肠内营养学分会药学协作组发表的专家共识《规范肠外营养液配制》指出，一价阳离子浓度应小于 150mmol/L 方可维持脂肪乳的稳定性。该处方中一价阳离子由 10% 氯化钾注射液和甘油磷酸钠注射液提供，1g 氯化钾含有 13.41mmol $K^+$，甘油磷酸钠注射液 10ml 含有 20mmol $Na^+$。该处方中含有氯化钾注射液 3g，计算得一价阳离子浓度为 40.34mmol/L，低于 150mmol/L，对脂肪乳稳定性无影响。

2）二价阳离子浓度审核：2018 年中华医学会肠外肠内营养学分会药学协作组发表的专家共识《规范肠外营养液配制》指出，对于含有脂肪乳的肠外营养液，为保证脂肪乳的稳定性，其二价阳离子浓度应小于 10mmol/L。该处方中，二价阳离子由葡萄糖酸钙注射液和硫酸镁注射液提供。10% 葡萄糖酸钙注射液 10ml 含有 2.23mmol $Ca^{2+}$，25% 硫酸镁注射液 10ml 含有 10.14mmol $Mg^{2+}$。该处方中含有 10% 葡萄糖酸钙注射液 20ml、25% 硫酸镁注射液 8ml，计算得二价阳离子浓度为 8.42mmol/L，低于 10mmol/L，符合脂肪乳稳定性要求。

3）葡萄糖浓度审核：2012 年中华医学会《临床技术操作规范——肠外肠内营养学分册》中指出，含有脂肪乳的肠外营养液，葡萄糖浓度需小于 23%。该处方中葡萄糖含量为 200g，葡萄糖浓度为 13.40%，符合脂肪乳稳定性要求。

4）氨基酸浓度审核：2018 年中华医学会肠外肠内营养学分会药学协作组发表的专家共识《规范肠外营养液配制》中指出，有研究表明氨基酸浓度为 2.5%～8.5%、1.94%～4.1% 时可维持 TNA 中脂肪乳的稳定。所以，按照最新标准，为维持 TNA 中脂肪乳的稳定性，氨基酸浓度应≥1.94%。该处方中氨基酸含量为 63.75g，浓度为 4.27%，符合脂肪乳稳定性要求。

（2）实验室指标审核

1）血甘油三酯水平审核：《肠外营养安全性管理中国专家共识（2021 版）》中提出高脂血症（甘油三酯＞3.5mmol/L）或脂代谢异常的患者，应根据代谢情况决定是否使用脂肪乳，对重度高甘油三酯血症（≥5.6mmol/L）的患者，应避免使用脂肪乳剂。患者甘油三酯

0.45mmol/L，可以使用脂肪乳剂。

2）离子水平审核：患者血钠、血镁及血钙低于正常范围，血磷、血钾在正常范围内。因患者血白蛋白低，结合钙水平降低，血清钙值低，但游离钙不一定低，需要对血钙进行校正。校正钙（mmol/L）=实测值（mmol/L）+0.02×[40–血白蛋白（g/L）]=2.07mmol/L，略低于正常范围，补充生理需要量即可。患者肠外营养处方中补充了钾、钙、镁、磷，部分治疗用药使用 0.9%氯化钠作为溶媒，所以未在肠外营养处方中补充钠，电解质补充是合理的。

（3）渗透压摩尔浓度审核：患者输注方式为经中心静脉，对渗透压摩尔浓度无要求。

（4）配方合理性审核

1）糖脂比审核：葡萄糖注射液为一水合葡萄糖制剂，1g 葡萄糖提供 3.4kcal 能量，1g 脂肪乳提供 9kcal 能量，脂肪乳的能量也可以参照说明书上标注的能量精确计算。葡萄糖提供的能量可占非蛋白热量的 50%～70%，脂肪乳提供的能量可占非蛋白热量的 30%～50%，某些情况下（如肝功能正常的慢性阻塞性肺疾病）脂肪乳供能可达到 60%以上。所以，一般情况下糖脂比范围可以是（5∶5）～（7∶3），即（1∶1）～（2.3∶1）。

该处方中含有葡萄糖 200g，可提供能量为 680kcal，除肠外营养液以外，稀释治疗用药葡萄糖剂量为 25g，提供能量为 85kcal，总葡萄糖供能为 765kcal。处方中应用的脂肪乳为结构脂肪乳注射液，结构脂肪乳注射液 250ml 所提供能量为 490kcal，患者镇静使用丙泊酚中/长链脂肪乳注射液 50ml，该制剂 1ml 含有脂肪 0.1g，提供能量为 45kcal，总脂肪乳供能为 535kcal。非蛋白热量为 1300kcal，葡萄糖提供的能量占非蛋白热量的 58.85%，脂肪乳提供的能量占非蛋白热量的 41.15%，糖脂比为 1.43∶1，该处方中葡萄糖和脂肪的供能比符合要求。

2）热氮比审核：热氮比指的是非蛋白热量（kcal）∶氮（g），含氮量可以用氨基酸克数×16%估算出来，也可以参照具体药品说明书标注量精确计算。热氮比一般控制在（150∶1）～（200∶1），高应激状况或高蛋白质需要时（肝肾功能正常），可达 100∶1。该处方中非蛋白热量为 1300kcal，处方中氨基酸剂量为 63.75g，含氮量为 10.2g，计算热氮比为 127.45∶1，符合肠外营养处方中热氮比（100∶1）～（200∶1）的要求，处方中热氮比符合要求。

**4. 个体化审核**　患者身高 178cm，体重 65kg，BMI 20.52kg/m²。根据中国成人体重指数分类标准，BMI 在 18.5～23.9kg/m² 范围内，体重正常，可按患者实际体重计算。

（1）能量审核：患者摄入非蛋白热量为 1300kcal，1g 氨基酸提供 4kcal 能量，氨基酸供能 255kcal，该处方总能量为 1555kcal。患者体重为 65kg，每千克体重的能量摄入为 23.92kcal。

该患者未使用间接测热法，对于使用预测公式计算来估计能量消耗的患者，2018 年 ESPEN 指南推荐在 ICU 住院的第 1 周采用低热量营养支持治疗（低于 70%的估计需求），目标值 25～30kcal/（kg·d），该患者肠外营养处方为入院第 2 日用药，所以能量摄入应低于 17.5～21kcal/（kg·d），患者能量摄入 23.92kcal/（kg·d），略高于推荐范围。

2021 年 ASPEN 指南建议在 ICU 住院的前 7～10 天内给予 12～25kcal/（kg·d）的能量，患者能量摄入 23.92kcal/（kg·d），在正常范围内。

综上所述，该患者能量摄入基本是适宜的。

（2）氨基酸审核：患者肠外营养处方中氨基酸剂量为 63.75g，相当于每千克体重 0.98g 氨基酸，该患者慢性肾功能不全，对于慢性肾脏疾病伴有急性/危重疾病非肾脏替代治疗的患者，氨基酸可从 1g/（kg·d）开始，耐受后逐渐增加至 1.3g/（kg·d）。该患者氨基酸剂量适宜。

（3）其他营养素审核：为了确保底物代谢，危重症患者肠外营养中应每天给予微量营养素（即微量元素和维生素）。该患者给予了多种微量元素注射液 10ml 和注射用脂溶性维生素（Ⅱ）/注射用水溶性维生素 1 盒，可以满足成人一日的基本需要量。

# 第五节　恶性肿瘤患者的肠外营养支持

## 一、概　　述

肿瘤是世界范围内第二大死亡原因，且预计在未来几十年，肿瘤新发病例的数量将显著增加。营养不良是肿瘤患者的一个共同特征，肿瘤存在和药物、手术等抗肿瘤治疗是造成肿瘤患者营养不良的主要原因。营养不良不但降低了肿瘤患者的生活质量，同时也会影响患者对抗肿瘤治疗的耐受性。据估计，高达 10%～20% 的肿瘤患者死亡原因是患病期间营养不良，而不是肿瘤本身。因此，营养支持在肿瘤患者的治疗过程中扮演着重要的角色。有证据表明，肿瘤患者的营养问题应该从肿瘤诊断之初就考虑在内，并贯穿于诊断和治疗的过程中，肿瘤患者的营养支持治疗与抗肿瘤治疗应该是同时进行的。然而，在世界范围内，与癌症相关的营养不良在临床实践中很大程度上仍未被认识，且其对患者造成的不良后果被严重低估，目前临床对癌症患者的营养支持治疗仍存在不足。

2021 年欧洲临床营养与代谢协会颁布的《肿瘤患者临床营养学指南》中推荐，对肿瘤患者营养状态的关注应在肿瘤诊断的同时就开始，而不是在患者已经发生严重营养不良后再进行干预。对于肿瘤患者在患病初期的营养干预，主要是从饮食上鼓励患者在可接受的情况下多吃富含蛋白质和能量的食物，以维持和改善自身的营养状态；如果患者通过饮食无法满足营养需求，应给予患者口服营养补充剂。当患者连续 1 周不能经口摄取目标营养需求的 50% 以上，或者连续 2 周以上经口摄取的营养仅能满足目标需求量的 50%～75% 时，应开始营养支持治疗，首选肠内营养，如果肠内营养仍不能满足患者的需求或者肠内营养无法实施，则应开启肠外营养支持。

目前，国内外营养学者都强调肠内营养的重要性，只要胃肠道功能存在，就应尽量使用肠内营养。但肠内营养与肠外营养是临床营养支持治疗中不可偏废的两条治疗途径。肠外营养是胃肠道功能完全丧失时，唯一的营养补充途径，其可提供的营养高于胃肠道途径，为纠正恶性肿瘤患者中重度营养不良及改善患者的生活质量提供了可能。本节将介绍恶性肿瘤患者肠外营养支持治疗的相关内容。

## 二、恶性肿瘤患者营养不良的原因

恶性肿瘤患者发生营养不良的原因较为复杂，且相关的发病因素之间相互作用，共同导致营养不良的发生，主要包括以下几个方面：①肿瘤细胞作为快速生长细胞，其自身分泌的细胞因子介导系统性炎症反应可导致营养代谢异常，表现为食欲下降、全身葡萄糖代谢加快、胰岛素抵抗、脂肪和蛋白质分解加快，以及脂肪和肌肉组织进行性消耗，这是引起许多癌症患者食欲改变和体重丢失的重要原因。②肿瘤往往继发多处或广泛转移，消化道肿瘤快速增长后可直接压迫或阻塞消化道，引起吞咽困难、疼痛、梗阻等不良反应，如喉癌、食管癌，会直接影响肿瘤患者的进食和营养物质的消化吸收。③抗肿瘤治疗（如放化疗）的副作用可引起营养不良。化疗药物在抗肿瘤的同时极大地影响机体营养状态，可引起恶心、呕吐、食欲下降、乏力、黏膜炎、味觉改变、腹胀、腹泻等，造成肿瘤患者营养素摄入不足或丢失，进而引起营养不良。放疗在杀伤恶性肿瘤细胞的同时，对周围的正常组织或器官也不可避免地造成损伤，且不同部位放疗产生的症状不同，这些症状使营养物质摄入量和吸收减少、营养状态恶化。④肿瘤患者的精神和心理因素，如抑郁、焦虑、失眠等可引起食欲下降，不利于营养物质的吸收；医护人员对营养不良认识不足、患者家庭经济能力有限等均可造成营养不良。

## 三、恶性肿瘤患者营养代谢的变化

### （一）碳水化合物代谢的改变

恶性肿瘤患者的碳水化合物代谢障碍主要表现为葡萄糖转化增加和外周组织利用葡萄糖障碍、胰岛素抵抗和胰岛素分泌不足。恶性肿瘤细胞主要的、唯一的能量获取方式是葡萄糖酵解，其是恶性肿瘤细胞的一个重要特征。肿瘤组织通过糖酵解通路产生大量乳酸，由乳酸生成葡萄糖及糖异生作用增加是肿瘤患者葡萄糖转化增加的主要原因。由于 1mol 葡萄糖酵解仅生成 2mol ATP，而自乳酸再合成葡萄糖需消耗 6mol ATP，每次循环损失 4 个高能磷酸键，因而在这一无效循环中浪费了大量的能量，进一步增加了宿主的能量消耗。事实上，葡萄糖是合适的能源物质，肿瘤组织主要是通过糖酵解通路产生大量乳酸，到肝脏再转化为葡萄糖，这一过程称为 Cori 循环（Cori cycle）。正常人体约有 20%的葡萄糖转化是由 Cori 循环完成的，但在恶病质肿瘤患者中，50%的葡萄糖转化是由 Cori 循环完成的，60%的乳酸再次进入 Cori 循环。此外，恶病质患者以丙氨酸和甘油为原料的糖异生过程加强，这一过程在恶病质患者中持续存在，伴有体重下降的恶性肿瘤患者肝脏合成葡萄糖的速率比正常人增加 40%。另外，肿瘤患者对葡萄糖的耐受力较差，可能是胰岛素抵抗或周围组织的敏感性差和胰岛素释放量下降的结果，也可能是由于高胰高血糖素血症使葡萄糖的更新加速。

### （二）蛋白质和氨基酸代谢的改变

肿瘤患者氨基酸代谢的最突出特点就是负氮平衡。肿瘤患者往往会出现骨骼肌萎缩、低蛋白血症、瘦组织群下降、内脏蛋白消耗、蛋白质合成减少分解增加、蛋白转化率升高、血浆氨基酸谱异常等现象。恶性肿瘤患者的横纹肌溶解会造成血浆中支链氨基酸的水平升高，外源补充支链氨基酸可达到抑制蛋白质分解、促进蛋白质合成的作用。某些特殊的氨基酸，如谷氨酰胺是目前公认的特殊营养素之一，其可以提高机体对肿瘤放化疗的耐受力，同时可增加危重症患者的淋巴细胞总数，增强机体免疫力。但同时，谷氨酰胺也是肿瘤细胞生物合成的重要营养底物，特别是在无氧条件下，谷氨酰胺和乙酸盐会代替葡萄糖，成为三羧酸循环的能量来源，肿瘤细胞的这一代谢特点及全身性炎症状态导致谷氨酰胺剥夺和缺乏，使机体的营养状况受损、生理功能及免疫功能下降，同时又损害机体抗肿瘤和抗治疗损伤的能力。如何在抑制肿瘤生长和增强机体抗肿瘤能力之间寻找平衡，是肿瘤患者肠外营养支持治疗的一个难点。

### （三）脂肪代谢的改变

肿瘤患者的脂肪代谢改变主要表现为内源性脂肪水解和脂肪酸氧化增强，甘油三酯转化率增加，外源性甘油三酯水解减弱，血浆游离脂肪酸浓度升高。脂肪分解和脂肪酸氧化增加导致机体体脂储存下降，体重丢失。因此，脂肪消耗成为肿瘤恶病质的主要特征之一，欧洲临床营养与代谢协会于2021年颁布的《肿瘤患者临床营养学指南》中推荐，对于恶性肿瘤患者进行短期肠外营养支持时，可使用标准肠外营养处方，若患者处于恶病质期，需要长期肠外营养支持，则建议适当提高处方中脂肪与糖类供能的比例（如脂肪供能可提高到非蛋白热量的50%）。脂肪分解增加时，部分由脂肪分解而来的脂肪酸再酯化为甘油三酯，表现为甘油三酯和脂肪酸循环增强，该循环过程需要消耗能量，导致机体的能量消耗增加，也可能是间接导致机体组织消耗的诱因。

## 四、恶性肿瘤患者肠外营养的审核要点

### （一）肿瘤患者围手术期肠外营养的审核要点

手术是肿瘤治疗的主要手段之一，对非终末期肿瘤患者的手术治疗可分为根治性手术和姑息性手术，后者的主要目的是改善生活质量，延长生存时间。非终末期手术肿瘤患者营养治疗的目标是提高患者对手术的耐受性，降低手术并发症发生率和手术死亡率。严重营养不良是影响手术患者临床结局的重要因素，而不适当的营养治疗同样会给患者带来危害。对围手术期患者而言，恰当的营养治疗十分必要。

围手术期已存在重度营养不良的肿瘤患者，以及由各种原因（如肠内营养不耐受、胃肠道功能受损等）导致连续7～10天以上不能经口摄食或无法经肠内营养满足营养需要量的患者应使用肠外营养支持。

关于需要手术的恶性肿瘤患者的营养支持审核，可参照围手术期患者肠外营养支持章节的内容进行审核。

若患者围手术期完全倚靠肠外营养支持，审核时应注意患者必须每日补充维生素和微量元素。

（二）化疗患者肠外营养的审核要点

化疗是一种全身性的杀灭肿瘤细胞的治疗手段，常会引起明显的毒性反应，尤其是消化道反应，如恶心、呕吐、腹痛、腹泻和消化道黏膜损伤等，会严重地削弱患者的食欲或影响进食过程，在肿瘤引发代谢异常的基础上进一步加重机体营养不足，而营养不足会降低患者对化疗的耐受程度，影响中性粒细胞的水平，致使患者无法完成化疗计划，化疗提前中止，从而影响患者的抗肿瘤治疗效果。因此，应积极评估肿瘤化疗患者的营养风险，及早应对，维持患者营养水平，为化疗提供良好的代谢环境。

**1. 肠外营养的适应证审核** 对肿瘤患者进行肠外营养支持的主要目的是预防营养不良、治疗恶病质，提高抗肿瘤治疗的依从性，缓解抗肿瘤治疗的不良反应，以提高肿瘤治疗的效果和患者的生存质量。当患者通过饮食每日摄入能量低于目标值的 60% 超过 10 天，或预计患者不能经口进食超过 7 天时，应开始营养支持治疗，首选肠内营养，如果加入肠内营养后仍不能达到目标能量需求量的 60% 或者肠内营养无法实施，则应开启肠外营养支持。存在放射性肠炎及肠黏膜损伤的患者，应建议使用 PN。短期肠外营养可用于化疗或放疗引起的急性胃肠并发症患者，如恶心、呕吐，长期肠外营养支持有时是挽救亚急性/慢性放射性肠炎患者生命的手段。

**2. 能量审核** 肿瘤会改变肿瘤患者的静息能量消耗。例如，肺癌、胰腺癌患者的静息能量消耗通常增加，而胃癌、结直肠癌患者的静息能量消耗多无明显变化，这些变化与肺癌、胰腺癌患者多伴随炎症反应相关，同时抗肿瘤治疗也会影响患者的静息能量消耗。但如果考虑到患者的总能量消耗，因肿瘤患者机体活动量减少，故总能量消耗通常低于正常健康人群。因此，恶性肿瘤住院患者目标能量的确定推荐参考间接能量测定法所获得的基础代谢率能量水平，并且应结合患者的活动强度和疾病应激状况进行判断。若患者无法进行个体化 TEE 的测量，非卧床患者建议参考正常人，每天应按体重给予 25～30kcal/kg 的能量，卧床患者建议每天按体重给予 20～25kcal/kg 的能量。在审核时，判定处方中能量是否合理，首先应确定患者是处于卧床状态还是非卧床状态，再判定体重应选择实际体重、理想体重还是校正体重，具体需要根据患者的身高、实际体重计算患者的 BMI，再判定患者应选择哪类体重进行计算。

在审核患者能量摄入情况时，不应仅局限于肠外营养处方本身，应该对患者的全医嘱信息进行分析、汇总。例如，肠内肠外混合喂养时，分析肠内营养制剂的摄入情况、患者在使用其他药品时摄入的葡萄糖等供能物质的情况，最终得到患者当天全部能量的摄入量，进而判定患者肠外营养处方能量供给是否合理。

**3. 氨基酸审核** 对于恶性肿瘤的氨基酸摄入量，目前还没有最佳的推荐方案，ESPEN 指南推荐，肿瘤患者氨基酸的最低摄入量为 1.0g/（kg·d），目标值定为 1.2～2g/（kg·d），如果条件允许应达到 1.5g/（kg·d）以上，患者体重类型的选择，同样需要根据 BMI 进行判定。

**4. 其他营养素审核** 目前，恶性肿瘤患者的脂肪动员增加已得到证实，恶性肿瘤患者 60%～78% 的静息能量来源于脂肪的代谢，根据 ESPEN 指南推荐，在肠外营养处方中，应适当提高脂肪供能与糖类供能的比值，通常推荐脂肪与糖类供能比为 1∶1，如果患者存在胸腔积液或腹水，为限制液体的摄入量，脂肪供能的比例可进一步增加。对于存在胰岛素抵抗的癌症患者，审核时为了保证患者的能量供给并稳定患者的血糖，在进行肠外营养支持时，同样需要建议增加脂肪供能与碳水化合物供能的比例，但脂肪摄入过多会存在一定的不良反应，对于需要长期使用 PN 的患者，ESPEN 指南推荐其脂肪摄入量为 1.0g/（kg·d）。

有研究表明，鱼油脂肪乳可使肿瘤患者受益，在肿瘤患者肠外营养处方中添加鱼油脂肪乳可增加血液中甘油三酯的清除速率，同时有研究证实鱼油脂肪乳的加入有助于患者白细胞和血小板的恢复。

对于肿瘤患者维生素和微量元素的审核，ESPEN 指南推荐参照健康人群的维生素和微量元素的摄入量即可，不建议在患者不缺乏维生素和微量元素的情况下，给予患者补充高剂量的维生素及微量元素。

如果患者使用 PN 作为 EN 的补充，则审核时应注意 PN 提供的各类营养素剂量应是目标需要量与 EN 提供的营养素剂量的差值。

恶性肿瘤患者常常因为肿瘤本身或者抗肿瘤治疗导致肝肾功能障碍，审核时需要根据患者的肝肾功能选择合适的 PN 制剂。

（三）放疗患者肠外营养的审核要点

作为恶性肿瘤最重要也是效价比最高的治疗手段之一，放射治疗（以下简称"放疗"）对患者的营养状况具有正面和负面双向影响。放疗可减少肿瘤负荷、缓解肿瘤压迫和梗阻，改善患者营养摄入和营养状况；但是，头颈部放疗所致的味觉敏感度降低、放射性口腔黏膜炎和放射性口干等，胸部放疗所致的放射性食管炎，腹部、盆腔放疗所致的放射性肠炎、肠衰竭等，均会影响营养物质摄入、消化、吸收和代谢等全过程，导致营养不良的发生或营养状况的恶化。营养不良是恶性肿瘤放疗患者最常见的并发症之一。营养不良会对恶性肿瘤放疗患者造成不良影响，包括降低肿瘤细胞的放射敏感性、影响放疗摆位的精确性、增加不良反应的发生率、降低放疗的耐受性、延长总住院时间等。恶性肿瘤放疗患者进行规范、有效的营养治疗具有重要的意义，有利于患者保持体重、降低放疗不良反应、提高放疗的完成率和治疗疗效。

**1. 肠外营养的适应证审核**　当患者胃肠道有功能时，应首选肠内营养。ESPEN 和 ASPEN 均认为，对于放疗患者不推荐常规使用肠外营养。然而，在肠内营养不充分或不可实施时，应联合部分或全部肠外营养，以增加能量及蛋白质的摄入量，减少或避免负氮平衡和喂养不足的发生。

当患者出现以下情况时，可选择使用 PN。

（1）对于存在营养不良，或不能饮食超过 7 天以上需要营养治疗且不能耐受肠内营养的患者，如放疗后发生严重黏膜炎和严重放射性肠炎、腹膜癌、短肠综合征、乳糜胸、慢性肠梗阻等，短期的 PN 支持比 EN 更适合因放疗导致胃肠道损伤的患者。

（2）对于 NRS 2002≥5 分或危重患者营养风险评分（nutrition risk in the critically ill score，NUTRIC）≥6 分的高风险患者，如果肠内营养在 48～72 小时无法达到目标能量和蛋白质需要量的 60% 时，推荐早期给予肠外营养治疗。

（3）对于 NRS 2002≤5 分或 NUTRIC≤6 分的低风险患者，如果肠内营养未能达到目标能量和蛋白质需要量的 60% 超过 7 天时，才可启动补充性肠外营养治疗。

**2. 能量审核** 恶性肿瘤住院患者目标能量的确定推荐参考间接能量测定法所获得的基础代谢率能量水平，并且应结合患者的活动强度和疾病应激状况进行判断。放疗患者的能量消耗与正常人相似，若放疗患者无法进行个体化 TEE 的测量，建议每天应给予 25～30kcal/kg 的能量。在审核时，判定处方中能量是否合理，首先应确定患者的体重是选择实际体重、理想体重还是校正体重，具体需要根据患者的身高、实际体重计算患者的 BMI，再判定患者应选择哪类体重进行计算。

一般来说，接受放疗的患者，其能量需求随着放疗效果及不良反应的变化而变化。有研究表明，头颈部恶性肿瘤放疗患者在放疗实施的 1～3 周，随着肿瘤负荷减少和高代谢状态的抑制，能量需求呈逐渐下降的趋势。放疗开始后第 4～9 周，随着放射不良反应的发生，能量需求逐渐增加。当放疗结束后，如果肿瘤得到有效控制，放疗不良反应逐渐消失，患者所需的能量逐渐恢复正常。因此，放疗患者的能量摄入目标量需要根据肿瘤负荷、应激状态和急性放射损伤个体化给予，并进行动态调整。

在审核患者能量摄入情况时，不应仅局限于肠外营养处方本身，应该对患者的全医嘱信息进行分析、汇总，最终得到患者当天全部能量的摄入量，进而判定患者肠外营养处方能量供给是否合理。

**3. 氨基酸审核** ESPEN 指南推荐，肿瘤患者氨基酸的最低摄入量为 1.0g/（kg·d），目标需要量为 1.2～2.0g/（kg·d）。对于恶性肿瘤伴放疗的患者，推荐提高蛋白质摄入量；并发恶病质的放疗患者骨骼肌量持续下降，蛋白质及能量负平衡，应进一步提高蛋白质的摄入量，可达到 2.0g/（kg·d）。患者体重类型的确定，同样需要根据 BMI 进行选择。

**4. 其他营养素审核** 恶性肿瘤放疗患者补充富含 ω-3 多不饱和脂肪酸的肠外营养制剂对减少患者炎症反应、保持患者体重有益，但对肿瘤消退和患者生存时间的影响证据不足。

谷氨酰胺对降低恶性肿瘤放疗患者放射性皮肤损伤、放射性口腔黏膜炎、放射性食管黏膜炎的发生率和严重程度有益，但对于放射性肠炎的预防和治疗作用缺乏足够的临床证据。若患者在治疗过程中使用了谷氨酰胺，应将谷氨酰胺一同并入患者每日氨基酸的摄入量中。

（四）终末期肿瘤患者肠外营养的审核要点

终末期肿瘤患者是指已经失去常规抗肿瘤治疗，包括手术、放疗、化疗和分子靶向药物治疗等指征的患者，一般来说，预计生存期不足 3 个月。

**1. 肠外营养的适应证审核** 对于终末期肿瘤患者，应对患者的病情予以充分评估，如患者的预期生命超过 2～3 个月，且患者营养不良的状况会先于肿瘤进展原因危及患者生命，应给予营养支持。同样首选 EN，当患者因为梗阻、胃肠道损伤等原因无法实施 EN 时，应使用 PN。

**2. 营养素的审核** 大部分终末期肿瘤患者只需极少量的食物和水来减少饥渴感，并防止因脱水而引起的精神错乱。终末期恶性肿瘤患者营养治疗的目的是维持体重，而不是增加体重，供应量过高可能增加脏器负荷；需同时考虑总能量摄入及供能的营养素比例。低热量摄入有利于减少感染性并发症与费用支出。

无论肠内营养还是肠外营养治疗的终末期肿瘤患者，都需要监测出入液量、水肿或脱水的症状和体征、血电解质水平等，并及时调整补充剂量。

# 五、恶性肿瘤患者肠外营养审核流程

【基本信息】 患者，女，53 岁，身高 160cm，体重 35kg，BMI 13.67kg/m$^2$。

【主诉】 恶心、呕吐、呼吸困难 1 周余，加重 3 日。

【现病史】 患者于入院前 1 周化疗后开始出现恶心、呕吐、呼吸困难，呕吐物为胃液、胆汁及少量胃内容物，无咖啡色及褐色呕吐物，伴头晕、乏力、腹胀、腹部不适。近 5 日未排大便，有便意，近 3 日上述症状加重，进食极差，今晨出现一过性晕厥、意识不清，血压测不出，大便失禁一次，排不成形稀便。病程中无发热，无咳嗽咳痰，无呕血便血，无抽搐发作，3 个月内体重下降约 8kg，近 1 个月体重下降约 3kg。

【既往史】 患者于 3 个月前发现卵巢癌，行全子宫+双侧附件切除术，手术后化疗 3 次。否认高血压、糖尿病、心脏病病史，否认肝炎、结核病史，否认外伤史。否认吸烟、饮酒史。

【过敏史】 否认药物及食物过敏史。

【体格检查】 T 36.9℃，P 120 次/分，BP 72/45mmHg。患者意识淡漠，消瘦，结膜苍白，皮肤、巩膜无黄染，浅表淋巴结未触及肿大；颈部对称，气管居中，双侧甲状腺未触及肿大；胸廓对称无畸形，双肺呼吸音清，未闻及干湿啰音，心律齐，无病理性杂音及额外心音；舟状腹，无腹壁静脉曲张，腹部可见手术瘢痕，腹式呼吸运动正常，未见胃肠型及蠕动波；触诊腹软，全腹无压痛，无反跳痛，肌紧张（－），肝脾未触及，未触及腹部肿块；腹部叩诊为鼓音，移动性浊音阴性，双下肢无水肿。

【实验室检查及其他辅助检查】

**1. 血常规** 白细胞 5.37×10$^9$/L，中性粒细胞 4.95×10$^9$/L，中性粒细胞百分比 92.1%，红细胞 2.77×10$^{12}$/L，血红蛋白 78g/L，血小板 17×10$^9$/L。

**2. 生化指标** 甘油三酯 1.54mmol/L，尿素 54.12mmol/L，肌酐 259.4μmol/L，丙氨酸转氨酶 9.5U/L，天冬氨酸转氨酶 18.5U/L，总胆红素 16.7μmol/L，直接胆红素 11.4μmol/L，碱性磷酸酶 48U/L，总蛋白 58.2g/L，白蛋白 25.7g/L，前白蛋白 85.79mg/L，葡萄糖 5.1mmol/L。钠 156.3mmol/L，钾 5.08mmol/L，氯 114.4mmol/L，钙 2.14mmol/L，镁 0.6mmol/L，无机磷 1.16mmol/L。

**3. 凝血功能** 国际标准化比值 1.28，部分凝血活酶时间 33.9 秒。

【诊断】 卵巢癌术后化疗；重度营养不良；贫血；血小板减少症；休克（低血容量休克可能性大）；肾功能不全；高钠高氯血症。

【诊疗】 患者为卵巢癌术后化疗患者，伴重度营养不良，入院当天曾出现一过性休克，血压测不出，入院后积极完善相关检查，并予以吸氧、升压、抗休克、补液、营养支持及对症治疗。

下面以患者入院后首次肠外营养处方为例，分析恶性肿瘤患者营养处方审核流程。

【肠外营养处方】

50%葡萄糖注射液      300ml

| 8.5%复方氨基酸注射液（18AA-Ⅱ） | 500ml |
| 结构脂肪乳注射液 | 250ml |
| 25%硫酸镁注射液 | 10ml |
| 10%氯化钾注射液 | 45ml |
| 复合磷酸氢钾注射液 | 2ml |
| 多种微量元素注射液 | 10ml |
| 注射用脂溶性维生素（Ⅱ）/注射用水溶性维生素 | 1盒 |
| 灭菌注射用水 | 15ml |

输注方式：中心静脉

【处方审核流程】

**1. 肠外营养的适应证审核**　对患者进行营养风险筛查评估，该患者为卵巢癌术后患者，疾病评分 1 分；患者 BMI 13.7kg/m²，近 1 个月内体重下降 7%，近 1 周进食极少，约为平时进食量的 1/3，营养状态评分为 3 分；患者 NRS 2002 评分为 4 分，存在营养风险，应给予营养支持治疗。根据 ESPEN 指南推荐，当肿瘤患者通过饮食每日摄入能量低于目标值的 60% 超过 10 天，或预计患者不能经口进食超过 7 天时应开始营养支持治疗，首选肠内营养，如果肠内营养无法实施，应采取肠外营养。患者 1 周前因化疗开始恶心呕吐，近 3 天加重，不适宜采用肠内营养，应选择肠外营养支持。

**2. 过敏史审核**　该患者否认药物及食物过敏史，可以使用结构脂肪乳。

**3. 基础审核**　该患者营养处方液体总量为 1132ml，采用中心静脉输注方式，针对该处方需审核以下要点。

（1）脂肪乳稳定性审核

1）一价阳离子浓度审核：2018 年中华医学会肠外肠内营养学分会药学协作组发表的专家共识《规范肠外营养液配制》指出，一价阳离子浓度应小于 150mmol/L 方可维持脂肪乳的稳定性。该处方中一价阳离子由氯化钾和复合磷酸氢钾提供，1g 氯化钾含有 13.41mmol $K^+$，2ml 复合磷酸氢钾含有 8.85mmol $K^+$，该处方中含有氯化钾 4.5g，复合磷酸氢钾 2ml，计算得一价阳离子浓度为 61.13mmol/L，低于 150mmol/L，对脂肪乳稳定性无影响。

2）二价阳离子浓度审核：2018 年中华医学会肠外肠内营养学分会药学协作组发表的专家共识《规范肠外营养液配制》指出，对于含有脂肪乳的肠外营养液，为保证脂肪乳的稳定性，其二价阳离子浓度应小于 10mmol/L。该处方中，二价阳离子由硫酸镁提供，25% 硫酸镁注射液 10ml 含有 10.14mmol $Mg^{2+}$，该处方中含有 25%硫酸镁注射液 10ml，计算得二价阳离子浓度为 8.96mmol/L，符合脂肪乳稳定性要求。

3）葡萄糖浓度审核：2012 年中华医学会《临床技术操作规范——肠外肠内营养学分册》中指出含有脂肪乳的肠外营养液，葡萄糖浓度需小于 23%。计算该处方中葡萄糖浓度为 13.25%，符合脂肪乳稳定性要求。

4）氨基酸浓度审核：2018 年中华医学会肠外肠内营养学分会药学协作组发表的专家共识《规范肠外营养液配制》中指出，有研究表明氨基酸浓度为 2.5%～8.5%、1.94%～4.1% 时可维持 TNA 中脂肪乳的稳定。所以，按照最新标准，为维持 TNA 中脂肪乳的稳定性，氨基酸浓度应≥1.94%。该处方中氨基酸含量为 42.5g，浓度为 3.75%，符合脂肪乳稳定性的要求。

（2）实验室指标审核

1）血甘油三酯水平审核：《肠外营养安全性管理中国专家共识（2021 版）》中提出，高脂血症（甘油三酯＞3.5mmol/L）或脂代谢异常的患者，应根据代谢情况决定是否使用脂肪乳，对重度高甘油三酯血症（≥5.6mmol/L）的患者，应避免使用脂肪乳剂。患者甘油三酯 1.54mmol/L，符合使用脂肪乳剂的要求，可以使用脂肪乳剂。

2）离子水平审核：患者血氯、血钠高于正常值，故本次营养处方中未给予患者补充氯离子及钠离子；患者血清镁离子偏低，在处方中添加 25%的硫酸镁注射液 10ml 以补充患者的镁离子需要；患者血钾、血磷、血钙在正常范围内，处方中给予患者补充了钾及磷元素，但磷元素正常人体生理需要量为 15～30mmol，相当于 4.6～9.4ml 的复合磷酸氢钾注射液，本处方中，磷元素补充不足，可建议医生增加处方中磷元素的剂量。处方中未给予患者补充钙元素，人体每日对钙的需要量为 2.5～5mmol，梳理患者全部住院医嘱，发现该患者于当日进行 10%葡萄糖酸钙 10ml 静脉注射，尚可满足正常人生理钙需要量。钙元素补充时，可单独配制输注，亦可添加入肠外营养处方中。如需添加入肠外营养处方中，需考虑钙离子引入后，处方中二价阳离子及钙磷乘积对脂肪乳稳定性的影响。10%葡萄糖酸钙 10ml 可提供 2.23mmol 的 $Ca^{2+}$，与原处方中 10.14mmol $Mg^{2+}$ 合计二价阳离子为 12.37mmol，至少需要肠外营养液的体积在 1237ml 以上，才可消除二价阳离子对脂肪乳稳定的影响。2012年中华医学会发表的《临床技术操作规范——肠外肠内营养学分册》指出钙和磷稳定性的控制措施是控制钙、磷的浓度，当钙磷乘积＞72 时，将破坏无机磷和钙的稳定性，需要注意的是钙磷乘积中钙离子浓度和磷的浓度是混合时的浓度，而不是肠外营养液中钙磷的终浓度。

该患者属于卵巢癌术后化疗患者，目前肝功能正常，但血肌酐测定值为 259.4μmol/L，患者存在肾功能异常，且属于再喂养综合征高危人群，应每日监测患者血清中的离子变化情况，及时根据实际情况调整处方中相应离子的剂量。

（3）渗透压摩尔浓度审核：该患者选择的输注方式为经中心静脉输注，对渗透压摩尔浓度无要求。

（4）配方合理性审核

1）糖脂比审核：该处方中含有一水合葡萄糖 150g，可提供能量为 510kcal，处方中应用的脂肪乳为结构脂肪乳，该脂肪乳 250ml 提供能量为 490kcal，计算得该处方葡萄糖和脂肪供能比为 1.04：1，基本符合 ESPEN 指南中推荐恶性肿瘤患者脂肪供能占非蛋白热量 50%的建议，该处方中葡萄糖和脂肪的供能比符合要求。

2）热氮比审核：热氮比为非蛋白热量（kcal）：氮（g），处方中非蛋白热量包括葡萄糖提供的热量及脂肪乳提供的能量，葡萄糖注射液为一水合葡萄糖制剂，1g 葡萄糖提供3.4kcal 能量，脂肪乳提供的热量可以按 1g 脂肪提供 9kcal 热量进行计算，也可以按照脂肪乳说明书中所提供的能量信息进行计算，本处方中使用的结构脂肪乳说明书中提供的能量信息为 250ml 规格可提供能量 490kcal，故处方中非蛋白热量为 1000kcal；处方中含氮量可按氨基酸含量×16%进行估算，也可以根据说明书中所提供的含氮量进行计算，本处方中使用的氨基酸说明书中标明 250ml 含氮量为 3.5g，故处方中总氮量为 7g，计算卡氮比为

142.86∶1，符合肠外营养处方中卡氮比（100∶1）～（200∶1）的要求，处方中能量和氨基酸的配比符合要求。

**4. 个体化审核** 该患者 BMI 为 13.7，属于体重过低的患者，其能量及氨基酸的需求应按实际体重 35kg 计算。

（1）能量审核：审核患者全医嘱，未见除肠外营养液以外的其他供能物质，患者摄入非蛋白热量为 1000kcal，1g 氨基酸提供 4kcal 能量，氨基酸供能 170kcal，该处方总能量为 1170kcal。患者实际体重为 35kg，每千克体重的供能为 33.43kcal。对于恶性肿瘤住院患者目标能量的确定，ESPEN 指南推荐参考间接能量测定法所获得的基础代谢率能量水平，并且应结合患者的活动强度和疾病应激状况进行判断。若患者无法进行个体化 TEE 的测量，对于非卧床患者，建议参考正常人，每天应给予 25～30kcal/kg 能量；对于卧床患者，建议每天给予 20～25kcal/kg 能量。该患者未进行个体化 TEE 测量，且患者目前活动量极少，按卧床患者每日给予 20～25kcal/kg 能量更合理，该患者处方中能量供应为 33.43kcal/（kg·d），超出目标需要量，应建议医生降低处方中的能量供给。

同时，考虑到该患者属于严重营养不良的癌症患者，近 1 周饮食极差，存在恶心呕吐等胃肠道症状，且近 1 周体重下降 7%，属于再喂养综合征的高危人群。为预防再喂养综合征的发生，该患者的能量供应应从 10kcal/（kg·d）开始，并于 7～10 天内逐步增加至目标需要量。

（2）氨基酸审核：该患者肠外营养处方中氨基酸总量为 42.5g，相当于每千克体重 1.21g 氨基酸，ESPEN 指南推荐，肿瘤患者氨基酸的最低摄入量为 1.0g/（kg·d），目标值定为 1.2～2.0g/（kg·d），如果条件允许，应达到 1.5g/（kg·d）以上，该处方给予的氨基酸剂量合理。

# 第六节　肝脏疾病患者的肠外营养支持

## 一、概　　述

本节涉及的肝脏疾病主要包括急性肝衰竭（acute liver failure，ALF）、酒精性脂肪性肝炎（alcoholic steatohepatitis，ASH）、非酒精性脂肪性肝炎（non-alcoholic steatohepatitis，NASH）、肝硬化（liver cirrhosis，LC）、肝移植（liver transplantation，LT）和其他需手术的肝脏疾病。

2019 年的 ESPEN 相关指南推荐使用 NRS 2002 和 MUST 以筛查肝脏疾病住院患者的营养不良风险。营养不良是肝功能不全、肝硬化患者常见的并发症，在肝硬化患者中，混合型蛋白质能量营养不良的患病率和严重程度与临床分期有关，超过 60% 的失代偿期肝硬化患者和 20% 的代偿期肝硬化患者会伴有营养不良，营养不良会使肝硬化患者的预后进一步恶化，降低生存率。研究表明，蛋白质营养不良的肝硬化患者的并发症和死亡率更高，当这些患者接受肝移植时，生存率降低。50%～100% 的严重 ASH 患者存在营养不良，营养不良是死亡率的独立预测因子，在严重的 ASH 患者中，热量摄入减少与更高的死亡率和更高的并发症发生率相关。这些患者的经口进食量减少，因此进行营养补充是必要的，以保持摄入足够的热量和蛋白质。在多项随机研究中，补充营养以维持所需的热量摄入，可降低感染的发生率，促进肝性脑病的解决和改善肝功能。因此，营养支持对于肝病患者的治疗非常重要，不仅能满足患者的能量需求，改善患者的营养状况，还可以改善肝脏的代谢功能，促进损伤的肝细胞修复和再生，有助于慢性肝脏疾病的好转。

## 二、肝脏疾病患者营养代谢的变化

### （一）碳水化合物代谢的改变

肝脏在碳水化合物的代谢中起关键作用，肝脏疾病时机体糖原的储存、葡萄糖的氧化利用和血糖的调节等方面都会发生改变。轻度或中度肝功能损害时，血糖无显著变化，而肝硬化患者常表现出糖耐量异常，并伴有高胰岛素血症和高胰高血糖素血症，部分患者可出现 2 型糖尿病的表现。肝硬化患者，尤其是在大手术、出血或感染的情况下，机体往往存在胰岛素抵抗（insulin resistance，IR）。肝脏疾病时低血糖少见，肝硬化时肝糖原贮备能力虽然下降，但肝脏的糖异生作用存在，能够维持机体的血糖水平。当急性肝衰竭时，肝脏停止摄取糖异生的产物，导致显著的乳酸酸中毒和高氨基酸血症，可发生低血糖。

### （二）蛋白质和氨基酸代谢的改变

肝脏是人体重要的蛋白质合成器官，除免疫球蛋白外，几乎所有的血浆蛋白都由肝脏合成。急性肝脏疾病时，由于病程短，对蛋白合成的影响小。肝硬化时，蛋白质合成能力显著降低，出现低蛋白血症。

肝脏对门静脉系统来源的氨基酸的调节和代谢起着十分重要的作用，肝硬化患者的血浆氨基酸谱发生改变，支链氨基酸如亮氨酸、异亮氨酸和缬氨酸水平下降，芳香族氨基酸如苯丙氨酸、酪氨酸、色氨酸、甲硫氨酸、组氨酸、谷氨酸和天冬氨酸等浓度增高，而芳香族氨基酸都是生胺性神经递质的前体，均可穿过血脑屏障，从而引起肝性脑病。ALF 患者的血浆氨基酸水平升高了 3~4 倍。氨基酸谱的特征是支链氨基酸减少，芳香族氨基酸及含硫氨基酸增加。

### （三）脂肪代谢的改变

肝脏是脂肪代谢和游离脂肪酸氧化、利用的重要器官，游离脂肪酸在肝脏的代谢主要有两条途径：一是在线粒体内进行 β 氧化，最后氧化为乙酰辅酶 A 供能；另一个是利用必需脂肪酸合成多不饱和脂肪酸，或被转变成甘油三酯和磷脂。因此，肝脏疾病时，机体供能发生障碍，也可发生多不饱和脂肪酸缺乏。

## 三、急性肝衰竭患者肠外营养的审核要点

急性肝衰竭（ALF）是一种严重的疾病，ALF 时，肝细胞功能急速丧失和随后发生的

多器官衰竭，导致碳水化合物、蛋白质和脂肪代谢严重紊乱，其特征是肝葡萄糖产生和乳酸清除率受损，以及与高氨基酸血症和高氨血症相关的蛋白质分解代谢。

在 ALF 初期，患者往往不合并营养不良的情况，ALF 后期会影响机体代谢状态，出现营养不良风险，不利于肝功能的恢复，还会导致肝性脑病、消化道出血、腹腔感染等一系列并发症。对 ALF 患者进行合理、有效的营养支持治疗不仅能改善患者的营养状况，还有利于肝功能的恢复，改善患者的预后。

（一）肠外营养的适应证审核

如果认为无营养不良的 ALF 患者不太可能在未来 5～7 天内恢复正常的经口进食，应提供营养支持，优先选择 EN。对于营养不良的 ALF 患者，与其他危重症患者一样，应立即启动 EN 和（或）PN。PN 与 EN 相比没有明显的优势，而且可能增加感染并发症的发生。如果患者有 EN 的禁忌证，PN 可作为二线治疗。

（二）能量审核

在能量消耗方面，ALF 患者与伴有其他病因的危重症患者无明显区别，应采用间接测热法测定能量消耗。如果无法采用间接测热法，ALF 患者应接受 1.2～1.3 倍 REE 的总能量供应。

患者能量需求的审核应为全医嘱审核，合理性判定标准如下：①如果 ALF 患者总能量为间接测热法测量的 REE，则能量给予合理；②如果 ALF 患者未使用间接测热法测量 REE，则可计算患者的 REE，将患者总能量与 1.2～1.3 倍 REE 比较，判断能量给予是否合理；③ALF 患者的能量也可按危重症患者的标准审核。

（三）氨基酸审核

对于伴有肝性脑病的严重超急性疾病和动脉氨高度升高且有脑水肿风险的患者，肠外营养氨基酸支持可推迟 24～48 小时，直到高氨血症得到控制。当开始给予氨基酸时，应监测动脉氨，以确保没有病理性血氨升高发生。

超急性肝衰竭的氨基酸给药不是强制性的。然而，在急性或亚急性肝衰竭中，应使用 0.8～1.2g/（kg·d）的氨基酸以支持蛋白质合成。

计算患者的 BMI，根据 BMI 确定患者的体重，计算患者每千克体重氨基酸的摄入量，根据患者肝衰竭的程度进行审核。

（四）其他营养素审核

在预防和治疗低血糖时，必须提供足够的葡萄糖，推荐剂量为 2.0～3.0g/（kg·d）。可同时使用脂肪乳供能，推荐剂量 0.8～1.2g/（kg·d）。

## 四、酒精性脂肪性肝炎患者肠外营养的审核要点

严重的 ASH 患者，经口进食摄入量较差，热量和蛋白质摄入量较低。因此，需要给予

充分的营养。与 EN 或 PN 相比，经口常规饮食在维持肠道黏膜完整性和保护肠道微生物群方面有优势。当患者经口进食能达到足够的摄入量时，EN 和 PN 没有特别的优势。当严重的 ASH 患者不能通过自主进食满足需求时，为了提高生存率、降低感染的发生率、促进肝性脑病的快速解决和改善肝功能，应给予营养支持治疗（ONS 或 EN 或 PN）。

（一）肠外营养的适应证审核

**1. 严重的 ASH 患者** 一般可以通过经口进食或肠内途径充分喂养，但若禁食时间超过 72 小时，需要给予 PN。

**2. 中度或重度营养不良的严重 ASH 患者** 不能通过经口进食和（或）肠内途径获得充分营养，应立即开始使用 PN。

（二）能量审核

ASH 患者 REE 通常增加，慢性肝病和久坐生活方式的患者应接受 1.3 倍 REE 的总能量供应。由于个体间差异相当大，如果有可能，应使用间接测热法来测量 REE。

患者能量需求的审核应为全医嘱审核。

（1）如果 ASH 患者总能量为间接测热法测量的 REE，则能量给予合理。

（2）如果 ASH 患者未使用间接测热法测量 REE，则可计算患者的 REE，比较患者总能量与 1.3 倍 REE，判断能量给予是否合理。

（三）氨基酸审核

非营养不良及中度营养不良的患者应摄入 1.2g/（kg·d）的氨基酸，严重营养不良患者应摄入 1.5g/（kg·d）的氨基酸。

计算患者的 BMI，根据 BMI 确定患者的体重，计算患者每千克体重氨基酸的摄入量，根据患者营养不良的程度进行审核。

（四）其他营养素审核

（1）碳水化合物：应以葡萄糖的形式给予，可占非蛋白热量的 50%～60%。

（2）脂肪：应使用 ω-6 不饱和脂肪酸含量低于传统纯大豆油的脂肪乳剂，可占非蛋白热量的 40%～50%。传统大豆油长链脂肪乳剂的 ω-6 不饱和脂肪酸含量较高，而含有中链脂肪乳和（或）橄榄油和（或）鱼油的混合乳剂中 ω-6 不饱和脂肪酸含量低于长链脂肪乳，对白细胞和免疫功能的抑制作用较小，也不易促发炎症反应。

（3）水溶性和脂溶性维生素，以及矿物质和微量元素：必须从 PN 开始就每天给予，以满足日常需求。维生素和微量元素应以标准 TPN 剂量每日给予。

# 五、非酒精性脂肪性肝炎患者肠外营养的审核要点

营养过剩可导致 NASH，可进一步发展为肝硬化。对于超重或肥胖的 NASH 患者，强化生活方式干预、增加体力活动以减轻体重应作为一线治疗。对于正常体重的 NASH 患者，

可以建议增加体力活动以改善胰岛素抵抗和脂肪变性。

（一）肠外营养的适应证审核

NASH 患者在发生严重并发疾病时，若经口进食补充不足或有禁忌且有使用 PN 的适应证，应给予 EN 或 PN。

（二）能量审核

**1. BMI＜30kg/m² 的 NASH 患者**　EN 和（或）PN 应按照 ASH 患者标准进行，应接受 1.3 倍 REE 的总能量供应。由于个体间差异相当大，如果有可能，应使用间接测热法来测量 REE。

患者能量需求的审核应为全医嘱审核。

（1）如果 NASH 患者总能量为间接测热法测量的 REE，则能量给予合理。

（2）如果 NASH 患者未使用间接测热法测量 REE，则可计算患者的 REE，比较患者总能量与 1.3 倍 REE，判断能量给予是否合理。

**2. 并发疾病的肥胖 NASH 患者**　目标能量摄入量为 25kcal/（kg·d）。计算患者每千克理想体重能量的摄入量，判断能量给予是否合理。

（三）氨基酸审核

**1. BMI＜30kg/m² 的 NASH 患者**　非营养不良及中度营养不良的患者应摄入 1.2g/（kg·d）氨基酸，严重营养不良患者应摄入 1.5g/（kg·d）氨基酸。

计算患者的 BMI，根据 BMI 确定患者的体重，计算患者每千克体重氨基酸的摄入量，根据患者营养不良的程度进行审核。

**2. 并发疾病的肥胖 NASH 患者**　目标氨基酸摄入量为 2.0～2.5g/（kg·d）。计算患者每千克理想体重氨基酸的摄入量，判断氨基酸剂量给予是否合理。

# 六、肝硬化患者肠外营养的审核要点

（一）肠外营养的适应证审核

肝硬化时，尽管肝糖原的消耗导致糖异生增加，但葡萄糖氧化率降低，肝葡萄糖生成率较低。因此，肝硬化患者经过一夜之间禁食的快速代谢与健康个体在长期饥饿条件下的代谢相似。经过一夜的禁食之后，肝硬化患者肝糖原消耗，并通过蛋白质分解代谢进行糖异生，所以及时地补充营养对于为蛋白质合成代谢提供代谢燃料和底物至关重要。对于不能经口进食或不能通过经口进食达到营养目标的肝硬化患者，应进行 EN 治疗。以下情况下可选择使用 PN。

**1. 肝硬化患者**　可以通过经口进食或肠内途径充分喂养，但若禁食时间超过 72 小时且又有使用 PN 的适应证，需要给予 PN。

**2. 中度或重度营养不良的肝硬化患者**　若不能通过经口进食或肠内途径获得充分营

养且有使用 PN 的适应证，应立即开始使用 PN。

### （二）能量审核

根据现有数据，肝硬化患者的能量摄入量应为 30～35kcal/（kg·d）。一般来说，代偿性肝硬化患者的能量需求并不高于健康个体，因此建议尽可能测量患者的能量消耗。在肝硬化患者中，不建议超重或肥胖的患者增加能量摄入。

计算患者的 BMI，根据 BMI 确定患者的体重，腹水患者应使用根据身高计算的理想体重。

患者能量需求的审核应为全医嘱审核。

（1）如果肝硬化患者总能量为间接测热法测量的 REE，则能量给予合理。

（2）如果肝硬化患者未使用间接测热法测量 REE，则计算患者每千克体重能量的摄入量，判断能量给予是否合理。

### （三）氨基酸审核

氨基酸摄入量应为 1.2～1.5g/（kg·d）。非营养不良的代偿性肝硬化患者应摄入 1.2g/（kg·d）氨基酸，营养不良和（或）肌少症的肝硬化患者应摄入 1.5g/（kg·d）氨基酸。

计算患者的 BMI，根据 BMI 确定患者的体重，计算患者每千克体重氨基酸的摄入量，根据患者营养不良的程度进行审核。

氨基酸摄入不足会增加蛋白质的分解代谢，故肝硬化合并肝性脑病的患者不应限制氨基酸的摄入。对于轻度肝性脑病（≤Ⅱ度）患者，应给予平衡氨基酸；对于更严重的肝性脑病（Ⅲ度～Ⅳ度）应给予肝病适用型氨基酸，即支链氨基酸含量增加，而芳香族氨基酸、甲硫氨酸和色氨酸的含量降低的氨基酸制剂。只含有支链氨基酸的制剂是不完整的，不能为 PN 提供充足的氮源。

### （四）其他营养素审核

如果 PN 是营养的唯一形式，必须从 PN 开始就确保提供所有的宏量营养素和微量营养素。应每天给予水、电解质、水溶性和脂溶性维生素及微量元素，以满足日常需要。

（1）碳水化合物应以葡萄糖的形式给予，可占非蛋白热量的 50%～60%。在肝硬化患者中，禁食状态下脂质氧化率增加和胰岛素抵抗频繁发生，15%～37%的患者出现明显的糖尿病，提示预后不良。应尽量避免 PN 相关的高血糖，在高血糖情况下，葡萄糖给予量应减少至 2.0～3.0g/（kg·d），可静脉使用胰岛素进行调节。

（2）脂肪：应使用 ω-6 不饱和脂肪酸含量低于传统纯大豆油的脂肪乳剂，可占非蛋白热量的 40%～50%。

（3）肝硬化患者的组织成分会发生改变，其特征是蛋白质的消耗和全身水分的积累，这与钠潴留是密切相关的，但通常不会导致高钠血症。相反，钾、镁、磷酸盐和其他细胞内矿物质的消耗是频繁的。肝硬化患者发展为再喂养综合征的风险较高，可能需要额外的磷酸盐、钾和镁。

## 七、肝移植和其他手术患者肠外营养的审核要点

肝移植术后，与仅给予液体和电解质相比，术后营养支持可缩短机械通气时间和ICU住院时间。在PN和早期肠内营养的直接比较中，两种策略在维持营养状态方面同样有效。然而，在移植术后12~24小时内开始经口进食正常食物和（或）EN，可降低感染的发生率。

（一）肠外营养的适应证审核

对于肝移植和其他手术患者（有使用PN的适应证），当经口进食或EN不可能或不可行时，应选择PN，以减少并发症发生率、机械通气时间和ICU住院时间。

（二）能量审核

对于计划进行手术的肝硬化患者，应按照肝硬化患者进行营养管理。术前为维持或改善营养状况推荐的能量摄入量为30~35kcal/（kg·d）。手术后，推荐的能量摄入量同样为30~35kcal/（kg·d）。

肝移植患者的能量需求与大多数接受腹部大手术的患者相似，肝移植患者能量审核可参照围手术期患者肠外营养处方审核部分。

计算患者的BMI，根据BMI确定患者的体重，计算患者每千克体重能量的摄入量，并进行审核。

（三）氨基酸审核

对于计划进行手术的肝硬化患者，术前为维持或改善营养状况推荐的氨基酸摄入量为1.2~1.5g/（kg·d）。手术后，推荐的氨基酸摄入量同样为1.2~1.5g/（kg·d）。

计算患者的BMI，根据BMI确定患者的体重，计算患者每千克体重氨基酸的摄入量，并进行审核。

（四）其他营养素审核

在肝移植患者中，与纯大豆油乳剂相比，使用 ω-6 不饱和脂肪酸含量较低的中/长链脂肪乳剂时，网状内皮系统的功能得到了改善，推荐使用中/长链脂肪乳剂。

## 八、肝脏疾病患者肠外营养审核流程

【基本信息】 患者，男，61岁，身高177cm，体重70kg，BMI 22.34kg/m²。

【主诉】 黑便2日，呕血1日。

【现病史】 患者入院前2日于劳动后出现柏油样稀便，量约1000ml，伴恶心、乏力。今日呕出黑褐色液体，含凝血块，量约2000ml，伴有周身发冷，并伴有柏油样大便。自行拨打120来医院救治，于救护车中输注红细胞6U，咳嗽、咳白痰，不伴呼吸困难，不伴腹痛腹胀，不伴意识障碍，不伴尿频、尿急、尿痛，病程中睡眠尚可，近期饮食欠佳，近1

个月体重减轻约 4kg。

【既往史】 患者有乙肝、肝硬化病史，胆囊切除术后，脾切除术后，否认高血压、糖尿病、心脏病病史，否认结核病史，否认外伤史，否认吸烟、饮酒史。

【过敏史】 否认药物及食物过敏史。

【体格检查】 T 37.1℃，P 92 次/分，R 20 次/分，BP 109/73mmHg。神志淡漠，一般状态差，结膜苍白，皮肤、巩膜黄染，浅表淋巴结未触及肿大；颈部对称，气管居中，双侧甲状腺未触及肿大；胸廓对称无畸形，双肺呼吸音清，未闻及干湿啰音，心律齐，无病理性杂音及额外心音；腹型平坦，无腹壁静脉曲张，腹部中上腹至左下腹可见斜行手术瘢痕，腹式呼吸运动正常，未见胃肠型及蠕动波；触诊腹软，全腹无压痛，无反跳痛，肌紧张（−），肝脾未触及，未触及腹部肿块；腹部叩诊为鼓音，移动性浊音阴性，肠鸣音4 次/分，双下肢无水肿。

【实验室检查及其他辅助检查】

**1. 血常规** 白细胞 $9.92×10^9$/L，中性粒细胞 $8.64×10^9$/L，中性粒细胞百分比 87.10%，红细胞 $3.14×10^{12}$/L，血红蛋白 101.00g/L，血小板 $98.00×10^9$/L。

**2. 生化指标** 甘油三酯 1.04mmol/L，尿素 10.70mmol/L，肌酐 57.02μmol/L，丙氨酸转氨酶 25.00U/L，天冬氨酸转氨酶 23.80U/L，总胆红素 42.28μmol/L，直接胆红素 14.36μmol/L，碱性磷酸酶 57.40U/L，总蛋白 45.90g/L，白蛋白 27.90g/L，前白蛋白 83.70mg/L，葡萄糖 7.72mmol/L。钠 139.20mmol/L，钾 4.01mmol/L，氯 111.00mmol/L，钙 1.91mmol/L，镁 0.67mmol/L，无机磷 0.83mmol/L。

**3. 凝血功能** 国际标准化比值 1.31，部分凝血活酶时间 25.40 秒。

**4. 其他辅助检查** 电子胃镜示食管上段起见 4 条曲张静脉，最大直径 1.5cm，RC 征（＋），未见糜烂、血栓及活动性出血。胃内曲张静脉与食管静脉相延续。胃贲门黏膜光滑，胃内可见大量新鲜血液及血凝块，遮盖部分胃底黏膜，所见胃底黏膜光滑，可见迂曲静脉由食管顺延至胃，胃体皱襞走行正常，胃角胃窦黏膜附着新鲜血液，未见活动出血，幽门口圆形，开闭良好，无反流。

【诊断】 肝硬化食管-胃底静脉曲张破裂出血；乙肝后肝硬化失代偿期；贫血；脾切除术后；胆囊切除术后。

【诊疗】 入院后完善相关检查，禁食水，抑酸、补液、止血、对症支持治疗。入院后第 2 日呕大量鲜血，量约 500ml，行急诊胃镜检查，胃镜下行食管静脉曲张套扎术。患者入院第 1 日开始肠外营养支持治疗，下面以患者第 2 日的肠外营养处方为例，分析肝硬化患者肠外营养处方审核流程。

【肠外营养处方】

| | |
|---|---:|
| 50%葡萄糖注射液 | 600ml |
| 8.5%复方氨基酸注射液（18AA-Ⅱ） | 750ml |
| 结构脂肪乳注射液 | 400ml |
| 10%氯化钾注射液 | 40ml |
| 10%葡萄糖酸钙注射液 | 20ml |
| 25%硫酸镁注射液 | 10ml |

| 复合磷酸氢钾注射液 | 2ml |
| 多种微量元素注射液 | 10ml |
| 注射用脂溶性维生素（Ⅱ）/注射用水溶性维生素 | 1盒 |
| 灭菌注射用水 | 15ml |

输注方式：经中心静脉输注

【处方审核流程】

**1. 肠外营养的适应证审核**　患者近 1 个月体重减轻约 4kg，1 个月内体重减轻＞5%，营养状况受损评分 3 分。患者肝硬化食管-胃底静脉曲张破裂出血，疾病严重程度评分 1 分。所以，该患者 NRS 2002 评分为 4 分，具有营养风险。如果患者 NRS 2002 评分≥3 分，则患者存在营养风险，可以开始制订营养计划，有营养支持治疗的适应证。

患者消化道出血，禁食水，所以营养支持途径应该选择 PN，有使用 PN 的适应证。

**2. 过敏史审核**　该患者否认食物过敏史，可以使用结构脂肪乳注射液。

**3. 基础审核**　该患者肠外营养处方液体总量为 1847ml，采用中心静脉输注方式。针对本处方需审核以下要点。

（1）脂肪乳稳定性审核

1）一价阳离子浓度审核：2018 年中华医学会肠外肠内营养学分会药学协作组发表的专家共识《规范肠外营养液配制》指出，一价阳离子浓度应小于 150mmol/L 方可维持脂肪乳的稳定性。该处方中一价阳离子由氯化钾注射液和复合磷酸氢钾注射液提供，1g 氯化钾含有 13.41mmol $K^+$，复合磷酸氢钾注射液 2ml 含有 8.85mmol $K^+$，该处方中含有氯化钾注射液 4g、复合磷酸氢钾注射液 2ml，计算得一价阳离子浓度为 33.83mmol/L，低于 150mmol/L，对脂肪乳稳定性无影响。

2）二价阳离子浓度审核：2018 年中华医学会肠外肠内营养学分会药学协作组发表的专家共识《规范肠外营养液配制》指出，对于含有脂肪乳的肠外营养液，为保证脂肪乳的稳定性，其二价阳离子浓度应小于 10mmol/L。该处方中，二价阳离子由葡萄糖酸钙注射液和硫酸镁注射液提供，10% 葡萄糖酸钙注射液 10ml 含有 2.23mmol $Ca^{2+}$，25% 硫酸镁注射液 10ml 含有 10.14mmol $Mg^{2+}$。该处方中含有 10% 葡萄糖酸钙注射液 20ml、25% 硫酸镁注射液 10ml，计算得二价阳离子浓度为 7.90mmol/L，低于 10mmol/L，符合脂肪乳稳定性要求。

3）葡萄糖浓度审核：2012 年中华医学会发布的《临床技术操作规范——肠外肠内营养学分册》中指出，含有脂肪乳的肠外营养液，葡萄糖浓度需小于 23%。计算该处方中葡萄糖含量为 300g，葡萄糖浓度为 16.24%，符合脂肪乳稳定性要求。

4）氨基酸浓度审核：2018 年中华医学会肠外肠内营养学分会药学协作组发表的专家共识《规范肠外营养液配制》中指出，有研究表明氨基酸浓度为 2.5%～8.5%、1.94%～4.1% 时可维持 TNA 中脂肪乳的稳定。所以，按照最新标准，为维持 TNA 中脂肪乳的稳定性，氨基酸浓度应≥1.94%。该处方中氨基酸含量为 63.75g，浓度为 3.45%，符合脂肪乳稳定性要求。

（2）钙磷配伍稳定性审核：本处方中同时含有无机磷和钙，2012 年中华医学会发布的《临床技术操作规范——肠外肠内营养学分册》指出，钙和无机磷稳定性的控制措施是控制钙、磷的浓度，当钙磷乘积＞72 时，将破坏无机磷和钙的稳定性。所以需要计算钙磷乘积，计算钙和磷的浓度应按照两者混合时的浓度计算，而不能按照最终浓度计算。

10%葡萄糖酸钙注射液 10ml 含有 2.23mmol $Ca^{2+}$，复合磷酸氢钾注射液 2ml 含有 6.4mmol P。钙磷乘积=[钙离子物质的量（mmol）/除去脂肪乳的液体量（L）]×[磷物质的量（mmol）/除去脂肪乳的液体量（L）]。经计算钙磷乘积为 3.08×4.42=13.61，小于 72，不影响钙磷的稳定性。

（3）实验室指标审核

1）血甘油三酯水平审核：患者甘油三酯 1.04mmol/L，可以使用脂肪乳剂。

2）离子水平审核：入院第 2 日患者血离子水平为钠 141.20mmol/L，钾 4.28mmol/L，钙 1.75mmol/L，镁 0.71mmol/L，无机磷 0.80mmol/L。血钠、血钾、血镁正常，血钙、无机磷低于正常范围。因患者血白蛋白低，结合钙水平降低，血清钙值低，但游离钙不一定低，需要对血钙进行校正。校正钙（mmol/L）=实测值（mmol/L）+0.02×[40−血白蛋白（g/L）]=1.99mmol/L，略低于正常范围，补充生理需要量即可。患者部分治疗用药使用 0.9%氯化钠注射液作为溶媒，氯化钠剂量可满足生理需要。肠外营养处方中补充的钾、镁、钙为生理需要量，剂量合理。血无机磷低于正常范围，而补充剂量不足，应该增加磷的补充剂量，同时注意钙磷乘积不能超过规定范围。

（4）渗透压摩尔浓度审核：患者输注方式为经中心静脉输注，对渗透压摩尔浓度无要求。

（5）配方合理性审核

1）糖脂比审核：葡萄糖注射液为一水合葡萄糖制剂，1g 葡萄糖提供 3.4kcal 能量，1g 脂肪乳提供 9kcal 能量，脂肪乳的能量也可以参照说明书上标注的能量精确计算。在肝硬化患者中，碳水化合物应以葡萄糖的形式给予，可占非蛋白热量的 50%～60%，脂肪乳剂可占非蛋白热量的 40%～50%，糖脂比范围应为（5∶5）～（6∶4），即（1∶1）～（1.5∶1）。

该处方中含有葡萄糖 300g，可提供能量为 1020kcal，除肠外营养液以外，稀释治疗用药葡萄糖剂量为 25g，提供能量为 85kcal，总葡萄糖供能为 1105kcal。处方中应用的脂肪乳为结构脂肪乳注射液，结构脂肪乳注射液 250ml 所提供能量为 490kcal，计算得出脂肪乳所提供能量为 784kcal。非蛋白热量为 1889kcal，葡萄糖提供的能量占非蛋白热量的 58.50%，脂肪乳提供的能量占非蛋白热量的 41.50%，糖脂比为 1.41∶1，该处方中葡萄糖和脂肪的供能比符合要求。

2）热氮比审核：热氮比指的是非蛋白热量（kcal）∶氮（g），含氮量可以用氨基酸克数×16%估算出来，也可以参照具体药品说明书标注量精确计算。热氮比一般控制在（150∶1）～（200∶1），高应激状况或高蛋白质需要时（肝肾功能正常），可达 100∶1。该处方中非蛋白热量为 1889kcal，处方中氨基酸剂量为 63.75g，含氮量为 10.2g，计算热氮比为 185.20∶1，符合肠外营养处方中热氮比（100∶1）～（200∶1）的要求，处方中热氮比符合要求。

**4. 个体化审核** 患者 BMI 为 22.34kg/m²，体重正常，其能量及氨基酸的需求按实际体重计算。

（1）能量审核：患者的能量需求最好用间接测热法测量，如果条件不允许，可以计算患者每千克体重能量摄入量。根据现有数据，肝硬化患者的能量摄入量应为 30～35kcal/（kg·d）。

患者摄入非蛋白热量为 1889kcal，氨基酸供能 255kcal，该处方中总能量为 2144kcal。患者体重为 70kg，每千克体重的能量摄入为 30.63kcal。所以，患者能量摄入合理。

（2）氨基酸审核：肝硬化患者氨基酸摄入量应为 1.2～1.5g/（kg·d）。患者氨基酸摄入总量为 63.75g，相当于每千克体重 0.91g 氨基酸。该患者氨基酸供给量不足，应建议医生提高氨基酸供给。

（3）其他营养素审核

1）肝硬化患者应每天给予水、电解质、水溶性维生素、脂溶性维生素和微量元素，以满足日常需要。该 PN 处方组分齐全，可以满足患者日常需要。

2）肝硬化患者脂肪乳剂应使用 ω-6 不饱和脂肪酸含量低于传统纯大豆油的脂肪乳剂，该 PN 处方中脂肪乳剂选择的是结构脂肪乳注射液，ω-6 不饱和脂肪酸含量低于传统纯大豆油，满足脂肪乳剂的选择要求。

# 第七节　肾脏疾病患者的肠外营养支持

## 一、概　　述

肾脏是机体的重要器官，在调节机体水、电解质和酸碱平衡及物质代谢中起着十分重要的作用。当肾脏发生疾病，肾脏功能减退、障碍或衰竭时，不仅出现水、电解质及酸碱平衡失调，还可发生蛋白质、氨基酸、碳水化合物和脂质等一系列代谢改变。

本节肾脏疾病主要包括急性肾脏病（acute kidney disease，AKD）、急性肾损伤（acute kidney injury，AKI）、慢性肾脏病（chronic kidney disease，CKD）伴或不伴肾衰竭（kidney failure，KF）。急性肾损伤是对既往急性肾衰竭（acute renal failure，ARF）概念的扩展和向疾病早期的延伸，由于肾功能轻度减退即可导致并发症发病率及总体死亡率升高，肾脏病学界和危重症医学界趋向弃用 ARF 而统一采用 AKI，以期早期诊断和防治。改善全球肾脏病预后组织（Kidney Disease Improving Global Outcomes，KDIGO）对 AKI、AKD 和 CKD 的定义见表 10-2。

AKI/AKD 和（或）CKD 伴或不伴 KF 可通过诱导多种代谢紊乱、降低营养的摄入使患者的营养不良风险增加，慢性炎症、肠道微生物群改变（肠道生态失调）、感染等一些急慢性肾脏病患者常伴随的症状也会加速营养不良发展的进程。此外，CKD 治疗的相关因素，如不适当的饮食限制或血液透析，可能也是造成营养不良的原因。慢性肾衰竭患者常出现代谢和营养状态的改变，而代谢异常和营养不良又可加重肾脏损害，增加患者的死亡率，形成恶性循环。故对肾脏病患者进行营养风险筛查，并对存在营养风险的患者进行营养支持，在肾脏疾病治疗方面具有十分重要的意义。

表 10-2　KDIGO 对 AKI、AKD 和 CKD 的定义

| | 发病时间 | 疾病特点 |
|---|---|---|
| AKI | ≤7 天 | 在数小时内肾功能突然下降 |
| | | 48 小时内血肌酐升高≥26.5μmol/L 或血肌酐≥1.5 倍基线值或尿量<0.5ml/（kg·h） |
| AKD | 7～90 天 | AKI 后的 7～90 天内发生的急性或亚急性损伤和（或）肾功能丧失 |
| CKD | >90 天 | 有或没有肾小球滤过率（glomerular filtration rate，GFR）下降，肾脏结构或功能异常持续≥90 天 |
| | | 有或没有肾脏损伤，GFR<60ml/（min·1.73m²），持续≥90 天 |

# 二、急性肾损伤或急性肾脏病患者营养代谢的变化及肠外营养的审核要点

AKI/AKD 常常是外伤、败血症、多器官功能衰竭等疾病的并发症，特别是在 ICU 环境中，很少代表孤立的疾病过程。这些患者的代谢变化也取决于潜在的和（或）合并的疾病、其他器官功能障碍，以及肾脏替代治疗（kidney replacement therapy，KRT）的方式和强度。与 AKI/AKD 相关的特异性代谢异常有蛋白质分解代谢、特定氨基酸代谢的改变、外周胰岛素抵抗、脂肪分解减少和脂肪清除受损、抗氧化系统的消耗、促炎状态的诱导和免疫缺陷。

营养不良在 AKI/AKD 患者中非常普遍，营养不良是增加患者住院时间的独立危险因素。可使用 NRS 2002 对 AKI/AKD 患者进行营养筛查，SGA 已被用于 AKI/AKD 患者营养紊乱的诊断。急性肾损伤或急性肾脏病营养支持的主要目的是保存瘦体重，维持营养状况，避免进一步的代谢紊乱，增强伤口愈合，支持免疫功能，降低死亡率。

## （一）急性肾损伤或急性肾脏病患者营养代谢的变化

**1. 体液失衡**　AKI/AKD 可能会出现水、电解质、酸碱平衡紊乱，其严重程度取决于肾功能损坏的程度。少尿型（尿量为 100～400ml/d）和无尿型（尿量<100ml/d）AKI/AKD 患者因肾排出液体量减少，需要限制液体量在 500～1000ml/d，非少尿型（尿量>400ml/d）AKI/AKD 患者，因尿量较多，不需要限制液体量。

**2. 电解质紊乱**　少尿型和无尿型 AKI/AKD 患者，肾小球滤过功能突然降低会导致钠潴留，应限制钠的摄入；肾小球滤过减少会引起高钾血症，无尿患者应禁止钾离子摄入，少尿患者应控制钾离子摄入<20～40mmol/d；肾脏排磷减少和机体高分解代谢磷释放增多会引起高磷血症；肾脏排镁减少会引起高镁血症。

相反，相对于高钙血症，AKI/AKD 患者更易发生低钙血症，低钙主要与低蛋白血症相关，实际血钙需要校正，校正后血钙不一定低于正常值，需要根据校正后的血钙水平判定是否需要干预。

**3. 酸碱代谢紊乱**　肾脏在酸碱平衡调节中起着重要的作用，少尿型和无尿型 AKI/AKD 患者会发生代谢性酸中毒。

**4. 碳水化合物代谢的改变**　AKI/AKD 患者普遍存在糖代谢异常，主要表现为高血糖。原因如下：①患者往往处于高分解代谢状态，从而引起机体对胰岛素的抵抗。②AKI/AKD 时骨骼肌糖代谢异常，骨骼肌介导的葡萄糖摄取、糖原合成及糖氧化能力降低。③创伤、感染等应激状态下可导致糖异生增加，而糖氧化能力降低。④胰高血糖素、儿茶酚胺及皮质醇等胰岛素拮抗激素释放明显增加。

**5. 蛋白质和氨基酸代谢的改变**　蛋白质分解代谢导致负氮平衡是 AKI/AKD 的代谢标志，特别是在 ICU 环境中。蛋白质的分解代谢可延缓伤口愈合、损害免疫功能、加重病情、增加患者的病死率。AKI/AKD 引起的分解代谢与营养物质摄入减少、蛋白质分解增加及蛋白质合成减少有关。蛋白质分解代谢的激活会促使骨骼肌释放大量的氨基酸以维持氮平衡，而游离的氨基酸使肝脏糖异生和尿素生成增加。

**6. 脂肪代谢的改变**　AKI/AKD 患者可出现脂肪代谢紊乱，主要代谢异常表现为甘油三酯水平升高。高甘油三酯血症的主要病因是脂蛋白脂酶和甘油三酯酶活性降低，导致富含甘油三酯的脂蛋白清除减少。此外，还有极低密度脂蛋白升高，高密度脂蛋白正常或降低。虽然 AKI/AKD 患者的脂蛋白脂酶活性降低，但 AKI/AKD 患者能正常代谢外源性脂肪，故外源性脂肪可作为 AKI/AKD 患者能量的来源。

（二）急性肾损伤或急性肾脏病患者肠外营养的审核要点

**1. 肠外营养的适应证审核**　2021 年 ESPEN 急慢性肾脏病住院患者临床营养指南建议，对于任何需要住院治疗的 AKI/AKD 患者，可考虑营养治疗。特别是在 ICU 住院 48 小时以上的 AKI/AKD 患者，均应给予营养治疗。

对于 AKI/AKD 危重症和非危重症住院患者，如果经口进食不能达到至少 70%的宏量营养素需求时，应给予 EN、PN 或 EN 和 PN。因多种疾病住院的患者，应进行早期营养支持（即住院后 48 小时内提供营养支持），通过营养支持使外源性营养满足机体需求，以减少骨骼肌的分解。如果不能经口进食，对成年危重症患者应进行早期 EN（48 小时内），而不是早期 PN，与 PN 相比，EN 是最符合生理的喂养途径，并且通常与较低的感染率、较短的 ICU 和住院时间有关。

如果患者有经口进食和 EN 的禁忌证，或 EN 不足以达到营养摄入目标时，应选择 PN，PN 应在 3～7 天内实施。

**2. 能量审核**　能量消耗受急性肾损伤的影响不大，而容易受到基础疾病的严重程度、营养状况和相关并发症的影响。AKI/AKD 患者的营养治疗建议与其他 ICU 患者相同。对于需要营养治疗的 AKI/AKD 住院患者，应使用间接测热法评估能量消耗，以避免喂养不足或过量。间接测热法是测量个人热量需求的金标准，而预测能量消耗的公式存在显著的偏差和不精确性，尤其是对于肾脏疾病患者，偏差更为显著。当患者的临床状况发生变化时，应重复间接测热法。

如果无法采用间接测热法，可以通过肺动脉导管测得的耗氧量或通过呼吸机参数推算出来的二氧化碳生成量测定能量消耗，与预测公式计算相比，这两种方法能够更好地评价能量消耗。在无法采用间接测热法也无法测量耗氧量或二氧化碳生成量的情况下，推荐非蛋白热量 20～30kcal/（kg·d）。

对于危重症患者,实际能量消耗不应成为前 72 小时的目标。因为在危重症的早期阶段,每天内源性可产生能量 500～1400kcal,早期若充分喂养再叠加内源性产生的能量,可能会导致过度喂养。另外,能量摄入低于实际消耗量的 50%可能导致严重能量不足和能量储备消耗、瘦体重减少和感染并发症增加。喂养不足和喂养过量都是有害的,最佳能量给予量是能量消耗的 70%～100%。

患者能量需求的审核应为全医嘱审核。

（1）对于能够采用间接测热法测量能量消耗的患者,可以在急性疾病的早期阶段给予低热量营养支持治疗,以后逐步实施等热量营养支持治疗。为避免过度喂养,危重症患者不得使用早期足量的肠外营养,但应在 3～7 天内逐渐达到目标量。在急性疾病的早期阶段,应给予低热量营养支持治疗（不超过能量消耗的 70%）。第 3 天后,可以增加到能量消耗的 80%～100%。

（2）对于使用预测公式计算来估计能量消耗的患者,推荐在 ICU 住院的第 1 周采用低热量营养支持治疗（低于 70%的估计需求）,可以尝试 1 周后达到目标值。

**3. 氨基酸审核**　由于肾功能下降与氮清除减少,相关的蛋白质分解代谢增加,过量补充蛋白质可能导致蛋白质和氨基酸代谢最终产物进一步积累,从而导致血尿素氮值增加。然而,AKI/AKD 患者的蛋白质分解代谢仅部分受蛋白质摄入量的影响,即降低蛋白质摄入量并不影响蛋白质的分解代谢率。蛋白质给予应以患者的分解代谢状态为指导,不应减少蛋白质摄入量以延迟 KRT 的启动。

（1）无急性疾病或危重疾病的 AKI/AKD 住院患者,氨基酸推荐剂量为 0.8～1.0g/（kg·d）。

（2）伴有急性疾病或危重疾病未进行 KRT 的 AKI/AKD 住院患者,氨基酸剂量可从 1.0g/（kg·d）开始,耐受后逐渐增加至 1.3g/（kg·d）。

计算患者的 BMI,根据 BMI 确定患者的体重,计算患者每千克体重氨基酸的摄入量,并进行审核。

目前的研究已证实,在急性和慢性肾衰竭患者中,平衡氨基酸较单用必需氨基酸更能有效地被人体利用。大剂量必需氨基酸（>40g/d）会引起血浆氨基酸谱紊乱、血氨升高及代谢性酸中毒,甚至会出现昏迷。目前,一般推荐使用必需氨基酸与非必需氨基酸比例为 1∶1 或更高比例的氨基酸制剂,可促进患者的合成代谢。支链氨基酸,尤其是亮氨酸可促进急性肾衰竭患者的合成代谢。

**4. 其他营养素审核**

（1）AKI/AKD 患者 PN 处方中葡萄糖剂量可为 3～5g/（kg·d）,最多为 7g/（kg·d）。

（2）AKI/AKD 患者 PN 处方中脂肪乳剂量可为 0.8～1.2g/（kg·d）,最多为 1.5g/（kg·d）。

（3）没有足够的证据支持住院的 AKI/AKD 患者常规使用 ω-3 多不饱和脂肪酸。

（4）对于 AKI/AKD 的危重患者,不得给予额外的高剂量肠外谷氨酰胺。

# 三、慢性肾脏病患者营养代谢的变化及肠外营养的审核要点

慢性肾脏病又称慢性肾功能不全，是指慢性肾脏损害引起的，以代谢产物潴留，水、电解质、酸碱平衡失调，全身系统受累为主要表现的临床综合征。慢性肾脏病患者普遍存在营养不良的情况，临床表现为体重减轻、人体组成成分改变、能量储备减少，躯体蛋白、血清白蛋白、转铁蛋白、前白蛋白和其他内脏蛋白浓度降低，活动能力和生活质量减退等。

2008 年国际肾脏营养和代谢学会推荐使用"蛋白质-能量消耗"（protein-energy wasting，PEW）来描述慢性肾脏病患者机体蛋白和能量储备（蛋白质和脂肪）减少的状态，临床表现为以饮食和热量摄入不足、低体重指数、低血清白蛋白血症、微炎症状态、进行性骨骼肌消耗为特征的综合征，是肾脏疾病相关营养不良的专用名词。慢性肾脏病患者营养不良及肾病相关的 PEW 发病率较高，适当地控制体重、摄入适量的蛋白质和充足的热量可以改善肾功能，延缓疾病的发展。

通过合理的饮食干预和营养支持可以纠正慢性肾脏病患者已经存在的营养不良或骨骼肌消耗的营养状况，改善机体代谢，提高免疫力，延缓疾病的进展，提高患者的生活质量。

（一）慢性肾脏病患者营养代谢的变化

慢性肾脏病时体内各种营养素和体液物质代谢紊乱，表现为水、电解质和酸碱平衡失调，以及碳水化合物、蛋白质、氨基酸、脂肪代谢紊乱。

**1. 水、电解质和酸碱平衡的改变**　CKD 患者因肾小球滤过率降低会导致水钠潴留，因肾小球滤过减少会引起高钾血症，因肾脏排磷减少会引起高磷血症，因肾脏排镁减少会引起高镁血症。血清磷酸盐增多，血清磷酸盐可结合离子钙而降低钙浓度，引起低钙血症。但因 CKD 患者病程及个体差异，患者也可发生脱水、低钾血症和低镁血症。

**2. 碳水化合物代谢的改变**　CKD 患者葡萄糖代谢以葡萄糖耐量降低为特征，偶尔发生低血糖。糖耐量降低的主要原因是外周胰岛素抵抗和胰岛素释放障碍。胰岛素抵抗主要表现为外周组织尤其是肌肉和脂肪细胞对胰岛素的抵抗。胰岛素释放障碍与较高的甲状旁腺激素水平及维生素 D 的活性代谢产物 1, 25-二羟维生素 $D_3$ 的缺乏有关。随着肾衰竭的进展，由于受损肾脏对胰岛素的降解减少，患者对胰岛素的需要量也减少，最后导致低血糖。

**3. 蛋白质和氨基酸代谢的改变**　CKD 患者蛋白质和氨基酸的代谢有明显异常，蛋白质代谢过程中产生的含氮废物大量蓄积，导致尿毒症。

慢性肾衰竭患者通常存在血浆氨基酸浓度异常，必需氨基酸/非必需氨基酸的比例下降。血浆支链氨基酸（缬氨酸、亮氨酸和异亮氨酸）水平降低，缬氨酸水平降低幅度最大。苏氨酸、赖氨酸、丝氨酸、酪氨酸的血浆浓度也出现降低，血浆中苯丙氨酸浓度一般正常。由于血清蛋白质结合色氨酸减少，虽然总色氨酸减少，但游离色氨酸水平通常是正常的。

甘氨酸、半胱氨酸、天冬氨酸、甲硫氨酸及组氨酸水平增高。

**4. 脂肪代谢的改变** CKD 患者可出现脂肪代谢紊乱,主要代谢异常表现为甘油三酯水平升高。高甘油三酯血症的主要原因是脂蛋白脂酶和甘油三酯酶活性受到抑制,导致富含甘油三酯的脂蛋白清除减少。大部分患者有低密度脂蛋白、极低密度脂蛋白和中密度脂蛋白水平升高,而高密度脂蛋白水平降低。

### (二)慢性肾脏病患者肠外营养的审核要点

**1. 肠外营养的适应证审核** 在一项全球荟萃分析中,用主观全面评定(SGA)或营养不良-炎症评分定义营养不良,非透析的 CKD3~5 期的患者营养不良的患病率在 11%~54%。有必要建议任何需要住院治疗的 CKD 伴或不伴 KF 的患者考虑营养治疗。特别是在 ICU 住院 48 小时以上的 CKD 伴或不伴 KF 的患者,均应给予营养治疗。

保守治疗的 CKD 患者很少需要 PN。对于 CKD 伴或不伴 KF 的危重症和非危重症住院患者,如果经口营养不能达到至少 70% 的宏量营养素需求时,应给予 EN、PN 或 EN 和 PN。CKD 患者中 PN 的适应证与非肾脏疾病患者的 PN 适应证相似。对于需要营养支持的 CKD 患者,当 ONS 和 EN 不可行或不能达到营养目标时,应考虑 PN。

**2. 能量审核** 对于需要营养治疗的 CKD 伴或不伴 KF 的住院患者,应使用间接测热法评估能量消耗,以避免喂养不足或过量。

患者能量需求的审核应为全医嘱审核。

(1)对于稳定的 CKD 患者,为了更好地维持氮平衡,推荐能量摄入量为 30~35kcal/(kg·d)。

(2)对于 CKD 伴有 KF 的危重患者,营养治疗建议应该与其他 ICU 患者相同,能量摄入量同急性肾损伤患者。

**3. 氨基酸审核** 如 CKD 患者因危重、急性疾病或重大手术住院,多以促炎状态和蛋白质分解代谢增加为特征,因此继续限制饮食蛋白质是不合适的。CKD 住院患者的蛋白质需求必须以导致住院的疾病为导向,而不是潜在的 CKD 疾病本身。相反,如果没有促分解代谢状态,CKD 患者可以在住院期间继续接受控制蛋白质摄入方案。

(1)无急性疾病或危重疾病的 CKD 住院患者,推荐氨基酸摄入量为 0.6~0.8g/(kg·d)。

(2)伴有急性疾病或危重疾病未进行 KRT 的 CKD 患者,氨基酸剂量可从 1.0g/(kg·d)开始,耐受后逐渐增加至 1.3g/(kg·d)。

(3)推荐使用必需氨基酸与非必需氨基酸比例为 1:1 或更高比例的氨基酸制剂。

计算患者的 BMI,根据 BMI 确定患者的体重,计算患者每千克体重氨基酸的摄入量,进行审核。

**4. 其他营养素审核**

(1)代谢稳定的 CKD 患者电解质的需求为磷 600~1000mg/d、钾 1500~2000mg/d 和钠 1.8~2.5g/d。

(2)对于没有任何经口进食或肠内供应的 PN 患者,应给予维生素和微量元素。如果患者 PN 超过 2 周,应注意维生素 A 和微量元素的蓄积。

(3)对于 CKD 或 CKD 合并 KF 的危重患者,不得给予额外的高剂量肠外谷氨酰胺。

# 四、肾脏替代治疗患者肠外营养的审核要点

肾脏替代治疗（kidney replacement therapy，KRT）可以清除溶质（如肌酐、尿素、电解质和其他所谓的"尿毒症毒素"），除去多余的液体，维持酸碱平衡和电解质稳态。在KRT期间，一些低分子量的常量营养素或微量营养素如氨基酸或水溶性维生素容易被去除。肾脏替代治疗包括血液透析（hemodialysis，HD）和腹膜透析（peritoneal dialysis，PD）。

在一项全球荟萃分析中，用主观全面评定（SGA）或营养不良-炎症评分定义营养不良，接受长期血液透析患者的营养不良的患病率在28%～54%。营养不良的患病率和严重程度随着透析年限的增加而增加，在老年患者中更为明显。

## （一）急性肾损伤或急性肾脏病肾脏替代治疗患者肠外营养的审核要点

AKI/AKD患者透析的目的是减轻AKI/AKD时机体的代谢紊乱，目前常用的方法有间歇性血液透析（intermittent hemodialysis，IHD）和持续性肾脏替代治疗（continuous kidney replacement therapy/continuous renal replacement therapy，CKRT/CRRT）。

**1. 肠外营养的适应证审核** AKI/AKD患者行KRT时肠外营养的适应证同AKI/AKD患者。

**2. 能量审核** 进行CRRT治疗时，由于其独特的降温效应，可以降低患者20%的氧耗和7%的能量消耗。因此，在CRRT期间可以采用间接测热法进行能量消耗的测定，但考虑到该方法的内在局限性，为了提高测量的精度，最好选择在透析后至少2小时后进行测定。如无法采用间接测热法，也可以将指南推荐的能量摄入量适当地减少。

需要注意的是含糖透析液可以提供能量，葡萄糖透过透析膜的量可达35%～45%或更高，具体剂量取决于透析液含糖浓度和透析液的流速、血液滤过率和患者的血糖等多种因素。作为抗凝剂的柠檬酸和用作缓冲液的乳酸也可以提供能量，这些都需要考虑在内，以避免过度喂养。

**3. 氨基酸审核**
（1）对于进行常规间歇性KRT的AKI危重患者，氨基酸推荐剂量为1.3～1.5g/(kg·d)。
（2）对于进行CRRT的AKI危重患者，氨基酸推荐剂量为1.5～1.7g/(kg·d)。
计算患者的BMI，根据BMI确定患者的体重，计算患者每千克体重氨基酸的摄入量，并进行审核。

**4. 其他营养素审核** 在危重疾病期间，维生素和微量元素可能影响免疫调节、伤口愈合，并可能具有抗氧化特性，在CRRT患者中，血清中叶酸、维生素C、维生素E、维生素$B_1$、锌和硒的水平都有所降低，微量营养素的补充应以其血清水平和KRT损失为指导。

## （二）慢性肾脏病肾脏替代治疗患者肠外营养的审核要点

维持性血液透析（maintenace hemodialysis，MHD）是终末期慢性肾脏病患者最常见且较重要的替代治疗手段。蛋白质-能量营养不良是MHD患者的常见并发症，主要原因是营养物质摄入不足、机体代谢变化及透析过程中营养素的丢失。

另外，腹膜透析也是慢性肾衰竭患者维持生命的一种安全、可靠的肾脏替代疗法。目前大量研究表明，腹膜透析能更好地改善患者营养状况，能保护残存的肾功能。其中，连续不卧床腹膜透析（continuous ambulatory peritoneal dialysis，CAPD）方法简单，操作简便，可提高患者的依从性，提高患者的生活质量，是慢性肾衰竭患者最常用的腹膜透析方式。腹膜透析患者营养不良的主要原因是蛋白质和热量摄入不足、机体代谢变化、蛋白质和氨基酸丢失、透析不充分、代谢性酸中毒、微炎症状态和残余肾功能减少。

营养不良是慢性肾衰竭患者预后的主要判断指标，也是死亡的独立危险因素。透析患者应根据透析种类、透析次数、透析时间和病情等因素制订营养支持方案。

**1. 肠外营养的适应证审核**

（1）当慢性肾衰竭患者存在蛋白质-能量营养不良和蛋白质能量摄入不足的证据，以及不能耐受充分的ONS或EN时，可考虑进行透析内肠外营养（intradialytic parenteral nutrition，IDPN）或经腹腔给予氨基酸（intraperitoneal amino acid，IPAA）。

（2）如IDPN和IPAA结合摄食仍不能满足能量和蛋白质的需求，应采用PN。

IDPN是一种特殊的PN模式，IDPN可改善营养不良的血液透析患者的营养状况。IDPN旨在提高生活质量，减少与患者营养不良相关的并发症、住院率和死亡率。

据报道，非急性营养不良的CAPD患者腹腔内氨基酸治疗可改善氮平衡、血清转铁蛋白和早晨空腹血浆氨基酸模式。

**2. 能量审核**　血液透析患者的能量需求取决于活动量的大小，正常非体力劳动患者能量摄入量推荐35～40kcal/（kg·d）。

60岁以下腹膜透析患者热量摄入量推荐35kcal/（kg·d），＞60岁腹膜透析患者热量摄入量推荐30～35kcal/（kg·d），其中应包括吸收自腹膜透析液中的葡萄糖所产生的热量。

**3. 氨基酸审核**

（1）无急性疾病或危重疾病的CKD和KF住院患者，如进行常规间歇性慢性KRT，氨基酸推荐剂量为≥1.2g/（kg·d）。

（2）伴有KF的CKD危重患者，如进行常规间歇性KRT，氨基酸推荐剂量为1.3～1.5g/（kg·d）。

（3）伴有KF的CKD危重患者，如进行CRRT，氨基酸推荐剂量为1.5～1.7g/（kg·d）。

（4）腹膜透析推荐氨基酸的摄入量为1.2～1.3g/（kg·d），当发生腹膜炎时，氨基酸的摄入量应＞1.5g/（kg·d）。

计算患者的BMI，根据BMI确定患者的体重，计算患者每千克体重氨基酸的摄入量，并进行审核。

# 五、肾脏疾病患者肠外营养审核流程

**【基本信息】**　患者，男，57岁，身高160cm，体重76kg，BMI 29.69kg/m²。

**【主诉】**　呕吐、腹泻3日，腹胀、少尿1日。

**【现病史】**　患者于3日前食用不洁食物后出现恶心、呕吐，每日呕吐多次，呕吐物为黑绿色液体，伴有腹胀、阵发性腹痛、腹泻，排便为黑色稀水样便，每日排2～3次，具体量不详，病程中伴有呼吸困难，夜间偶有憋醒，未至其他医院就诊，1 日前腹胀加重，伴少尿，每日尿量 200ml 左右，尿色深，今为求诊治急来笔者所在医院。自发病以来饮食、睡眠欠佳，体重减轻约 3kg。

【既往史】　糖尿病病史 4.5 年，未服降血糖药，空腹血糖约为 13mmol/L，肺结核病史。否认高血压、心脏病病史，否认肝炎病史，否认外伤、手术史。否认吸烟史，饮酒 30 余年。

【过敏史】　否认药物及食物过敏史。

【体格检查】　T 36.5℃，P 80 次/分，R 27 次/分，BP 136/84mmHg。患者一般状态欠佳，结膜无苍白，皮肤、巩膜无黄染，浅表淋巴结未触及肿大；颈部对称，气管居中，双侧甲状腺未触及肿大；胸廓对称无畸形，双肺呼吸音清，未闻及干湿啰音；心律齐，未闻及病理性杂音及额外心音；腹部膨隆，全腹压痛（－），肝脾肋下未触及，双下肢无明显水肿。

患者入院后因病情危重，转入 ICU。转入时患者一般状态差，意识朦胧，平车推入病房。球结膜水肿，瞳孔左比右为 2.0mm∶2.0mm，光反射迟钝，自主呼吸，鼻导管吸氧，口唇略发绀。双侧胸廓对称，听诊双肺呼吸音粗，可闻及干湿啰音，心音低钝，心律齐，未闻及病理性杂音，腹部软，未及肌紧张。四肢可动，肢端无水肿，双下肢病理征（－）。APACHE-Ⅱ评分：18 分。

【实验室检查及其他辅助检查】

**1. 血常规**　白细胞 $9.03×10^9$/L，中性粒细胞 $8.48×10^9$/L，中性粒细胞百分比 94.00%，红细胞 $4.60×10^{12}$/L，血红蛋白 137.00g/L，血小板 $71.00×10^9$/L。

**2. 生化指标**　甘油三酯 1.89mmol/L，尿素 56.17mmol/L，肌酐 1005.30μmol/L，丙氨酸转氨酶 12.1U/L，天冬氨酸转氨酶 9.3U/L，总胆红素 29.56μmol/L，直接胆红素 23.00μmol/L，碱性磷酸酶 80.5U/L，总蛋白 48.4g/L，白蛋白 24.6g/L，前白蛋白 193.7mg/L，葡萄糖 15.17mmol/L。钠 134.9mmol/L，钾 5.08mmol/L，氯 97.2mmol/L，钙 1.91mmol/L，镁 0.98mmol/L，无机磷 2.50mmol/L。

**3. 凝血功能**　国际标准化比值 1.11，部分凝血活酶时间 28.00 秒。

**4. 动脉血气分析**（鼻导管吸氧）　pH 7.177、$PaCO_2$ 15mmHg、$PaO_2$ 112mmHg、Hb 130g/L、$K^+$ 5.6mmol/L、$Na^+$ 128mmol/L、$Ca^{2+}$ 0.91mmol/L，$c_{Lac}$ 0.6mmol/L。

**5. 其他辅助检查**　腹部平扫 64 层螺旋 CT 示脂肪肝、腹水、左肾小囊肿、双肾结石、腹腔渗出性改变、腹壁水肿。

【诊断】　急性肾损伤（KIDGO 3 期）；感染性腹泻；肠源性感染；重症肺炎；血小板下降；脓毒性休克；右侧胸腔积液；糖尿病。

【诊疗】　纠正离子紊乱，维持内环境稳定；抗感染、止泻、对症支持治疗；肠外营养支持治疗；建立静脉通道行 CRRT。患者入院第 2 日开始肠外营养支持治疗，并于入院第 2 日、第 5 日行 CRRT。下面以患者第 2 日的肠外营养处方为例，分析急性肾损伤患者肠外营养处方审核流程。

【肠外营养处方】

50%葡萄糖注射液　　　　　　　　　　　　　　　　　　400ml

| 8.5%复方氨基酸注射液（18AA-Ⅱ） | 500ml |
|---|---|
| 结构脂肪乳注射液 | 250ml |
| 10%氯化钾注射液 | 30ml |
| 鱼油脂肪乳注射液 | 100ml |
| 多种微量元素注射液 | 10ml |
| 注射用脂溶性维生素（Ⅱ）/注射用水溶性维生素 | 1盒 |
| 灭菌注射用水 | 15ml |

输注方式：中心静脉

【处方审核流程】

**1. 肠外营养的适应证审核** 患者近期体重减轻＜5%，前1周因恶心、呕吐食物摄入量有所减少，营养状况受损评分1分。患者APACHE-Ⅱ评分：18分，疾病严重程度评分3分。所以，该患者NRS 2002评分4分，具有营养风险。如果患者NRS 2002评分≥3分，则该患者存在营养风险，可以开始制订营养计划，有营养支持治疗的适应证。并且，根据2021年的ESPEN相关指南，对于任何需要住院治疗的AKI患者，可考虑营养治疗。所以，该患者有营养治疗的适应证。

如果患者有经口进食和EN的禁忌证，胃肠道不能用于肠内喂养，或EN不足以达到营养摄入目标时，选择PN，有使用PN的适应证，PN应在3～7天内实施。因为该患者有恶心、呕吐、腹泻等胃肠道症状，可影响食物的摄入及吸收，有使用PN的适应证，所以应该选择PN。

**2. 过敏史审核** 该患者否认食物过敏史，可以使用结构脂肪乳注射液。

**3. 基础审核** 该患者肠外营养处方液体总量为1305ml，采用经中心静脉输注方式。针对本处方需审核以下要点。

（1）液体量审核：患者少尿1日，为少尿型急性肾损伤患者。少尿型急性肾损伤患者因肾排出量减少，需要限制液体量在500～1000ml/d，该患者肠外营养的液体量为1305ml，超过1000ml，但因患者行CRRT，所以补液量可适当放宽。

（2）脂肪乳稳定性审核

1）一价阳离子浓度审核：2018年中华医学会肠外肠内营养学分会药学协作组发表的专家共识《规范肠外营养液配制》指出，一价阳离子浓度应小于150mmol/L方可维持脂肪乳的稳定性。该处方中一价阳离子由10%氯化钾注射液提供，1g氯化钾含有13.41mmol K$^+$，该处方中含有氯化钾注射液3g，计算得一价阳离子浓度为30.83mmol/L，低于150mmol/L，对脂肪乳稳定性无影响。

2）葡萄糖浓度审核：2012年中华医学会发布的《临床技术操作规范——肠外肠内营养学分册》中指出，含有脂肪乳的肠外营养液，葡萄糖浓度需小于23%。该处方中葡萄糖含量为200g，葡萄糖浓度为15.33%，符合脂肪乳稳定性要求。

3）氨基酸浓度审核：2018年中华医学会肠外肠内营养学分会药学协作组发表的专家共识《规范肠外营养液配制》指出，有研究表明氨基酸浓度为2.5%～8.5%、1.94%～4.1%时可维持TNA中脂肪乳的稳定。所以，按照最新标准，为维持TNA中脂肪乳的稳定性，氨基酸浓度应≥1.94%。该处方中氨基酸含量为42.5g，浓度为3.26%，符合脂肪乳稳定性要求。

（3）实验室指标审核

1）血甘油三酯水平审核：《肠外营养安全性管理中国专家共识（2021 版）》中提出，对于高脂血症（甘油三酯＞3.5mmol/L）或脂代谢异常的患者，应根据代谢情况决定是否使用脂肪乳，对重度高甘油三酯血症（≥5.6mmol/L）的患者，应避免使用脂肪乳剂。患者甘油三酯 1.89mmol/L，可以使用脂肪乳剂。

2）离子水平审核：患者血钠、血氯低于正常范围，无机磷高于正常范围。因患者血白蛋白低，结合钙水平降低，血清钙值低，但游离钙不一定低，需要对血钙进行校正。校正钙（mmol/L）=实测值（mmol/L）+0.02×[40-血白蛋白（g/L）]=2.22mmol/L，校正后血钙在正常范围内。患者血无机磷高，未予补充，合理。对于 AKI 少尿患者，应控制钾离子摄入<20～40mmol/d，患者补充钾离子 40.23mmol，基本合理。患者 CRRT 期间使用了枸橼酸钠抗凝剂，为避免因枸橼酸钠造成的低钙血症，在 TNA 外给予了葡萄糖酸钙注射液。并且透析置换液中含有钠、镁、钙、氯等。所以，肠外营养处方中未添加钠、镁、钙，需要透析后根据患者血离子水平进行补充。

（4）特殊营养素审核：该处方中使用了鱼油脂肪乳注射液，虽然没有足够的证据支持住院的 AKI 患者常规使用 ω-3 多不饱和脂肪酸，但 CSPEN《临床诊疗指南（2008 版）》推荐危重症患者可添加特殊营养素 ω-3 脂肪酸，AKI 患者也在危重症患者范围内，所以可以使用鱼油脂肪乳注射液。鱼油脂肪乳的剂量宜为 0.1～0.2g/（kg·d），所提供的鱼油应占每日脂肪输入量的 10%～20%。该处方中鱼油脂肪乳的剂量为 0.13g/（kg·d），鱼油应占每日脂肪输入量的 16.67%，均在合理范围之内。

（5）渗透压摩尔浓度审核：患者输注方式为经中心静脉输注，对渗透压摩尔浓度无要求。

（6）配方合理性审核

1）糖脂比审核：葡萄糖注射液为一水合葡萄糖制剂，1g 葡萄糖提供 3.4kcal 能量，1g 脂肪乳提供 9kcal 能量，脂肪乳的能量也可以参照说明书上标注的能量精确计算。葡萄糖提供的能量可占非蛋白提供能量的 50%～70%，脂肪乳提供的能量可占非蛋白提供能量的 30%～50%，某些情况下（如肝功能正常的慢性阻塞性肺疾病），脂肪乳供能可达到 60% 以上。所以，一般情况下糖脂比范围可以是（5:5）～（7:3），即（1:1）～（2.3:1）。

该处方中含有葡萄糖 200g，可提供能量为 680kcal，除肠外营养液以外稀释治疗用药葡萄糖剂量为 6g，提供能量为 20.4kcal，总葡萄糖供能为 700.4kcal。处方中应用的脂肪乳为结构脂肪乳注射液和鱼油脂肪乳注射液，结构脂肪乳注射液 250ml 提供能量为 490kcal，鱼油脂肪乳注射液 100ml 提供能量为 112kcal，脂肪乳提供能量为 602kcal。非蛋白热量为 1302.4kcal，葡萄糖提供的能量占非蛋白热量的 53.78%，脂肪乳提供的能量占非蛋白热量的 46.22%，糖脂比为 1.16:1，该处方中葡萄糖和脂肪的供能比符合要求。

2）热氮比审核：热氮比指的是非蛋白热量（kcal）:氮（g），含氮量可以用氨基酸克数×16% 估算出来，也可以参照具体药品说明书标注量精确计算。热氮比一般控制在（150:1）～（200:1），高应激状况或高蛋白质需要时（肝肾功能正常），可达 100:1。该处方中非蛋白热量为 1302.4kcal，处方中氨基酸剂量为 42.5g，含氮量为 6.8g，计算热氮比为 191.53 : 1，符合肠外营养处方中热氮比（100 : 1）～（200 : 1）的要求，处方中的热氮比符合要求。

**4. 个体化审核** 患者身高 160cm，体重 76kg，BMI 29.69kg/m²。根据中国成人体重指数分类标准，该患者 BMI≥28kg/m²，属于肥胖患者。对于肥胖患者，需要计算患者的校正体重，校正体重=IBW+0.25×（ABW–IBW）。该患者的理想体重（IBW）为 IBW=身高（cm）–105=160–105=55kg，校正体重=55+0.25×（76–55）=60.25kg。

（1）能量审核：对于需要营养治疗的 AKI 住院患者，应使用间接测热法评估能量消耗，以避免喂养不足或过量。如不能使用间接测热法，推荐非蛋白热量 20～30kcal/（kg·d）。对于使用预测公式计算来估计能量消耗的患者，推荐在 ICU 住院的第 1 周采用低热量营养支持治疗（低于 70% 的估计需求），可以尝试 1 周后达到目标值，但也不能低于 50%，能量摄入过低可能导致严重的能量不足和能量储备消耗、瘦体重减少和感染并发症增加。70% 的非蛋白热量范围为 14～21kcal/（kg·d），50% 的非蛋白热量范围为 10～15kcal/（kg·d）。

该患者未使用间接测热法，可按非蛋白热量进行审核。患者摄入非蛋白热量 1302.4kcal，每千克校正体重非蛋白热量为 21.62kcal。因患者同时行 CRRT，由于其独特的降温效应可以降低患者 7% 的能量消耗，所以应将指南推荐的能量摄入量适当地减少。

并且，患者行 CRRT 时含糖透析液可以提供能量，葡萄糖透过透析膜的量可达 35%～45% 或更高，具体剂量取决于透析液的含糖浓度和流速、血液滤过率及患者的血糖等多种因素。作为抗凝剂的柠檬酸也可以提供能量，这些都需要考虑在内，以避免过度喂养。

该患者在未加上因 CRRT 而增加的能量前，其非蛋白热量已经超过目标量的 70%，所以该患者能量给予过多，应减少能量，避免过度喂养。

（2）氨基酸审核：患者肠外营养处方中氨基酸剂量为 42.5g，相当于每千克体重 0.71g 氨基酸。对于急性肾损伤行 CRRT 的危重患者，氨基酸推荐剂量为 1.5～1.7g/（kg·d），该患者氨基酸供给量严重不足，需要增加氨基酸剂量。

# 参 考 文 献

梅丹，于健春，2017. 临床药物治疗学——营养支持治疗. 北京：人民卫生出版社.

索博特卡，2013. 临床营养基础. 第 4 版. 蔡威，译. 上海：上海交通大学出版社.

吴国豪，2006. 实用临床营养学. 上海：复旦大学出版社.

吴国豪，2006. 重症急性胰腺炎的营养支持. 中国实用外科杂志，26（5）：398-400.

吴国豪，2021. 临床营养治疗典型病例解析. 上海：上海科学技术出版社.

赵彬，老东辉，商永光，等，2018. 规范肠外营养液配制. 中华临床营养杂志，9（4）：320-331.

中国肥胖问题工作组，2001. 中国成人体质指数分类的推荐意见简介. 中华预防医学杂志，35（4）：349-350.

中国抗癌协会肿瘤营养专业委员会，2021. 放疗患者营养治疗专家共识. 肿瘤代谢与营养电子杂志，8（1）：29-34.

中国医师协会胰腺病学专业委员会，2015. 中国急性胰腺炎多学科诊治（MDT）共识意见（草案）. 中华医学杂志，95（38）：3103-3109.

中华医学会，2009. 临床诊疗指南——肠外肠内营养学分册（2008 版）. 北京：人民卫生出版社.

中华医学会，2012. 临床技术操作规范——肠外肠内营养学分册. 北京：人民军医出版社.

中华医学会肠外肠内营养学分会，2017. 成人补充性肠外营养中国专家共识. 中华胃肠外科杂志，20（1）：9-13.

中华医学会外科学分会胰腺外科学组，2015. 慢性胰腺炎诊治指南（2014）. 中国实用外科杂志，35（3）：277-282.

中华医学会外科学分会胰腺外科学组，2021. 中国急性胰腺炎诊治指南（2021）. 中华外科杂志，59（7）：578-587.

中华医学会消化病学分会胰腺疾病学组，中华胰腺病杂志编辑委员会，中华消化杂志编辑委员会，2019. 中国急性胰腺炎诊治指南（2019 年，沈阳）. 中华消化杂志，39（11）：721-730.

Berger MM，Shenkin A，2006. Vitamins and trace elements：practical aspects of supplementation. Nutrition，22（9）：952-955.

Bischoff SC，Bernal W，Dasarathy S，et al，2020. ESPEN practical guideline：clinical nutrition in liver disease. Clin Nutr，39（12）：3533-3562.

Bozzetti F，Arends J，Lundholm KA，et al，2009. ESPEN Guidelines on parenteral nutrition：non-surgical oncology. Clin Nutr，28（4）：445-454.

Burden S，Todd C，Hill J，et al，2012. Pre-operative nutrition support in patients undergoing gastrointestinal surgery. Cochrane Database Syst Rev，11：CD008879.

CSCO 肿瘤营养治疗专家委员会，2012. 恶性肿瘤患者的营养治疗专家共识. 临床肿瘤学杂志，17（1）：59-73.

Cano NJ，Aparicio M，Brunori G，et al，2009. ESPEN guidelines on parenteral nutrition：adult renal failure. Clin Nutr，28（4）：401-414.

Compher C，Bingham AL，McCall M，et al，2022. Guidelines for the provision of nutrition support therapy in the adult critically ill patient：the American Society for Parenteral and Enteral Nutrition. J Parenter Enteral Nutr，46（1）：12-41.

Crowe PJ，Dennison A，Royle GT，1984. The effect of pre-operative glucose loading on postoperative nitrogen metabolism. Br J Surg，71（8）：635-637.

Fiaccadori E，Sabatino A，Barazzoni R，et al，2021. ESPEN guideline on clinical nutrition in hospitalized patients with acute or chronic kidney disease. Clin Nutr，40（4）：1644-1668.

Food and Drug Administration （FDA），2000. Parenteral multivitamin products；drugs for human use；drug efficacy study implementation；amendment. Federal Register，65：21200-21201.

Gianotti L，Meier R，Lobo DN，et al，2009. ESPEN guidelines on parenteral nutrition：pancreas. Clin Nutr，28（4）：428-435.

Jungqvist O，J NYGREN，A THORELL，et al，2001. Preoperative nutrition-elective surgery in the fed or the overnight fasted state. Elsevier BV，20：167-171.

Li W，Liu JX，Zhao SQ，et al，2018. Safety and efficacy of total parenteral nutrition versus total enteral nutrition for patients with severe acute pancreatitis：a meta-analysis. JInt Med Res，46（9）：3948-3958.

Mallick I，Gupta SK，Ray R，et al，2013. Predictors of weight Loss during conformal radiotherapy for head and neck cancers-how important are planning target volumes? Clinical Oncology，25（9）：557-563.

MariannaA，Johann O，Mihailo B，et al，2020. ESPEN guideline on clinical nutrition in acute and chronic pancreatitis. Clin Nutr，39（3）：612-631.

Maurizio M，Jann A，Patrick B，et al，2021. ESPEN practical guideline：clinical nutrition in cancer. Clin Nutr，

40（5）：2898-2913.

McClave SA，Taylor BE，Martindale RG，et al，2016. Guidelines for the provision and assessment of nutrition support therapy in the adult critically ill patient：Society of Critical Care Medicine （SCCM）and American Society for Parenteral and Enteral Nutrition （A. S. P. E. N.）. JPEN J Parenter Enteral Nutr，40（2）：159- 211.

Mirtallo J，Canada T，Johnson D，et al，2004. Task forcefor the revision of safe practices for parenteral nutrition：safe practices for parenteral nutrition. J Parenter Enteral Nutr，28（6）：S39-70.

Nakad A，Piessevatlx H，Marot JC，et al，1998. Is early enteral nutrition in acute pancreatitis dangerous?About 20 patients fed by an endoscopically placed nasogastrojejunat tube. Pancreas，17（2）：187-193.

Noblett SE，Watson DS，Huong H，et al，2006. Preoperative oral carbohydrate loading in colorectal surgery：a randomizedcontrolled trial. Colorectal Dis，8（7）：563-569.

O'Riordain MG，Fearon KC，Ross JA，et al，1994. Glutamine-supplemented total parenteral nutrition enhances T-lymphocyte response in surgical patients undergoing colorectal resection. Ann Surg，220（2）：212-221.

Oh SY，Koh SJ，Baek JY，et al，2019. Validity and reliability of korean version of simplified nutritional appetite questionnaire in patients with advanced cancer：a multicenter，longitudinal study. Cancer Res Treat，51（4）：1612-1619.

Plauth M，Bernal W，Dasarathy S，et al，2019. ESPEN guideline on clinical nutrition in liver disease. Clin Nutr，38（2）：485-521.

Plauth M，Cabre'E，Campillo B，et al，2009. ESPEN guidelines on parenteral nutrition：hepatology. Clin Nutr，28（4）：436-444.

Schlemmer M，Suchner U，Schäpers B，et al，2015. Is glutamine deficiency the link between inflammation，malnutrition，and fatigue in cancer patients? Clin Nutr，34（6）：1258-1265.

Singer P，Reintam-Blaser A，Berger MM，et al，2019. Guideline clinical nutrition in the intensive care unit. Clin Nutr，38（1）：48-79.

Ward N，2003. Nutrition support to patients undergoing gastrointestinal surgery. Nutr J，2（1）：18-23.

Yuan LQ，Sheng XG，Willson AK，et al，2015. Glutamine promotes ovarian cancer cell proliferation through the mTOR/S6 pathway. Endocr Relat Cancer，22（4）：577-591.

Yuill KA，Richardson RA，Davidson HI，2005. The administration of an oralcarbohydrate-containing fluid prior to major elective upper-gastrointestinalsurgery preserves skeletal muscle mass postoperatively-a randomized-clinical trial. Clin Nutr，24：32-37.

# 第四篇
## 常见静脉药物处方审核

# 第十一章　常见静脉药物处方审核要点

## 第一节　抗菌药物静脉用药处方审核要点

### 青霉素（benzylpenicillin）

【适应证】　青霉素适用于敏感细菌所致各种感染，如脓肿、菌血症、肺炎和心内膜炎等。其中青霉素为以下感染的首选药物：溶血性链球菌感染，肺炎链球菌感染，不产青霉素酶葡萄球菌感染，炭疽、破伤风、气性坏疽等梭状芽孢杆菌感染，梅毒（包括先天性梅毒），钩端螺旋体病，回归热，白喉。青霉素与氨基糖苷类药物联合用于治疗草绿色链球菌心内膜炎。青霉素亦可用于治疗流行性脑脊髓膜炎、放线菌病、淋病、樊尚咽峡炎、莱姆病、鼠咬热、李斯特菌感染，除脆弱拟杆菌以外的许多厌氧菌感染。风湿性心脏病或先天性心脏病患者进行口腔、牙科、胃肠道或泌尿生殖道手术和操作前，可用青霉素预防感染性心内膜炎发生。

【用法用量】　静脉滴注。

**1. 成人**　一日 200 万～2000 万 U，分 2～4 次给药。

**2. 小儿**　每日按体重 5 万～20 万 U/kg，分 2～4 次给药。

**3. 新生儿**（足月产）　每次按体重 5 万 U/kg，出生第 1 周每 12 小时 1 次，1 周以上者每 8 小时 1 次，严重感染每 6 小时 1 次。

**4. 早产儿**　每次按体重 3 万 U/kg，出生第 1 周每 12 小时 1 次，2～4 周者每 8 小时 1 次，以后每 6 小时 1 次。

**5. 肾功能减退者**　轻、中度肾功能损害者使用常规剂量不需减量，严重肾功能损害者应延长给药间隔或调整剂量。当内生肌酐清除率为 10～50ml/min 时，给药间期自 8 小时延长至 8～12 小时或给药间期不变、剂量减少 25%；内生肌酐清除率小于 10ml/min 时，给药间期延长至 12～18 小时或每次剂量减至正常剂量的 25%～50% 而给药间期不变。

【给药速度】　静脉滴注时给药速度不能超过每分钟 50 万 U，以免发生中枢神经系统毒性反应。

【配伍禁忌】

（1）氯霉素、红霉素、四环素类、磺胺类可干扰本品的活性，故本品不宜与这些药物合用。

（2）本品与重金属，特别是铜、锌、汞存在配伍禁忌。

（3）青霉素静脉输液中加入林可霉素、四环素、万古霉素、琥乙红霉素、两性霉素B、去甲肾上腺素、间羟胺、苯妥英钠、盐酸羟嗪、丙氯拉嗪、异丙嗪、维生素B族、维生素C族等后将出现浑浊。

（4）本品与氨基糖苷类抗生素同瓶滴注可导致两者抗菌活性降低，因此不能置于同一容器内给药。

【成品输液的稳定性】　青霉素水溶液在室温不稳定，20U/ml青霉素溶液30℃放置24小时效价下降56%，青霉烯酸含量增加200倍，所以应用本品须新鲜配制。

【禁忌证】　有青霉素类药物过敏史或青霉素皮肤试验阳性患者禁用。

## 苯唑西林（oxacillin）

【适应证】　本品仅适用于治疗产青霉素酶葡萄球菌感染，包括败血症、心内膜炎、肺炎和皮肤软组织感染等，也可用于化脓性链球菌或肺炎球菌与耐青霉素葡萄球菌所致的混合感染。

【用法用量】　静脉滴注。

**1. 成人**　一日4～8g，分2～4次给药，严重感染每日剂量可增加至12g。

**2. 小儿**　体重40kg以下者，每6小时按体重给予12.5～25mg/kg，体重超过40kg者予以成人剂量。

**3. 新生儿**　体重低于2kg者，日龄1～14天者每12小时按体重25mg/kg，日龄15～30天者每8小时按体重25mg/kg；体重超过2kg者，日龄1～14天者每8小时按体重25mg/kg，日龄15～30天者每6小时按体重25mg/kg。

**4. 轻、中度肾功能减退者**　无须调整剂量，严重肾功能减退患者应避免应用大剂量，以防发生中枢神经系统毒性反应。

【配伍禁忌】　本品与氨基糖苷类、去甲肾上腺素、间羟胺、苯巴比妥、维生素B族、维生素C等药物存在配伍禁忌，不宜同瓶滴注。

【禁忌证】　有青霉素类药物过敏史者或青霉素皮肤试验阳性患者禁用。

## 氯唑西林（cloxacillin）

【适应证】　本品仅适用于治疗产青霉素酶葡萄球菌感染，包括败血症、心内膜炎、肺炎及皮肤软组织感染等。也可用于化脓性链球菌或肺炎球菌与耐青霉素葡萄球菌所致的混合感染。

【用法用量】　静脉滴注。

**1. 成人**　一日4～6g，分2～4次。

**2. 小儿**　一日按体重50～100mg/kg，分2～4次。

**3. 新生儿**　体重低于2kg者，日龄1～14天时每12小时按体重予25mg/kg，日龄15～30天时每8小时按体重予25mg/kg；体重超过2kg者，日龄1～14天时每8小时按体重予25mg/kg，日龄15～30天时每6小时按体重予25mg/kg。

**4. 轻、中度肾功能减退者**　无须调整剂量，严重肾功能减退患者应避免应用大剂量，以防发生中枢神经系统毒性反应。

【配伍禁忌】　本品与氨基糖苷类、去甲肾上腺素、间羟胺、苯巴比妥、维生素 B 族、维生素 C 等药物存在配伍禁忌，不宜同瓶滴注。

【禁忌证】　有青霉素类药物过敏史者或青霉素皮肤试验阳性患者禁用。

## 氟氯西林（flucloxacillin）

【适应证】　适用于治疗敏感的革兰氏阳性菌引起的下述感染，包含产 β-内酰胺酶的葡萄球菌和链球菌。

**1. 皮肤及软组织感染**　如疖、痈、脓肿、蜂窝织炎、脓疱病、感染性烧伤、植皮保护感染性皮肤状态，如溃疡、湿疹和痤疮伤口感染。

**2. 呼吸道感染**　如肺炎、肺部脓肿、鼻窦炎、咽炎、扁桃体炎、扁桃体周脓肿、中耳炎积脓、外耳炎积脓。

**3. 其他感染**　骨髓炎、尿道感染、肠炎、脑膜炎、心内膜炎、败血症。

**4. 其他**　适当的时候也被推荐作为较大外科手术（如心胸和矫形外科手术）的预防剂。

【用法用量】

**1. 成人**　静脉注射。每次 250～1000mg，每日 4 次。

**2. 儿童参考用量**　据国外同类品种说明书及文献资料记载，2 岁以下按成人剂量的 1/4 给药；2～10 岁按成人剂量的 1/2 给药。

**3. 老年人**　肾功能严重减退时，应适当减少使用量。

【调配方法】　加入 100～250ml 0.9%氯化钠注射液或葡萄糖注射液中溶解。

【给药速度】　缓慢静脉滴注，每次滴注持续时间 30～60 分钟，在 4 小时内使用完。

【禁忌证】　对本品过敏者禁用。有青霉素过敏史或曾有青霉素皮肤试验呈阳性者禁用。禁用于有与氟氯西林相关联的黄疸或肝功能障碍史患者。

## 氨苄西林（ampicillin）

【适应证】　适用于敏感菌所致的呼吸道感染、胃肠道感染、尿路感染、软组织感染、心内膜炎、脑膜炎、败血症等。

【用法用量】

**1. 成人**　静脉滴注或注射剂量为一日 4～8g，分 2～4 次给药。重症感染患者一日剂量可以增加至 12g，一日最高剂量为 14g。

**2. 儿童**　静脉滴注或注射每日按体重 100～200mg/kg，分 2～4 次给药。一日最高剂量为按体重 300mg/kg。

**3. 足月新生儿**　按体重 1 次 12.5～25mg/kg，出生第 1、2 日每 12 小时 1 次，第 3～14 日每 8 小时 1 次，以后每 6 小时 1 次。

**4. 早产儿**　出生第 1 周、1～4 周和 4 周以上按体重每次 12.5～50mg/kg，分别按每 12 小时 1 次、每 8 小时 1 次和每 6 小时 1 次，静脉滴注给药。

**5. 肾功能不全者**　内生肌酐清除率为 10～50ml/min 或小于 10ml/min 时，给药间期应分别延长至 6～12 小时和 12～24 小时。

【配伍禁忌】　本品宜单独滴注，不可与下列药物同瓶滴注：氨基糖苷类药物、磷酸克林霉素、盐酸林可霉素、多黏菌素 B、琥珀氯霉素、红霉素、肾上腺素、间羟胺、多巴胺、阿托品、葡萄糖酸钙、维生素 B 族、维生素 C、含有氨基酸的营养注射剂和琥珀酸氢化可的松等。

**【成品输液的稳定性】** 氨苄西林钠溶液浓度越高，稳定性越差。在 5℃时，1%氨苄西林钠溶液能保持其生物效价 7 天，但 5%的溶液则为 24 小时。浓度为 30mg/ml 的氨苄西林钠静脉滴注液在室温放置 2～8 小时仍能至少保持其 90%的效价，放置于冰箱内则可保持其 90%的效价至 72 小时。稳定性可因葡萄糖、果糖和乳酸的存在而降低，亦随温度升高而降低。氨苄西林钠静脉滴注液的浓度不宜超过 30mg/ml。本品须新鲜配制。

**【禁忌证】** 有青霉素类药物过敏史或青霉素皮肤试验阳性患者禁用。

## 阿莫西林（amoxicillin）

**【适应证】** 阿莫西林适用于敏感菌（不产内酰胺酶菌株）所致下列感染中病情较重需要住院治疗或不能口服的患者：①溶血链球菌、肺炎链球菌、葡萄球菌或流感嗜血杆菌所致中耳炎、鼻窦炎、咽炎、扁桃体炎等上呼吸道感染。②大肠埃希菌、奇异变形杆菌或粪肠球菌所致的泌尿生殖道感染。③溶血链球菌、葡萄球菌或大肠埃希菌所致的皮肤软组织感染。④溶血链球菌、肺炎链球菌、葡萄球菌或流感嗜血杆菌所致急性支气管炎、肺炎等下呼吸道感染。⑤本品尚可用于治疗伤寒及钩端螺旋体病。

**【用法用量】** 稀释后静脉滴注给药。

**1. 成人** 1 次 0.5～1.0g，每 6～8 小时 1 次。严重感染时可与舒巴坦按 2：1 的比例合用，每次本品 2g，舒巴坦 1g，每 8 小时 1 次。

**2. 小儿** 一日剂量按体重 50～100mg/kg，分 3～4 次给药。

**3. 肾功能严重损害者** 需调整给药剂量，其中内生肌酐清除率为 10～30ml/min 的患者每 12 小时 0.25～0.5g；内生肌酐清除率小于 10ml/min 的患者每 24 小时 0.25～0.5g。血液透析可清除本品，每次血液透析后应给予阿莫西林 1g。

**4. 老年人** 肾功能损害时可能须调整剂量。

**【调配方法】** 用适量灭菌注射用水溶解，并加入 5%葡萄糖注射液 150～200ml 中。

**【配伍禁忌】**

（1）氯霉素、红霉素、四环素、磺胺药等抑菌剂可干扰阿莫西林的杀菌活性，不宜与本品合用，尤其是在重症感染时。

（2）重金属中的铜、锌、汞，酸性溶液、氯化剂或还原剂中的羟基化合物，锌化物制造的橡皮管及瓶塞均会使本品活力下降。

（3）本品静脉滴注时若加入头孢噻吩、林可霉素、四环素、万古霉素、琥乙红霉素、两性霉素 B、去甲肾上腺素、间羟胺、苯妥英钠、盐酸羟嗪、丙氯拉嗪、异丙嗪、维生素 B、维生素 C 等药品，将出现浑浊。

**【禁忌证】** 青霉素过敏及青霉素皮肤试验阳性患者禁用。

## 哌拉西林（piperacillin）

**【适应证】** 适用于敏感肠杆菌科细菌、铜绿假单胞菌、不动杆菌属所致的败血症、上尿路及复杂性尿路感染、呼吸道感染、胆道感染、腹腔感染、盆腔感染，以及皮肤软组织感染等。哌拉西林与氨基糖苷类联合应用亦可用于有粒细胞减少症免疫缺陷患者的感染。

【用法用量】 本品可供静脉滴注和静脉注射。

**1. 成人** 中度感染一日 8g，分 2 次静脉滴注；严重感染 1 次 3～4g，每 4～6 小时静脉滴注或静脉注射。一日总剂量不超过 24g。

**2. 婴幼儿和 12 岁以下儿童** 剂量为每日按体重 100～200mg/kg。

**3. 新生儿** 体重低于 2kg 者，出生后第 1 周 50mg/kg 静脉滴注，每 12 小时 1 次；第 2 周起 50mg/kg，每 8 小时 1 次。新生儿体重 2kg 以上者，出生后第 1 周 50mg/kg 静脉滴注，每 8 小时 1 次；1 周以上者，50mg/kg 静脉滴注，每 6 小时 1 次。

【调配方法】 用于静脉滴注时，本品常用 5%葡萄糖注射液、乳酸盐林格注射液或 0.9%氯化钠注射液稀释。用于静脉注射时，每 1g 用 5ml 稀释溶液溶解，稀释溶液推荐使用灭菌注射用水、0.9%氯化钠注射液或 5%葡萄糖注射液。

【配伍禁忌】

（1）本品不可加入碳酸氢钠溶液中静脉滴注。

（2）本品与氨基糖苷类抗生素不能同瓶滴注，否则两者的抗菌活性均减弱。

【禁忌证】 有青霉素类药物过敏史或青霉素皮肤试验阳性患者禁用。

## 阿洛西林（azlocillin）

【适应证】 主要用于敏感的革兰氏阳性菌及阴性菌所致的各种感染及铜绿假单胞菌感染，包括败血症、脑膜炎、心内膜炎、化脓性胸膜炎、腹膜炎，以及下呼吸道、胃肠道、胆道、泌尿道、骨、软组织、生殖器官等感染，妇科、产科感染，恶性外耳炎、烧伤、皮肤及手术感染等。

【用法用量】 静脉滴注。

**1. 成人** 一日 6～10g，严重病例可增至 10～16g，一般分 2～4 次滴注。

**2. 儿童** 按体重一次 75mg/kg。

**3. 婴儿及新生儿** 按体重一次 100mg/kg，每日 2～4 次滴注。

**4. 肾功能减退者** 应适当降低用量。

**5. 老年人** 通常从低剂量开始。

【调配方法】 每克本品加 10ml 注射用水溶解，澄清液加入 5%葡萄糖氯化钠注射液或 5%～10%葡萄糖注射液中。

【给药速度】 静脉滴注时注意速度不宜太快。

【配伍禁忌】

（1）氯霉素、红霉素、四环素类等抗生素和磺胺药等抑菌剂可干扰本品的杀菌活性，不宜与本品合用，尤其是在治疗脑膜炎或急需杀菌剂的严重感染时。

（2）本品与重金属，特别是铜、锌和汞存在配伍禁忌，因后者可破坏其氧化噻唑环。由锌化合物制造的橡皮管或瓶塞也可影响其活力。呈酸性的葡萄糖注射液或四环素注射液皆可破坏其活性。也可被氧化剂、还原剂或羟基化合物灭活。

（3）本品可使氨基糖苷类药物在体外失活，因此建议两者分开给药。

【成品输液的稳定性】 本品应现配现用，不宜放置。

【禁忌证】 对青霉素类抗生素过敏者禁用。

# 美洛西林（mezlocillin）

【适应证】 用于大肠埃希菌、肠杆菌属、变形杆菌等革兰氏阴性杆菌中敏感菌株所致的呼吸系统、泌尿系统、消化系统、妇科和生殖器官等感染，如败血症、化脓性脑膜炎、腹膜炎、骨髓炎、皮肤和软组织感染，以及眼、耳、鼻、喉感染。

【用法用量】 静脉注射或静脉滴注。静脉滴注按需要每6～8小时1次，其剂量根据病情而定，严重者可每4～6小时静脉注射1次。

**1. 成人** 一日2～6g，严重感染者可增至8～12g，最大可增至15g。

**2. 儿童** 按体重一日0.1～0.2g/kg，严重感染者可增至0.3g/kg。

**3. 肾功能减退者** 应适当降低用量。

**4. 老年人** 肾功能减退，须调整剂量。

【调配方法】 静脉注射通常加入5%葡萄糖氯化钠注射液或5%～10%葡萄糖注射液溶解后使用。

【配伍禁忌】

（1）氯霉素、红霉素、四环素类等抗生素和磺胺药等抑菌剂可干扰本品的杀菌活性，不宜与本品合用，尤其是在治疗脑膜炎或急需杀菌剂的严重感染时。

（2）本品与重金属，特别是铜、锌和汞存在配伍禁忌，因后者可破坏其氧化噻唑环。由锌化合物制造的橡皮管或瓶塞也可影响其活力。也可被氧化剂、还原剂或羟基化合物灭活。

（3）本品静脉输液加入头孢噻吩、林可霉素、四环素、万古霉素、琥乙红霉素、两性霉素B、去甲肾上腺素、间羟胺、苯妥英钠、盐酸羟嗪、丙氯拉嗪、异丙嗪、维生素B族、维生素C等后将出现浑浊。

（4）避免与酸碱性较强的药物配伍，pH 4.5以下会有沉淀发生，pH 4.0以下及pH 8.0以上效价下降较快。

（5）与氨基糖苷类抗生素合用有协同作用，但混合后，两者的抗菌活性明显减弱，因此两药不能置于同一容器内给药。

【禁忌证】 对青霉素类抗生素过敏者禁用。

# 头孢唑林（cefazolin）

【适应证】 适用于治疗敏感细菌所致的呼吸道感染、尿路感染、皮肤及软组织感染、骨和关节感染、败血症、感染性心内膜炎、肝胆系统感染、生殖系统感染、围手术期预防感染。围手术期应用本品可能对外科手术中手术部位存在严重感染风险的预防也是有效的。本品不宜用于中枢神经系统感染。对慢性尿路感染，尤其是伴有尿路解剖异常者的疗效较差。本品不宜用于治疗淋病和梅毒。

【用法用量】

**1. 成人** 静脉缓慢推注或静脉滴注，1次0.5～1g，一日2～4次，严重感染可增加至一日 6g，分 2～4 次静脉给予。推荐剂量见表 11-1。静脉给药时间应不得低于 30 分钟。

**表 11-1　肌酐清除率≥55ml/min 成人患者的头孢唑林推荐剂量**

| 感染类型 | 剂量 | 频率 |
|---|---|---|
| 中度至重度感染 | 500mg～1g | q6～8h |
| 革兰氏阳性敏感菌所引起的轻度感染 | 250～500mg | q8h |
| 急性的、单纯性的泌尿系感染 | 1g | q12h |
| 肺炎球菌性肺炎 | 500mg | q12h |
| 严重并威胁生命的感染（如心内膜炎、败血症等）* | 1～1.5g | q6h |

*少数情况下，患者应用头孢唑林高达每日 12g。

**2. 围手术期预防感染用药**　为防止在受污染或潜在受污染的手术后发生术后感染，推荐剂量为术前 0.5～1 小时静脉给药 1～2g。对于长时间的手术操作（如 2 小时或更长），术中静脉给药 500mg～1g（根据手术过程的持续时间来调整用量）；术后 24 小时内，每 6～8 小时静脉给药 500mg～1g。通常应在外科手术后 24 小时内停止本品的预防给药。在手术中，若感染的发生可能导致严重后果，在手术完成后可以继续预防性给予本品 3～5 天。

**3. 肾功能不全者**　肾功能减退者的肌酐清除率≥55ml/min 时，仍可按正常剂量给药。肌酐清除率为 35～54ml/min 时，可以给予完全剂量，但给药间隔至少应该在 8 小时以上；肌酐清除率为 11～34ml/min 时，每 12 小时给予 1/2 常规剂量；肌酐清除率≤10ml/min 时，每 18～24 小时给予常规剂量的 1/2。应在给予首剂量（视感染严重性而定）后再给予推荐的剂量。

**4. 儿童**　1 个月以上的婴儿和儿童，对绝大多数轻、中度感染的儿童患者，每日按体重 25～50mg/kg，分 3～4 次静脉缓慢推注或静脉滴注，对于严重感染的儿童患者，每日剂量可增加至 100mg/kg；在轻度至中度肾功能不全（肌酐清除率为 40～70ml/min）的儿童患者中，每 12 小时给予正常剂量的 60% 即可；在中度肾功能不全（肌酐清除率为 20～40ml/min）的儿童患者中，每 12 小时给予正常剂量的 25% 即可；在重度肾功能不全（肌酐清除率为 5～20ml/min）的儿童患者中，每 24 小时给予正常剂量的 10% 即可。应在给予首剂后再给予推荐的剂量。早产儿及 1 个月以下的新生儿不推荐应用本品。

**5. 老年人**　应按肾功能变化适当减量或延长给药间期。

**【配伍禁忌】**　本品与下列药物有配伍禁忌，不可同瓶滴注：硫酸阿米卡星、硫酸卡那霉素、盐酸金霉素、盐酸土霉素、盐酸四环素、葡萄糖酸红霉素、硫酸多黏菌素 B、黏菌素甲磺酸钠、葡萄糖酸钙。

**【禁忌证】**　对头孢菌素过敏者及有青霉素过敏性休克或即刻反应史者禁用本品。

## 头孢呋辛（cefuroxime）

**【适应证】**　本品可用于对头孢呋辛敏感的细菌所致的下列感染：呼吸道感染、耳鼻喉感染、泌尿系感染、皮肤及软组织感染、败血症、脑膜炎、淋病、骨及关节感染、产褥期和妇科感染。对于某些已确诊或疑似革兰氏阳性菌或革兰氏阴性菌脓毒症的病例，以及尚未确定致病微生物的其他严重感染者，可使用头孢呋辛钠与氨基糖苷类药物联合治疗。

【用法用量】 静脉注射或静脉滴注。

**1. 成人** 静脉注射，每次 750mg，每日 3 次。对于较严重的感染，剂量应增加至每次 1.5g，每日 3 次。如果需要，静脉注射的间隔时间可增至每 6 小时 1 次，每日总剂量为 3～6g。患有肺炎和慢性支气管炎急性发作的成人，可注射本品治疗，每日两次，每次 750mg 或 1.5g，然后继续以头孢呋辛口服片剂治疗。脑膜炎每 8 小时静脉注射本品 3g。

**2. 肾功能不全者** 应根据肾功能损害的程度调整用法与用量，推荐调整方法见表 11-2。

表 11-2　肾功能不全者头孢呋辛的推荐剂量

| 肌酐清除率（ml/min） | 剂量（g） | 频率 |
| --- | --- | --- |
| >20 | 0.75～1.5 | q8h |
| 10～20 | 0.75 | q12h |
| <10 | 0.75 | q24h |

对于接受透析的患者，在每次透析结束时再给予本品 750mg。对于连续腹膜透析，适宜的剂量为每日两次，每次 750mg。在监护室进行连续动静脉血液透析或高通量血液透析的肾衰竭患者，适宜的剂量为每日两次，每次 750mg。

**3. 婴儿与儿童** 每日剂量为按体重 30～100mg/kg，分 3 次或者 4 次给药，对于大多数感染，每日剂量按照体重 60mg/kg 较为合适。脑膜炎按体重每日 200～240mg/kg，分 3～4 次，静脉注射。治疗 3 天后，如有临床症状改善，可将剂量减至按体重每日 100mg/kg。

**4. 新生儿** 每日剂量为按体重 30～100mg/kg，分 2 次或者 3 次给药。脑膜炎静脉注射，起始剂量为按体重每日 100mg/kg，根据临床需要剂量减至按体重每日 50mg/kg。

【调配方法】 静脉注射，将本品溶解于注射用水中，至少需要加入注射用水 6ml。短时间的静脉滴注时，将本品 1.5g 溶于 50ml 注射用水中。配成的溶液可直接用于静脉注射，若患者正在接受输液治疗，可将本品配成的溶液加入到输注管内。

【禁忌证】 对头孢菌素类药物过敏者禁用本品。

### 头孢曲松（ceftriaxone）

【适应证】 对本品敏感的致病菌引起的感染，如脓毒血症，脑膜炎，散播性莱姆病（早、晚期），腹部感染（腹膜炎、胆道及胃肠道感染），骨、关节、软组织、皮肤及伤口感染，免疫机制低下患者的感染，肾脏及泌尿系感染，呼吸道感染，尤其是肺炎、耳鼻喉感染，生殖系统感染（包括淋病），术前预防感染。

【用法用量】

**1. 成人及 12 岁以上儿童** 本品的通常剂量是 1～2g，每日 1 次（每 24 小时）。对于危重病例或由中度敏感菌引起的感染，剂量可增至 4g，每日 1 次。

**2. 新生儿、婴儿及 12 岁以下儿童** 建议按以下剂量每日使用 1 次。新生儿（14 天以下）每日剂量为按体重 20～50mg/kg，不超过 50mg/kg。新生儿、婴儿及儿童（15 天至 12

岁）每日剂量按体重 20～80mg/kg。体重 50kg 或以上的儿童，应使用成人常规剂量。

**3. 老年患者**　除非老年患者有重度肾功能和肝功能损伤，老年患者应用头孢曲松一般无须调整剂量。

**4. 肾功能损伤者**　如患者肝功能未受损，则无须减少本品用量。但对于末期前肾衰竭患者（肌酐清除率<10ml/min），每日本品用量不能超过 2g。头孢曲松不能通过腹膜透析或血液透析清除，正在接受透析治疗的患者无须在透析后另加剂量。

**5. 肝功能损伤者**　如肾功能未受损，则无须减少本品用量。重度肝脏及肾脏功能损伤患者，建议进行临床安全性和有效性监测。

【调配方法】

**1. 静脉注射**　本品 0.25g 或 0.5g 溶于 5ml 灭菌注射用水中，1g 溶于 10ml 灭菌注射用水中用于静脉注射，注射时间不能少于 4 分钟。

**2. 静脉滴注**　静脉滴注时间至少要 30 分钟，本品 2g 溶于 40ml 或以上规格的下述其中一种无钙静脉注射液中，如 0.9%氯化钠注射液、0.45%氯化钠+2.5%葡萄糖注射液、5%葡萄糖、10%葡萄糖、5%葡萄糖中加 6%葡聚糖、6%～10%羟乙基淀粉静脉注射液、灭菌注射用水。

【配伍禁忌】

（1）在静脉给药时，本品与安吖啶、万古霉素和氟康唑具有化学不相容性。

（2）勿用含钙的稀释液如林格液或哈特曼液复溶本品或对复溶溶液进一步稀释后进行静脉给药，因为这样可能产生沉淀物。本品在同一根输液管中与含钙溶液混合时也可能产生头孢曲松-钙沉淀物。本品不应与含钙的静脉输液包括通过 Y 形接口连续滴注的含钙注射液同时给药。

【成品输液的稳定性】　新配制的溶液能在室温下保持其物理及化学性质稳定达 6 小时，或在 2～8℃冰箱里保持 24 小时，但按一般原则，配制后的溶液应立即使用。依其浓度及保存时间的不同，溶液呈现为淡黄色到琥珀色。溶液颜色对药物有效性或耐受性并无意义。

【禁忌证】

**1. 过敏反应**　已知对头孢曲松、其任何辅料或其他任何头孢菌素类药物过敏者禁用头孢曲松。既往对青霉素或其他 β-内酰胺类药物过敏者对头孢曲松发生过敏的风险增加。

**2. 早产儿**　头孢曲松禁用于矫正胎龄不足 41 周（孕周+实际年龄）的早产儿。

**3. 高胆红素血症新生儿**　头孢曲松不得用于新生儿高胆红素血症的治疗。体外研究表明头孢曲松能取代胆红素与血清白蛋白结合，导致这些患者有可能发生胆红素脑病。

**4. 新生儿与含钙静脉滴注液**　如果新生儿（≤28 天）需要（或预期需要）使用含钙的静脉输液，包括含钙的静脉滴注营养液治疗如肠外营养，则禁止使用本品，因为有产生头孢曲松-钙沉淀物的风险。

## 头孢噻肟（cefotaxime）

【适应证】　适用于敏感细菌所致的肺炎及其他下呼吸道感染、尿路感染、脑膜炎、败血症、腹腔感染、盆腔感染、皮肤软组织感染、生殖道感染、骨和关节感染等。头孢噻肟可以作为小儿脑膜炎的选用药物。

【用法用量】

**1. 成人**　一日 2～6g，分 2～3 次静脉注射或静脉滴注；严重感染者每 6～8 小时 2～3g，一日最高剂量不超过 12g。治疗无并发症的肺炎链球菌肺炎或急性尿路感染，每 12 小时 1g。

**2. 新生儿**　日龄小于等于 7 日者每 12 小时 50mg/kg，日龄大于 7 日者，每 8 小时 50mg/kg。治疗脑膜炎患者时，剂量可增至每 6 小时 75mg/kg，均以静脉给药。

**3. 严重肾功能减退者**　应用本品时须适当减量。血清肌酐值超过 424μmol/L（4.8mg）或肌酐清除率低于 20ml/min 时，本品的维持量应减半；血清肌酐值超过 751μmol/L（8.5mg）时，维持量为正常量的 1/4。需血液透析者一日 0.5～2g。但在透析后应加用 1 次剂量。

**4. 老年人**　根据肾功能适当减少用药剂量。

【调配方法】　静脉注射：于 0.5g、1.0g 或 2.0g 的头孢噻肟内加至少 10～20ml 灭菌注射用水，于 5～10 分钟内徐缓注入。静脉滴注：将静脉注射液再用适当溶剂稀释至 100～500ml。

【配伍禁忌】

（1）本品与氨基糖苷类药物不可同瓶滴注。

（2）头孢噻肟可用氯化钠注射液或葡萄糖注射液稀释，但不能与碳酸氢钠液混合。

【禁忌证】　对头孢菌素过敏者及有青霉素过敏性休克或即刻反应史者禁用本品。

## 头孢哌酮（cefoperazone）

【适应证】

**1. 单独用药**　本品可用于治疗由敏感菌所引起的下列感染：上、下呼吸道感染，腹膜炎、胆囊炎、胆管炎和其他腹腔内感染，败血症，脑膜炎，皮肤和软组织感染，盆腔炎、子宫内膜炎、淋病和其他生殖道感染，上、下尿路感染，骨和关节感染等。

**2. 预防感染**　本品可用于预防腹部、妇科、心血管和骨科手术患者的手术后感染。

**3. 联合用药**　本品抗菌谱广，单用本品已足以治疗绝大多数感染。病情需要时本品也可与其他抗生素联合使用。如与氨基糖苷类抗生素合用，疗程中应监测患者的肾功能。

【用法用量】

**1. 成人**　常用量为每日 2～4g，分等量每 12 小时 1 次。严重感染时总剂量可增加到每日 8g，分等量每 12 小时 1 次。曾有报道，每日剂量高达 12～16g 时也未见并发症。

**2. 肝功能障碍者**　一般来说，此类患者的每日总剂量不应超过 4g。对严重胆道梗阻、严重肝病或伴有肾功能障碍患者，有必要调整剂量。如未密切监测上述患者的血清浓度，则剂量不应超过每日 2g。

**3. 肾功能障碍者**　由于肾脏不是本品的主要清除途径，肾衰竭患者给予常用量（每日 2～4g）时无须调整剂量。对肾小球滤过率＜18ml/min 或血清肌酐值＞309.4μmol/L 的患者，本品的最大给药剂量为每日 4g。血液透析期间本品的血清半衰期略微缩短，因此应在血液透析阶段另行制订给药方案。对于同时患有肝功能障碍和明显肾疾病的患者，在未密切监测血清浓度的情况下注射用头孢哌酮的剂量不应超过每日 1～2g。

**4. 儿童**　婴儿和儿童的剂量为每日 50～200mg/kg，每 8～12 小时给药 1 次。每日最大剂量不超过 12g。

**5. 新生儿**　出生不足 8 日的新生儿应每 12 小时给药 1 次。

**6. 老年人**　老年患者应慎重选择剂量，通常起始用量为剂量范围的低值。

【调配方法】　静脉输注给药：本品无菌粉末可用 5% 葡萄糖注射液、10% 葡萄糖注射液、5% 葡萄糖和 0.9% 氯化钠注射液、0.9% 氯化钠注射液、5% 葡萄糖和 0.2% 氯化钠注射液、灭菌注射用水中任何一种可配伍的初配溶液配制后静脉滴注，溶解每克本品的溶液用量不少于 2.8ml。为配制方便，推荐每克本品用 5ml 初配溶液配制。上述配制的溶液可用 5% 葡萄糖注射液、10% 葡萄糖注射液、5% 葡萄糖和乳酸钠林格注射液、乳酸钠林格注射液、0.9% 氯化钠注射液、5% 葡萄糖和 0.9% 氯化钠注射液、5% 葡萄糖和 0.2% 氯化钠注射液中的任何一种溶液进一步稀释后静脉输注。

【配伍禁忌】

（1）本品溶液与氨基糖苷类抗生素溶液存在物理配伍禁忌，两者不能直接混合应用。如确需本品与氨基糖苷类抗生素联合应用，可采用序贯间歇静脉注射给药，但必须重新选用另一根静脉输注管或在两次给药期间用足量适宜的溶液冲洗先前使用的静脉输注管，同时建议用药时先使用本品。

（2）在用药期间和停药后 5 天内，患者不得饮酒。当患者需要喂食或胃肠外给予高营养制剂时，应避免液体中含有酒精。

【成品输液的稳定性】　用各种注射稀释液配制的适宜浓度的本品溶液在表 11-3～表 11-6 所述保存条件和规定时间内可保持稳定。

**表 11-3　室温（15～25℃）24 小时头孢哌酮溶液近似药物浓度**

| 室温（15～25℃）24 小时 | 近似药物浓度（mg/ml） |
| --- | --- |
| 5% 葡萄糖注射液 | 2～50 |
| 5% 葡萄糖和乳酸钠林格注射液 | 2～50 |
| 5% 葡萄糖和 0.9% 氯化钠注射液 | 2～50 |
| 5% 葡萄糖和 0.2% 氯化钠注射液 | 2～50 |
| 10% 葡萄糖注射液 | 2～50 |
| 乳酸钠林格注射液 | 2 |
| 0.9% 氯化钠注射液 | 2～300 |
| 灭菌注射用水 | 300 |

**表 11-4　冰箱温度（2～8℃）5 天头孢哌酮溶液近似药物浓度**

| 冰箱温度（2～8℃）5 天 | 近似药物浓度（mg/ml） |
| --- | --- |
| 5% 葡萄糖注射液 | 2～50 |
| 5% 葡萄糖和 0.9% 氯化钠注射液 | 2～50 |
| 5% 葡萄糖和 0.2% 氯化钠注射液 | 2～50 |
| 乳酸钠林格注射液 | 2 |
| 0.9% 氯化钠注射液 | 2～300 |
| 灭菌注射用水 | 300 |

表 11-5　冷冻室温度（−20～−10℃）3 周头孢哌酮溶液近似药物浓度

| 冷冻室温度（−20～−10℃）3 周 | 近似药物浓度（mg/ml） |
| --- | --- |
| 5%葡萄糖注射液 | 50 |
| 5%葡萄糖和 0.9%氯化钠注射液 | 2 |
| 5%葡萄糖和 0.2%氯化钠注射液 | 2 |

表 11-6　冷藏库温度（−20～−10℃）5 周头孢哌酮溶液近似药物浓度

| 冷藏库温度（−20～−10℃）5 周 | 近似药物浓度（mg/ml） |
| --- | --- |
| 0.9%氯化钠注射液 | 300 |
| 灭菌注射用水 | 300 |

【禁忌证】　已知对本品中任何成分或同一类别的其他药物有超敏反应的患者或者已证实对 β-内酰胺类有严重超敏反应的患者禁用本品。

## 头孢他啶（ceftazidime）

【适应证】　本品适用于治疗敏感微生物引起的单一或多重感染，包括全身性重度感染，下呼吸道感染（包括肺炎），尿路感染，皮肤和软组织感染，骨和关节感染，妇科感染，胃肠道、胆道和腹部感染，血液/腹膜透析和持续性非卧床腹膜透析相关感染，中枢神经系统感染（包括脑膜炎），预防围手术期尿路感染。可单独用于经敏感试验结果确诊的脑膜炎患者。可用于对其他抗菌药物（包括氨基糖苷类和头孢菌素类）耐药的感染。可联合氨基糖苷类或其他多数 β-内酰胺类抗生素使用。在怀疑是脆弱拟杆菌感染时，可与另一种抗厌氧菌类抗菌药物合用。

【用法用量】　静脉给药。

**1. 成人**　头孢他啶的成人剂量范围是每天 1～6g，每 8 小时或每 12 小时给予静脉注射。对于大多数感染，应给予每 8 小时 1g 或每 12 小时 2g 的剂量，对于尿路感染及许多较轻的感染，一般每 12 小时 500mg 或 1g 已足够。对于严重妇科和腹腔内感染，应给予静脉注射每 8 小时 2g 的剂量。对于非常严重的感染，特别是免疫抑制的患者，包括那些中性粒细胞减少症的患者，应给予每 8 小时或 12 小时 2g 的剂量或每 12 小时 3g 的剂量。当用作前列腺手术预防治疗时，应将 1g 的剂量用于诱导麻醉期间，第二次的剂量应考虑用于撤除导管时。

**2. 老年患者**　鉴于急性患病老年人的头孢他啶清除率有所减低，尤其是年龄大于 80 岁的患者，其每天的剂量一般不能超过 3g。

**3. 囊肿纤维化症**　对于肾功能正常而假单胞菌类肺部感染的纤维囊性成年患者，应使用按体重每天 100～150mg/kg 的高剂量，分 3 次给药。对于肾功能正常的成年人，每天剂量可达 9g。

**4. 婴儿及儿童**　对于 2 个月以上的儿童，一般的剂量范围是按体重每天 30～100mg/kg，分 2 次或 3 次给药。对于免疫受抑制或纤维化囊肿的感染患儿或患有脑膜炎的儿童，可给予剂量高至按体重每天 150mg/kg（最高剂量每天 6g），分 3 次给药。

**5. 新生儿至 2 月龄的婴儿**　临床经验有限，一般剂量为按体重每天 25～60mg/kg，分 2 次给药被证实是有效的。新生儿的头孢他啶血清半衰期是成人的 3～4 倍。

**6. 在肾功能损害情况下的剂量**　头孢他啶几乎全部通过肾小球滤过而从肾脏排泄。因此，对于肾功能损害患者，应降低剂量以代偿其减慢的排泄功能，肾功能轻度损害（即肾小球滤过率大于 50ml/min）的患者除外。对于怀疑为肾功能不全的患者，可给予 1g 的首次负荷剂量，然后，应根据肾小球滤过率来决定合适的维持剂量。正在监护室接受连续动静脉或高通量血透的肾衰竭患者，推荐剂量为每天 1g，分次给药。对于使用低通量血液透析法的患者，应参照肾功能不全的推荐剂量（表 11-7）。

**表 11-7　肾功能不全时，头孢他啶的推荐维持剂量表**

| 肌酐清除率（ml/min） | 血清肌酐大约值[μmol/L（ml/dl）] | 头孢他啶单次剂量（g） | 给药频率 |
| --- | --- | --- | --- |
| 50~31 | 150~200（1.7~2.3） | 1 | q12h |
| 30~16 | 200~350（2.3~4.0） | 1 | q24h |
| 15~6 | 350~500（4.0~5.6） | 0.5 | q24h |
| <5 | >500（>5.6） | 0.5 | q48h |

表 11-7 列出的数值并不能准确预见所有患者的肾功能情况，特别是对于根据血清肌酐清除率可能过高评估肾功能的老年患者。对于严重感染的患者，特别是中性粒细胞减少症患者，一般每天接受 6g 的头孢他啶剂量，但不能用于肾功能不全的患者。表 11-7 所列的单次剂量可以增加 50%或适当增加给药频率。对于以上这些患者，建议监测头孢他啶的血清浓度，谷浓度不应超过 40mg/L。当仅有血清肌酐浓度时，下式（Cockcroft 公式）用于估计肌酐清除率。血清肌酐清除率代表肾功能的稳定状态：男性，肌酐清除率（ml/min）=体重（kg）×（140−年龄）/72×血清肌酐浓度（mg/dl）；女性，肌酐清除率（ml/min）=体重（kg）×（140−年龄）/72×血清肌酐浓度（mg/dl）×0.85。儿童的肌酐清除率应根据体表面积或瘦体重做调整。对于肾功能不全的患儿，应与成人一样减少给药频率。在血液透析过程中，头孢他啶的血清半衰期为 3~5 小时。每次血液透析结束后，应重复给予适当的头孢他啶的维持剂量。

**7. 腹膜透析的剂量**　头孢他啶可用于腹膜透析和持续腹膜透析。同头孢他啶静脉注射一样，它可加入透析液中（一般 2L 透析液中加入 125mg 或 250mg）。

**【调配方法】**　需加稀释液量及溶液浓度见表 11-8，需要采用部分剂量时，可参考表 11-8。

**表 11-8　头孢他啶溶液调制表**

| 剂量 | 需加稀释液量（ml） | 近似浓度（mg/ml） |
| --- | --- | --- |
| 250mg 静脉注射 | 2.5 | 90 |
| 500mg 静脉注射 | 5 | 90 |
| 1g 静脉注射 | 10 | 90 |
| 2g 静脉注射 | 10 | 170 |
| 2g 静脉滴注 | 50* | 40 |
| 3g 静脉注射 | 15 | 170 |
| 3g 静脉滴注 | 75* | 40 |

*溶液的加入应分为两次。

药品溶解时会释放二氧化碳，因而产生正压，为了便于使用，推荐使用下列调制技术：①将注射器针头插入药瓶封口，注入推荐剂量的稀释液，拔出针头。②摇动至溶解，释放出二氧化碳，1～2 分钟后呈澄清的溶液。③将瓶倒置，把注射器针芯推到底后，将针头插入药瓶封口，全部的溶液就被吸入注射器，保持针头在溶液内。溶液中的细小二氧化碳气泡可不予理会。这些溶液可直接注入静脉，或当患者接受肠胃外液体时，将这些溶液直接投入给药的管子中。头孢他啶可与常用的静脉注射溶液配伍。

**【配伍禁忌】**

（1）头孢他啶在碳酸氢钠注射液内的稳定性次于其他的静脉注射液，所以并不推荐用此注射液作为稀释液。

（2）头孢他啶与氨基糖苷类抗生素不应混合在同一给药系统或注射器内。

（3）曾有报道，当将万古霉素加入已制成的头孢他啶注射液后，会出现沉淀。因此在先后给予两种药物的过程中，必须谨慎冲洗给药系统和静脉系统。

**【成品输液的稳定性】** 为了符合制剂的管理要求，最好使用新配制的头孢他啶注射液。如果不能实现，存放在 2～8℃ 冰箱中保存 24 小时可保持药效。

**【禁忌证】**

（1）头孢他啶禁用于对头孢菌素类抗生素过敏的患者。

（2）禁用于对头孢他啶五水合物或本注射剂任一辅料过敏的患者。

## 头孢唑肟（ceftizoxime）

**【适应证】** 敏感菌所致的下呼吸道感染、尿路感染、腹腔感染、盆腔感染、败血症、皮肤软组织感染、骨和关节感染，肺炎链球菌或流感嗜血杆菌所致脑膜炎和单纯性淋病。

**【用法用量】**

**1. 成人** 常用量 1 次 1～2g，每 8～12 小时 1 次；严重感染者的剂量可增至 1 次 3～4g，每 8 小时 1 次。治疗非复杂性尿路感染时，1 次 0.5g，每 12 小时 1 次。

**2. 6 个月及 6 个月以上的婴儿和儿童** 常用量按体重 1 次 50mg/kg，每 6～8 小时 1 次。

**3. 肾功能损害者** 需根据肾脏损害程度调整剂量。在给予 0.5～1g 的首次负荷剂量后，肾功能轻度损害的患者（内生肌酐清除率 ClCr 为 50～79ml/min）常用剂量为 1 次 0.5g，每 8 小时 1 次，严重感染时 1 次 0.75～1.5g，每 8 小时 1 次；肾功能中度损害的患者（ClCr 为 5～49ml/min）常用剂量为 1 次 0.25～0.5g，每 12 小时 1 次，严重感染时 1 次 0.5～1g，每 12 小时 1 次；肾功能重度损害需透析的患者（ClCr 为 0～4ml/min）常用剂量为 1 次 0.5g，每 48 小时 1 次或 1 次 0.25g，每 24 小时 1 次，严重感染时 1 次 0.5～1g，每 48 小时 1 次或 1 次 0.5g，每 24 小时 1 次。血液透析患者透析后可不追加剂量，但需按上述给药剂量和时间，在透析结束时给药。

**4. 老年人** 老年患者常伴有肾功能减退，应适当减少剂量或延长给药间期。

**【调配方法】** 本品可用注射用水、氯化钠注射液、5%葡萄糖注射液溶解后缓慢静脉注射，亦可加入 10%葡萄糖注射液、电解质注射液或氨基酸注射液中静脉滴注 30 分钟～2 小时。

**【成品输液的稳定性】** 本品溶解后在室温下放置不宜超过 7 小时，在冰箱中放置不宜超过 48 小时。

【禁忌证】　对本品及其他头孢菌素类过敏者禁用。

## 头孢吡肟（cefepime）

【适应证】　本品可用于治疗成人和 2 月龄至 16 岁儿童敏感细菌引起的中度至重度感染，包括下呼吸道感染（肺炎和支气管炎），单纯性和复杂性尿路感染（包括肾盂肾炎），非复杂性皮肤和皮肤软组织感染，复杂性腹腔内感染（包括腹膜炎和胆道感染），妇产科感染，败血症儿童细菌性脑脊髓膜炎。也可用于中性粒细胞减少症伴发热患者的经验治疗，或作为腹腔手术患者的预防性用药。怀疑有细菌感染时应进行细菌培养和药敏试验，但是因为头孢吡肟是革兰氏阳性菌和革兰氏阴性菌的广谱杀菌剂，故在药敏试验结果揭晓前可开始头孢吡肟单药治疗。疑有厌氧菌混合感染时，建议合用其他抗厌氧菌药物（如甲硝唑）进行初始治疗。一旦细菌培养和药敏试验结果揭晓，应及时调整治疗方案。

【用法用量】　静脉注射或静脉滴注。

**1. 成人和 16 岁以上儿童或体重≥40kg 儿童患者**　可根据病情，每次 1～2g，每 12 小时 1 次，疗程 7～10 天。不同类型感染推荐给药方案见表 11-9。

表 11-9　成人和 16 岁以上儿童或体重≥40kg 儿童患者不同类型感染的头孢吡肟推荐给药方案

| 感染类型 | 推荐给药方案 |
| --- | --- |
| 轻中度尿路感染 | 每次 0.5～1g，疗程 7～10 天 |
| 重度尿路感染 | 每次 2g，每 12 小时 1 次，疗程 10 天 |
| 严重感染并危及生命时 | 每 8 小时 2g，静脉滴注 |
| 中性粒细胞减少伴发热的经验治疗 | 每次 2g，每 8 小时 1 次，静脉滴注，疗程 7～10 天或至中性粒细胞减少缓解 |

体重超过 40kg 的儿童可使用成人剂量。一般可按每千克体重 40mg，每 12 小时 1 次，静脉滴注，疗程 7～14 天；对于细菌性脑脊髓膜炎的儿童患者，可按每千克体重 50mg，每 8 小时 1 次，静脉滴注。对儿童中性粒细胞减少伴发热的经验治疗的常用剂量为每千克体重 50mg，每 12 小时 1 次（中性粒细胞减少伴发热的治疗为每 8 小时 1 次），疗程与成人相同。进行腹腔手术的患者在术前给予本品，预防术后感染发生，推荐剂量如下：在手术开始前 60 分钟开始单次静脉滴注 2g（经 30 分钟滴注完毕）。在滴注完后，应立即单次静脉滴注 500mg 甲硝唑。由于存在配伍禁忌，本品和甲硝唑不能在同一输液容器中混合，建议在输注甲硝唑前，先用可以与之配伍的液体冲洗输液管。如果距离预防性给药的时间已经超过 12 小时，但手术仍在继续，则应该在首次预防性给药 12 小时后第 2 次给予本品，之后再次给予甲硝唑。

**2. 2 月龄至 12 岁儿童**　最大剂量不可超过成人用量（即每次 2g 剂量）。2 月龄以下儿童使用的经验有限。可使用每千克体重 50mg 的剂量。然而 2 月龄以上儿童患者的资料表明，每千克体重 30mg，每 8 小时或 12 小时 1 次的剂量对于 1～2 月龄儿童患者已经足够。对 2 月龄以下儿童使用本品应谨慎。

**3. 肝功能不全者**　无须调整本品剂量。

**4. 肾功能不全患者**　如肌酐清除率低于（含）60ml/min，则应调节本品用量，弥补这些患者减慢的肾清除速率。这些患者使用头孢吡肟的初始剂量与肾功能正常患者相同，维持剂量和给药间隔时间见表 11-10。

表 11-10　与正常给药方案比较，肾功能不全成人患者的头孢吡肟维持给药方案

| 肌酐清除率（ml/min） | 推荐维持给药方案 | | | |
| --- | --- | --- | --- | --- |
| >60，正常给药方案 | 每次 0.5g，每 12 小时 1 次 | 每次 1g，每 12 小时 1 次 | 每次 2g，每 12 小时 1 次 | 每次 2g，每 8 小时 1 次 |
| 30~60 | 每次 0.5g，每 24 小时 1 次 | 每次 1g，每 24 小时 1 次 | 每次 2g，每 24 小时 1 次 | 每次 2g，每 12 小时 1 次 |
| 11~29 | 每次 0.5g，每 24 小时 1 次 | 每次 0.5g，每 24 小时 1 次 | 每次 1g，每 24 小时 1 次 | 每次 2g，每 24 小时 1 次 |
| <11 | 每次 0.25g，每 24 小时 1 次 | 每次 0.25g，每 24 小时 1 次 | 每次 0.5g，每 24 小时 1 次 | 每次 1g，每 24 小时 1 次 |
| 血液透析* | 每次 0.5g，每 24 小时 1 次 | 每次 0.5g，每 24 小时 1 次 | 每次 0.5g，每 24 小时 1 次 | 每次 0.5g，每 24 小时 1 次 |

　　*血液透析患者在治疗第一天可给予负荷量 1g，以后每天 0.5g，透析日，头孢吡肟应在透析结束后使用。每天给药时间尽可能相同。

　　对于头孢吡肟治疗同时需要进行血液透析的患者，在透析开始 3 小时，约 68% 的药物可被清除。血液透析患者的剂量见表 11-10。接受持续性腹膜透析的患者应每隔 48 小时给予常规剂量。尚无肾功能不全的儿童患者使用头孢吡肟的资料。但是，因为成人和儿童使用头孢吡肟的药代动力学相似，所以肾功能不全儿童患者的头孢吡肟用法与成人类似。

　　**5. 肾功能正常的老年患者**　使用一般推荐剂量，其疗效和安全性与其他成年患者相似。肾功能不全老年患者使用本品时，应根据肾功能调整给药计划。

　　【调配方法】　静脉注射给药时，应先使用灭菌注射用水、5% 葡萄糖注射液或 0.9% 的氯化钠注射液将本品溶解，配好的溶液可直接注射到静脉中，在 3~5 分钟内注射完毕，如果患者正在滴注和本品可以配伍的液体，也可以将配好的溶液注射到输液装置的导管中。静脉滴注时，可将本品 1~2g 溶于以下溶液中：50~100ml 0.9% 氯化钠注射液、5% 或 10% 葡萄糖注射液、乳酸钠注射液（M/6）、5% 葡萄糖和 0.9% 氯化钠混合注射液、乳酸钠林格液和 5% 葡萄糖混合注射液。药物浓度不应超过 40mg/ml。经约 30 分钟滴注完毕。

　　【配伍禁忌】　由于药物的相互作用，头孢吡肟溶液不可加至甲硝唑、万古霉素、庆大霉素、妥布霉素或硫酸奈替米星、氨茶碱溶液中。头孢吡肟浓度超过 40mg/ml 时，不可加至氨苄西林溶液中。如有与头孢吡肟合用的指征，这些抗生素应与头孢吡肟分开使用。

　　【禁忌证】　本品禁用于对 L-精氨酸、头孢菌素类药物、青霉素或其他 β-内酰胺类抗生素有即刻过敏反应的患者。

## 头孢匹罗（cefpirome）

　　【适应证】　本品适用于下述由未知病原菌或已知敏感菌造成的感染的治疗：下呼吸

道感染（支气管肺炎及大叶性肺炎），合并上泌尿道（肾盂肾炎）及下尿路感染，皮肤及软组织感染（蜂窝织炎、皮肤脓肿及伤口感染），中性粒细胞减少症患者的感染，菌血症或败血症。

**【用法用量】**

（1）本品为胃肠外给药，其剂量、给药方法及疗程取决于感染的严重程度、病原菌的敏感性、患者状况及肾功能情况。肾功能正常的中重度感染患者使用本品的推荐剂量见表11-11。

表 11-11　肾功能正常的中重度感染患者使用头孢匹罗的剂量推荐表

| 指征 | 单次剂量（g） | 给药间隔（h） | 每日总剂量（g） |
|---|---|---|---|
| 合并上、下尿路感染 | 1 | 12 | 2 |
| 皮肤及软组织感染 | 1 | 12 | 2 |
| 下呼吸道感染 | 1 或 2 | 12 | 2 或 4 |
| 菌血症或败血症及严重感染 | 2 | 12 | 4 |
| 中性粒细胞减少症患者的感染 | 2 | 12 | 4 |

对于很严重的泌尿系统及皮肤软组织感染患者，其单位剂量可增至2g。

（2）肾功能损害患者的剂量：头孢匹罗主要经肾脏排泄，因此肾功能损害患者使用时必须减少剂量，以与其较慢地排出保持平衡。当肌酐清除率＞50ml/min 时，无须调整剂量；当肌酐清除率＜50ml/min 时，需调整剂量。推荐剂量见表11-12。

表 11-12　肾功能损害患者头孢匹罗推荐剂量表

| 肌酐清除率（ml/min） | 肾功能正常者剂量 | |
|---|---|---|
| | 1g 负荷量，然后 | 2g 负荷量，然后 |
| 20～50 | 0.5g，每日 2 次 | 1g，每日 2 次 |
| 5～20 | 0.5g，每日 1 次 | 1g，每日 1 次 |
| ＜5（血液透析患者） | 每日 0.5g | 每日 1g |
| | +透析后即刻 0.25g | +透析后即刻 0.5g |

（3）老年人除非有肾脏损害，否则无须调整剂量。

**【调配方法】**　①静脉注射：将 1g（或 2g）头孢匹罗的药品粉末溶解于10ml（或 20ml）灭菌注射用水中，然后在 3～5 分钟内将药液直接注入静脉内或夹闭的输液管道的远端部分。对于肾功能损害患者，则可将 0.25g 或 0.5g 本品分别溶解于2ml 或 5ml 注射用水中。②短时静脉输注：将 1g 或 2g 头孢匹罗的药品粉末溶于 100ml 输注溶液中，配制成等渗溶液，在 20～30 分钟内输完。下列输注溶液均可使用 0.9%氯化钠注射液、林格液、标准电解质输注液、5%及 10%葡萄糖注射液、5%果糖注射液、6%葡萄糖+0.9%氯化钠注射液。

**【禁忌证】**　对头孢菌素过敏者。

## 头孢噻利（cefoselis）

【适应证】　由葡萄球菌属、链球菌、肺炎球菌、消化链球菌属、大肠菌、克雷伯菌属、肠杆菌属、沙雷菌属、变形杆菌属、摩根菌属、普鲁威登菌属、假单胞菌属、流感菌、类杆菌属等对头孢噻利敏感菌引起的中度以上症状的下列感染症：败血症，丹毒、蜂窝织炎、淋巴管（节）炎、肛门周围脓肿、外伤、烫伤、手术创伤等外在性二次感染、骨髓炎、关节炎，扁桃体周脓肿、慢性支气管炎、支气管扩张（感染时）、慢性呼吸道疾病的二次感染、肺炎、肺化脓症，肾盂肾炎、复杂性膀胱炎、前列腺炎，胆囊炎、胆管炎，腹膜炎、盆腔腹膜炎、子宫附件炎、子宫内感染、子宫旁组织炎、前庭大腺炎，角膜溃疡，中耳炎、副鼻窦炎，腭炎、腭骨周围的蜂窝织炎。

【用法用量】　成人用量为硫酸头孢噻利每天 1～2g，分 2 次使用，于 30 分钟～1 小时内静脉注射。根据年龄、症状适量增减，对重症、难治愈的感染，可增量至每天 4g，1 小时以上静脉注射。对于肾功能障碍的患者，由于易产生持续高血药浓度，从而导致痉挛、意识障碍等中枢神经症状，应根据肾功能障碍的程度减小剂量，加大给药间隔时间。高龄患者随年龄的增加，易发生肾功能减退和体重减轻，从而保持持续高血药浓度，导致重度痉挛、意识障碍等中枢神经症状。因此原则上不使用，不得不使用时，须对肾功能十分留意，初始采用低用量（1 次 0.5g），谨慎用药。

【调配方法】　本品用 0.9%氯化钠注射液、葡萄糖注射液及补液溶解后使用。

【给药速度】　应避免急速静脉注射或短时间的静脉滴注，1 次 0.5～1g 应在 30 分钟～1 小时内静脉注射，1 次 2g 时应静脉滴注 1 小时以上。

【禁忌证】

（1）对本制剂成分有过敏史的患者。

（2）含透析患者在内的肾功能不全患者，因易发生重度痉挛、意识障碍等中枢神经症状，应禁止使用。

（3）高龄患者原则上禁止使用。

## 头孢西丁（cefoxitin）

【适应证】　适用于治疗由敏感细菌引起的下列严重感染：下呼吸道感染，泌尿系感染，腹腔内感染，妇科感染，败血症，骨和关节感染，皮肤软组织感染。也可用于未污染的胃肠道手术，以及经阴道子宫切除、经腹腔子宫切除或剖宫产等手术的预防感染。

【用法用量】　静脉注射或静脉滴注。

**1. 成人**　常用量为每次 1～2g，每 6～8 小时 1 次。剂量应根据致病菌的敏感性、感染的严重程度及患者的病情调整（表 11-13）。预防用药：在未受污染的胃肠手术、经阴道子宫切除或经腹子宫切除手术前 0.5～1 小时静脉滴注 2g，在第一次给药后，每 6 小时静脉滴注 2g，给药不超过 24 小时。剖宫产手术时，在夹住脐带后静脉滴注 2g，在 4 小时和 8 小时后各加用一次剂量。

表 11-13　根据致病菌的敏感性及病情调整头孢西丁剂量表

| 感染类型 | 每日总剂量（g） | 用法 |
|---|---|---|
| 单纯性感染（肺炎、泌尿系感染、皮肤感染） | 3～4 | 每6～8小时1g，静脉滴注 |
| 中、重度感染 | 6～8 | 每4小时1g或每6～8小时2g，静脉滴注 |
| 需大剂量抗生素治疗的感染（如气性坏疽） | 12 | 每4小时2g或每6小时3g，静脉滴注 |

**2. 肾功能不全者**　需按肌酐清除率调整剂量，见表 11-14。

表 11-14　肾功能不全者按肌酐清除率调整头孢西丁剂量表

| 肾功能 | 肌酐清除率（ml/min） | 剂量（g） | 用药频率 |
|---|---|---|---|
| 轻度损害 | 50～30 | 1～2 | q8～12h |
| 中度损害 | 29～10 | 1～2 | q12～24h |
| 重度损害 | 9～5 | 0.5～1.0 | q12～24h |
| 肾衰竭 | <5 | 0.5～1.0 | q24～48h |

**3. 儿童**　3 个月及以上儿童患者的推荐剂量为按体重每天 80～160mg/kg，分 4～6 次按相等剂量给药，更高剂量应用于更严重的或者危重的感染，每天总剂量不得超过 12g。出生至 3 个月以内的婴儿患者不宜使用本品。对于肾功能不全的儿童患者，用法用量和用药频次应按照成人推荐量进行调整。预防用药：3 个月及以上儿童患者，推荐单次剂量为按体重 30～40mg/kg，于手术前 0.5～1 小时静脉滴注。

【调配方法】　静脉注射时，每克本品溶于 10ml 灭菌注射用水；静脉滴注时，1～2g 头孢西丁钠溶于 50ml 或 100ml 0.9%氯化钠注射液（或 5%葡萄糖注射液或 10%葡萄糖注射液）中。

【成品输液的稳定性】　在室温条件下可保存 18 小时，在冷藏条件下可保存 48 小时。

【禁忌证】　对本品及头孢菌素类抗生素过敏者禁用。有青霉素过敏性休克史者不宜使用本品。

## 头孢米诺（cefminox）

【适应证】　对头孢米诺敏感的链球菌属、肺炎链球菌、大肠埃希菌、克雷伯菌属、变形杆菌属、摩根菌属、普鲁威登菌属、流感嗜血杆菌、拟杆菌属、普雷沃菌属（双路普雷沃菌属除外）引起的下述感染：败血症、扁桃体炎（包括扁桃体周脓肿）、急性支气管炎、肺炎、肺脓肿、慢性呼吸道病变继发感染、膀胱炎、肾盂肾炎、腹膜炎、胆囊炎、胆管炎、子宫内感染、子宫附件炎、子宫旁组织炎。

【用法用量】　静脉注射或静脉滴注：成人为每天 2g，分 2 次。小儿每次 20mg/kg，每天 3～4 次。对于败血症、难治性或重症感染症，成人 1 日可增至 6g，分 3～4 次给药。

【调配方法】　①静脉注射：每 1g 药物溶于 20ml 注射用水、葡萄糖注射液或电解质溶液并缓慢注射。②静脉滴注：每 1g 溶于 100～500ml 葡萄糖注射液或电解质溶液，滴注时间为 1～2 小时。

【配伍禁忌】　本品与氨茶碱水合物、磷酸吡哆醛水合物配伍会降低效价或着色，故不得配伍；饮酒后有时出现颜面潮红、心悸、眩晕、头痛、恶心等，故给药期间及给药后至少 1 周应避免饮酒。

【成品输液的稳定性】 溶解后尽快使用。若需保存，室温条件下保存应在 12 小时以内使用，冰箱条件下保存应在 24 小时以内使用。

【禁忌证】 对本品或其中任何成分或头孢菌素类抗生素过敏者禁用。对本品或其中任何成分或头孢菌素类抗生素有既往过敏史者，建议禁用，必要时慎用。

## 头孢美唑（cefmetazole）

【适应证】 本品适用于治疗由对头孢美唑钠敏感的金黄色葡萄球菌、大肠埃希菌、肺炎杆菌、变形杆菌属、摩根菌属、普鲁威登菌属、消化链球菌属、拟杆菌属、普雷沃菌属（双路普雷沃菌属除外）所引起的下述感染：败血症，急性支气管炎、肺炎、肺脓肿、脓胸、慢性呼吸道疾病继发感染、膀胱炎、肾盂肾炎、腹膜炎、胆囊炎、胆管炎、前庭大腺炎、子宫内感染、子宫附件炎、子宫旁组织炎，颌骨周围蜂窝织炎、颌炎。

【用法用量】 静脉注射或静脉滴注：成人，每日 1～2g，分 2 次给药。小儿，每日 25～100mg/kg，分 2～4 次给药。另外，对于难治性或严重感染，可随症状将每日成人剂量增至 4g、小儿增至 150mg/kg，分 2～4 次给药。严重肾功能损害患者应适当调节给药剂量及给药间隔等，慎重用药。对老年患者，应考虑用量和给药间隔等因素，慎重给药。

【调配方法】 静脉注射时，将 1g 本品溶于注射用水、0.9%氯化钠注射液或葡萄糖注射液 10ml 中，缓慢注入。另外，本品还可加入补液中静脉滴注，此时不得用注射用水溶解，因溶液渗透压不等张。

【配伍禁忌】 给药期间及给药后至少 1 周内避免饮酒。

【成品输液的稳定性】 溶解后应尽快使用，室温下保存不超过 24 小时。

【禁忌证】

（1）对本品成分有过敏性休克史的患者禁用。

（2）对本品所含成分或头孢菌素类抗生素有过敏史的患者原则上不给药，不得不使用时应慎用。

## 阿莫西林克拉维酸（amoxicillin and clavulanate）

【适应证】 ①上呼吸道感染如鼻窦炎、扁桃体炎、咽炎。②下呼吸道感染如急性支气管炎、慢性支气管炎急性发作、肺炎、肺脓肿和支气管扩张合并感染。③泌尿系感染如膀胱炎、尿道炎、肾盂肾炎、前列腺炎、盆腔炎、淋病奈瑟球菌尿路感染。④皮肤和软组织感染如疖、脓肿、蜂窝织炎、伤口感染等。⑤其他感染如中耳炎、骨髓炎、败血症、腹膜炎和手术后感染。

【用法用量】 静脉注射或静脉滴注。300mg 小瓶：小儿每次每千克体重 30mg，一日 3～4 次（新生儿一日 2～3 次）。成人一次 1.2g，一日 3～4 次，疗程 10～14 日。估算肾小球滤过率小于 30ml/min 时慎用，肾功能减退者应根据肾小球滤过率调整剂量或给药间期；血液透析可影响本品中阿莫西林的血药浓度，因此在血液透析后应加用本品 1 次。肝功能不全者慎用。老年患者应根据肾功能情况调整用药剂量或用药间期。

【调配方法】 取本品一次用量溶于 50～100ml 氯化钠注射液中。

【给药速度】 配制好的输液，静脉滴注 30 分钟。

**【配伍禁忌】**

（1）本品注射液在体外不可与血液制品、含蛋白质的液体（如水解蛋白等）混合，也不可与静脉脂质乳化液混合。

（2）本品不能与氨基糖苷类抗生素在体外混合，因为本品可使后者丧失活性。

（3）本品在含有葡萄糖、葡聚糖或酸性碳酸盐的溶液中稳定性会降低，故本品不能与含有上述物质的溶液混合。

（4）本品与别嘌醇合用时，皮疹发生率显著增高，故应避免合用。

（5）本品不宜与双硫仑等乙醛脱氢酶抑制药合用。

（6）氯霉素、红霉素、四环素等抗生素和磺胺药等抑菌药可干扰本品的杀菌活性，因此不宜与本品合用，尤其是在治疗脑膜炎或急需杀菌药的严重感染时。

**【成品输液的稳定性】** 由于本品在溶液中稳定性差，须临用前配制，配制后的溶液一次性使用。

**【禁忌证】**

（1）青霉素皮试阳性反应者、对本品及其他青霉素类药物过敏者及传染性单核细胞增多症患者禁用。

（2）曾经出现阿莫西林钠克拉维酸钾相关胆汁淤积或肝功能损伤的患者禁用。

## 氨苄西林舒巴坦（ampicillin and sulbactam）

**【适应证】** 本品适用于治疗由敏感细菌引起的感染。典型的适应证包括中耳炎，鼻窦炎、会厌炎、细菌性肺炎等上、下呼吸道感染，尿路感染、肾盂肾炎，腹膜炎、胆囊炎、子宫内膜炎、盆腔蜂窝织炎等腹腔内感染，细菌性菌血症，皮肤软组织、骨、关节感染，淋球菌感染。在围手术期，也可注射本品以降低腹部和盆腔手术后患者伤口感染的发生率，伤口感染可继发腹膜感染。在终止妊娠或行剖宫产手术时，注射用氨苄西林钠舒巴坦钠可作为预防用药以减少手术后发生脓毒血症的危险。

**【用法用量】**

**1. 成人** 静脉注射。注射用氨苄西林钠舒巴坦钠每日常用剂量为 1.5~12g，分等量每 6 小时或 8 小时注射 1 次，每日舒巴坦的最大剂量为 4g。治疗轻、中度感染时，可每 12 小时注射 1 次（表 11-15）。

**表 11-15 不同感染程度所需氨苄西林舒巴坦剂量表**

| 感染的严重程度 | 注射用氨苄西林钠舒巴坦钠的每日剂量（g） |
| --- | --- |
| 轻度 | 1.5~3（0.5+1~1+2） |
| 中度 | 最大剂量 6（2+4） |
| 重度 | 最大剂量 12（4+8） |

注：表中"+"号前面是舒巴坦的剂量，后面是氨苄西林的剂量。

可根据患者感染的严重程度及肾功能情况增加或减少给药的次数。治疗通常持续到患者退热或其他异常体征恢复正常后 48 小时。一般情况下应治疗 5~14 天，但在遇到严重病例时可延长疗程或另外加用氨苄西林。用于预防手术感染时，应在患者麻醉诱导期给予

1.5～3g 注射用氨苄西林舒巴坦，以使药物在手术过程中有足够的时间达到有效的血清浓度与组织浓度。此剂量可每 6～8 小时重复给药；通常在主要手术过程后 24 小时停药，除非注射用氨苄西林舒巴坦用于治疗时。治疗非复杂性淋病时，可注射单剂 1.5g 注射用氨苄西林舒巴坦。为延长舒巴坦和氨苄西林的血浆浓度，应同时口服丙磺舒 1g。

**2. 肾功能受损患者用药** 严重肾功能受损的患者（肌酐清除率≤30ml/min），其舒巴坦和氨苄西林的药物清除动力学参数均受到相似影响，所以两者的血浆浓度比值保持恒定。与氨苄西林的常规用法一样，用氨苄西林舒巴坦治疗这类患者时应减少给药次数。

**3. 儿童、婴儿和新生儿** 大多数感染的剂量为每天 150mg/kg，通常每 6 小时或 8 小时注射 1 次。出生第 1 周的推荐剂量为每天 75mg/kg，分等量，每 12 小时注射 1 次。

**【调配方法】** 静脉注射时，注射用氨苄西林舒巴坦应使用灭菌注射用水或其他相容溶液配制。为确保完全溶解，应等到泡沫消失后肉眼看不见药粉为止。此剂量可用于静脉注射，注射时间应超过 3 分钟，或增加稀释液的容量，静脉滴注给药。

**【给药速度】** 滴注时间应超过 15～30 分钟。

**【配伍禁忌】**

（1）在体外任何氨基青霉素均可使氨基糖苷类抗生素灭活，因此注射用氨苄西林舒巴坦应与氨基糖苷类抗生素分开配制和注射。

（2）注射用氨苄西林舒巴坦不应与血液制品或蛋白质的水解产物混合。

**【成品输液的稳定性】** 各种稀释后静脉注射液的使用期限见表 11-16。

表 11-16　各种稀释后氨苄西林舒巴坦注射液的使用期限表

| 稀释液 | 浓度（舒巴坦+氨苄西林） | 使用期限（小时） | |
| --- | --- | --- | --- |
| | | 25℃ | 4℃ |
| 灭菌注射用水 | 达 45mg/ml | 8 | |
| | 45mg/ml | | 48 |
| | 达 30mg/ml | | 72 |
| 0.9%氯化钠注射液 | 达 45mg/ml | 8 | |
| | 45mg/ml | | 48 |
| | 达 30mg/ml | | 72 |
| 乳酸钠溶液（M/6） | 达 45mg/ml | 8 | |
| | 达 45mg/ml | | 8 |
| 5%葡萄糖注射液 | 15～30mg/ml | 2 | |
| | 达 3mg/ml | 4 | |
| | 达 30mg/ml | | 4 |
| 5%葡萄糖的 0.45%氯化钠注射液 | 达 3mg/ml | 4 | |
| | 达 15mg/ml | | 4 |
| 10%转化糖水溶液 | 达 3mg/ml | 4 | |
| | 达 30mg/ml | | 3 |
| 乳酸钠林格溶液 | 达 45mg/ml | 8 | |
| | 达 45mg/ml | | 24 |

【禁忌证】 本复方制剂禁用于对活性成分、任何青霉素类抗生素或任何辅料（对含有利多卡因的制剂而言，还包括利多卡因）有过敏反应史的患者。

## 头孢哌酮舒巴坦（cefoperazone and sulbactam）

【适应证】 单独应用本品适用于治疗由敏感菌引起的下列感染：上、下呼吸道感染，上、下尿路感染，腹膜炎、胆囊炎、胆管炎和其他腹腔内感染，败血症，脑膜炎，皮肤和软组织感染，骨骼和关节感染，盆腔炎、子宫内膜炎、淋病和其他生殖道感染。本品具有广谱抗菌活性，因此单用本品就能够治疗大多数感染，但有时也需要与其他抗生素联合应用。当本品与氨基糖苷类抗生素合用时，在治疗过程中应监测患者的肾功能。

【用法用量】 静脉滴注和静脉注射。

**1. 成人用药** 本品每日 1.5～3g，每 12 小时给药 1 次。在治疗严重感染或难治性感染时，本品的每日剂量可增加到 12g。舒巴坦每日推荐最大剂量为 4g。

**2. 肾功能障碍患者的用药** 肾功能明显降低的患者（肌酐清除率<30ml/min）舒巴坦清除减少，应调整头孢哌酮/舒巴坦的用药方案。肌酐清除率为 15～30ml/min 的患者每日舒巴坦的最高剂量为 2g，分等量，每 12 小时注射 1 次。肌酐清除率<15ml/min 的患者每日舒巴坦的最高剂量为 1g，分等量，每 12 小时注射 1 次。遇严重感染，必要时可单独增加头孢哌酮的用量。在血液透析患者中，舒巴坦的药物动力学特性有明显改变。头孢哌酮在血液透析患者中的血清半衰期轻微缩短。因此应在血液透析结束后给药。

**3. 肝功能障碍患者的用药** 头孢哌酮主要经胆汁排泄。当患者有肝脏疾病和（或）胆道梗阻时，头孢哌酮的血清半衰期通常延长并且由尿中排出的药量会增加。即使患者有严重肝功能障碍，头孢哌酮在胆汁中仍能达到治疗浓度并且其半衰期仅延长 2～4 倍。遇到严重胆道梗阻、严重肝脏疾病或同时合并肾功能障碍时，可能需要调整用药剂量。同时合并肝功能障碍和肾功能损害的患者，应监测头孢哌酮的血清浓度，根据需要调整用药剂量。对这些患者如未密切监测本品的血清浓度，头孢哌酮的每日剂量不应超过 2g。

**4. 儿童用药** 每日推荐剂量 30～60mg/kg，上述剂量分成等量，每 6～12 小时注射一次。在严重感染或难治性感染时，上述剂量可增加到每日 240mg/kg，分等量，每日给药 2～4 次。

**5. 新生儿用药** 出生第 1 周的新生儿应每 12 小时给药 1 次。舒巴坦在患儿中的每日最高剂量不应超过每日 80mg/kg，如需本品在患儿中的头孢哌酮日剂量超过 80mg/kg，则必须采用 2∶1 的本品。

【调配方法】 本品每瓶用适量的 5%葡萄糖注射液或 0.9%氯化钠注射液或灭菌注射用水溶解，然后再用上述相同溶液稀释至 20ml。尽管乳酸钠林格注射液可作为本品静脉注射液的溶媒，但不能用于本品最初的溶解过程。

【给药速度】 静脉滴注时间应至少为 15～60 分钟。静脉注射时间至少应超过 3 分钟。

【配伍禁忌】

（1）本品与氨基糖苷类抗生素之间有物理性配伍禁忌，因此两种药液不能直接混合。如确需本品与氨基糖苷类抗生素合用，可采用序贯间歇静脉输注给药，但必须使用不同的静脉输液管，或在输注间歇期用一种适宜的稀释液充分冲洗先前使用过的静脉输液管。另外，建议在全天用药过程中，本品与氨基糖苷类抗生素两者给药的间隔时间尽可能长一点。

（2）本品与乳酸钠林格注射液混合后有配伍禁忌，因此应避免在最初溶解时使用该溶液。在两步稀释法中，先用注射用水进行最初的溶解，再用乳酸钠林格注射液进一步稀释，从而得到能够相互配伍的混合药液。

（3）患者使用头孢哌酮舒巴坦时，如同时饮用含有酒精的饮料，应格外注意。当患者需要肠内或肠外营养时，应避免给予含有酒精成分的液体。

【禁忌证】　已知对本品中任何成分或同一类别的其他药物有超敏反应的患者或者已证实对β-内酰胺类有严重超敏反应的患者禁用本品。对本品成分或头孢菌素类药品有超敏反应史的患者，一般情况下禁止使用本品。如果确实需要使用本品，应谨慎给药。

## 替卡西林克拉维酸（ticarcillin and clavulanate）

【适应证】　本品适用于治疗各种细菌感染，主要适应证如下：严重感染，如败血症、菌血症、腹膜炎、腹内脓毒症、特殊人群（继发于免疫系统抑制或受损）的感染、术后感染、骨及关节感染、皮肤及软组织感染、呼吸道感染、严重或复杂的泌尿系感染（如肾盂肾炎）、耳鼻喉感染。本品与氨基糖苷类抗生素合用治疗多种感染（包括铜绿假单胞菌感染）时具有协同作用，尤其是在治疗危重感染和免疫系统功能低下患者出现的感染时作用显著。

【用法用量】　静脉滴注。

**1. 成人（包括老年人）常用剂量**　根据体重，每6～8小时给药1次，每次1.6～3.2g。最大剂量为每4小时给药1次，每次3.2g。

**2. 儿童常用剂量**　每次80mg/kg，每6～8小时给药1次。肾功能不全患儿的用量须参照成人肾功能不全患者的推荐剂量进行调整。

**3. 新生儿期的用量**　每次80mg/kg，每12小时给药1次，继而可增至每8小时给药1次。

**4. 肾功能不全患者的推荐剂量**　轻度肾功能不全（肌酐消除率＞30ml/min）每8小时3.2g；中度肾功能不全（肌酐消除率10～30ml/min）每8小时1.6g；严重肾功能不全（肌酐消除率≤10ml/min）每12小时1.6g。

【调配方法】　本品干粉需用注射用水或葡萄糖注射液（≤5%）配制成溶液后使用。先用注射用溶剂10ml将瓶内干粉溶解，然后再转移至输注容器中，稀释成相应体积溶液后使用（表11-17）。

表11-17　替卡西林克拉维酸的注射用溶剂推荐用量表

| 药品量（g） | 注射用水（ml） | 5%葡萄糖注射液（ml） |
| --- | --- | --- |
| 1.6 | 50 | 100 |
| 3.2 | 100 | 100～150 |

【给药速度】　本品的一次静脉滴注须在30～40分钟内完成。

【配伍禁忌】　本品不可与血液制品或蛋白质水溶液（如水解蛋白或静脉注射脂质乳剂）混合使用。

**【成品输液的稳定性】** 配制好的本品静脉输注液必须立即使用。尽管本品在许多静脉输注用溶剂中性质稳定，但注射用溶液仍应随用随配。本品在各静脉输注用溶剂中（于25℃条件下）的稳定时间见表11-18。

**表 11-18　替卡西林克拉维酸在不同静脉输注用溶剂中的稳定时间表**

| 静脉输注用溶剂 | 稳定时间（小时，25℃） |
| --- | --- |
| 注射用水 | 24 |
| 5%葡萄糖静脉输注液 | 12 |
| 0.18%氯化钠及 4%葡萄糖静脉输注液 | 24 |
| 0.9%氯化钠静脉输注液 | 24 |
| 10%葡聚糖 40 静脉输注液与 5%葡萄糖静脉输注液混合液 | 6 |
| 10%葡聚糖 40 静脉输注液与 0.9%氯化钠静脉输注液混合液 | 24 |
| 10%葡萄糖静脉输注液 | 6 |
| 30%山梨醇静脉输注液 | 6 |
| 乳酸钠静脉输注液（M/6） | 12 |
| 复合乳酸钠静脉输注液 | 12 |

**【禁忌证】** 有 β-内酰胺类抗生素（如青霉素、头孢菌素）过敏史者禁用。

## 哌拉西林他唑巴坦（piperacillin and tazobactam）

**【适应证】** 适用于治疗下列由已检出或疑为敏感细菌所致的全身和（或）局部细菌感染：下呼吸道感染，泌尿系感染（混合感染或单一细菌感染），腹腔内感染，皮肤及软组织感染，细菌性败血症，妇科感染，与氨基糖苷类药物联合用于中性粒细胞减少症患者的细菌感染，骨与关节感染，多种细菌混合感染。

**【用法用量】** 缓慢静脉滴注给药或缓慢静脉注射。

（1）肾功能正常的成人与 12 岁及 12 岁以上青少年的常用剂量为每 8 小时给予 4.5g。每日的用药总剂量根据感染的严重程度和部位增减，剂量范围 2.25～4.5g，可根据用药频率（每 6 小时、8 小时或 12 小时 1 次）选择。

（2）肾功能不全患者和血液透析的患者，静脉用药剂量和给药间隔时间应根据实际肾功能受损的程度调整。肾功能不全患者推荐使用的每日剂量见表 11-19。

**表 11-19　成人肾功能受损时哌拉西林他唑巴坦静脉用药剂量表**

| 内生肌酐清除率（ml/min） | 哌拉西林他唑巴坦的推荐使用剂量 |
| --- | --- |
| >40 | 无须调整 |
| 20～40 | 每日 13.5g 分次用药，每次 4.5g，每 8 小时 1 次 |
| <20 | 每日 9g 分次用药，每次 4.5g，每 12 小时 1 次 |

血液透析的患者，除医院获得性肺炎外，其他所有适应证最大剂量为 2.25g，每 12 小时 1 次。医院获得性肺炎的最大剂量为 2.25g，每 8 小时 1 次。因为血液透析可以清除给药

剂量的 30%～40%，所以血液透析当天，每次透析操作以后，需要另外加用本品 0.75g。连续非卧床腹膜透析患者不需要另外加用本品。

（3）对于 9 月龄以上、体重不超过 40kg、肾功能正常的阑尾炎和（或）腹膜炎儿童，本品推荐剂量为每千克体重哌拉西林 100mg/他唑巴坦 12.5mg，每 8 小时 1 次。

（4）对于 2～9 月龄的儿童患者，基于药代动力学模型，本品的推荐剂量为每千克体重哌拉西林 80mg/他唑巴坦 10mg，每 8 小时 1 次。体重超过 40kg 的肾功能正常儿童患者应该接受成人剂量。对于肾功能损害的儿童患者，本品尚无推荐剂量。

（5）对于 65 岁以上的老年患者，不会单纯因为年龄的原因而使发生不良反应的危险性升高，但肾功能不全时，应当调整给药剂量。

**【调配方法】** 每克哌拉西林可以用 0.9%氯化钠注射液、灭菌注射用水、5%葡萄糖注射液、抑菌盐水/对羟基苯甲酸酯、抑菌水/对羟基苯甲酸酯、抑菌盐水/苯甲醇、抑菌水/苯甲醇 5ml 溶解。溶解好的本品可以用 0.9%氯化钠注射液、灭菌注射用水、5%葡萄糖注射液、6%右旋糖酐氯化钠注射液、乳酸林格注射液、哈特曼液、醋酸林格液、苹果酸林格液稀释。推荐每次用药的灭菌注射用水最大体积为 50ml，推荐每次给药的体积为 50～150ml。

**【给药速度】** 必须通过缓慢静脉注射（至少 3～5 分钟）、缓慢静脉滴注（滴注时间 20～30 分钟以上）给药。

**【配伍禁忌】** 不应将本品与其他药物混合于同一注射器或同一静脉输液瓶中，每当本品与另一抗生素联合应用时，每种药物必须分开给药。本品不得加入血浆制品或白蛋白水解产物中应用。

**【成品输液的稳定性】** 室温条件下，本品可在 24 小时内保持化学性质稳定，冷藏条件下溶解的药液在 1 周内保持稳定。室温条件下，便携式静脉输液泵中的本品在 12 小时内保持稳定。

**【禁忌证】** 禁用于对任何 β-内酰胺类抗生素（包括青霉素类和头孢菌素类）或 β-内酰胺酶抑制剂过敏的患者。

## 哌拉西林舒巴坦（piperacillin and sulbactam）

**【适应证】** 用于由对哌拉西林耐药而对本品敏感的产 β-内酰胺酶致病菌引起的中重度感染，在用于治疗由对哌拉西林单药敏感菌与对哌拉西林单药耐药、对本品敏感的产 β-内酰胺酶菌引起的混合感染时，不需要加其他抗生素。主要包括呼吸系统感染，如急性支气管炎、肺炎、慢性支气管炎急性发作、支气管扩张合并感染等；泌尿系感染，如单纯型泌尿系感染和复杂型泌尿系感染等。

**【用法用量】** 静脉滴注：成人每次 2.5g 或 5g，每 12 小时 1 次。严重或难治性感染，每次 2.5g 或 5g，每 8 小时 1 次。肾功能不全者酌情调整剂量。疗程：7～14 天，或根据病情需要调整疗程。老年患者（>65 岁）因肾功能可稍减弱，用药量宜酌减。

**【调配方法】** 使用前先将每瓶本品溶于适量（表 11-20）5%葡萄糖注射液、0.9%氯化钠注射液，然后再用同一溶媒稀释至 50～100ml。

表 11-20　每瓶哌拉西林舒巴坦所需溶媒剂量表

| 总剂量（g） | 哌拉西林+舒巴坦（g） | 水溶后总体积（ml） | 最大终浓度（mg/ml） |
| --- | --- | --- | --- |
| 2.5 | 2.0+0.5 | 10 | 200+50 |

【给药速度】　滴注时间为 30～60 分钟。

【配伍禁忌】　哌拉西林钠与溶栓剂合用时可发生严重出血，因此不宜同时使用。

【禁忌证】　对青霉素类、头孢菌素类或 β-内酰胺酶抑制剂药物过敏或对上述药物有过敏史者禁用。

## 美洛西林舒巴坦（mezlocillin and sulbactam）

【适应证】　本品含 β-内酰胺酶抑制剂舒巴坦，适用于下列产酶耐药菌引起的中、重度感染性疾病，包括中耳炎；呼吸系统感染如鼻窦炎、扁桃体炎、咽炎、肺炎、急性支气管炎和慢性支气管炎急性发作、支气管扩张、脓胸、肺脓肿等；泌尿生殖系统感染，如肾盂肾炎、膀胱炎和尿道炎等；腹腔感染如胆道感染等；皮肤及软组织感染如蜂窝织炎、伤口感染、疖病、脓性皮炎和脓疱病；性病如淋病等；盆腔感染如妇科感染、产后感染等；严重系统感染如脑膜炎、细菌性心内膜炎、腹膜炎、败血症、脓毒症等。对于致命的全身性细菌感染、未知微生物或不敏感微生物所致感染、重度感染及混合感染等，如使用本品，建议与其他杀菌剂联合用药治疗。

【用法用量】　静脉滴注。

**1. 成人**　每次 2.5～5g，每 8 小时或 12 小时 1 次，疗程 7～14 天。

**2. 1～14 岁儿童及体重超过 3kg 的婴儿**　每次给药 75mg/kg，每日 2～3 次。体重不足 3kg 者，每次 75mg/kg，每日 2 次。

**3. 老年人**　可参照成人用剂量，但伴有肝、肾功能不良的老年患者，剂量应调整。

【调配方法】　使用前用适量灭菌注射用水或氯化钠注射液溶解后，再加入 100ml 0.9% 氯化钠注射液或 5%葡萄糖氯化钠注射液或 5%～10%葡萄糖注射液中。

【给药速度】　每次滴注时间为 30～50 分钟。

【配伍禁忌】　本品需避免与酸、碱性较强（pH 4.0 以下或 pH 8.0 以上）的药物配伍使用。

【成品输液的稳定性】　本品临用前用灭菌注射用水或 0.9%氯化钠注射液或 5%葡萄糖氯化钠注射液或 5%～10%葡萄糖注射液溶解。剩余溶液于 4℃下最多保存 24 小时。

【禁忌证】　对青霉素类药物或舒巴坦过敏者禁用。

## 亚胺培南西司他丁（imipenem and cilastatin）

【适应证】

（1）本品为一种非常广谱的抗生素，特别适用于多种病原体所致和需氧/厌氧菌引起的混合感染，以及在病原菌未确定前的早期治疗。本品适用于由敏感细菌所引起的下列感染：腹腔内感染、下呼吸道感染、妇科感染、败血症、泌尿生殖道感染、骨关节感染、皮肤软组织感染、心内膜炎。

（2）本品适用于治疗由敏感的需氧菌/厌氧菌株所引起的混合感染。

（3）已经证明本品对许多耐头孢菌素类的细菌，包括需氧和厌氧的革兰氏阳性及革兰氏阴性细菌所引起的感染仍具有强效的抗菌活性。同样，许多由耐氨基糖苷类抗生素和（或）耐青霉素类细菌引起的感染，使用本品仍有效。

【用法用量】 静脉滴注。

**1. 成人剂量** 见表 11-21，这些剂量应用于肌酐清除率≥90ml/min 的患者。建议最大总日剂量不超过 4g/d。

**表 11-21 肌酐清除率≥90ml/min 的成年患者亚胺培南/西司他丁静脉给药的剂量**

| 疑似或确诊的病原体易感性 | 本品静脉剂量 |
| --- | --- |
| 若怀疑或证实感染是由敏感菌种引起的 | 500mg，每 6 小时 1 次或1000mg，每 8 小时 1 次 |
| 若怀疑或证实感染是由中度敏感菌种引起的 | 1000mg，每 6 小时 1 次 |

**2. 肾功能损害成年患者的剂量** 肌酐清除率<90ml/min 的患者需要减少本品静脉给药的剂量（表 11-22）。

**表 11-22 基于估计肌酐清除率的各肾功能组成年患者中亚胺培南西司他丁静脉给药的剂量**

| | Ccr≥90ml/min | 60ml/min≤Ccr<90ml/min | 30ml/min≤Ccr<60ml/min | 15ml/min≤Ccr<30ml/min |
| --- | --- | --- | --- | --- |
| 若怀疑或证实感染是由敏感菌种引起的 | 500mg，每 6 小时 1 次或1000mg，每 8 小时 1 次 | 400mg，每 6 小时 1 次500mg，每 6 小时 1 次 | 300mg，每 6 小时 1 次500mg，每 8 小时 1 次 | 200mg，每 6 小时 1 次500mg，每 12 小时 1 次 |
| 若怀疑或证实感染是由中度敏感菌种引起的 | 1000mg，每 6 小时 1 次 | 750mg，每 8 小时 1 次 | 500mg，每 6 小时 1 次 | 500mg，每 12 小时 1 次 |

注：Ccr，肌酐清除率。

**3. 血液透析患者的剂量** 治疗肌酐清除率≤15ml/min 且正在进行血液透析的患者时，可使用表 11-22 中对 15ml/min≤肌酐清除率<30ml/min 患者的推荐剂量。

**4. 儿童患者**（3 个月或较大者）**推荐的剂量** ①儿童体重≥40kg，可按成人剂量给予。②儿童和婴儿体重<40kg 时，可按 15mg/kg，每 6 小时 1 次给药。每天总剂量不超过 2g。

【调配方法】 供静脉滴注用的本品为瓶装无菌粉末，在静脉滴注前必须复溶并采用无菌技术进一步稀释，如下所述。

（1）配制输注溶液时，向小瓶中加入约 10ml 适当的稀释剂（0.9%氯化钠注射液、5%葡萄糖注射液、5%葡萄糖注射液+0.9%氯化钠注射液、5%葡萄糖注射液+0.45%氯化钠注射液、5%葡萄糖注射液+0.225%氯化钠注射液），将小瓶内容物复溶。

（2）从适当的输液袋中取出 20ml（10ml×2）稀释剂，采用 10ml 稀释剂复溶小瓶内容物。不得将复溶后的混悬液用于直接静脉输注给药。

（3）复溶后，充分摇匀小瓶，将所得混悬液转移至剩余的 80ml 输液袋内。

（4）将另外 10ml 输注液加入小瓶中，充分摇匀，确保小瓶内容物完全转移；在给药前将所得混悬液重复转移至输注溶液。摇匀所得混合物直至澄清。

（5）对于肾功能不全患者，需根据患者的肌酐清除率减少本品静脉给药剂量，如表 11-23 所示。按照上述指示制备 100ml 输注溶液。选择本品静脉给药适当剂量所需最终输注液的体积（ml），见表 11-23。

表 11-23　亚胺培南西司他丁静脉输注液的配制剂量

| 肌酐清除率（ml/min） | 本品静脉剂量（亚胺培南/西司他丁）（mg） | 配制时，去除和丢弃溶液的体积（ml） | 剂量所需最终输注液的体积（ml） |
| --- | --- | --- | --- |
| ≥90 | 500/500 | N/A | 100 |
| 60≤Ccr＜90 | 400/400 | 20 | 80 |
| 30≤Ccr＜60 | 300/300 | 40 | 60 |
| 15≤Ccr＜30 | 200/200 | 60 | 40 |

【给药速度】　500mg 静脉滴注给药，持续 20～30 分钟。1000mg 静脉滴注给药，持续 40～60 分钟。

【配伍禁忌】　本品静脉滴注不能与其他抗生素混合或直接加入其他抗生素中使用。

【成品输液的稳定性】　复溶后的本品室温保存时效力可维持 4 小时，冷藏（5℃）时效力可维持 24 小时。不得冷冻本品静脉输注溶液。采用选定输注溶液复溶并在室温或冷藏储存时，本品静脉输注液的稳定性见表 11-24。

表 11-24　亚胺培南西司他丁复溶后静脉输注液的稳定性

| 稀释剂 | 稳定期限（小时） | |
| --- | --- | --- |
| | 室温（25℃） | 冷藏（4℃） |
| 0.9%氯化钠注射液 | 4 | 24 |
| 5%葡萄糖注射液 | 4 | 24 |
| 5%葡萄糖注射液+0.9%氯化钠注射液 | 4 | 24 |
| 5%葡萄糖注射液+0.45%氯化钠注射液 | 4 | 24 |
| 5%葡萄糖注射液+0.225%氯化钠注射液 | 4 | 24 |

【禁忌证】　本品禁用于对本品任何成分过敏的患者。

## 美罗培南（meropenem）

【适应证】　美罗培南适用于成人和儿童由单一或多种对美罗培南敏感的细菌引起的感染：肺炎（包括院内获得性肺炎）、尿路感染、妇科感染（如子宫内膜炎和盆腔炎）、皮肤软组织感染、脑膜炎、败血症。经验性治疗时，对成人粒细胞减少症伴发热患者，可单独应用本品或联合抗病毒药或抗真菌药使用。美罗培南单用或与其他抗微生物制剂联合使用可用于治疗多重感染。对于中性粒细胞减少或原发性、继发性免疫缺陷的婴儿患者，目前尚无本品的使用经验。

【用法用量】 静脉注射和静脉滴注。

**1. 成人** 给药剂量和时间间隔应根据感染类型、严重程度及患者的具体情况而定。推荐日剂量如下：肺炎、尿路感染、妇科感染（如子宫内膜炎）、皮肤或软组织感染，每8小时给药1次，每次500mg，静脉滴注。院内获得性肺炎、腹膜炎、中性粒细胞减少患者的合并感染、败血症的治疗，每8小时给药1次，每次1g，静脉滴注。脑膜炎患者，推荐每8小时给药1次，每次2g，静脉滴注或静脉注射。

**2. 肾功能不全成人的剂量调整** 肌酐清除率＜51ml/min的患者按表11-25调整剂量。

**表11-25 肾功能不全成人美罗培南剂量调整表**

| 肌酐清除率（ml/min） | 剂量（依据不同的感染类型） | 给药时间间隔（小时） |
| --- | --- | --- |
| 26～50 | 1 个推荐单位剂量 | 12 |
| 10～25 | 1/2 个推荐单位剂量 | 12 |
| 10 | 1/2 个推荐单位剂量 | 24 |

**3. 儿童** 3个月～12岁的儿童，根据感染类型的严重程度、致病菌敏感性和患者的具体情况，每8小时按剂量10～20mg/kg给药。体重超过50kg的儿童，按成人剂量给药。脑膜炎儿童患者的治疗，剂量按每8小时40mg/kg给药。

【调配方法】 美罗培南静脉注射时，应使用无菌注射用水配制，浓度约50mg/ml。美罗培南可使用下列输液溶解：0.9%氯化钠注射液、5%或10%葡萄糖注射液、葡萄糖氯化钠注射液。

【给药速度】 静脉滴注时间大于15～30分钟。

【配伍禁忌】 美罗培南和具有潜在肾毒性的药物联用时，应注意：丙磺舒和美罗培南合用可竞争性激活肾小管分泌，抑制肾脏排泄，导致美罗培南清除半衰期延长，血药浓度增加，因此不推荐美罗培南与丙磺舒联用；美罗培南不能与戊酸甘油酯等同时应用；美罗培南不应与其他药物混合使用。

【成品输液的稳定性】 配制好静脉滴注液后应立即使用，建议在15～30分钟之内完成给药。使用前，先将溶液振荡摇匀。如有特殊情况，需放置，仅能用0.9%氯化钠注射液溶解，室温下应于6小时内使用（本品溶液不可冷冻）。

【禁忌证】
（1）对本品成分及其他碳青霉烯类抗生素过敏者禁用。
（2）使用丙戊酸的患者禁用。

## 帕尼培南倍他米隆（panipenem and betamipron）

【适应证】 本品适用于治疗由葡萄球菌属、链球菌属、肺炎链球菌、肠球菌属、黏膜炎莫拉菌、大肠埃希菌、枸橼酸杆菌属、克雷伯杆菌属、肠杆菌属、沙雷菌属、变形杆菌属、摩根菌属、普鲁威登菌属、流感嗜血杆菌、假单胞菌属、铜绿假单胞菌、洋葱伯克霍尔德菌、消化链球菌属、拟杆菌属、普雷沃菌属等敏感菌所引起的下列感染症：败血症、感染性心内膜炎，深部皮肤感染症、淋巴管（结）炎，肛周脓肿、外伤、烧伤及手术后的继发感染、骨髓炎、关节炎，咽喉炎、扁桃体炎（扁桃体周炎、扁桃体周脓肿）、急性支气管炎、肺炎、肺脓肿、脓胸、慢性呼吸道疾病的继发感染，肾盂肾炎、膀胱炎、前列腺炎（急、慢性）、附睾炎，腹膜炎、腹腔内脓肿、胆囊炎、胆管炎、肝脓肿，子宫附件炎、子宫内感染、子宫旁组织炎、前庭大腺炎、化脓性脑膜炎，眼眶感染、眼内炎（含全眼球炎），中耳炎、鼻窦炎、化脓性唾液腺炎、颌炎、腭骨周围蜂窝织炎。

【用法用量】

**1. 成人**　通常每日 1g，分 2 次给药，每次静脉滴注 30 分钟以上。根据患者的年龄和症状可适当增减给药剂量，对重症或难治性的感染患者，可增至每日 2g，分 2 次用药。但是，对成人每次给药 1g 时，滴注时间应在 60 分钟以上。

**2. 儿童**　通常每日 30～60mg/kg，分 3 次给药，每次静脉滴注时间应在 30 分钟以上。根据患者的年龄和症状可适当增减给药量，对重症或难治性的感染患者，可增至每日 100mg/kg，分 3 次或 4 次给药，但是，本品的给药量上限不得超过每日 2g。

【调配方法】　通常将 0.25g 或 0.5g 的本品溶解在 100ml 以上的 0.9%氯化钠注射液或 5%葡萄糖注射液中。但是不能使用注射用蒸馏水，因为以其作为溶剂时溶液渗透压不等张。

【成品输液的稳定性】　将本品溶解配制成药液后应尽快使用。本品溶解时，其溶液呈无色至透明的淡黄色，但颜色的深浅对本品的疗效无影响。另外，本品在溶解后不得不贮存时，也必须在 6 小时之内（室温下贮存）使用。

【禁忌证】

（1）对本品所含成分有休克史的患者。

（2）正在使用丙戊酸钠的患者。对本品所含成分有过敏史的患者原则上不给药，不得不使用时应慎用。

## 比阿培南（biapenem）

【适应证】　对本品敏感的菌株有葡萄球菌属、链球菌属、肠球菌属（屎肠球菌除外）、莫拉菌属、大肠菌、克雷伯菌属、柠檬酸菌属、肠杆菌属、沙雷菌属、变形杆菌属、流感嗜血杆菌、铜绿假单胞菌、放线菌属、消化链球菌属、拟杆菌属、普氏菌属、梭形杆菌属等。本品适用于治疗由敏感细菌引起的败血症、肺炎、肺部脓肿、慢性呼吸道疾病引起的二次感染、难治性膀胱炎、肾盂肾炎、腹膜炎、附件炎等。

【用法用量】　静脉滴注。

**1. 成人**　每日 0.6g，分 2 次静脉滴注，每次 30～60 分钟。可根据患者年龄、症状适当增减给药剂量，但 1 天的最大给药剂量不能超过 1.2g。

**2. 老年人**　由于生理功能下降，需注意调整用药剂量及用药间隔时间。

【调配方法】　每 0.3g 比阿培南溶解于 100ml 0.9%氯化钠注射液或葡萄糖注射液中静脉滴注。

【配伍禁忌】　本品与丙戊酸合用时，可导致丙戊酸血药浓度降低，有可能使癫痫复发，因此本品不宜与丙戊酸类制剂合用。

【成品输液的稳定性】　本品用 0.9%氯化钠注射液溶解后应尽快使用。室温条件下，本品溶解后应在 6 小时内静脉滴注完毕。冷藏条件下（8℃），本品应在 24 小时内静脉滴注完毕。

【禁忌证】

（1）对本品过敏者禁用。

（2）正在服用丙戊酸钠类药物的患者禁用。

## 厄他培南（ertapenem）

【适应证】

**1. 治疗** 本品适用于治疗下列中度至重度感染：继发性腹腔感染；复杂性皮肤及附属器感染；社区获得性肺炎；复杂性尿路感染，包括肾盂肾炎；急性盆腔感染，包括产后子宫内膜炎、流产感染和妇产科术后感染；菌血症。

**2. 预防** 本品用于成人患者择期结直肠术后手术部位感染的预防。

【用法用量】 静脉滴注给药。

**1. 13 岁及以上患者** 常用剂量为 1g，每日 1 次。本品在 3 个月至 12 岁患者中的剂量是 15mg/kg，每日 2 次（每天不超过 1g）。在成人中预防择期结直肠手术后的手术部位感染，推荐剂量为 1g 单次静脉滴注，切皮前 1 小时给药。

**2. 肾功能不全的患者** 本品可用于治疗伴有肾功能不全的成年患者的感染。对于肌酐清除率＞30ml/min 的患者，无须调整剂量。对于重度肾功能不全（肌酐清除率≤30ml/min）及终末期肾功能不全（肌酐清除率≤10ml/min）的成年患者，需将剂量调整为 500mg/d。

**3. 接受血液透析的患者** 对接受血液透析的患者，若在血液透析前 6 小时内按推荐剂量 500mg/d 给予本品，建议血液透析结束后补充输注本品 150mg。如果给予本品至少 6 小时后才开始接受血液透析，则无须调整剂量。

**4. 肝功能不全患者** 对于肝功能受损的患者，无须调整剂量。

【调配方法】

**1. 13 岁或 13 岁以上患者** 采用下列任何一种溶剂 10ml 溶解装在小药瓶中的 1g 本品：注射用水、0.9%氯化钠注射液或注射用抑菌水。充分振摇药瓶至溶解，并立即将小瓶中的溶液移至 50ml 0.9%氯化钠注射液中。输注应在药物溶解后 6 小时内完成。

**2. 3 个月到 12 岁的儿科患者** 用下列任何一种溶剂 10ml 溶解装在小药瓶中的 1g 本品：注射用水、0.9%氯化钠注射液或注射用抑菌水。充分振摇药瓶至溶解，立即抽取相当于 15mg/kg 的溶液（不要超过 1g/d 的剂量），然后溶解于 0.9%氯化钠注射液中，使最终浓度小于或等于 20mg/ml。输注应在药物溶解后 6 小时内完成。

【给药速度】 当采用静脉滴注给药时，滴注时间应超过 30 分钟。

【配伍禁忌】 ①不得将本品与其他药物混合或与其他药物一同输注。②不得使用含有葡萄糖（α-D-葡萄糖）的稀释液。

【成品输液的稳定性】 用 0.9%氯化钠注射液直接稀释的溶液可以在室温（25℃）下保存并在 6 小时内使用，也可在冰箱（5℃）中贮存 24 小时，并在移出冰箱后 4 小时内使用。本品溶液不得冷冻。

【禁忌证】 禁止将厄他培南用于对本品中任何成分或对同类的其他药物过敏者或已经证明对 β-内酰胺类药物具有速发型超敏反应的患者。

## 氨曲南（aztreonam）

【适应证】 本品适用于治疗敏感需氧革兰氏阴性菌所致的各种感染，如尿路感染、下呼吸道感染、败血症、皮肤和皮肤结构感染、腹腔内感染、妇科感染。亦用于治疗医院内感染中的上述类型感染（如免疫缺陷患者的医院内感染）。

【用法用量】 静脉滴注或静脉注射。

（1）不同感染类型推荐用量见表 11-26。

**表 11-26 氨曲南不同感染类型推荐用量表**

| 感染类型 | 剂量（g） | 间隔时间（h） |
| --- | --- | --- |
| 尿路感染 | 0.5 或 1 | 8 或 12 |
| 中重度感染 | 1 或 2 | 8 或 12 |
| 危及生命的感染或铜绿假单胞菌严重感染 | 2 | 6 或 8 |

患者单次剂量大于 1g 或患败血症、其他全身严重感染或危及生命的感染应静脉给药，最高剂量为每日 8g。

（2）患者有短暂或持续肾功能减退时，宜根据肾功能情况，酌情减量。对于肌酐清除率小于 10～30ml/min 的肾功能损害者，首次用量 1g 或 2g，以后用量减半；对于肌酐清除率小于 10ml/min 者，如依靠血液透析的肾功能严重衰竭者，首次用量 0.5g、1g 或 2g，维持量为首次剂量的 1/4，间隔时间为 6 小时、8 小时或 12 小时；对严重或危及生命的感染者，每次血液透析后，在原有的维持量上增加首次用量的 1/8。

（3）老年人用药剂量应按其肾功能减退情况酌情减量。

【调配方法】

**1. 静脉滴注** 每 1g 氨曲南至少用注射用水 3ml 溶解，再用适当输液（0.9%氯化钠注射液、5%或 10%葡萄糖注射液或林格注射液）稀释，氨曲南浓度不得超过 2%。

**2. 静脉注射** 每瓶用注射用水 6～10ml 溶解，于 3～5 分钟内缓慢注入静脉。

【给药速度】 静脉滴注时，滴注时间 20～60 分钟。

【配伍禁忌】 氨曲南和萘夫西林、头孢拉定、甲硝唑有配伍禁忌。

【禁忌证】 对氨曲南有过敏史者禁用。

## 拉氧头孢（latamoxef）

【适应证】 用于敏感菌引起的各种感染症，如败血症，脑膜炎，呼吸系统感染症（肺炎、支气管炎、支气管扩张症、肺化脓症、脓胸等），消化系统感染症（胆道炎、胆囊炎等），腹腔内感染症（肝脓肿、腹膜炎等），泌尿系统及生殖系统感染症（肾盂肾炎、膀胱炎、尿道炎、淋病、附睾炎、子宫内感染、子宫附件炎、盆腔炎等），皮肤及软组织感染，骨、关节感染及创伤感染。

【用法用量】 静脉滴注或静脉注射：成人 1 天 1～2g，分 2 次。小儿 1 天 40～80mg/kg，分 2～4 次，并依年龄、体重、症状适当增减，难治性或严重感染时，成人增加至 1 天 4g，小儿 1 天 150mg/kg，分 2～4 次给药。老年患者宜酌减给药剂量和延长给药间隔，慎重给药。

**【调配方法】** 静脉注射时，取本品，以适量的灭菌注射用水、5%葡萄糖注射液或 0.9%氯化钠注射液充分摇匀，使之完全溶解。

**【配伍禁忌】** 本品不宜与强效利尿剂同时应用，以免增加肾毒性。给药期间及给药后至少 1 周应避免饮酒。

**【成品输液的稳定性】** 溶解后尽快使用，需保存时，在冰箱内（2～8℃）可保存 72 小时，室温保存时在 24 小时以内使用。

**【禁忌证】** 对本品及头孢菌素类有过敏反应史者禁用。

## 氟氧头孢（flomoxef）

**【适应证】** 用于本剂敏感菌致病引起的中重度感染：败血症、感染性心内膜炎，外伤、手术伤口等继发性感染，肺炎、扁桃体周脓肿、脓胸、支气管炎、支气管扩张症感染、慢性呼吸道疾病急性发作感染，肾盂肾炎、膀胱炎、前列腺炎、淋菌性尿道炎、胆囊炎、胆管炎、腹膜炎、盆腔腹膜炎、道格拉斯脓肿、子宫附件炎、子宫内膜炎、盆腔炎、子宫旁组织炎、前庭大腺炎。

**【用法用量】** 静脉注射或静脉滴注。

**1. 成人** 注射用氟氧头孢每天 1～2g、每天 2 次（每 12 小时 1 次）。对于难治性或重症感染，成人可增量到每天 4g，分 2～4 次给药。

**2. 儿童** 注射用氟氧头孢每天 60～80mg/kg，分 3～4 次给药。

**3. 早产儿、新生儿** 1 次 20mg/kg，出生后 3 天内每天分 2～3 次给药，出生 4 天以后每天分 3～4 次给药。可依年龄、症状适当增减。可增量到一天 150mg/kg，分 3～4 次给药。

**4. 老年人** 对高龄者用药应调节剂量和间隔慎重用药，并留意观察患者状况。

**【调配方法】** 在注射用氟氧头孢（1g）的 10ml 容量瓶中加入 4ml 以上注射用水和 5%葡萄糖注射液或 0.9%氯化钠注射液，充分振荡溶解。

**【给药速度】** 滴注时间至少要在 30 分钟以上。

**【成品输液的稳定性】** 调制以后应迅速使用。不得已须在室温保存时，需在 6 小时以内使用，冰箱保存时需在 24 小时以内使用。

**【禁忌证】**

（1）对本剂成分有休克反应史的患者禁止使用。

（2）对本剂成分或头孢菌素类有过敏反应史的患者原则上禁止使用，不得已时须慎重使用。

## 妥布霉素（tobramycin）

**【适应证】** 本品适用于铜绿假单胞菌、变形杆菌属、大肠埃希菌、克雷伯菌属、肠杆菌属、沙雷菌属所致的新生儿脓毒症、败血症、中枢神经系统感染（包括脑膜炎）、泌尿生殖系统感染、肺部感染、胆道感染、腹腔感染及腹膜炎、骨骼感染、烧伤、皮肤软组织感染、急性与慢性中耳炎、鼻窦炎等，或与其他抗菌药物联合用于葡萄球菌感染（耐甲氧西林菌株无效）。本品用于铜绿假单胞菌脑膜炎或脑室炎时，可鞘内注射给药；用于支气管及肺部感染时可同时气溶吸入本品作为辅助治疗。本品对多数 D 族链球菌感染无效。

【用法用量】　静脉滴注。

**1. 成人**　按体重 1 次 1~1.7mg/kg，每 8 小时 1 次，疗程 7~14 日。

**2. 小儿、早产儿或出生 0~7 日婴儿**　按体重 1 次 2mg/kg，每 12~24 小时 1 次；其他小儿 1 次 2mg/kg，每 8 小时 1 次。

**3. 肾功能损害患者**　肌酐清除率在 70ml/min 以下者，其维持剂量须根据测得的肌酐清除率进行剂量调整。

**4. 老年患者**　应采用较小剂量或延长给药间隔。

【调配方法】　本品静脉滴注时必须经充分稀释。可将每次用量加入 50~200ml 5%葡萄糖注射液或 0.9%氯化钠注射液中，稀释成浓度为 1mg/ml 的溶液，小儿用药时稀释的液量应相应减少。

【给药速度】　在 30~60 分钟内滴完（滴注时间不可少于 20 分钟）。

【配伍禁忌】

（1）本品与其他氨基糖苷类药物合用或先后连续局部或全身应用，可增加耳毒性、肾毒性及神经肌肉阻滞作用。可能发生听力减退，停药后仍可能进展至耳聋；听力损害可能恢复或呈永久性。神经肌肉阻滞作用可导致骨骼肌软弱无力、呼吸抑制或呼吸麻痹（呼吸暂停），用抗胆碱酯酶药或钙盐有助于恢复阻滞作用。

（2）本品与神经肌肉阻滞药合用可加重神经肌肉阻滞作用，导致肌肉软弱、呼吸抑制或呼吸麻痹（呼吸暂停）。与代血浆类药如右旋糖酐、海藻酸钠，利尿药如依他尼酸、呋塞米及卷曲霉素、顺铂、万古霉素等合用，或先后连续局部或全身应用时，可增加耳毒性与肾毒性，可能发生听力损害，且停药后仍可能发展至耳聋，听力损害可能恢复或呈永久性。

（3）本品不宜与其他有肾毒性或耳毒性的药物合用或先后应用，以免加重肾毒性或耳毒性。

（4）本品与头孢噻吩局部或全身合用可能增加肾毒性。

（5）本品与多黏菌素类合用或先后连续局部或全身应用时，可增加肾毒性和神经肌肉阻滞作用，后者可导致骨骼肌软弱无力、呼吸抑制或呼吸麻痹（呼吸暂停）。

（6）本品与β-内酰胺类（头孢菌素类或青霉素类）混合可导致两者均失活，需联合应用时必须分瓶滴注。本品亦不宜与其他药物同瓶滴注。

【禁忌证】

（1）对本品或其他氨基糖苷类过敏者、本人或家族中有人因使用链霉素引起耳聋或其他原因耳聋者禁用。

（2）肾衰竭者禁用。

## 阿米卡星（amikacin）

【适应证】　本品适用于铜绿假单胞菌及部分其他假单胞菌、大肠埃希菌、变形杆菌属、克雷伯菌属、肠杆菌属、沙雷菌属、不动杆菌属等敏感革兰氏阴性杆菌与葡萄球菌属（甲氧西林敏感株）所致严重感染，如菌血症或败血症、细菌性心内膜炎、下呼吸道感染、骨关节感染、胆道感染、腹腔感染、复杂性尿路感染、皮肤软组织感染等。由于本品对多数氨基糖苷类钝化酶稳定，故尤其适用于治疗革兰氏阴性杆菌对卡那霉素、庆大霉素或妥布霉素耐药菌株所致的严重感染。

**【用法用量】**

**1. 成人** 静脉滴注，单纯性尿路感染对常用抗菌药耐药者每 12 小时 0.2g；用于其他全身感染时，每 12 小时 7.5mg/kg，或每 24 小时 15mg/kg。一日不超过 1.5g，疗程不超过 10 天。

**2. 小儿** 静脉滴注，首剂按体重 10mg/kg，继以每 12 小时 7.5mg/kg，或每 24 小时 15mg/kg。

**3. 肾功能减退患者** 肌酐清除率＞50～90ml/min 者，每 12 小时给予正常剂量（7.5mg/kg）的 60%～90%；肌酐清除率为 10～50ml/min 者，每 24～48 小时用正常剂量（7.5mg/kg）的 20%～30%。

**4. 老年人** 老年患者的肾功能有一定程度的生理性减退，即使肾功能的测定值在正常范围内，仍应采用较小治疗量。

**【配伍禁忌】**

（1）应避免同时或者连续给予全身的、口服的或局部的其他有肾毒性或神经毒性的药物，特别是杆菌肽、顺铂、两性霉素 B、头孢噻吩、多黏菌素或者其他氨基糖苷类药物。

（2）不能同时给予阿米卡星和强效利尿剂（依他尼酸或呋塞米）。

（3）与 β-内酰胺类抗生素（青霉素类或头孢菌素类）联合应用时必须分瓶滴注。

**【禁忌证】** 对阿米卡星或其他氨基糖苷类过敏的患者禁用。

# 奈替米星（netilmicin）

**【适应证】** 本品适用于治疗敏感革兰氏阴性杆菌所致严重感染，如铜绿假单胞菌、变形杆菌属（吲哚阳性和阴性）、大肠埃希菌、克雷伯菌属、肠杆菌属、沙雷菌属及枸橼酸杆菌属等所致的新生儿脓毒症、败血症、中枢神经系统感染、尿路生殖系统感染、呼吸道感染、胃肠道感染、腹膜炎、胆道感染、皮肤或骨骼感染、中耳炎、鼻窦炎、软组织感染、李斯特菌病等。本品亦可与其他抗菌药物联合用于治疗葡萄球菌感染，但对耐甲氧西林葡萄球菌感染常无效。

**【用法用量】** 静脉滴注。

**1. 成人** 按体重每 8 小时 1.3～2.2mg/kg，或每 12 小时 2～3.25mg/kg；治疗复杂性尿路感染时，按体重每 12 小时 1.5～2mg/kg。疗程均为 7～14 日。一日最高剂量不超过 7.5mg/kg。血液透析后应补给 1mg/kg。

**2. 小儿** ①6 周以内小儿，按体重每 12 小时 2～3mg/kg。②6 周～12 岁小儿，按体重每 8 小时 1.7～2.3mg/kg，或按体重每 12 小时 2.5～3.5mg/kg。疗程均为 7～14 日。

**3. 肾功能减退者** 必须根据肾功能减退程度调整剂量，有条件时宜进行血药浓度监测，根据其结果拟订个体化给药方案，也可根据测得的肌酐清除率或参考肌酐值、血尿素氮值减少本品剂量或延长给药间期。

**4. 老年人** 老年患者宜按轻度肾功能减退者减量用药。

【调配方法】　取本品用 50～200ml 0.9%氯化钠注射液、5%葡萄糖注射液或其他灭菌稀释液稀释，小儿的稀释液量应相应减少。

【给药速度】　于 1.5～2.0 小时内静脉滴注。

【配伍禁忌】　本品应避免与其他氨基糖苷类抗生素、万古霉素、多黏菌素、强利尿药和神经肌肉阻滞剂等有肾毒性和神经毒性的药物合用。本品与 β-内酰胺类（头孢菌素类或青霉素类）混合可导致相互失活，需联合应用时必须分瓶滴注。本品亦不宜与其他药物同瓶滴注。

【禁忌证】　对本品或任何一种氨基糖苷类抗生素过敏或有严重毒性反应者禁用。

## 依替米星（etimicin）

【适应证】　适用于对本品敏感的大肠埃希菌、克雷伯肺炎杆菌、沙雷杆菌属、枸橼酸杆菌、肠杆菌属、不动杆菌属、变形杆菌属、流感嗜血杆菌、铜绿假单胞菌和葡萄球菌等引起的各种感染。临床研究显示本品对以下感染有较好疗效：呼吸道感染、肾脏和泌尿生殖系统感染、皮肤软组织感染和其他感染。

【用法用量】　静脉滴注。

**1. 肾功能正常的泌尿系感染或全身性感染的成人患者**　1 次 0.1～0.15g，一日 2 次（每 12 小时 1 次）或 1 次 0.2～0.3g，一日 1 次。疗程为 5～10 日。依据患者的感染程度遵医嘱进行剂量的调整。

**2. 肾功能受损的患者**　不宜使用本品。如必须使用，应调整使用剂量，并应监测血清中本品的浓度。

**3. 老年人**　由于生理性肾功能的减退，本品剂量与用药间期均需调整。

【调配方法】　稀释于 0.9%氯化钠注射液或 5%葡萄糖注射液 100ml 或 250ml 中。

【给药速度】　每次静脉滴注 1 小时。

【配伍禁忌】

（1）本品应当避免与其他具有潜在耳毒性、肾毒性的药物（如多黏菌素、其他氨基糖苷类抗生素、呋塞米等）联合使用，以免增加肾毒性和耳毒性。

（2）本品与 β-内酰胺类（头孢菌素类与青霉素类）直接混合可能引起药物反应，产生白色絮状物。

（3）据临床文献报道，本品与多种药物序贯滴注时可发出反应：①与注射用呋布西林钠序贯滴注会出现乳白色浑浊。②与痰热清注射液序贯滴注会出现浑浊的咖啡色絮状物。③与苦碟子注射液序贯滴注会出现紫褐色沉淀物。④与甲磺酸帕珠沙星氯化钠注射液序贯滴注会出现乳白色浑浊。⑤与多烯磷脂酰胆碱注射液序贯滴注会出现乳白色浑浊。⑥与夫西地酸钠序贯滴注会出现乳白色浑浊。⑦与注射用复方甘草酸苷序贯滴注会出现白色浑浊，且有絮状物析出。

【禁忌证】　对本品及其他氨基糖苷类抗生素过敏者禁用。

## 替加环素（tigecycline）

【适应证】

**1. 18 岁以上患者**　本品适用于 18 岁及以上患者由特定细菌的敏感菌株所致的感染，

包括复杂性腹腔内感染、复杂性皮肤和皮肤软组织感染、社区获得性细菌性肺炎。

**2. 8 岁以上儿童患者** 由于在成年患者的研究中观察到接受替加环素治疗者的死亡率增加，未进一步评价儿童应用替加环素的疗效与安全性，因此不推荐 18 岁以下儿童使用本品。对于无其他药物可用的感染，经有经验的感染科医生或临床医生讨论后，本品适用于治疗 8 岁及以上儿童患者由特定细菌的敏感菌株所致感染，包括复杂性腹腔内感染、复杂性皮肤和皮肤软组织感染。

【用法用量】 静脉滴注。

**1. 成人** 推荐的给药方案为首剂 100mg，然后每 12 小时 50mg。每 12 小时给药 1 次。用于治疗复杂性皮肤和皮肤软组织感染或复杂性腹腔内感染的推荐疗程为 5～14 天，治疗社区获得性细菌性肺炎的推荐疗程为 7～14 天。治疗疗程应该根据感染的严重程度及部位、患者的临床和细菌学进展情况而定。

**2. 轻度至中度肝功能损害患者** 无须调整剂量。根据重度肝功能损害患者（包括儿童）的药代动力学特征，剂量应降低 50%。成人调整为起始剂量 100mg，然后维持剂量降低为每 12 小时 25mg。重度肝功能损害患者应谨慎用药并监测治疗反应。

**3. 肾功能损害或接受血液透析患者** 无须进行剂量调整。

**4. 8 岁及以上儿童患者** 仅限于治疗其他抗生素不适用的复杂感染，建议参考以下剂量：①8～11 岁儿童患者应每 12 小时静脉滴注 1.2mg/kg 替加环素，最大剂量为每 12 小时滴注 50mg 替加环素，疗程 5～14 天。②12～17 岁儿童患者应每 12 小时滴注 50mg 替加环素。疗程 5～14 天。8 岁以下儿童禁用。

【调配方法】 本品 50mg 应该用 5.3ml 0.9%氯化钠注射液、5%葡萄糖注射液或者乳酸林格注射液进行配制，配制的替加环素溶液浓度为 10mg/ml（注：每瓶超量 6%，所以 5ml 配制溶液相当于 50mg 药物）。轻晃药瓶直至药物溶解。复溶溶液必须转移并进一步稀释，以供静脉滴注。从药瓶中抽取 5ml 溶液加入含 100ml 液体的静脉输液袋中（100mg 剂量配制 2 瓶，50mg 剂量配制 1 瓶）。静脉输液袋中药物的最高浓度应为 1mg/ml。

【给药速度】 成人每次滴注时间为 30～60 分钟。儿童每次滴注时间至少 60 分钟。

【配伍禁忌】 下列药物不应通过同一 Y 形管与替加环素同时给药：两性霉素 B、两性霉素 B 脂质体复合物、地西泮和奥美拉唑。

【成品输液的稳定性】 本品复溶后可在室温（不超过 25℃）下贮藏达 24 小时（包括在本品小瓶包装中贮藏达 6 小时后在静脉输液袋中贮藏可达 18 小时）。一旦复溶后贮藏温度超过 25℃，替加环素应立即被使用。相应地，若以 0.9%氯化钠注射液或 5%葡萄糖注射液复溶后应立即转移至静脉输液袋，在 2～8℃冷藏条件下可贮藏 48 小时。

【禁忌证】

（1）禁用于已知对本品任何成分过敏的患者。药物反应包括过敏反应。

（2）对四环素类抗生素过敏的患者可能对替加环素过敏。

## 氯霉素（chloramphenicol）

【适应证】

（1）伤寒和其他沙门菌属感染。

（2）对于耐氨苄西林的 B 型流感嗜血杆菌脑膜炎或对青霉素过敏患者的肺炎链球菌肺炎、脑膜炎奈瑟菌脑膜炎、敏感的革兰氏阴性杆菌脑膜炎，本品可作为选用药物之一。

（3）脑脓肿，尤其是耳源性脑脓肿，常为需氧菌和厌氧菌混合感染。

（4）严重厌氧菌感染。

（5）治疗敏感细菌所致的各种严重感染（无其他低毒性抗菌药可替代时）。

（6）立克次体感染，可用于 Q 热、落基山斑点热、地方性斑疹伤寒等的治疗。

【用法用量】　静脉滴注。

**1. 成人**　一日 2～3g，分 2 次给予。

**2. 小儿**　按体重一日 25～50mg/kg，分 3～4 次给予。

**3. 新生儿**　一日不超过 25mg/kg，分 4 次给予。

**4. 肝、肾功能损害患者**　应避免使用本品，如必须使用时须减量应用。

【配伍禁忌】

（1）本品可拮抗维生素 $B_{12}$ 的造血功能，因此两者不宜同用。

（2）与林可霉素类或红霉素类等大环内酯类抗生素合用可发生拮抗作用，因此不宜联合应用。

【禁忌证】　对本品过敏者禁用。

### 红霉素（erythromycin）

【适应证】　本品可作为青霉素过敏患者治疗下列感染的替代用药：溶血性链球菌、肺炎链球菌等所致的急性扁桃体炎、急性咽炎、鼻窦炎，溶血性链球菌所致的猩红热、蜂窝织炎，白喉及白喉带菌，气性坏疽、炭疽、破伤风，放线菌病，梅毒，李斯特菌病，军团菌病，肺炎支原体肺炎，肺炎衣原体肺炎，其他衣原体属、支原体属所致泌尿生殖系统感染，沙眼衣原体结膜炎，淋球菌感染，厌氧菌所致口腔感染，空肠弯曲菌肠炎，百日咳。

【用法用量】　静脉滴注。

**1. 成人**　一次 0.5～1.0g，每日 2～3 次。治疗军团菌病时，剂量可增加至一日 3～4g，分 4 次。成人一日不超过 4g。

**2. 小儿**　每日按体重 20～30mg/kg，分 2～3 次给予。

**3. 肝病患者和严重肾功能损害者**　红霉素的剂量应适当减少。

【调配方法】　先加灭菌注射用水 10ml 至 0.5g 红霉素粉针瓶中或加 20ml 灭菌注射用水至 1g 红霉素粉针瓶中，用力振摇至溶解。然后加其加入 0.9%氯化钠注射液或其他电解质溶液中稀释，本品输注浓度为 1～5mg/ml。溶解后也可加入含葡萄糖的注射液稀释，但因葡萄糖注射液偏酸性，必须在每 100ml 溶液中加入 4%碳酸氢钠 1ml。

【给药速度】　缓慢静脉滴注，输注的速度应足够慢，以减少静脉刺激性和注射部位疼痛。

【禁忌证】　对红霉素类药物过敏者禁用。

### 阿奇霉素（azithromycin）

【适应证】　本品适用于敏感病原菌所致的下列感染。

**1. 社区获得性肺炎** 由肺炎衣原体、流感嗜血杆菌、嗜肺军团菌、卡他莫拉菌、肺炎支原体、金黄色葡萄球菌或肺炎链球菌等病原菌所致，且起始治疗需要静脉给药。

**2. 盆腔炎性疾病** 由沙眼衣原体、淋病奈瑟球菌或人型支原体所致，且起始治疗需静脉给药。若怀疑可能合并厌氧菌感染，需加用一种抗厌氧菌的药物与本品联合治疗。

【用法用量】 静脉滴注。治疗特定病原体引起的社区获得性肺炎时，推荐剂量为每日500mg，单次静脉内给药，至少2日。静脉给药后需继以阿奇霉素口服序贯治疗，每日500mg给药1次，静脉及口服共计疗程7～10日。本品治疗特定病原体引起的盆腔炎性疾病时，推荐剂量为每日500mg，给药1次，静脉内给药，1～2日后继以阿奇霉素口服序贯治疗，每日250mg，给药1次，静脉和口服总疗程为7日。何时改为口服由医生根据临床疗效来判断。

【调配方法】 向500mg本品中加入4.8ml灭菌注射用水，振荡直至药物完全溶解。使每毫升溶液中含100ml阿奇霉素。可将5ml的100mg/ml阿奇霉素溶液加入以下溶剂中：0.9%氯化钠注射液，或0.45%氯化钠，或5%葡萄糖注射液，或乳酸钠林格溶液，或5%葡萄糖+0.45%氯化钠含20mmol/L的氯化钾，或5%葡萄糖乳酸钠林格溶液，或5%葡萄糖+0.3%氯化钠，或5%葡萄糖+0.45%氯化钠，或Normosol-M 5%葡萄糖注射液，或Normosol-R 5%葡萄糖注射液中，溶液的量应适当，制备成1～2mg/ml的阿奇霉素溶液。

【给药速度】 药液浓度为1mg/ml时滴注时间应为3小时，浓度为2mg/ml时滴注时间应为1小时。本品静脉滴注不宜过快，每500mg/500ml的滴注时间以4小时为宜。

【配伍禁忌】 其他静脉内输注物、添加剂、药物不能加入本品中，也不能同时在同一条静脉通路中滴注。

【禁忌证】 已知对阿奇霉素、红霉素、其他大环内酯类或酮内酯类药物过敏的患者禁用。以前使用阿奇霉素后有胆汁淤积性黄疸或肝功能不全病史的患者禁用。

## 克林霉素（clindamycin）

【适应证】

**1. 本品适用于革兰氏阳性菌引起的下列各种感染性疾病** 扁桃体炎、化脓性中耳炎、鼻窦炎，急性支气管炎、慢性支气管炎急性发作、肺炎、肺脓肿和支气管扩张合并感染，皮肤和软组织感染，泌尿系感染，其他如骨髓炎、败血症、腹膜炎和口腔感染等。

**2. 本品适用于厌氧菌引起的下列各种感染性疾病** 脓胸、肺脓肿、厌氧菌性肺病，皮肤和软组织感染、败血症，腹腔内感染，女性盆腔及生殖器感染。

【用法用量】 静脉滴注。

**1. 成人** 中度感染：一日2次，每隔12小时1次，每次剂量为0.3～0.6g；或一日3次，每隔8小时1次，每次剂量为0.2～0.4g；或一日4次，每隔6小时1次，每次剂量为0.15～0.3g。重度感染：一日2次，每隔12小时1次，每次剂量为0.6～1.35g；或一日3次，每隔8小时1次，每次剂量为0.4～0.9g；或一日4次，每隔6小时1次，每次剂量为0.3～0.675g。或遵医嘱。

**2. 儿童** 中度感染：一日3次，每隔8小时1次，每次剂量为5～8.33mg/kg；或一日4次，每隔6小时1次，每次剂量为3.75～6.25mg/kg。重度感染：一日3次，每隔8小时

1 次，每次剂量为 8.33～13.33mg/kg；或一日 4 次，每隔 6 小时 1 次，每次剂量为 6.25～10mg/kg。或遵医嘱。

【调配方法】　将本品 0.6g 用 100～200ml 0.9%氯化钠注射液或 5%葡萄糖注射液稀释成浓度≤6mg/ml 的药液。

【给药速度】　本品每 100ml 滴注时间不少于 30 分钟。

【配伍禁忌】

（1）已证实本品与红霉素之间的拮抗作用具有临床意义，两种药物不应同时使用。

（2）本品与氨苄西林、苯妥英钠、巴比妥盐酸盐、氨茶碱、葡萄糖酸钙及硫酸镁存在配伍禁忌。

【禁忌证】　本品与林可霉素、克林霉素有交叉耐药性，对克林霉素或林可霉素有过敏史者禁用。

## 林可霉素（lincomycin）

【适应证】　本品适用于敏感葡萄球菌属、链球菌属、肺炎链球菌及厌氧菌所致的呼吸道感染、皮肤软组织感染、女性生殖道感染、盆腔感染及腹腔感染等，后两种病种可根据情况单用本品或与其他抗菌药联合应用。此外，有应用青霉素指征的患者，如对青霉素过敏或不宜用青霉素，本品可用作替代药物。

【用法用量】　静脉滴注。

**1. 成人**　一般情况下一次 0.6g，每 8 小时或 12 小时 1 次。

**2. 小儿**　每日按体重 10～20mg/kg 给药。

**3. 婴儿**　小于 4 周者不可使用本品。

【调配方法】　每 0.6g 溶于 100～200ml 输液中。

【给药速度】　滴注时间 1～2 小时。

【配伍禁忌】　与抗蠕动止泻药、含白陶土止泻药不宜合用；不宜与氯霉素或红霉素合用；本品可增强神经肌肉阻滞剂的作用，两者应避免合用；与新生霉素、卡那霉素在同瓶静脉滴注时有配伍禁忌。

【禁忌证】　对林可霉素和克林霉素有过敏史的患者禁用。

## 万古霉素（vancomycin）

【适应证】　本品适用于耐甲氧西林金黄色葡萄球菌及其他细菌所致的感染：败血症、感染性心内膜炎、骨髓炎、关节炎，灼伤、手术创伤等浅表性继发感染，肺炎、肺脓肿、脓胸、腹膜炎、脑膜炎。

【用法用量】　静脉滴注。

**1. 成人**　每天 2g，可分为每 6 小时 500mg 或每 12 小时 1g，可根据年龄、体重、症状适量增减。

**2. 老年人**　每 12 小时 500mg 或每 24 小时 1g。

**3. 儿童、婴儿**　每天 40mg/kg，分 2～4 次给药。

**4. 新生儿**　每次给药量 10～15mg/kg，出生 1 周内的新生儿每 12 小时给药 1 次，出生

1 周至 1 个月的新生儿每 8 小时给药 1 次。

**5. 肾功能损害患者**　应调节用药量和用药间隔。

【调配方法】　在含有 0.5g 本品的小瓶中加入 10ml 注射用水溶解，再以至少 100ml 的 0.9%氯化钠注射液或 5%葡萄糖注射液稀释。

【给药速度】　每次滴注时间在 60 分钟以上。

【配伍禁忌】　目前已明确本品与下列注射剂混合使用可引起药物变化，所以不能混合输注。与氨茶碱、氟尿嘧啶混合后可引起外观改变，长时间放置药物效价可显著降低。

【成品输液的稳定性】　配制后的溶液应尽早使用，若必须保存，则可保存于室温、冰箱内，在 24 小时内使用。

【禁忌证】　对本品有既往过敏性休克史的患者禁用。下列患者原则上不予给药，若有特殊需要需慎重：①对本品、替考拉宁及糖肽类抗生素、氨基糖苷类抗生素有既往过敏史患者。②因糖肽类抗生素、替考拉宁或氨基糖苷类抗生素所致耳聋及其他耳聋患者（可使耳聋加重）。

## 去甲万古霉素（norvancomycin）

【适应证】　本品限用于耐甲氧苯青霉素的金黄色葡萄球菌所致的系统感染，难辨梭状芽孢杆菌所致的肠道感染和系统感染；青霉素过敏者或经青霉素类或头孢菌素类治疗无效的严重葡萄球菌感染患者，可选用去甲万古霉素。本品也用于青霉素过敏者的肠球菌心内膜炎、棒状杆菌属（类白喉杆菌属）心内膜炎的治疗。也可用于治疗对青霉素过敏者与青霉素不过敏的血液透析患者的葡萄球菌属所致动、静脉分流感染。

【用法用量】　静脉缓慢滴注。

**1. 成人**　每日 0.8~1.6g，分 2~3 次给药。

**2. 小儿**　每日按体重 16~24mg/kg，分 2 次给药。

**3. 肾功能不全患者**　慎用本品，有应用指征时需在治疗药物浓度监测下，根据肾功能减退程度减量应用。

**4. 老年患者**　老年患者的肾功能随年龄增长而减退，因此老年患者即使肾功能测定在正常范围内，使用时也应采用较小的治疗剂量。

【调配方法】　临用前加注射用水适量使溶解。每次剂量（0.4~0.8g）应至少用 200ml 5%葡萄糖注射液或氯化钠注射液溶解后缓慢滴注。

【给药速度】　滴注时间宜在 1 小时以上。

【禁忌证】　对万古霉素类抗生素过敏者禁用。

## 替考拉宁（teicoplanin）

【适应证】　本品可用于治疗各种严重的革兰氏阳性菌感染，包括不能用青霉素类和头孢菌素类抗生素者。本品可用于不能用青霉素类及头孢菌素类抗生素治疗或用上述抗生素治疗失败的严重葡萄球菌感染，或对其他抗生素耐药的葡萄球菌感染。已证明本品对下列感染有效：皮肤和软组织感染，泌尿系感染，呼吸道感染，骨和关节感染，败血症，心内膜炎及持续不卧床腹膜透析相关性腹膜炎。在骨科手术具有革兰氏阳性菌感染的高危因素时，本品也可作为预防用药。本品也可口服作为艰难梭状芽孢杆菌感染相关的腹泻和结肠炎的替代治疗。在适当情况下，本品也可与其他抗菌药物联合给药。

【用法用量】 本品可静脉注射、静脉滴注。

**1. 肾功能正常的成人和老年患者** ①复杂性皮肤和软组织感染、肺炎、复杂性尿路感染：负荷剂量为每 12 小时静脉注射 400mg（约相当于 6mg/kg），给药 3 次；维持剂量按 6mg/kg 进行静脉注射，每天 1 次。②骨和关节感染：负荷剂量为每 12 小时静脉注射 800mg（约相当于 12mg/kg），给药 3～5 次；维持剂量按 12mg/kg 进行静脉注射，每天 1 次。③感染性心内膜炎：负荷剂量为每 12 小时静脉注射 800mg（约相当于 12mg/kg），给药 3～5 次；维持剂量按 12mg/kg 进行静脉注射，每天 1 次。④骨科手术预防感染：麻醉诱导期单剂量静脉注射 400mg。⑤艰难梭状芽孢杆菌感染相关性腹泻和结肠炎：推荐剂量为 100～200mg，每天 2 次口服，连续 7～14 天。

**2. 肾功能不全的成人和老年患者** 未要求调整剂量，直到治疗第 4 天，在治疗第 4 天后应调整剂量，具体剂量如下。①轻度和中度肾功能不全（肌酐清除率 30～80ml/min）患者：维持剂量减半，即剂量不变，每 2 天 1 次，或剂量减半，每天 1 次。②重度肾功能不全患者（肌酐清除率小于 30ml/min）和血液透析患者：剂量减为常规推荐剂量的 1/3，即剂量不变，每 3 天 1 次；或剂量减至 1/3，每天 1 次。③持续性非卧床腹膜透析患者：按 6mg/kg 单次静脉负荷剂量给药后，第 1 周每袋透析液内按 20mg/L 的剂量给药，第 2 周交替的透析液袋中按 20mg/L 的剂量给药，第 3 周仅在夜间的透析液袋内按 20mg/L 的剂量给药。

**3. 儿童**（2 月龄到 12 岁） 负荷剂量为每 12 小时按 10mg/kg 单次静脉给药，重复给药 3 次。维持剂量按 6mg/kg 单次静脉给药，每天 1 次。

**4. 新生儿和 2 月龄以下婴儿** 负荷剂量为单次 16mg/kg，第 1 天静脉输液。维持剂量为单次 8mg/kg，每天 1 次静脉滴注。

【调配方法】 将 3ml 注射用水缓慢地注入含替考拉宁瓶内，用双手轻轻滚动小瓶直至粉末完全溶解，注意不能产生泡沫。如果出现泡沫，可将溶液静置 15 分钟，待其消泡，将液体完全吸入注射器中，配制好的溶液可直接注射，也可用下述溶剂进一步稀释：0.9% 氯化钠注射液、林格液、乳酸钠林格液、5% 葡萄糖注射液、10% 葡萄糖注射液、0.18% 氯化钠和 4% 葡萄糖注射液、0.45% 氯化钠和 5% 葡萄糖注射液、含有 1.36% 或 3.86% 葡萄糖的腹膜透析液。

【给药速度】 静脉滴注 30 分钟。

【配伍禁忌】 替考拉宁和氨基糖苷类药物溶液存在配伍禁忌，不能混合注射；但是，二者在透析液中可以配伍，治疗持续不卧床腹膜透析相关腹膜炎时可以自由配伍使用。

【成品输液的稳定性】 制备好的本品溶液在 2～8℃条件下保存可保持化学性质和物理性质稳定 24 小时。从微生物的角度而言，本品应立即使用，若未立即使用，除非是在良好控制和验证的无菌情况下复溶或稀释，否则使用者应确保储存时间和储存条件，且通常应储存于 2～8℃并不超过 24 小时。

【禁忌证】 对本品或任何辅料过敏者禁用。

## 黏菌素（colistin）

【**适应证**】　严格限定于对本品敏感的耐多药菌和泛耐药菌感染，包括耐多药或泛耐药鲍曼不动杆菌、铜绿假单胞菌或肺炎克雷伯菌所致感染，如泌尿系感染、肺部感染、血流感染等。应获得适当的标本进行微生物学检查，以便分离和鉴定引起感染的病原体，并测定其对硫酸黏菌素的敏感性。在等待试验结果时，可以采用经验性治疗。根据微生物学检查结果，应对抗菌治疗进行调整。为了延缓耐药性的发展，并维持硫酸黏菌素的疗效，硫酸黏菌素应仅用来治疗被确定或强烈怀疑由前述限定的敏感菌引起的感染。在获得培养和药敏结果后，应考虑选择或调整抗菌治疗。

【**用法用量**】　缓慢静脉滴注。

**1. 成人**　每日 100 万～150 万 U，分 2～3 次给药。最大剂量不得超过每日 150 万 U，一般疗程为 10～14 日。

**2. 老年人**　应根据肾功能调整剂量。

【**调配方法**】　本品每 50 万 U 加入 5% 葡萄糖注射液 250～500ml 溶解。

【**配伍禁忌**】　本品不宜与其他药物同瓶滴注。不宜与肌肉松弛剂、麻醉剂等合用。

【**禁忌证**】　对本品所含成分过敏者禁用。严重肾功能不全者禁用。

## 多黏菌素 B（polymyxin B）

【**适应证**】　临床用于抗革兰氏阴性杆菌（主要为铜绿假单胞菌）引起的感染，包括泌尿系感染、脑膜炎、肺部感染、败血症，以及皮肤软组织、眼、耳、关节感染等。对其他阴性菌如产气杆菌、大肠杆菌、肺炎杆菌、流感杆菌引起的感染也有较好的治疗效果。细菌对本品和多黏菌素 E 有完全交叉耐药性。

【**用法用量**】　静脉滴注：每天 50 万～100 万 U，分 2 次给药。

【**调配方法**】　以适量 0.9% 氯化钠注射液或葡萄糖注射液溶解和稀释后应用。

【**禁忌证**】　对多黏菌素过敏者禁用。

## 多黏菌素 E（polymyxin E）

【**适应证**】　本品适用于革兰氏阴性杆菌敏感菌株引起的急性或慢性感染，特别是由铜绿假单胞菌敏感菌株所致者。本品不适用于由变形杆菌或奈瑟菌属细菌所致的感染。本品对由产气肠杆菌、大肠埃希菌、肺炎克雷伯菌和铜绿假单胞菌所致感染的临床有效性已经获得证实。本品亦可用于疑为革兰氏阴性杆菌所致严重感染的初始治疗和敏感革兰氏阴性杆菌感染的治疗。

【**用法用量**】　①静脉注射：每 12 小时静脉注射 1 次。每次注射所需日剂量的一半，静脉注射 3～5 分钟。②静脉注射联合静脉滴注：先静脉注射日剂量的一半，时间为 3～5 分钟。静脉注射完 1～2 小时后，再将剩余的另一半加入可配伍溶液（0.9% 氯化钠注射液、5% 葡萄糖注射液、5% 葡萄糖+0.9% 氯化钠注射液、5% 葡萄糖+0.45% 氯化钠注射液、5% 葡萄糖+0.225% 氯化钠注射液、乳酸林格溶液）中，在此后 22～23 小时内缓慢静脉滴注。肾功能不全者，可根据肾损害程度降低剩余一半剂量药液的输注速度。

**1. 肾功能正常的成人和儿科患者** 依据感染的严重程度，每日总剂量为 2.5~5mg/kg，分 2~4 次给药。每日最大给药剂量不超过 5mg/kg。对于肥胖患者，给药剂量应以理想体重计算。

**2. 肾功能不全患者** 应减少每日给药剂量和给药频率。推荐的剂量调整方案见表 11-27。

表 11-27 多黏菌素 E 在肾功能不全成人患者中的剂量调整方案

| | 肾功能损害程度 | | | |
| --- | --- | --- | --- | --- |
| | 正常 | 轻度 | 中度 | 重度 |
| 肌酐清除率（ml/min） | ≥80 | 50~79 | 30~49 | 10~29 |
| 剂量分配 | 日剂量 2.5~5mg/kg，分 2~4 次给药 | 日剂量 2.5~3.8mg/kg，分 2 次给药 | 日剂量 2.5mg/kg，分 1~2 次给药 | 日剂量 1.5mg/kg，36 小时给药 1 次 |

【调配方法】 每 150mg 本品加 2ml 无菌注射用水复溶。

【配伍禁忌】 头孢噻吩钠可能会加重本品所致的肾毒性，应避免与本品同时使用。

【成品输液的稳定性】 任何含有多黏菌素 E 的静脉输注溶液都应该新鲜配制并在 24 小时内使用。

【禁忌证】 对多黏菌素 E 过敏者禁用。

## 达托霉素（daptomycin）

【适应证】

（1）复杂性皮肤及软组织感染。治疗由对本品敏感的金黄色葡萄球菌（包括甲氧西林耐药菌株）、化脓链球菌、无乳链球菌、停乳链球菌似马亚种及粪肠球菌（仅用于万古霉素敏感的菌株）导致的成人和儿童患者（1~17 岁）的复杂性皮肤及软组织感染。

（2）成人金黄色葡萄球菌（包括甲氧西林敏感和甲氧西林耐药）血流感染（菌血症），以及伴发的右侧感染性心内膜炎。

（3）儿童患者（1~17 岁）金黄色葡萄球菌血流感染（菌血症）。

【用法用量】 静脉注射和静脉滴注。

**1. 复杂性皮肤及软组织感染** 成人按 4mg/kg 剂量将本品溶解在 0.9%氯化钠注射液中，每 24 小时静脉给药 1 次，共 7~14 天。儿童根据年龄给药，将本品溶解在 0.9%氯化钠注射液中，每 24 小时静脉给药 1 次，最多给药 14 天。不同儿童年龄推荐给药方案见表 11-28。

表 11-28 儿童复杂性皮肤及软组织感染的达托霉素推荐给药方案

| 年龄范围 | 给药方案* | 治疗持续时间 |
| --- | --- | --- |
| 12~17 岁 | 5mg/kg，每 24 小时 1 次，静脉滴注 30 分钟 | 最多至 14 天 |
| 7~11 岁 | 7mg/kg，每 24 小时 1 次，静脉滴注 30 分钟 | 最多至 14 天 |
| 2~6 岁 | 9mg/kg，每 24 小时 1 次，静脉滴注 60 分钟 | 最多至 14 天 |
| 1~2 岁（不包括 2 岁） | 10mg/kg，每 24 小时 1 次，静脉滴注 60 分钟 | 最多至 14 天 |

*肾功能正常儿童患者（1~17 岁）的推荐给药方案。尚未建立肾损害儿童患者的剂量调整方案。

**2. 成人金黄色葡萄球菌**（包括甲氧西林敏感和甲氧西林耐药）**血流感染**（菌血症），**以及伴发的右侧感染性心内膜炎**　按 6mg/kg 剂量将本品溶解在 0.9%氯化钠注射液中，每 24 小时静脉给药 1 次，疗程为 2～6 周。

**3. 儿童患者**（1～17 岁）**金黄色葡萄球菌血流感染**（菌血症）　根据年龄给药，将本品溶解在 0.9%氯化钠注射液中，每 24 小时静脉给药 1 次，最多给药 42 天。不同儿童年龄推荐给药方案见表 11-29。

表 11-29　儿童金黄色葡萄球菌血流感染的达托霉素推荐给药方案

| 年龄范围 | 给药方案* | 治疗持续时间 |
| --- | --- | --- |
| 12～17 岁 | 7mg/kg，每 24 小时 1 次，静脉滴注 30 分钟 | 最多至 42 天 |
| 7～11 岁 | 9mg/kg，每 24 小时 1 次，静脉滴注 30 分钟 | 最多至 42 天 |
| 1～6 岁 | 12mg/kg，每 24 小时 1 次，静脉滴注 60 分钟 | 最多至 42 天 |

*肾功能正常儿童患者（1～17 岁）的推荐给药方案。尚未建立肾损害儿童患者的剂量调整方案。

**4. 肾损害患者用药**　对肌酐清除率＜30ml/min 的患者（包括接受血液透析或连续不卧床腹膜透析的患者）推荐的给药方案为每 48 小时给予 4mg/kg（复杂性皮肤及软组织感染）或 6mg/kg（金黄色葡萄球菌血流感染）。如可能，在血液透析日完成血液透析后再给予本品。尚未建立肾损害儿童患者的剂量调整方案。不同程度肾功能损害成年患者使用本品的推荐剂量见表 11-30。

表 11-30　不同程度肾功能损害成年患者达托霉素的推荐剂量

| 肌酐清除率 | 剂量方案 | |
| --- | --- | --- |
| | 复杂性皮肤及软组织感染 | 金黄色葡萄球菌血流感染 |
| ≥30ml/min | 每 24 小时 4mg/kg | 每 24 小时 6mg/kg |
| ＜30ml/min，包括血液透析和持续不卧床腹膜透析 | 每 48 小时 4mg/kg | 每 48 小时 6mg/kg |

【调配方法】　将灭菌注射用水或抑菌注射用水 10ml 注入本品瓶中，轻轻转动瓶子，确保本品粉末全部浸入。将润湿的产品静置 10 分钟。轻轻转动或晃动瓶子数分钟，直到溶液完全溶解。需要注意，为了避免产生泡沫，在溶解时、溶解后不要剧烈搅动或晃动瓶子。溶解后的本品（浓度 50mg/ml）可以直接用于 2 分钟静脉注射给药。当本品用于 30 分钟静脉滴注给药时，必须首先按上述步骤溶解，然后在含有 0.9%氯化钠注射液的 50ml 静脉输液袋中采用无菌操作技术进一步稀释。

【给药速度】　本品静脉滴注时，成人滴注时间应为 30 分钟；儿童（1～6 岁）滴注持续时间应为 60 分钟，保持滴注速度为 0.42ml/min，儿童（7～17 岁）滴注持续时间应为 30 分钟，保持滴注速度为 1.67ml/min。

【配伍禁忌】
（1）本品不得与含右旋糖酐的稀释液联合使用。
（2）本品不应使用 ReadyMED 弹性输液泵（Cardinal Health, Inc.）输注。

（3）本品与其他静脉给药药物的相容性数据有限，所以在本品单次使用时，小瓶中或输液袋中不得加入添加剂和其他药物或通过同一输液管进行给药。如果采用同一输液管连续输注不同药物的方式，应在输注本品前后以合适的静脉溶液冲洗输液管。

（4）对于正暂时接受本品治疗的患者，应考虑停止使用 HMG-CoA 还原酶抑制剂。

**【成品输液的稳定性】**　溶解的本品溶液以小瓶保存时，在室温下 24 小时内保持稳定；而在冰箱（2～8℃）中保存时，72 小时内保持稳定。稀释后的溶液以输液袋保存时，室温下 19 小时内保持稳定；在冰箱中保存 72 小时内保持稳定。在室温下总保存时间（在小瓶中的复溶溶液及输液袋中的稀释溶液）不超过 19 小时；在冰箱中总保存时间（在小瓶中的复溶溶液及输液袋中的稀释溶液）不超过 72 小时。

**【禁忌证】**　已知对达托霉素有过敏反应的患者禁用本品，禁用于肾损害的儿童患者。

## 利奈唑胺（linezolid）

**【适应证】**　本品用于治疗由特定微生物敏感株引起的下列感染：院内获得性肺炎、社区获得性肺炎、复杂性皮肤和皮肤软组织感染，包括未并发骨髓炎的糖尿病足部感染、非复杂性皮肤和皮肤软组织感染、万古霉素耐药的屎肠球菌感染。

**【用法用量】**　本品治疗感染的推荐剂量见表 11-31。MRSA（耐甲氧西林金黄色葡萄球菌）感染的成年患者应采用本品 600mg，每 12 小时 1 次进行治疗。

表 11-31　不同感染利奈唑胺的推荐剂量表

| 感染 | 剂量、给药途径和频率 | | 建议疗程（连续治疗天数） |
| --- | --- | --- | --- |
| | 儿童患者\*（出生至 11 岁） | 成人和青少年（12 岁及以上） | |
| 院内获得性肺炎 | 每 8 小时 1 次，10mg/kg，静脉注射或口服 | 每 12 小时 1 次，600mg，静脉注射或口服 | 10～14 |
| 社区获得性肺炎，包括伴发的菌血症 | 每 8 小时 1 次，10mg/kg，静脉注射或口服 | 每 12 小时 1 次，600mg，静脉注射或口服 | 10～14 |
| 复杂性皮肤和皮肤软组织感染 | 每 8 小时 1 次，10mg/kg，静脉注射或口服 | 每 12 小时 1 次，600mg，静脉注射或口服 | 10～14 |
| 万古霉素耐药的屎肠球菌感染，包括伴发的菌血症 | 每 8 小时，10mg/kg，静脉注射或口服 | 每 12 小时，600mg，静脉注射或口服 | 14～28 |
| 非复杂性皮肤和皮肤软组织感染 | 5 岁以下：每 8 小时口服 10mg/kg；5～11 岁：每 12 小时口服 10mg/kg | 成人：每 12 小时口服 400mg；青少年：每 12 小时口服 600mg | 10～14 |

\*未满 7 天的新生儿：初始剂量应为 10mg/kg，每 12 小时给药，当临床效果不佳时，应考虑按剂量 10mg/kg 每 8 小时给药。所有出生 7 天或以上的新生儿应按 10mg/kg 每 8 小时的剂量给药。

**【给药速度】**　应在 30～120 分钟内静脉滴注完毕。

**【配伍禁忌】**　不能将此静脉输液袋串联在其他静脉给药通路中，不可在此溶液中加入其他药物。如果利奈唑胺葡萄糖静脉注射液需与其他药物合并应用，应根据每种药物的推荐剂量和给药途径分别应用；尤其应注意，本品与下列药物通过 Y 形接口联合给药时，可导致物理性质不配伍，这些药物包括两性霉素 B、盐酸氯丙嗪、地西泮、喷他脒异硫代硫酸盐、乳糖酸红霉素、苯妥英钠和磺胺甲噁唑-甲氧苄啶。此外，利奈唑胺葡萄糖静脉注射液与头孢曲松钠有配伍禁忌。

【禁忌证】 本品禁用于已知对利奈唑胺或本品其他成分过敏的患者。

**1. 单胺氧化酶抑制剂** 正在使用任何能抑制单胺氧化酶 A 或 B 的药物（如苯乙肼、异卡波肼）的患者，或 2 周内曾经使用这类药物的患者不应使用利奈唑胺。

**2. 引起血压升高的潜在相互作用** 除非能够对患者可能出现的血压升高进行监测，否则利奈唑胺不应用于存在以下潜在临床状况的患者：高血压未控制的患者、嗜铬细胞瘤、类癌、甲状腺功能亢进、双相情感障碍、分裂情感性精神障碍或处于急性意识模糊状态；也不应用于使用以下任何药物的患者：5-羟色胺再摄取抑制剂、三环类抗抑郁药、5-HT$_1$ 受体激动剂（曲普坦类）、直接或间接拟交感神经药物（包括肾上腺素支气管扩张药、伪麻黄碱和苯丙醇胺）、血管加压药物（如肾上腺素、去甲肾上腺素）、多巴胺类药物（如多巴胺、多巴酚丁胺）、哌替啶或丁螺环酮。

**3. 与 5-羟色胺类药物潜在的相互作用** 除非密切观察患者 5-羟色胺综合征的体征和（或）症状，否则利奈唑胺不应用于类癌综合征的患者和（或）使用任何以下药物的患者：5-羟色胺再摄取抑制剂、三环类抗抑郁药、5-HT$_1$ 受体激动剂（曲普坦类药物）、哌替啶或丁螺环酮。

## 磷霉素（fosfomycin）

【适应证】 本品用于敏感菌所致的呼吸道感染、尿路感染、皮肤软组织感染等，也可与其他抗生素联合应用治疗由敏感菌所致重症感染，如败血症、腹膜炎、骨髓炎等。

【用法用量】 静脉滴注：成人一日 4~12g，严重感染可增至一日 16g，分 2~3 次滴注。儿童一日 0.1~0.3g/kg，分 2~3 次滴注。由于本品主要自肾排泄，老年人肝、肾功能常呈生理性减退，因此老年人应慎用，并需根据患者情况减量用药。

【调配方法】 先用灭菌注射用水适量溶解，再加至 250~500ml 的 5%葡萄糖注射液或0.9%氯化钠注射液中稀释。

【给药速度】 本品静脉滴注速度宜缓慢，每次静脉滴注时间应在 1~2 小时以上。

【禁忌证】 对本品过敏患者禁用。

## 诺氟沙星（norfloxacin）

【适应证】 适用于敏感菌所致的呼吸道感染、尿路感染、淋病、前列腺炎、肠道感染、伤寒及其他沙门菌感染。

【用法用量】 静脉滴注：成人一次 0.2~0.4g，一日 2 次，7~14 日为 1 个疗程。肾功能减退者需根据肾功能调整给药剂量。老年患者常有肾功能减退，因本品部分经肾排出，故需减量应用。重度肝功能减退时，可减少药物清除，使血药浓度增高，肝、肾功能均减退者尤为明显，故均需权衡利弊后应用，并调整剂量。

【调配方法】 稀释于 5%葡萄糖注射液或 0.9%氯化钠注射液 100ml 中。

【给药速度】 以 30~40 滴/分的速度静脉滴注。

【配伍禁忌】 本品与呋喃妥因有拮抗作用，不推荐联合应用。

【禁忌证】 对本品及任何一种其他喹诺酮类药过敏者禁用，孕妇、婴幼儿及 18 岁以下患者禁用。

## 环丙沙星（ciprofloxacin）

【适应证】 用于敏感菌引起的泌尿生殖系统感染、呼吸道感染、胃肠道感染、伤寒、骨和关节感染、皮肤软组织感染，以及败血症等全身感染。

【用法用量】 静脉滴注。成人一般用量一次 0.1～0.2g，每 12 小时静脉滴注 1 次。严重感染或铜绿假单胞菌感染可加大剂量至一次 0.4g，一天 2～3 次。通常情况下，疗程视感染程度而定。通常治疗持续 7～14 日，一般在感染症状消失后还应继续使用至少 2 天。治疗时间：急性单纯性下尿路感染 5～7 日；复杂性尿路感染 7～14 日；肺炎和皮肤软组织感染 7～14 日；肠道感染 5～7 日；骨和关节感染 4～6 周或更长；伤寒 10～14 日。肾功能减退者需根据肾功能调整给药剂量。老年患者一般有肾功能减退，因本品部分经肾排出，需减量应用。肝功能减退时可减少药物清除，使血药浓度增高，肝、肾功能均减退者尤为明显，均需权衡利弊后应用，并调整剂量。

【给药速度】 每 0.2g 滴注时间至少在 30 分钟以上。

【禁忌证】 对本品及任何氟喹诺酮类药物有过敏史的患者禁用，18 岁以下的小儿及青少年禁用。

## 氧氟沙星（ofloxacin）

【适应证】 适用于敏感菌引起的泌尿生殖系统感染、呼吸道感染、胃肠道感染、伤寒、骨和关节感染、皮肤软组织感染，以及败血症等全身感染。

【用法用量】 静脉滴注。

**1. 成人** 常用量：①支气管感染、肺部感染，一次 0.3g，一日 2 次，疗程为 7～14 日。②急性单纯性下尿路感染，一次 0.2g，一日 2 次，疗程为 5～7 日；复杂性尿路感染，一次 0.2g，一日 2 次，疗程为 10～14 日。③前列腺炎，一次 0.3g，一日 2 次，疗程为 6 周；衣原体宫颈炎或尿道炎，一次 0.3g，一日 2 次，疗程为 7～14 日。④单纯性淋病，一次 0.4g，单剂量。⑤伤寒，一次 0.3g，一日 2 次，疗程为 10～14 日。⑥铜绿假单胞菌感染或较重感染，剂量可增至一次 0.4g，一日 2 次。

**2. 肾功能减退者** 需根据肾功能调整给药剂量。

**3. 肝功能减退者** 如属重度（肝硬化腹水），可减少药物清除，使血药浓度增高，肝、肾功能均减退者尤为明显，均需权衡利弊后应用，并调整剂量。

**4. 老年患者** 常有肾功能减退，因本品部分经肾排出，需减量应用。

【给药速度】 本品每 0.2g 静脉滴注时间不得少于 30 分钟。

【禁忌证】 对本品及喹诺酮类药物过敏的患者禁用。

## 左氧氟沙星（levofloxacin）

【适应证】 本品适用于敏感细菌所引起的下列中、重度感染：呼吸系统感染，泌尿系统感染，生殖系统感染，皮肤软组织感染，肠道感染，败血症、粒细胞减少症及免疫功能低下患者的各种感染，其他感染如乳腺炎、外伤、烧伤及手术后伤口感染、腹腔感染（必要时合用甲硝唑）、胆囊炎、胆管炎、骨与关节感染、五官科感染等。

**【用法用量】** 静脉滴注：成人每日 0.4g，分 2 次给药。重度感染患者或感染对本品敏感性较差的病原菌（如铜绿假单胞菌）时，每日最大剂量可增至 0.6g，分 2 次给药。根据感染的种类及症状可适当增减，或遵医嘱。本品主要经肾脏排泄，因高龄患者大多肾功能低下，可能会出现持续高血药浓度，所以应注意用药剂量，慎重给药。

**【调配方法】** 稀释于 5%葡萄糖或 0.9%氯化钠注射液 250～500ml 中。

**【给药速度】** 滴注时间为每 250ml 不得少于 2 小时，每 500ml 不得少于 3 小时。

**【配伍禁忌】** 不能与多价金属离子如镁、钙等溶液在同一输液管中使用。

**【禁忌证】** 对喹诺酮类药物过敏者、妊娠期及哺乳期妇女、18 岁以下患者禁用。

## 莫西沙星（moxifloxacin）

**【适应证】** 盐酸莫西沙星注射液用于治疗成人（≥18 岁）由敏感细菌所引起的下列感染：急性细菌性鼻窦炎，社区获得性肺炎，非复杂性皮肤和皮肤组织感染，复杂性皮肤和皮肤组织感染，复杂性腹腔内感染，鼠疫。

**【用法用量】** 静脉滴注。

**1. 成人** 1 次 0.4g，每 24 小时 1 次。治疗的持续时间取决于感染的类型，如表 11-32 中所述。

表 11-32 莫西沙星不同感染类型、剂量和治疗持续时间推荐量表

| 感染的类型 | 每 24 小时剂量（g） | 治疗持续时间（天） |
| --- | --- | --- |
| 急性细菌性鼻窦炎 | 0.4 | 10 |
| 慢性支气管炎急性发作 | 0.4 | 5 |
| 社区获得性肺炎 | 0.4 | 7～14 |
| 非复杂性皮肤和皮肤组织感染 | 0.4 | 7 |
| 复杂性皮肤和皮肤组织感染 | 0.4 | 7～21 |
| 复杂性腹腔内感染 | 0.4 | 5～14 |
| 鼠疫 | 0.4 | 10～14 |

**2. 老年患者** 不必调整用药剂量。

**3. 肾功能或肝功能不全患者** 肝损害：轻中度肝功能受损的患者与健康志愿者或肝功能正常的患者血浆药物浓度在临床上无明显差别。肾损害：肾功能受损的患者（包括肌酐清除率≤30ml/min）和慢性透析（如血液透析和连续卧床腹膜透析）的患者无须调整剂量。

**【调配方法】** 临用前将莫西沙星 0.4g 用 0.9%氯化钠注射液 250ml 稀释。

**【给药速度】** 推荐本品的输液时间应为 90 分钟。

**【配伍禁忌】** 本品稀释后的混合液中不得加入溶媒或其他药物，也不得使用同一根静脉输液管同时输注本品、溶媒或其他药物。应避免本品与ⅠA 类和Ⅲ类抗心律失常药同时使用。

【成品输液的稳定性】 稀释后的混合液在室温条件下可于 24 小时内保持稳定。

【禁忌证】

（1）已知对莫西沙星、其他喹诺酮类药物或任何辅料过敏者禁用。

（2）妊娠期和哺乳期妇女禁用。

（3）由于临床数据有限，肝功能损伤的患者和转氨酶升高大于 5 倍正常值上限的患者应禁止使用盐酸莫西沙星。

（4）18 岁以下患者禁用。

（5）有喹诺酮类药物治疗相关肌腱疾病或病史的患者禁用。

（6）临床前研究及人体研究的研究数据显示，暴露于莫西沙星后曾经观察到心脏电生理改变，表现为 QT 间期延长。基于安全性考虑，下列患者禁用莫西沙星：①先天性或证明有获得性 QT 间期延长的患者。②电解质紊乱，尤其是未纠正的低钾血症患者。③有临床意义的心动过缓患者。④有临床意义的心力衰竭并伴有左室射血分数降低的患者。⑤既往发生过有症状的心律失常的患者。

（7）盐酸莫西沙星不应与其他能延长 QT 间期的药物同时使用。

## 磺胺嘧啶（sulfadiazine）

【适应证】 本品主要用于治疗敏感脑膜炎奈瑟菌所致的脑膜炎。也可用于治疗对其敏感的流感嗜血杆菌、肺炎链球菌和其他链球菌所致的急性支气管炎、轻症肺炎，星形诺卡菌病。也可作为对氯喹耐药的恶性疟疾治疗的辅助用药，与乙胺嘧啶联合用药治疗鼠弓形虫引起的弓形虫病。

【用法用量】 静脉注射或静脉滴注。

**1. 成人** 治疗严重感染如流行性脑脊髓膜炎，静脉注射剂量为首剂 50mg/kg，继以每日 100mg/kg，分 3～4 次静脉滴注或缓慢静脉注射；流行性脑脊髓膜炎者剂量为每日 100～150mg/kg，分 3～4 次静脉滴注或缓慢静脉注射。

**2. 2 个月以上小儿** 一般感染每日 50～75mg/kg，分 2 次应用。

【调配方法】 本品需用无菌注射用水或 0.9%氯化钠注射液稀释成 5%的溶液，静脉滴注时浓度≤1%。

【配伍禁忌】 不能与对氨基苯甲酸同用，对氨基苯甲酸可代替本品被细菌摄取，两者相互拮抗。也不宜与含对氨基苯甲酰基的局部麻醉药如普鲁卡因、苯佐卡因、丁卡因等合用。不宜与乌洛托品合用，因乌洛托品在酸性尿中可分解产生甲醛，后者可与本品形成不溶性沉淀物，使发生结晶尿的危险性增加。

【禁忌证】

（1）对磺胺类药物过敏者禁用。

（2）孕妇、哺乳期妇女禁用。

（3）小于 2 月龄的婴儿禁用。

（4）严重肝、肾功能不良者禁用。

## 奥硝唑（ornidazole）

**【适应证】** 适用于治疗肠道和肝脏严重受损的阿米巴病，奥硝唑敏感厌氧菌引起的手术后感染，预防外科手术导致的敏感厌氧菌感染。

**【用法用量】**

**1. 用于治疗阿米巴病** 成人每日 1.0～1.5g。儿童每日 30～40mg/kg。

**2. 用于治疗敏感厌氧菌引起的手术后感染** 成人每日 1.0～1.5g，静脉滴注。单次静脉滴注可以使用 1.0g。儿童每日 20～30mg/kg，静脉滴注。新生儿和婴儿每日 20mg/kg，每次 10mg/kg，每日两次，静脉滴注。在患者情况允许时，可采用相同剂量的口服给药方式给药。

**3. 用于预防外科手术导致的敏感厌氧菌感染** 成人麻醉诱导时静脉滴注 1.0g，24 小时后可再次给药 1.0g。儿童 20～30mg/kg，给药方案与成人相同，静脉滴注。新生儿和婴儿每日 20mg/kg，每次用药 10mg/kg，每日 2 次，静脉滴注。

**【调配方法】** 每 0.5g 奥硝唑注射液溶解于 50～125ml 的 5%葡萄糖注射液或 0.9%氯化钠注射液中。

**【给药速度】** 稀释液作为短时静脉滴注给药，给药持续时间 15～30 分钟。

**【配伍禁忌】** 除 5%葡萄糖注射液和 0.9%氯化钠注射液外，禁止本品与其他药物混合使用。

**【成品输液的稳定性】** 制备的滴注稀释液在室温（15～25℃）下至多稳定 24 小时。

**【禁忌证】** 禁用于对硝基咪唑类药物或奥硝唑过敏的患者，禁用于对本品任何辅料(乙醇、丙二醇）成分过敏的患者。

## 甲硝唑（metronidazole）

**【适应证】** 本品主要用于厌氧菌感染的治疗。

**【用法用量】** 静脉滴注。

**1. 成人常用量** 厌氧菌感染，静脉给药首次按体重 15mg/kg（70kg 成人为 1g），维持量按体重 7.5mg/kg，每 6～8 小时静脉滴注 1 次。

**2. 小儿常用量** 厌氧菌感染的注射剂量同成人。

**3. 原有肝脏疾病患者** 剂量应减少。出现运动失调或其他中枢神经系统症状时应停药。

**4. 厌氧菌感染合并肾衰竭者** 给药间隔时间应由 8 小时延长至 12 小时。

**【禁忌证】** 有活动性中枢神经系统疾病和血液病者禁用。

## 替硝唑（tinidazole）

**【适应证】**

（1）本品用于被证实或可能由类杆菌属、脆弱拟杆菌属、其他拟杆菌属、梭状芽孢杆菌属、消化球菌属、真杆菌、发酵链球菌、韦荣球菌属类等敏感厌氧菌引起的下列感染：重度口腔感染；败血症、鼻窦炎、肺炎、肺支气管感染、皮肤蜂窝织炎、骨髓炎、腹膜炎及手术后伤口感染；胃肠道和女性生殖系统感染。也可用于结肠直肠手术、妇产科手术及口腔科手术前用药，预防术后厌氧菌感染。

（2）本品可用于肠道及肠道外阿米巴病、阴道滴虫病、贾第鞭毛虫病、加德纳菌阴道炎等的治疗。

（3）本品可作为甲硝唑的替代药用于幽门螺杆菌所致的胃窦炎及消化性溃疡的治疗。

【用法用量】　静脉滴注。

**1. 厌氧菌引起的感染**　一次 0.8g，每日 1 次，一般疗程 5～6 日，或根据病情决定。

**2. 外科预防手术后感染用药**　总量 1.6g，分 1 次或 2 次给药，第 1 次于手术前 2～4 小时给药，第 2 次于手术期间或术后 12～14 小时内给药。

**3. 肝功能减退者**　使用本品时代谢减慢，本品及其代谢物易在体内蓄积，应予减量，并监测血药浓度。

【给药速度】　本品滴注速度宜缓慢，每瓶滴注时间应不少于 2 小时。

【配伍禁忌】　药物不应与含铝的针头和套管接触，并避免与其他药物一起滴注。用药期间不应饮用含酒精的饮料。

【禁忌证】

（1）对替硝唑及硝基亚硝基烃咪唑衍生物过敏者禁用。

（2）血液病患者或有血液病史者禁用，有活动性中枢神经疾病患者禁用。

（3）妊娠 3 个月内妇女及哺乳期妇女禁用。

（4）12 岁以下患者禁用或不宜使用。

## 两性霉素 B（amphotericin B）

【适应证】　本品适用于敏感真菌所致的深部真菌感染且病情呈进行性发展者，如败血症、心内膜炎、脑膜炎（隐球菌及其他真菌）、腹腔感染（包括与透析相关者）、肺部感染、尿路感染和眼内炎等。

【用法用量】　静脉滴注。开始静脉滴注时先试以 1～5mg 或按体重一次 0.02～0.1mg/kg 给药，以后根据患者耐受情况每日或隔日增加 5mg，当增至一次 0.6～0.7mg/kg 时即可暂停增加剂量，此为一般治疗量。成人最高一日剂量不超过 1mg/kg，每日或隔 1～2 日给药 1 次，累积总量 1.5～3.0g，疗程 1～3 个月，也可长至 6 个月，视病情及疾病种类而定。对敏感真菌感染宜采用较小剂量，即成人一次 20～30mg，疗程仍宜长。老年患者肾功能有生理性减退，宜按肾功能减退的程度减量应用。

【调配方法】　先以灭菌注射用水 10ml 配制本品 50mg，或用 5ml 配制 25mg，然后用 5% 葡萄糖注射液稀释（不可用氯化钠注射液，因可产生沉淀）。滴注液的药物浓度不超过 10mg/100ml，避光缓慢静脉滴注。

【给药速度】　每次滴注时间需 6 小时以上。

【禁忌证】　对本品过敏及严重肝病的患者禁用。

## 氟康唑（fluconazole）

【适应证】　用于深部真菌感染：①隐球菌病，包括隐球菌脑膜炎及其他部位的感染（如肺、皮肤）。亦可预防性治疗艾滋病、器官移植或其他原因所致免疫抑制引起的感染。②全身性念珠菌病，包括念珠菌败血症、播散性念珠菌病及其他非浅表性的念珠菌感染。这些感染包括腹膜、心内膜、肝部及尿路的感染。患有恶性肿瘤而需接受细胞毒性或免疫抑制剂治疗的患者，或有发生念珠菌感染倾向的患者，亦可用氟康唑治疗。

【用法用量】　静脉滴注。

（1）治疗隐球菌脑膜炎及其他部位感染时，常用剂量为首剂 0.4g，随后每天 0.2～0.4g。疗程取决于临床及真菌反应，但对于隐球菌脑膜炎患者，在脑脊液隐球菌转阴后，应继续治疗 10～12 周。治疗念珠菌败血症、播散性念珠菌病及其他非浅表性的念珠菌感染时，常用剂量为第 1 日 0.4g，然后每日 0.2g。根据临床反应，可将剂量增至 0.4g，一日 1 次，疗程取决于临床反应。

（2）肾功能不全者多次给药时，第 1 日及第 2 日应给予常规剂量，此后按肌酐清除率来调节给药的间隔时间或日常剂量，肌酐清除率＞40ml/min 时，给药间隔时间为 24 小时（常规剂量给药）；肌酐清除率为 21～40ml/min 时，给药间隔时间 48 小时或按常规剂量的 1/2给药；肌酐清除率为 10～20ml/min 时，给药间隔时间 72 小时或按常规剂量的 1/3 给药；常规透析的患者，每次透析后给药一次。

（3）本品对儿童的影响缺乏充足的研究资料，因此儿童不宜使用。对于认为必须使用治疗的儿童全身念珠菌感染、隐球菌感染，可采用剂量为每日 3～6mg/kg，隐球菌脑膜炎的治疗在第 1 天剂量为 12mg/kg，之后每日 1 次，每次 6mg/kg，持续治疗至脑脊液培养阴性后 10～12 周。

（4）老年患者因肾功能减退，会延长本品的半衰期，使用时注意调整剂量。

【调配方法】　将本品加入 5% 葡萄糖或 0.9% 氯化钠注射液中使用。

【给药速度】　静脉滴注速度应控制在 0.2g/h 以内。

【禁忌证】　对本品或其他三唑类药物有过敏史者，禁忌使用。

## 伏立康唑（voriconazole）

【适应证】　本品是一种广谱的三唑类抗真菌药，适用于治疗成人和 2 岁及 2 岁以上儿童患者的下列真菌感染：①侵袭性曲霉病。②非中性粒细胞减少症患者的念珠菌血症。③对氟康唑耐药的念珠菌引起的严重侵袭性感染（包括克柔念珠菌）。④由足放线病菌属和镰刀菌属引起的严重感染。本品主要用于进展性、可能威胁生命的真菌感染患者的治疗。预防接受异基因造血干细胞移植的高危患者的侵袭性真菌感染。

【用法用量】　静脉滴注。

**1. 成人及青少年**（12～14 岁且体重≥50kg；15～17 岁者）　第一天给予首次负荷剂量，使其血药浓度接近稳态浓度。负荷剂量（适用于第 1 个 24 小时）：每 12 小时给药 1 次，每次 6mg/kg；维持剂量（开始用药 24 小时以后）：每日给药 2 次，每次 4mg/kg。

**2. 2～12 岁**（不包括 12 岁）**的儿童和轻体重青少年**（12～14 岁且体重＜50kg 者）　负荷剂量（适用于第 1 个 24 小时）：每 12 小时给药 1 次，每次 9mg/kg；维持剂量（开始用药 24 小时以后）：每日给药 2 次，每次 8mg/kg。

**3. 肾功能损害者用药**　中度至重度肾功能障碍（肌酐清除率＜50ml/min）的患者应用本品时，此类患者宜选用口服给药，除非应用静脉制剂的利大于弊。这些患者静脉给药时必须密切监测血清肌酐水平，如有异常增高应考虑改为口服制剂给药。伏立康唑可经血液透析消除，清除率为 121ml/min。4 小时的血液透析仪能清除少量药物，无须调整剂量。

**4. 肝功能损害者用药** 轻度至中度肝硬化患者伏立康唑的负荷剂量不变，但维持剂量减半。

【调配方法】 先用 19ml 注射用水或者 19ml 0.9%氯化钠注射液将本品溶解成 20ml 的澄清溶液，溶解后的浓度为 10mg/ml，稀释后摇动药瓶直至药物粉末溶解。用药时，已溶解好的浓缩液按所需量加到以下溶液中：0.9%的氯化钠注射液，或复方乳酸钠注射液，或5%葡萄糖和复方乳酸钠注射液，或 5%葡萄糖和 0.45%氯化钠注射液，或 5%葡萄糖注射液，或 0.45%氯化钠注射液，或 5%葡萄糖和 0.9%氯化钠注射液，最终配成浓度为 0.5～5mg/ml 的溶液。

【给药速度】 静脉滴注速度最快不超过每小时 3mg/kg，滴注时间 1～3 小时。

【配伍禁忌】 本品禁止和其他药物，包括肠道外营养剂在同一静脉输液通路中同时滴注；禁止和血液制品或短期输注的电解质浓缩液同时滴注，使用本品时不需要停用全肠外营养液，但需要分不同的静脉通路滴注，禁止用 4.2%碳酸氢钠溶液稀释；本品禁止与CYP3A4 底物包括特非那丁、阿司咪唑、西沙必利、匹莫齐特、奎尼丁和伊伐布雷定等联合使用，禁止与西罗莫司、利福平、卡马西平、苯巴比妥、依非韦伦、利托那韦（每次 400mg 及以上，每日 2 次）、麦角生物碱类药物、圣约翰草、Naloxegol、托伐普坦合用；禁止在开始使用维奈托克时和维奈托克剂量增加阶段合用本品。

【成品输液的稳定性】 稀释后必须立即使用。如果不立即滴注，保存在 2～8℃的温度下，除非是在严格控制的、经过验证的无菌条件下进行溶解的，否则保存时间不得超过 24 小时。

【禁忌证】 本品禁用于对其活性成分或其赋形剂超敏者。

## 伊曲康唑（itraconazole）

【适应证】 本品可用于治疗以下系统性真菌感染疾病：曲霉菌病，念珠菌病，隐球菌病（包括隐球菌性脑膜炎），组织胞浆菌病。

【用法用量】 静脉滴注：第 1、2 天给予本品每日 2 次，以后改为每日 1 次。第 1、2 天治疗方法为每日 2 次，每次 1 个小时给药 200mg。第 3 天起的治疗方法为每日 1 次，每次 1 个小时给药 200mg。或遵医嘱。

【调配方法】 用随包装提供的 0.9%氯化钠注射液 50ml 稀释。

【配伍禁忌】 禁忌与下列药物合并使用：西沙必利、匹莫齐特、奎尼丁、多非利特或左醋美沙朵。

【成品输液的稳定性】 混合后的溶液应当立即使用。如果不能立即使用，使用者必须注意使用前的贮藏时间和条件，一般在 2～8℃保存下不超过 24 小时。

【禁忌证】

（1）禁用于已知对伊曲康唑及本品任一辅料过敏的患者。

（2）禁用于不能注射氯化钠注射液的患者。

（3）辅料羟丙基-β-环糊精通过肾小球滤过清除，因此重度肾功能损害患者（肌酐清除率＜30ml/min）禁用本品。

## 卡泊芬净（caspofungin）

【适应证】　本品适用于成人患者和儿童患者（3 个月及 3 个月以上）：①经验性治疗中性粒细胞减少、伴发热患者的可疑真菌感染。②治疗念珠菌血症和以下念珠菌感染：腹腔脓肿、腹膜炎和胸膜腔感染。③治疗食管念珠菌病。④治疗对其他治疗无效或不能耐受患者的侵袭性曲霉菌病。

【用法用量】

**1. 成人**　常用剂量为 50mg，每日一次（对于大多数适应证，应首先给予 70mg 负荷剂量）。

**2. 儿童**（3 个月至 17 岁）　第 1 天均应给予 70mg/m² 单次负荷剂量，随后给予 50mg/m²，每日 1 次治疗。无论患者的计算剂量为多少，最大负荷剂量和每日维持剂量不应超过 70mg。

**3. 肝功能不全患者**　轻度肝功能不全的成年患者使用本品无须调整剂量。但对于中度肝功能不全的成年患者，推荐在给予首次 70mg 负荷剂量后，将本品的治疗剂量调整为 35mg，每日 1 次。

【调配方法】　在无菌条件下加入 10.8ml 0.9%氯化钠注射液，或无菌注射用水，或含有对羟基苯甲酸甲酯和对羟基苯甲酸丙酯的无菌注射用水，或含 0.9%苯甲醇的无菌注射用水。溶解后瓶中药液的浓度为 7mg/ml（每瓶 70mg 装）或 5mg/ml（每瓶 50mg 装）。轻轻混合，直到获得透明的溶液。在无菌条件下抽取适量体积的本品溶液，转移至装有 250ml 0.9%、0.45%或 0.225%氯化钠注射液或者乳酸林格注射液的静脉输注袋内。此外，也可以将此体积的本品溶液加入至减容后的 0.9%、0.45%或 0.225%氯化钠注射液或者乳酸林格注射液中，终浓度不超过 0.5mg/ml。

【给药速度】　静脉缓慢滴注 1 小时以上。

【配伍禁忌】　不得将本品与其他药物混合或者同时输注。不得使用任何含有右旋糖酐（α-D-葡聚糖）的稀释液。

【成品输液的稳定性】　如果保存于≤25℃的温度下，输注用溶液必须在 24 小时内使用。如果保存于 2~8℃，则必须在 48 小时内使用。

【禁忌证】　对本品中任何成分过敏的患者禁用。

# 第二节　呼吸系统静脉用药处方审核要点

## 氨茶碱（aminophylline）

【适应证】　适用于缓解支气管哮喘、慢性喘息性支气管炎、慢性阻塞性肺疾病等的喘息症状，也可用于心功能不全和心源性哮喘。

【用法用量】

**1. 成人**　静脉注射，1 次 0.125~0.25g，一日 0.5~1.0g，注射时间不得短于 10 分钟。静脉滴注，1 次 0.25~0.5g，一日 0.5~1.0g。注射给药，极量 1 次 0.5g，一日 1.0g。

**2. 小儿** 静脉注射，一次按体重 2~4mg/kg。

【调配方法】

**1. 成人** 静脉注射，用 5%葡萄糖注射液稀释至 20~40ml。静脉滴注，以 5%~10%葡萄糖注射液稀释后缓慢滴注。

**2. 儿童** 以 5%~25%葡萄糖注射液稀释后缓慢注射。

【禁忌证】 对本品过敏的患者、活动性消化性溃疡和未经控制的惊厥性疾病患者禁用。

## 二羟丙茶碱（diprophylline）

【适应证】 适用于支气管哮喘、喘息型支气管炎、阻塞性肺气肿等以缓解喘息症状，也可用于心源性肺水肿引起的哮喘。

【用法用量】 静脉滴注：1 次 0.25~0.75g。

【调配方法】 以 5%或 10%葡萄糖注射液稀释。

【禁忌证】 对本品过敏的患者、活动性消化性溃疡和未经控制的惊厥性疾病患者禁用。

## 多索茶碱（doxofylline）

【适应证】 支气管哮喘、慢性喘息性支气管炎及其他支气管痉挛引起的呼吸困难。

【用法用量】

**1. 静脉注射** 成人每次 200mg，12 小时 1 次，时间应在 20 分钟以上，5~10 日为 1 个疗程或遵医嘱。

**2. 静脉滴注** 每次 300mg，每日 1 次。

【调配方法】 以 25%葡萄糖注射液稀释至 40ml 缓慢静脉注射。也可加入 5%葡萄糖注射液或 0.9%氯化钠注射液 100ml 中，缓慢静脉滴注。

【给药速度】 静脉滴注速度不宜过快，一般应在 45 分钟以上。

【禁忌证】

（1）凡对多索茶碱或黄嘌呤衍生物类药物过敏者禁用本品。

（2）急性心肌梗死患者禁用本品。

## 特布他林（terbutaline）

【适应证】 适用于预防和缓解支气管哮喘、与支气管和肺气肿有关的可逆性支气管痉挛。

【用法用量】 缓慢静脉滴注：成人每日 0.5~0.75mg，分 2~3 次给药或遵医嘱。

【调配方法】 本品 0.25mg 加入 0.9%氯化钠注射液 100ml 中。

【给药速度】 以 0.0025mg/min 的速度缓慢静脉滴注。

【禁忌证】 对拟交感神经胺类药物和本品中任何成分过敏者禁用。

## 沙丁胺醇（salbutamol）

【适应证】 用于治疗支气管哮喘或喘息型支气管炎等伴有支气管痉挛的呼吸道疾病。

【用法用量】

**1. 静脉注射** 1 次 0.4mg，稀释后缓慢注射。

**2. 静脉滴注** 1 次 0.4mg，稀释后滴注。

【调配方法】

**1. 静脉注射** 用 5%葡萄糖注射液 20ml 或 0.9%氯化钠注射液 20ml 稀释后缓慢注射。

**2. 静脉滴注** 用 5%葡萄糖注射液 100ml 稀释后滴注。

【禁忌证】 对其任何成分曾有过敏记录的患者禁用。

## 溴己新（bromhexine）

【适应证】 用于在口服给药困难的情况下，慢性支气管炎及其他呼吸道疾病如哮喘、支气管扩张、矽肺（硅沉着病）等有黏痰不易咳出的患者。

【用法用量】 静脉注射：1 次 4mg，一日 8～12mg。

【调配方法】 静脉滴注时用 0.9%氯化钠注射液、5%葡萄糖注射液或林格液稀释后使用。

【配伍禁忌】

（1）本品溶液显酸性，与多种碱性药物有配伍反应，临床使用时应单独给药；需合并使用其他药物时，应单独溶解稀释，单独滴注，如与本品共用同一输液通道，两组药物之间需用 5%葡萄糖注射液充分冲管或更换输液管。

（2）研究显示，在特定环境条件下，三层共挤输液用袋与聚丙烯输液瓶对盐酸溴己新均有不同程度的吸附作用，配液时首选玻璃输液瓶装葡萄糖注射液溶解本品。

（3）研究显示，乳胶管、聚氨酯类热塑性弹性体输液器（TPU）、聚氯乙烯输液器（PVC）对盐酸溴己新有较强的吸附作用；因接触层材料为低密度聚乙烯（PE）的输液器对本品吸附作用较小，建议临床使用时应首选接触层材料为 PE 的输液器具。

【禁忌证】 对本品过敏者禁用。

## 氨溴索（ambroxol）

【适应证】

（1）适用于伴有痰液分泌不正常及排痰功能不良的急性、慢性呼吸道疾病，如慢性支气管炎急性加重，喘息型支气管炎及支气管哮喘的祛痰治疗。

（2）术后肺部并发症的预防性治疗。

（3）早产儿及新生儿呼吸窘迫综合征的治疗。

【用法用量】

**1. 预防治疗** 慢速静脉注射，成人及 12 岁以上儿童每天 2～3 次，每次 15mg，严重病例可增至每次 30mg；6～12 岁儿童每天 2～3 次，每次 15mg；2～6 岁儿童每天 3 次，每次 7.5mg；2 岁以下儿童每天 2 次，每次 7.5mg。

**2. 婴儿呼吸窘迫综合征的治疗**　每日用药总量以婴儿体重计算（30mg/kg），分4次给药。应使用注射器泵给药，静脉注射时间至少5分钟。

【调配方法】　本注射液亦可与0.9%氯化钠注射液或林格液混合静脉滴注使用。如果0.9%氯化钠注射液或林格液不可用，也可选择5%葡萄糖注射液作为替代，在这种情况下，所得到的溶液须立即使用。

【配伍禁忌】　禁止本品与其他药物在同一容器内混合，注意配伍用药，应特别注意避免与头孢菌素类、中药注射剂等配伍应用。

【成品输液的稳定性】　研究已证实这些混合液在0.03～0.34mg/ml浓度范围内的稳定性，混合液可在室温条件下保存24小时，且必须在此期间使用。

【禁忌证】　已知对氨溴索或其他配方成分过敏者不宜使用。

## 尼可刹米（nikethamide）

【适应证】　用于中枢性呼吸抑制及各种原因引起的呼吸抑制。

【用法用量】　静脉注射。

**1. 成人**　常用量1次0.25～0.5g，必要时1～2小时重复用药；极量1次1.25g。

**2. 小儿**　常用量：6个月以下，1次75mg；1岁，1次0.125g；4～7岁，1次0.175g。

【禁忌证】　抽搐及惊厥患者。

# 第三节　心血管系统静脉用药处方审核要点

### 二丁酰环磷腺苷钙（calcii dibutyry-ladenosini cyclophosphas）

【适应证】　本品为蛋白激酶激活剂。用于心绞痛、急性心肌梗死的辅助治疗，亦可用于心肌炎、心源性休克、手术后视网膜下出血和银屑病，并可辅助其他抗癌药治疗白血病。

【用法用量】　静脉滴注：一次40mg，一日1次。

【调配方法】　以5%葡萄糖注射液溶解。

【禁忌证】　对本品过敏者禁用。

### 单硝酸异山梨酯（isosorbide mononitrate）

【适应证】　适用于治疗心绞痛，与洋地黄及（或）利尿剂合用治疗慢性心力衰竭。

【用法用量】　药物剂量可根据患者的反应调整，一般有效剂量为每小时2～7mg，每日1次，10天为1个疗程。

【调配方法】　静脉滴注：临用前加0.9%氯化钠注射液或5%葡萄糖注射液稀释后静脉滴注。

【给药速度】　开始给药速度为60μg/min，一般情况下速度为60～120μg/min。

【禁忌证】　对硝基化合物过敏者、急性心肌梗死合并低充盈压、左心功能不全合并低充盈压、休克状态、严重低血压（收缩压低于90mmHg）、心肌疾病合并心内容积受限（梗阻性肥厚型心肌病）、缩窄性心包炎、心脏压塞、合并使用西地那非（因西地那非可明显增强单硝酸异山梨酯的降血压作用）。

## 硝酸异山梨酯（isosorbide dinitrate）

【适应证】　主要适用于心绞痛和充血性心力衰竭的治疗。

【用法用量】　药物剂量可根据患者的反应调整。静脉滴注：开始剂量 30μg/min，观察 0.5～1 小时，如无不良反应可加倍，一日 1 次，10 天为 1 个疗程。

【调配方法】　静脉滴注最适浓度：将 10ml 本品注入 200ml 0.9%氯化钠注射液或 5% 葡萄糖注射液中，或者将 25ml 本品注入 500ml 0.9%氯化钠注射液或 5%葡萄糖注射液中，振摇数次，得浓度为 50μg/ml 的溶液；亦可将 50ml 本品注入 500ml 0.9%氯化钠注射液或 5%葡萄糖注射液中，得浓度为 100μg/ml 的溶液。

【禁忌证】　禁用于贫血、头部创伤、脑出血、严重低血压或血容量不足患者，以及对硝酸盐类药物敏感的患者。

## 普萘洛尔（propranolol）

【适应证】

（1）高血压（单独使用或与其他抗高血压药合用）。

（2）劳力型心绞痛。

（3）控制室上性快速心律失常、室性心律失常，特别是与儿茶酚胺有关的或洋地黄引起的心律失常；可用于洋地黄疗效不佳的心房扑动、心房颤动心室率的控制，也可用于顽固性期前收缩，以改善患者的症状。

（4）降低肥厚型心肌病流出道压差，减轻心绞痛、心悸与昏厥等症状。

（5）配合 α 受体阻滞剂用于嗜铬细胞瘤患者，以控制心动过速。

（6）用于控制甲状腺功能亢进症患者的心率过快，也可用于治疗甲状腺危象。

【用法用量】　静脉注射：一次 2.5～5.0mg，以每 2～3 分钟注射 1.0mg 的速度缓慢注射。严重心律失常应急使用时可静脉注射 1.0～3.0mg，以每分钟不超过 1.0mg 的速度静脉注射，必要时 2 分钟可重复一次，以后每隔 4 小时 1 次。小儿按体重 0.01～0.1mg/kg，缓慢注入，一次量不宜超过 1.0mg。

【调配方法】　加 5%葡萄糖注射液 20ml。

【禁忌证】

（1）支气管哮喘患者禁用。

（2）心源性休克患者禁用。

（3）心脏传导阻滞（二度至三度房室传导阻滞）患者禁用。

（4）重度或急性心力衰竭患者禁用。

（5）窦性心动过缓患者禁用。

（6）对本品过敏者禁用。

## 地尔硫䓬（diltiazem）

【适应证】

（1）室上性心动过速。

（2）手术时异常高血压的急救处置。

（3）高血压急症。

（4）不稳定型心绞痛。

【用法用量】

**1. 室上性心动过速**　单次静脉注射,通常成人剂量为 10mg 缓慢静脉注射（约 3 分钟）,并可根据年龄和症状适当增减。

**2. 手术时异常高血压的急救处置**　单次静脉注射,成人通常 1 次在约 1 分钟内缓慢静脉注射 10mg,并可根据患者年龄和症状适当增减；静脉滴注,成人通常以 5～15μg/（kg·min）速度静脉滴注。当血压降至目标值以后,边监测血压边调节滴注速度。

**3. 高血压急症**　通常成人以 5～15μg/（kg·min）速度静脉滴注,当血压降至目标值以后,边监测血压边调节点滴速度。

**4. 不稳定型心绞痛**　通常成人以 1～5μg/（kg·min）速度静脉滴注,应先从小剂量开始,然后可根据病情适当增减,最大用量为 5μg/（kg·min）。

【调配方法】　将注射用盐酸地尔硫䓬用 5ml 以上的 0.9%氯化钠注射液或葡萄糖注射液溶解。

【配伍禁忌】

（1）地尔硫䓬和 β 受体阻滞剂应避免在同时或相近的时间内经静脉给予（数小时内）。

（2）室性心动过速患者、宽 QRS 波心动过速患者（QRS≥0.12 秒）使用钙通道阻滞剂可能会出现血流动力学恶化和心室颤动。静脉注射地尔硫䓬前,明确宽 QRS 复合波为室上性或室性是非常重要的。

（3）与其他药剂混合时,若 pH 超过 8,盐酸地尔硫䓬可能析出。

【禁忌证】

（1）严重低血压或心源性休克患者。

（2）二度和三度房室传导阻滞或病态窦房结综合征[持续窦性心动过缓（心率小于 50 次/分）、窦性停搏和窦房传导阻滞等]。

（3）严重充血性心力衰竭患者。

（4）严重心肌病患者。

（5）对本品中任一成分过敏者。

（6）妊娠或可能妊娠的妇女。

## 索他洛尔（sotalol）

【适应证】　适用于各种危及生命的室性快速型心律失常。

【用法用量】　推荐剂量为 0.5～1.5mg/kg,如有必要可在 6 小时后重复。注意本品同其他 β 受体阻滞剂一样,药效可能具有明显个体差异,用药剂量必须根据患者的治疗反应和耐受性而定,致心律失常可能发生在治疗开始时。

【调配方法】　稀释于 5%葡萄糖溶液 20ml 中。

【给药速度】　10 分钟内缓慢静脉注射。

【禁忌证】　禁用于支气管哮喘、窦性心动过缓（清醒时<50 次/分）、二度或三度房室传导阻滞（除非植有起搏器）、先天性或获得性长 QT 间期综合征、心源性休克、未控制的

充血性心力衰竭及对本品过敏的患者。

## 普罗帕酮（propafenone）

【适应证】 用于阵发性室性心动过速、阵发性室上性心动过速及预激综合征伴室上性心动过速、心房扑动或心房颤动的预防，也可用于各种期前收缩的治疗。

【用法用量】 静脉注射：成人常用量 1～1.5mg/kg 或 70mg，必要时 10～20 分钟重复一次，总量不超过 210mg。静脉注射起效后改为静脉滴注，滴速 0.5～1.0mg/min 或口服维持。

【调配方法】 静脉注射，加 5%葡萄糖注射液稀释。

【给药速度】 于 10 分钟内缓慢静脉注射。

【禁忌证】 无起搏器保护的窦房结功能障碍、严重房室传导阻滞、双束支传导阻滞、严重充血性心力衰竭、心源性休克、严重低血压及对该药过敏者禁用。

## 尼可地尔（nicorandil）

【适应证】 不稳定型心绞痛。

【用法用量】 将本品制成浓度 0.01%～0.03%的溶液。成人静脉滴注，以 2mg/h 为起始剂量，可根据症状适当增减剂量，最大剂量不超过 6mg/h。

【调配方法】 本品应溶于 0.9%氯化钠注射液或 5%葡萄糖注射液中。

【成品输液的稳定性】 在制备后 24 小时内用药。

【禁忌证】

（1）严重肝或肾功能障碍的患者（患者代谢和排泄功能受损可导致血药浓度增高）。

（2）严重脑功能障碍的患者（当血压过低时，本品可能影响大脑功能）。

（3）严重低血压或心源性休克的患者（由于本品可引起血压过度降低，会使症状加重）。

（4）艾森曼格综合征或原发性肺动脉高压的患者（因本品可减少静脉回流，故可能加剧血压下降及心排血量减少）。

（5）右心室梗死者（因本品可减少静脉回流，故可诱发心源性休克）。

（6）脱水患者（因本品可减少静脉回流和心脏输出，故可导致心源性休克）。

（7）神经性循环衰弱（心脏神经症）患者（因此病症由神经疾病引起，故可致本品的效应不稳定）。

（8） 闭角型青光眼者（可能增加眼压）。

（9）对硝酸盐及亚硝酸酯类药物有过敏史者。

（10）正在使用含有可抑制 5 型磷酸二酯酶药物（枸橼酸西地那非、伐地那非盐酸盐水合物、他达拉非）的患者。

## 布美他尼（bumetanide）

【适应证】

（1）水肿性疾病。包括充血性心力衰竭、肝硬化、肾脏疾病（肾炎、肾病及各种原因所致的急、慢性肾衰竭），尤其是应用其他利尿药效果不佳时，应用本类药物仍可能有效。与其他药物合用治疗急性肺水肿和急性脑水肿等。

（2）高血压。在高血压的阶梯疗法中，本品不作为治疗原发性高血压的首选药物，但当噻嗪类药物疗效不佳，尤其是伴有肾功能不全或出现高血压危象时，本品尤为适用。

（3）预防急性肾衰竭。用于各种原因导致的肾脏血流灌注不足，如失水、休克、中毒、麻醉意外及循环功能不全等，在纠正血容量不足的同时及时应用，可减少急性肾小管坏死的概率。

（4）高钾血症及高钙血症。

（5）稀释性低钠血症。尤其是当血钠浓度低于 120mmol/L 时。

（6）抗利尿激素分泌过多症。

（7）用于急性药物、毒物中毒等的治疗，如巴比妥类药物中毒等。

（8）对某些呋塞米无效的病例仍可能有效。

【用法用量】　静脉注射浓度为 0.1mg/ml。

**1. 成人**　治疗水肿性疾病或高血压，静脉注射起始 0.5～1.0mg，必要时每隔 2～3 小时重复，最大剂量为每日 10mg。治疗急性肺水肿，静脉注射起始 1.0～2.0mg，必要时隔 20 分钟重复，也可将 2.0～5.0mg 稀释后缓慢滴注（不短于 30～60 分钟）。

**2. 小儿**　静脉注射，一次按体重 0.01～0.02mg/kg，必要时 4～6 小时 1 次。

【禁忌证】

（1）对本品及磺胺药、噻嗪类利尿药过敏者禁用。

（2）妊娠 3 个月以内的孕妇禁用。

### 替罗非班（tirofiban）

【适应证】　用于末次胸痛发作 12 小时之内且伴有 ECG（心电图）改变和（或）心肌酶升高的非 ST 段抬高急性冠脉综合征（NSTE-ACS）成年患者，预防早期心肌梗死。最可能受益的患者是在急性心绞痛症状发作后的 3～4 天内具有较高心肌梗死风险的患者，包括可能进行早期经皮冠状动脉介入术（PCI）的患者。用于计划进行直接 PCI 的 ST 段抬高心肌梗死（STEMI）患者，以减少重大心血管事件的发生。本品应与普通肝素和阿司匹林一起使用。

【用法用量】　本品仅供静脉使用，需用无菌设备。本品可与肝素联用，从同一输液通路输入。建议用有刻度的输液器输入本品。必须注意避免长时间负荷输入。还应注意根据患者体重计算静脉注射剂量和滴注速度。临床研究中的患者除有禁忌证外，均服用了阿司匹林。

**1. 非 ST 段抬高急性冠脉综合征**　对于采用早期介入治疗策略且不准备在诊断后 4～48 小时内进行血管造影术的患者，首先给予本品 0.4μg/（kg·min）静脉滴注 30 分钟，继以 0.1μg/（kg·min）的速度持续静脉滴注（表 11-33）。本品应与普通肝素和口服抗血小板治疗药物一起给药，口服抗血小板药物包括但不限于阿司匹林，除非禁忌。

表 11-33　非 ST 段抬高急性冠脉综合征患者替罗非班剂量调整表（按体重）

| 患者体重（kg） | 大多数患者 | | 严重肾功能不全患者 | |
|---|---|---|---|---|
| | 30 分钟负荷滴注速度（ml/h） | 维持滴注速度（ml/h） | 30 分钟负荷滴注速度（ml/h） | 维持滴注速度（ml/h） |
| 30～37 | 16 | 4 | 8 | 2 |
| 38～45 | 20 | 5 | 10 | 3 |
| 46～54 | 24 | 6 | 12 | 3 |
| 55～62 | 28 | 7 | 14 | 4 |
| 63～70 | 32 | 8 | 16 | 4 |
| 71～79 | 36 | 9 | 18 | 5 |
| 80～87 | 40 | 10 | 20 | 5 |
| 88～95 | 44 | 11 | 22 | 6 |
| 96～104 | 48 | 12 | 24 | 6 |
| 105～112 | 52 | 13 | 26 | 7 |
| 113～120 | 56 | 14 | 28 | 7 |
| 121～128 | 60 | 15 | 30 | 8 |
| 129～137 | 64 | 16 | 32 | 8 |
| 138～145 | 68 | 17 | 34 | 9 |
| 146～153 | 72 | 18 | 36 | 9 |

**2. 经皮冠状动脉介入术（PCI）**　对于计划在诊断后 4 小时内进行 PCI 的 NSTE-ACS 患者或计划进行直接 PCI 的 STEMI 患者，应先给予本品 $25\mu g/kg$ 快速静脉注射，在 3 分钟内完成，继以 $0.15\mu g/（kg·min）$ 的速度维持静脉滴注 12～24 小时，最长可达 48 小时（表 11-34）。本品应与普通肝素和口服抗血小板治疗药物（包括但不限于阿司匹林，除非禁忌）合用。

表 11-34　经皮冠状动脉介入术患者替罗非班剂量调整表（按体重）

| 患者体重（kg） | 大多数患者 | | 严重肾功能不全患者 | |
|---|---|---|---|---|
| | 静脉注射（ml） | 维持滴注速度（ml/h） | 静脉注射（ml） | 维持滴注速度（ml/h） |
| 30～37 | 17 | 6 | 8 | 3 |
| 38～45 | 21 | 7 | 10 | 4 |
| 46～54 | 25 | 9 | 13 | 5 |
| 55～62 | 29 | 11 | 15 | 5 |
| 63～70 | 33 | 12 | 17 | 6 |
| 71～79 | 38 | 14 | 19 | 7 |
| 80～87 | 42 | 15 | 21 | 8 |
| 88～95 | 46 | 16 | 23 | 8 |
| 96～104 | 50 | 18 | 25 | 9 |
| 105～112 | 54 | 20 | 27 | 10 |
| 113～120 | 58 | 21 | 29 | 10 |

续表

| 患者体重（kg） | 大多数患者 | | 严重肾功能不全患者 | |
| --- | --- | --- | --- | --- |
| | 静脉注射（ml） | 维持滴注速度（ml/h） | 静脉注射（ml） | 维持滴注速度（ml/h） |
| 121～128 | 62 | 22 | 31 | 11 |
| 129～137 | 67 | 24 | 33 | 12 |
| 138～145 | 71 | 25 | 35 | 13 |
| 146～153 | 75 | 27 | 37 | 13 |

本品治疗开始和持续时间：对于采用早期介入治疗策略且不准备在诊断后 4～48 小时内进行血管造影术的 NSTE-ACS 患者，应在确定诊断后开始本品 0.4μg/（kg·min）负荷剂量给药方案，建议的维持输注持续时间应至少为 48 小时。冠状动脉血管造影术期间可继续输注本品和普通肝素，在血管成形术/经皮腔内斑块旋切术后应维持至少 12 小时，且不超过 24 小时。一旦患者临床表现稳定并且主治医生没有计划进行任何冠状动脉介入手术，应停止输注。整个治疗时间不超过 108 小时。如果 NSTE-ACS 患者在诊断后 4 小时内进行介入治疗，应在 PCI 开始时给予本品 25μg/kg 剂量静脉注射方案，输液应持续 12～24 小时，最长可达 48 小时。对计划进行直接 PCI 的急性心肌梗死患者，应在诊断后尽快开始 25μg/kg 剂量静脉注射方案。

**3. 合并治疗**（普通肝素、口服抗血小板药物治疗，包括阿司匹林）　采用普通肝素的治疗应以 50～60U/kg 静脉注射开始，然后以 1000U/h 剂量维持滴注。调整肝素剂量，以维持 APTT（活化部分凝血活酶时间）约为正常值的 2 倍。除非禁忌，否则在本品治疗开始之前，所有患者均应接受口服抗血小板药物，包括但不限于阿司匹林。应至少在本品滴注期间持续这种治疗。如果需要进行血管成形术，那么在血管成形术后应停用肝素；一旦凝血功能恢复正常，如当激活凝血时间（ACT）小于 180 秒时（通常在停用肝素后 2～6 小时），应撤去鞘管。

**4. 严重肾功能不全患者**　如表 11-33 和表 11-34 所特别指出的，对于严重肾功能不全的患者（肌酐清除率小于 30ml/min），本品的剂量应减少 50%。

【调配方法】　从一袋 250ml 的无菌 0.9% 氯化钠注射液或 5% 的葡萄糖注射液中抽出 50ml，然后在剩余 200ml 溶液中注入 50ml 本品（从一个 50ml 小瓶中抽取），得到的浓度为 50μg/ml，在使用前要充分混匀。

【配伍禁忌】　本品不能与地西泮在同一条静脉输液管路中使用。

【禁忌证】　本品禁用于对其任何成分过敏的患者，也禁用于那些以前使用本品出现血小板减少的患者。因为抑制血小板聚集可增加出血的危险，所以本品禁用于有下述情况的患者：①在 30 天内有卒中史或任何出血性卒中史。②已知的颅内疾病史（如肿瘤、动静脉畸形、动脉瘤）。③活动性或近期（在治疗之前 30 天内）有临床相关出血史（如胃肠道出血）。④恶性高血压。⑤在过去 6 周中有相关创伤或重大外科手术干预。⑥血小板减少症（血小板计数 $<100\times10^9$/L），血小板功能障碍。⑦凝血功能障碍（如凝血酶原时间 >1.3 倍正常值或 INR>1.5）。⑧重度肝衰竭。

# 第四节　中枢神经系统静脉用药处方审核要点

## 甲钴胺（mecobalamin）

【适应证】

（1）用于周围神经病。

（2）因缺乏维生素 $B_{12}$ 引起的巨幼红细胞贫血的治疗。

【用法用量】　静脉注射。

**1. 周围神经病**　通常成人 1 次 0.5mg，一日 1 次，一周 3 次，可按年龄、症状酌情增减。

**2. 巨幼红细胞贫血**　通常成人 1 次 0.5mg，一日 1 次，一周 3 次。给药约 2 个月后，作为维持治疗，每隔 1～3 个月可给予 1 次 0.5mg。

【成品输液的稳定性】　给药时见光易分解，开封后立即使用，同时应注意避光。

【禁忌证】　对本品成分过敏者禁用。

## 脑蛋白水解物（cerebroprotein hydrolysate）

【适应证】　用于颅脑外伤、脑血管病后遗症伴有记忆减退及注意力集中障碍的症状改善。

【用法用量】　静脉滴注：一般使用 10～30ml，一日 1 次，连续使用 10～14 天为 1 个疗程或遵医嘱。

【调配方法】　稀释于 250ml 0.9%氯化钠注射液中。

【给药速度】　使用过程中应严格按照说明书中规定的用法用量缓慢滴注，建议自用药起 10 分钟内滴注速度不超过 30 滴/分。

【配伍禁忌】　严禁混合配伍，谨慎联合用药。脑蛋白水解物不能与氨基酸注射液在同一瓶中输注，当同时应用氨基酸输液时，应注意可能出现氨基酸不平衡。

【禁忌证】　以下情况禁用：①对本品任一成分过敏者。②癫痫持续状态。③癫痫大发作，此时用药可能增加发作频率。④严重肾功能不良者。

## 甘油果糖（glycerol and fructose）

【适应证】　用于脑血管病、脑外伤、脑肿瘤、颅内炎症及其他原因引起的急慢性颅内压增高、脑水肿等症。

【用法用量】　静脉滴注：成人一般一次 250～500ml，一日 1～2 次。每 500ml 需滴注 2～3 小时，250ml 需滴注 1～1.5 小时。根据年龄、症状可适当增减用量。

【禁忌证】

（1）遗传性果糖不耐受症患者禁用。

（2）对本品任一成分过敏者禁用。

（3）高钠血症、无尿和严重脱水者禁用。

# 复方甘露醇（compound mannitol）

【适应证】

（1）组织脱水药。用于治疗各种原因引起的脑水肿，降低颅内压，防止脑疝。

（2）降低眼压。可有效降低眼压，应用于其他降眼压药无效时或眼内手术前准备。

（3）渗透性利尿药。用于鉴别肾前性利尿因素或急性肾衰竭引起的少尿，亦可应用于预防各种原因引起的急性肾小管坏死。

（4）作为辅助性利尿措施用于治疗肾病综合征、肝硬化腹水，尤其是当伴有低蛋白血症时。

（5）对某些药物超量或毒物中毒，如巴比妥类药物、锂、水杨酸盐和溴化物等，本品可促进上述物质的排泄，并防止肾毒性。

【用法用量】 静脉滴注：每次 100～250ml，每日 1～4 次。可根据病情酌情使用。

【给药速度】 滴注速度不宜过快，滴速为 5～10ml/min，以免出现局部坏死。

【禁忌证】

（1）已确诊为急性肾小管坏死的无尿患者。

（2）严重失水者。

（3）活动性颅内出血者（颅内手术除外）。

（4）急性肺水肿或严重脑充血。

（5）糖尿病患者。

（6）过敏体质者。

（7）肾病患者，肌酐值大于正常者。

# 甘露醇（mannitol）

【适应证】

（1）组织脱水药。用于治疗各种原因引起的脑水肿，降低颅内压，防止脑疝。

（2）降低眼压。可有效降低眼压，应用于其他降眼压药无效时或眼内手术前准备。

（3）渗透性利尿药。用于鉴别肾前性利尿因素或急性肾衰竭引起的少尿，亦可应用于预防各种原因引起的急性肾小管坏死。

（4）作为辅助性利尿措施用于治疗肾病综合征、肝硬化腹水，尤其是当伴有低蛋白血症时。

（5）对某些药物超量或毒物中毒，如巴比妥类药物、锂、水杨酸盐和溴化物等，本品可促进上述物质的排泄，并防止肾毒性。

（6）作为冲洗剂应用于经尿道内前列腺切除术。

（7）术前肠道准备。

【用法用量】

**1. 成人常用量**

（1）利尿：常用量为按体重 1.0～2.0g/kg，一般用 20%浓度的溶液 250ml 静脉滴注，调整剂量使尿量维持在每小时 30～50ml。

（2）治疗脑水肿、颅内高压和青光眼：按体重 0.25～2.0g/kg，配制为 15%～25%浓度于 30～60 分钟内静脉滴注。当患者衰弱时，剂量应减小至 0.5g/kg。严密随访肾功能。

（3）鉴别肾前性少尿和肾性少尿：按体重 0.2g/kg，将 20%浓度的本品溶液于 3～5 分钟内静脉滴注，如用药 2～3 小时以后每小时尿量仍低于 30～50ml，最多再试用一次，如仍无反应则应停药。已有心功能减退或心力衰竭者慎用或不宜使用。

（4）预防急性肾小管坏死：先给予 12.5～25.0g，10 分钟内静脉滴注，若无特殊情况，再给 50.0g，1 小时内静脉滴注，若尿量能维持在每小时 50ml 以上，则可继续应用 5%浓度的溶液静脉滴注；若无效则马上停药。

（5）治疗药物、毒物中毒：将 50.0g 本品以 20%浓度的溶液静脉滴注，调整剂量使尿量维持在每小时 100～500ml。

（6）肠道准备：术前 4～8 小时，用 10%浓度的本品溶液 1000ml 于 30 分钟内口服完毕。

**2. 小儿常用量**

（1）利尿：按体重 0.25～2.0g/kg 或按体表面积 60g/m²，将 15%～20%浓度的本品溶液在 2～6 小时内静脉滴注。

（2）治疗脑水肿、颅内高压和青光眼：按体重 1.0～2.0g/kg 或按体表面积 30～60g/m²，将 15%～20%浓度的本品溶液于 30～60 分钟内静脉滴注。患者衰弱时剂量减至 0.5g/kg。

（3）鉴别肾前性少尿和肾性少尿：按体重 0.2g/kg 或按体表面积 6g/m²，将 15%～20%浓度的本品溶液静脉滴注 3～5 分钟，如用药后 2～3 小时尿量无明显增多，可再用 1 次，如仍无反应，则不再使用。

（4）治疗药物、毒物中毒：按体重 2.0g/kg 或按体表面积 60g/m²，静脉滴注 5%～10%浓度的本品溶液。

【调配方法】　甘露醇遇冷易结晶，故应用前应仔细检查，如有结晶，可置于热水中或用力振荡待结晶完全溶解后再使用。当甘露醇浓度高于 15%时，应使用有过滤器的输液器。根据病情选择合适的浓度，避免不必要地使用高浓度和大剂量。

【禁忌证】

（1）已确诊为急性肾小管坏死的无尿患者，包括对试用甘露醇无反应者，因甘露醇积聚引起血容量增多，可加重心脏负担。

（2）严重失水者。

（3）颅内活动性出血，因扩容会加重出血，但颅内手术时除外。

（4）急性肺水肿或严重肺淤血。

### 乙酰谷酰胺（aceglutamide）

【适应证】　用于脑外伤性昏迷、神经外科手术引起的昏迷、肝性脑病及偏瘫、高位截瘫、小儿麻痹后遗症、神经性头痛和腰痛等。

【用法用量】　静脉滴注：一日 100～600mg。

【调配方法】　用 5%或 10%葡萄糖注射液 250ml 稀释后缓慢滴注。

【禁忌证】　对本品过敏者禁用。

### 肌氨肽苷（muscular amino acids and peptides and nucleosides）

【适应证】　由脑血管意外引起的瘫痪；周围神经疾患引起的肌肉萎缩。

【用法用量】　静脉滴注：1 次 7～17.5mg（以多肽计），一日 1 次，2 周为 1 个疗程。

【调配方法】　加入 500ml 注射液中。

【给药速度】　缓慢滴注（每分钟 2ml）。

【禁忌证】　对本品中任何成分过敏者禁用。

### 丁苯酞（butylphthalide）

【适应证】　用于急性缺血性脑卒中患者神经功能缺损的改善。

【用法用量】　本品应在发病后 48 小时内开始给药。静脉滴注：每日 2 次，每次 25mg，每次滴注时间不少于 50 分钟，两次用药时间间隔不少于 6 小时，疗程 14 天。

【配伍禁忌】　PVC（聚氯乙烯）输液器对丁苯酞有明显的吸附作用，故输注本品时仅允许使用 PE 或聚丙烯弹性体输液器。

【禁忌证】　对本品任何成分过敏者。

### 尤瑞克林（urinary kallidinogenase）

【适应证】　轻中度急性血栓性脑梗死。

【用法用量】　应在起病 48 小时内开始用药。每次 0.15 PNA 单位，静脉滴注时间不少于 50 分钟，可根据患者情况增加溶媒和（或）减慢滴速，每日 1 次，3 周为 1 个疗程。

【调配方法】　溶于 100ml 0.9%氯化钠注射液中。

【配伍禁忌】　本品与血管紧张素转化酶抑制剂类（如卡托普利、赖诺普利等）药物存在协同降压作用，应禁止联合使用。

【成品输液的稳定性】　使用时需注意，本品溶解后应立即使用。

【禁忌证】　脑出血及其他出血性疾病的急性期。

### 依达拉奉（edaravone）

【适应证】　用于改善急性脑梗死所致的神经症状、日常生活活动能力和功能障碍。

【用法用量】　静脉滴注：1 次 30mg，每日 2 次，30 分钟内滴完，14 天为 1 个疗程。尽可能在发病后 24 小时内开始给药。

【调配方法】　将本品加入适量 0.9%氯化钠注射液中稀释。

【配伍禁忌】

（1）不可和高能量输液、氨基酸制剂混合或由同一通道静脉滴注（混合后可致依达拉奉的浓度降低）。

（2）勿与抗癫痫药（地西泮、苯妥英钠等）混合（会产生浑浊）。

（3）勿与坎利酸钾混合（会产生浑浊）。

【禁忌证】

（1）重度肾衰竭患者（有致肾衰竭加重的可能）。

（2）既往对本品有过敏史的患者。

# 奥扎格雷（ozagrel）

【适应证】 用于治疗急性血栓性脑梗死和脑梗死所伴随的运动障碍。

【用法用量】 成人每次 80mg，每日 2 次，静脉滴注，2 周为 1 个疗程。

【调配方法】 溶于 500ml 0.9%氯化钠注射液或 5%葡萄糖注射液中。

【配伍禁忌】 本品避免与含钙输液（林格溶液等）混合使用，以免出现白色浑浊。

【禁忌证】

（1）对本品过敏者。

（2）脑出血或脑梗死合并出血者；大面积脑梗死伴深度昏迷患者。

（3）有严重心、肺、肝、肾功能不全者，如严重心律不齐、心肌梗死者。

（4）有血液病或有出血倾向者。

（5）严重高血压，收缩压超过 26.6kPa（即 200mmHg）者。

# 长春西汀（vinpocetine）

【适应证】 改善脑梗死后遗症、脑出血后遗症、脑动脉硬化症等诱发的各种症状。

【用法用量】 静脉滴注：开始剂量每天 20mg，以后根据病情可增至每天 30mg，缓慢滴注。静脉滴注治疗后推荐每日口服长春西汀片，以继续治疗。肝、肾疾病患者不必进行剂量调整。

【调配方法】 可将本品 20～30mg 加入 0.9%氯化钠注射液或 5%葡萄糖注射液 500ml 内。

【给药速度】 滴注速度不能超过 80 滴/分。

【配伍禁忌】

（1）不可用含氨基酸的输液稀释。

（2）该注射液与肝素不相容，故建议两者不要在同一注射器中混合，但可以同时进行抗凝治疗。

【成品输液的稳定性】 配制好的输液须在 3 小时内使用。

【禁忌证】

（1）已知对本品中任何成分过敏者禁用。

（2）颅内出血急性期，颅内出血后尚未完全止血者禁用。

（3）严重心脏缺血性疾病者、严重心律失常者禁用。

（4）儿童（尚无足够的用药经验）、孕妇及哺乳期妇女忌用。

# 吡拉西坦（piracetam）

【适应证】 适用于因急慢性脑血管病、脑外伤、各种中毒性脑病等多种原因所致的记忆减退及轻中度脑功能障碍。也用于儿童智能发育迟缓。

【用法用量】

**1. 静脉滴注** 每次 4～8g，一日 1 次。用 5%或 10%葡萄糖注射液或 0.9%氯化钠注射液稀释至 250ml 后使用。

**2. 静脉注射** 每次 4~6g，一日 2 次。

【禁忌证】

（1）锥体外系疾病、亨廷顿舞蹈症患者禁用。

（2）孕妇禁用。

（3）新生儿禁用。

## 奥拉西坦（oxiracetam）

【适应证】 用于脑损伤及其引起的神经功能缺失、记忆与智能障碍等症的治疗。

【用法用量】 静脉滴注：每次 4~6g，每日 1 次，可酌情增减用量。用药疗程为 2~3 周。

【调配方法】 用时将本品加入到 100~250ml 的 5%葡萄糖注射液或 0.9%氯化钠注射液中，摇匀。

【禁忌证】 对本品过敏者、严重肾功能损害者禁用。

## 胞磷胆碱（citicoline）

【适应证】 用于急性颅脑外伤和脑手术后意识障碍。

【用法用量】

**1. 静脉滴注** 一日 0.25~0.5g，用 5%或 10%葡萄糖注射液稀释后静脉滴注，5~10 日为 1 个疗程。

**2. 静脉注射** 每次 0.1~0.2g。

【给药速度】 静脉注射时应尽量放慢给药速度。

【配伍禁忌】 本品用于震颤麻痹患者时，不宜与左旋多巴合用，否则可引起肌僵直恶化。

【禁忌证】 对本品过敏者禁用。

## 丙戊酸钠（sodium valproate）

【适应证】 本品用于治疗癫痫，在成人和儿童中，当暂时不能服用口服剂型时，用于替代口服剂型。

【用法用量】

**1. 用于临时替代时**（如等待手术时） 本品静脉注射剂溶于 0.9%氯化钠注射液。按照之前接受的治疗剂量（通常平均剂量每日 20~30mg/kg），末次口服给药 4~6 小时后静脉给药。或持续静脉滴注超过 24 小时；或每日分 4 次静脉滴注，每次时间需约 1 个小时。

**2. 需要快速达到有效血药浓度并维持时** 以 15mg/kg 剂量缓慢静脉注射，超过 5 分钟；然后以每小时 1mg/kg 的速度静脉滴注，使血浆丙戊酸钠浓度达到 75mg/L，并根据临床情况调整静脉滴速。一旦停止静脉滴注，需要立刻口服给药，以补充有效成分，口服剂量可以用以前的剂量或调整后的剂量，或遵医嘱。

【配伍禁忌】 由于本品可转化为丙戊酸，因此不得和其他具有相同转化产物的药物合用，以防止丙戊酸过量（如丙戊酸盐、丙戊酰胺等）致局部组织坏死的危险。

【禁忌证】

（1）急性肝炎。

（2）慢性肝炎。

（3）有严重肝炎病史或家族史，特别是与用药相关的。

（4）对丙戊酸钠、双丙戊酸钠、丙戊酰胺过敏者。

（5）急性间歇性卟啉病。

（6）禁止合用甲氟喹、贯叶连翘提取物。

（7）已知患有因编码线粒体酶聚合酶 γ（POLG）的核基因突变引起的线粒体疾病，如 Alpers-Huttenlocher 综合征，以及疑诊 POLG 相关疾病的 2 岁以下儿童。

（8）尿素循环障碍疾病患者。

## 七叶皂苷（aescinate）

【适应证】　脑水肿、创伤或手术所致肿胀，也用于静脉回流障碍性疾病。

【用法用量】　静脉注射或静脉滴注：成人按体重一日 0.1～0.4mg/kg 或取本品 5～10mg 静脉滴注；也可取本品 5～10mg 静脉注射。重症患者可多次给药，但一日总量不得超过 20mg。疗程 7～10 天。

【调配方法】　溶于 10% 葡萄糖注射液或 0.9% 氯化钠注射液 250ml 中静脉滴注；也可溶于 10% 葡萄糖注射液或 0.9% 氯化钠注射液 10～20ml 中静脉注射。

【禁忌证】

（1）肾损伤、肾衰竭、肾功能不全患者禁用。

（2）孕妇禁用。

（3）对本品成分过敏者禁用。

## 尼莫地平（nimodipine）

【适应证】

（1）预防和治疗蛛网膜下腔出血引起的脑血管痉挛。

（2）缺血性脑血管病（脑血栓形成、脑栓塞、短暂性脑缺血发作）。

【用法用量】　治疗开始的 2 小时，可按照每小时 1mg 尼莫地平给药[相当于每小时 5ml 尼莫地平注射液，剂量约为 $15\mu g/(kg\cdot h)$]，如果耐受性良好，尤其是血压无大幅度下降时，2 小时后剂量可增至每小时 2mg[相当于每小时 10ml 尼莫地平注射液，剂量约为 $30\mu g/(kg\cdot h)$]。体重明显低于 70kg 或血压不稳的患者，剂量宜从每小时 0.5mg 尼莫地平起始给药（相当于每小时 2.5ml 尼莫地平注射液）。对于发生不良反应的患者，有必要减小剂量或中断治疗。严重肝功能不全，尤其是肝硬化患者，由于首过效应的降低和代谢清除率的下降，导致尼莫地平的生物利用度升高，疗效和不良反应明显，尤其是血压下降更明显。在这种情况下可根据血压情况适当减量，如有必要，也应考虑中断治疗。为避免出现容量超负荷或存在容量超负荷禁忌时，可经中心静脉插管给药，不伴随使用其他输注溶液。尼莫地平注射液经中心静脉插管用输液泵持续静脉滴注。输液管通过三通阀相互连接。麻醉、外科手术、血管造影术中应连续给予尼莫地平注射液。

**1. 治疗期预防性用药** 静脉治疗应在出血后 4 天内开始，并在血管痉挛最大危险期连续给药，如持续到蛛网膜下腔出血后的 10～14 天。如果在预防性应用尼莫地平注射液期间，出血原因可经外科手术治疗，术后应继续静脉滴注本品至少持续 5 天。静脉治疗结束后，建议继续口服尼莫地平片剂约 7 天，每隔 4 小时服用 1 次（1 次 60mg，每天 6 次）。

**2. 治疗性用药** 如果蛛网膜下腔出血后已经出现血管痉挛引起的缺血性神经损伤，治疗应尽早开始，并应持续给药至少 5 天，最长 14 天。之后建议口服尼莫地平片 7 天，每隔 4 小时服用 1 次（1 次 60mg，每天 6 次）。如果在治疗性使用本品注射液期间，出血原因经外科手术治疗，术后应继续静脉滴注本品至少持续 5 天。

**3. 脑池滴注** 将新配制的尼莫地平稀释液（1ml 尼莫地平注射液加 19ml 林格液）加温至与血液温度相同后于术中脑池滴注，尼莫地平稀释液配制后必须马上使用。

【调配方法】 适合配伍的输注溶液包括 5%葡萄糖、0.9%氯化钠注射液、乳酸钠林格液、含镁乳酸钠林格液、右旋糖酐 40 溶液、6%的聚氧-2-羟乙基淀粉、5%人血白蛋白或血液。试验数据表明甘露醇可在长达 24 小时内与尼莫地平同时滴注。尼莫地平注射液与配伍注射液的比例应为 1：4。

【配伍禁忌】 因为尼莫地平的活性成分可被聚氯乙烯吸收，所以输注尼莫地平时仅允许使用聚乙烯输注管，严禁将尼莫地平注射液加入其他输液瓶或输液袋中，严禁与其他药物混合。

【成品输液的稳定性】 尼莫地平注射液的活性成分有轻微的光敏感性。应避免在太阳光直射下使用。如果在散射性日光或人工光源下使用本品输液，10 小时内不必采取任何特殊的保护措施。如果输液过程中不可避免过长时间暴露于光照下，应采取适当的保护措施（如使用带有遮光材料套的输注泵和输注管、使用有色输注管）。

【禁忌证】 已知对本品或本品中任何成分过敏者禁用。

## 阿加曲班（argatroban）

【适应证】

（1）用于发病 48 小时内的缺血性脑梗死急性期患者神经症状（运动麻痹）、日常活动（步行、起立、坐位保持、饮食）的改善。

（2）用于对慢性动脉闭塞症（血栓闭塞性脉管炎、闭塞性动脉硬化症）患者的四肢溃疡、静息痛及冷感等的改善。

【用法用量】 静脉滴注。

（1）用于发病 48 小时内的缺血性脑梗死急性期患者的神经症状（运动麻痹）、日常活动（步行、起立、坐位保持、饮食）的改善。成人使用时，通常情况下在开始 2 日内，1 日 60mg，以适当量的输液稀释，经 24 小时持续静脉滴注。之后的 5 日中，1 日 20mg，以适当量的输液稀释，每日早晚各 1 次，每次 10mg，1 次静脉滴注 3 小时。可根据年龄、症状适当增减。请在医生指导下进行。

（2）用于对慢性动脉闭塞症（血栓闭塞性脉管炎，闭塞性动脉硬化症）患者的四肢溃疡、静息痛及冷感等的改善。成人常用量 1 次 10mg，1 日 20mg，每次用输液稀释后，静脉滴注 2～3 小时。可依年龄、症状酌情增减药量。请在医生指导下进行。注：慢性动脉闭塞症患者使用时，因用药疗程超过 4 周的经验不足，故本品的用药疗程应在 4 周以内。

**【禁忌证】**

（1）出血患者。颅内出血、出血性脑梗死、血小板减少性紫癜、由血管障碍导致的出血现象，血友病及其他凝血功能障碍、月经期间、手术时、消化道出血、尿道出血、咯血、流产、早产及分娩后等伴生殖器出血的孕产妇等（本品用于出血性患者时，有难以止血的危险）。

（2）脑栓塞或有脑栓塞症状的患者（有引起出血性脑梗死的风险）。

（3）伴有严重意识障碍的心源性脑梗死患者（用于心源性脑梗死患者时，有引起出血性脑梗死的危险）。

（4）对本品成分有过敏既往史的患者。

## 巴曲酶（batroxobin）

**【适应证】**

（1）急性脑梗死。

（2）改善各种闭塞性血管病（如血栓闭塞性脉管炎、深部静脉炎、肺栓塞等）引起的缺血性症状。

（3）改善末梢及微循环障碍（如突发性耳聋、振动病）。

**【用法用量】**　成人第一次剂量通常为 10BU，维持量可视患者情况酌情给予，一般为 5BU，隔日一次，药液使用前用 100ml 以上的 0.9%氯化钠注射液稀释，静脉滴注 1 小时以上。

下列情况首次使用量应为 20BU，以后维持量可减为 5BU：①给药前血纤维蛋白原浓度达 400mg/dl 以上时。②突发性耳聋的重症患者。

急性脑梗死患者，首次剂量为 10BU，分 2 次，各为 5BU，隔日 1 次，共 3 次。使用前用 250ml 0.9%氯化钠注射液稀释，静脉滴注 1 小时以上。此后，应用其他治疗脑梗死的药物继续治疗。通常疗程为 1 周，必要时可增至 3 周；慢性治疗可增至 6 周，但在延长期间内，每次用量减至 5BU，隔日滴注。

**【禁忌证】**

（1）有出血患者（凝血功能障碍性疾病、血管障碍所致出血倾向，活动性消化性溃疡，疑有颅内出血者等）。

（2）新近手术患者。

（3）有出血可能的患者（内脏肿瘤、消化道憩室炎、亚急性细菌性心内膜炎、重症高血压、重症糖尿病患者等）。

（4）正在使用具有抗凝作用及抑制血小板功能药物（如阿司匹林）者和正在使用抗纤溶性制剂者。

（5）用药前血纤维蛋白原浓度低于 100mg/dl 者。

（6）重度肝或肾功能障碍者，乳头肌断裂、心室间隔穿孔、心源性休克、多脏器功能衰竭症者。

（7）对本制剂有过敏史者。

## 第五节　消化系统静脉用药处方审核要点

### 西咪替丁（cimetidine）

【适应证】　消化性溃疡。

【用法用量】

**1. 静脉滴注**　每次 0.2～0.6g。

**2. 静脉注射**　每次 0.2g。

【调配方法】

**1. 静脉滴注**　用 5%葡萄糖注射液或 0.9%氯化钠注射液或葡萄糖氯化钠注射液 250～500ml 稀释。

**2. 静脉注射**　用 5%葡萄糖注射液或 0.9%氯化钠注射液或葡萄糖氯化钠注射液 20ml 稀释后缓慢静脉注射。

【给药速度】

**1. 静脉滴注**　每小时 1～4mg/kg。

**2. 静脉注射**　2～3 分钟，每 6 小时 1 次。

【禁忌证】

（1）孕妇及哺乳期妇女禁用。

（2）对本品过敏者禁用。

### 法莫替丁（famotidine）

【适应证】

（1）消化性溃疡出血。

（2）应激状态时并发的急性胃黏膜损害，非甾体抗炎药引起的消化道出血。

【用法用量】

**1. 成人**　静脉注射，一次 20mg，每日 2 次，用 0.9%氯化钠注射液或葡萄糖注射液 20ml 溶解，缓慢静脉注射或与输液混合进行静脉滴注。

**2. 儿童**　剂量一般为一次 0.4mg/kg，每日 2 次，用法同上。

【禁忌证】

（1）对本品过敏者。

（2）与同类药有交叉过敏现象，对 $H_2$ 受体拮抗剂过敏者禁用。

（3）严重肾功能不全者及孕妇、哺乳期妇女禁用。

### 雷尼替丁（ranitidine）

【适应证】

（1）消化性溃疡出血、弥漫性胃黏膜病变出血、吻合口溃疡出血、胃手术后预防再出血等。

（2）应激状态时并发的急性胃黏膜损害和阿司匹林引起的急性胃黏膜损伤；亦常用于预防重症疾病（如脑出血、严重创伤等）应激状态下应激性溃疡大出血的发生。

（3）用于全身麻醉或大手术后，以及衰弱昏迷患者，防止胃酸反流合并吸入性肺炎。

【用法用量】

**1. 成人**

（1）上消化道出血：每次 50mg，稀释后缓慢静脉滴注（1～2 小时），或缓慢静脉注射（超过 10 分钟），以上方法可每日 2 次或每 6～8 小时给药 1 次。

（2）术前给药：全身麻醉或大手术前 60～90 分钟缓慢静脉注射 50～100mg，或用 5% 葡萄糖注射液 200ml 稀释后缓慢静脉滴注 1～2 小时。

**2. 儿童**

（1）静脉注射：每次 1～2mg/kg，每 8～12 小时 1 次。

（2）静脉滴注：每次 2～4mg/kg，24 小时连续滴注。

【禁忌证】

（1）对本品及其中任何成分过敏者禁用。

（2）8 岁以下儿童禁用。

## 奥美拉唑（omeprazole）

【适应证】

（1）消化性溃疡出血、吻合口溃疡出血。

（2）应激状态时并发的急性胃黏膜损害，非甾体抗炎药引起的急性胃黏膜损伤。

（3）预防重症疾病（如脑出血、严重创伤等）应激状态及胃手术后引起的上消化道出血等。

（4）作为当口服疗法不适用时下列病症的替代疗法：十二指肠溃疡、胃溃疡、反流性食管炎及胃泌素瘤。

【用法用量】 静脉滴注：一次 40mg，每日 1～2 次。胃泌素瘤患者每日剂量可能要求更高，剂量应个体化，推荐静脉滴注 60mg 作为起始剂量，每日 1 次，当每日剂量超过 60mg 时分 2 次给予。

【调配方法】 将本品 40mg 完全溶于 100ml 0.9%氯化钠注射液或 100ml 5%葡萄糖注射液中。禁止用其他溶剂或药物溶解和稀释。

【给药速度】 应在 20～30 分钟或更长时间内静脉滴注。

【配伍禁忌】 配制的溶液不应与其他药物混合或在同一输液装置中合用。

【成品输液的稳定性】 本品溶于 5%葡萄糖注射液后应在 6 小时内使用，而溶于 0.9% 氯化钠注射液后可在 12 小时内使用。配制后即可立刻开始静脉滴注。

【禁忌证】

（1）已知对奥美拉唑过敏者禁用。

（2）与其他质子泵抑制剂一样，本品不应与阿扎那韦合用。

（3）禁止联合使用奥美拉唑和奈非那韦。

## 泮托拉唑（pantoprazole）

【适应证】

（1）十二指肠溃疡。

（2）胃溃疡。

（3）中重度反流性食管炎。

（4）十二指肠溃疡、胃溃疡、急性胃黏膜病变、复合性胃溃疡等引起的急性上消化道出血。

【用法用量】 本品仅短期（一般不超过 7～10 天）用于不宜口服药物的患者。一旦患者可以口服药物，则不可继续使用注射用泮托拉唑钠。

**1. 十二指肠溃疡、胃溃疡、急性胃黏膜病变、复合性胃溃疡等引起的急性上消化道出血** 一次 40～80mg，每日 1～2 次。临用前将 10ml 0.9%氯化钠注射液注入冻干粉小瓶内，将溶解后的药液加入 0.9%氯化钠注射液 100～250ml 中稀释后静脉滴注，15～60 分钟内滴完。

**2. 十二指肠溃疡、胃溃疡及中重度反流性食管炎** 一次 40mg，每日 1 次。临用前将 10ml 0.9%氯化钠注射液注入冻干粉小瓶内，此液可直接输注，时间须超过 2 分钟；也可将溶解后的药液加入 100ml 0.9%氯化钠注射液或 5%葡萄糖注射液中稀释后静脉滴注，静脉滴注时间不应少于 15 分钟。

【配伍禁忌】 禁止用其他溶剂或其他药物溶解和稀释。

【成品输液的稳定性】 配制液需在 12 小时内使用。

【禁忌证】 禁用于对本品成分过敏或对取代苯并咪唑过敏的患者。

## 雷贝拉唑（rabeprazole）

【适应证】 用于口服疗法不适用的胃、十二指肠溃疡出血。

【用法用量】 静脉滴注：每次 20mg，每日 1～2 次，疗程不超过 5 天。一旦患者可以口服给药，应改为雷贝拉唑钠口服剂型给药。

【调配方法】 临用前以 0.9%氯化钠注射液 5ml 溶解，将溶解后的药液加入 0.9%氯化钠注射液 100ml 中，稀释后供静脉滴注。

【给药速度】 静脉滴注时要求在 15～30 分钟内完成。

【配伍禁忌】 本品避免与 0.9%氯化钠注射液以外的液体和其他药物混合静脉滴注。

【成品输液的稳定性】 本品溶解和稀释后应在 2 小时内使用。

【禁忌证】 已知对雷贝拉唑钠、苯并咪唑类或处方中任何一种成分过敏者禁用。

## 艾司奥美拉唑（esomeprazole）

【适应证】

（1）作为口服疗法不适用时胃食管反流病的替代疗法。

（2）用于口服疗法不适用的急性胃和十二指肠溃疡出血的低危患者（胃镜下 Forrest 分级Ⅱc～Ⅲ级）。

（3）用于降低成人胃和十二指肠溃疡出血内镜治疗后 72 小时内的再出血风险。

**【用法用量】**

（1）对于不能口服用药的胃食管反流病患者，推荐每日 1 次静脉注射或静脉滴注本品 20～40mg。反流性食管炎患者应使用 40mg，每日 1 次；对于反流疾病的症状治疗，应使用 20mg，每日 1 次。本品通常应短期用药（不超过 7 天），一旦可能，就应转为口服治疗。

（2）对于不能口服用药的 Forrest 分级 Ⅱc～Ⅲ级的急性胃和十二指肠溃疡出血患者，推荐静脉滴注本品 40mg，每 12 小时 1 次，用药 5 天。

（3）用于降低成人胃和十二指肠溃疡出血内镜治疗后 72 小时内再出血风险时。

1）经内镜治疗胃和十二指肠溃疡急性出血后，应给予患者 80mg 艾司奥美拉唑静脉注射，持续时间 30 分钟，然后持续静脉滴注（8mg/h）71.5 小时。

2）静脉治疗期结束后应进行口服抑酸治疗。

3）胃和十二指肠溃疡出血患者伴有肝功能损害时需要调整剂量：伴有轻度至中度肝损害（Child-Pugh 分级为 A 级和 B 级），最大持续滴注速度不超过 6mg/h；伴有重度肝损害患者（Child-Pugh 分级为 C 级），最大持续滴注速度不超过 4mg/h。

**【调配方法】**

**1. 静脉注射用 20mg、40mg 剂量**　注射液的制备是将 2.5ml、5ml 的 0.9%氯化钠注射液加至本品 20mg、40mg 小瓶中，作为配制溶液（8mg/ml）。配制溶液静脉注射时间应至少在 3 分钟以上。

**2. 静脉滴注用 20mg、40mg 剂量**　将上述 20mg、40mg 剂量的配制溶液分别稀释至 50ml、100ml 的 0.9%氯化钠注射液中。静脉滴注时间应在 10～30 分钟。

**3. 降低成人胃和十二指肠溃疡病出血内镜治疗后 72 小时内再出血风险**

（1）80mg 剂量：将两份 40mg 剂量的配制溶液（浓度为 8mg/ml）稀释在 100ml 0.9%氯化钠注射液中，静脉注射给药 30 分钟。

（2）8mg/h 剂量：将上述经 0.9%氯化钠注射液稀释好的溶液，按 8mg/h 持续静脉给药 71.5 小时。

**【配伍禁忌】**　配制溶液的降解对 pH 的依赖性很强，所以药品必须按照使用指导应用。本品只能溶于 0.9%氯化钠注射液中供静脉使用。配制的溶液不应与其他药物混合或在同一输液装置中合用。

**【成品输液的稳定性】**　配制后的静脉注射用或静脉滴注用液体均是无色至极微黄色的澄清溶液，应在 12 小时内使用，保存在 30℃以下。从微生物学的角度考虑，最好马上使用。

**【禁忌证】**

（1）已知对艾司奥美拉唑、其他苯并咪唑类化合物或本品的任何其他成分过敏者禁用。

（2）本品禁止与奈非那韦联合使用；不推荐与阿扎那韦、沙奎那韦联合使用。

### 兰索拉唑（lansoprazole）

**【适应证】**　用于口服疗法不适用的伴有出血的胃、十二指肠溃疡，急性应激溃疡，急性胃黏膜损伤。

**【用法用量】**　本品仅用于静脉滴注：通常成年人一次 30mg，一日 2 次，疗程不超过

7 天。一旦患者可以口服药物，应改换为兰索拉唑口服剂型。使用时注意：本品静脉滴注使用时应配有孔径为 1.2μm 的过滤器，以便去除输液过程中可能产生的沉淀物。这些沉淀物有可能引起小血管栓塞而产生严重后果。

**【调配方法】** 临用前用 100ml 0.9%氯化钠注射液或 5%葡萄糖注射液溶解。

**【给药速度】** 推荐静脉滴注时间不少于 30 分钟。

**【配伍禁忌】** 避免与 0.9%氯化钠注射液或 5%葡萄糖注射液以外的液体和其他药物混合静脉滴注。

**【成品输液的稳定性】** 溶解后应尽快使用，勿保存。

**【禁忌证】**

（1）对兰索拉唑及处方中任一成分过敏的患者禁止使用本品。

（2）正在使用硫酸阿扎那韦、盐酸利匹韦林的患者禁止使用本品。

# 生长抑素（somatostatin）

**【适应证】**

（1）严重急性食管静脉曲张出血。

（2）严重急性胃和十二指肠溃疡出血，并发急性糜烂性胃炎或出血性胃炎。

（3）胰腺外科手术后并发症的预防和治疗。

（4）胰瘘、胆瘘和肠瘘的辅助治疗。

（5）糖尿病酮症酸中毒的辅助治疗。

**【用法用量】** 静脉给药（静脉注射或静脉滴注）。

**1. 严重急性上消化道出血包括食管静脉曲张出血的治疗** 首先缓慢静脉注射 0.25mg（用 1ml 0.9%氯化钠注射液配制）作为负荷量，而后马上以每小时 0.25mg 的速度持续静脉滴注给药。当两次输液给药间隔大于 3~5 分钟时，应重新静脉注射本品 0.25mg，以确保给药的连续性。当出血停止后（一般在 12~24 小时内），继续用药 48~72 小时，以防再次出血。通常的治疗时间是 120 小时。

**2. 胰瘘、胆瘘和肠瘘的辅助治疗** 以每小时 0.25mg 的速度连续静脉滴注，直到瘘管闭合（2~20 天），这种治疗可以用作全胃肠外营养的辅助措施。当瘘管闭合后，应继续用药 1~3 天，而后逐渐停药，以防反跳作用。

**3. 胰腺外科手术后并发症的治疗** 在手术开始时，以每小时 0.25mg 的速度静脉滴注，术后持续静脉滴注 5 天。

**4. 糖尿病酮症酸中毒的辅助治疗** 以每小时 0.1~0.5mg 的速度静脉滴注，作为胰岛素治疗的辅助措施，在 4 小时内可以使血糖恢复正常，在 3 小时之内可缓解酮症酸中毒。

**【调配方法】** 临使用前，冻干剂须用 0.9%氯化钠注射液溶解。

**【给药速度】**

（1）通过慢速冲击静脉注射（3~5 分钟）0.25mg 或以每小时 0.25mg 的速度连续滴注给药（一般每小时每千克体重用药量为 0.0035mg）。

（2）对于连续静脉滴注给药，须用本品 3mg 配备够使用 12 小时的药液（溶剂可为 0.9%氯化钠注射液或 5%葡萄糖注射液），输液量调节为每小时 0.25mg。

【禁忌证】

（1）已证实对本品过敏的患者不得使用本品。

（2）孕妇不得使用本品，除非无其他安全替代措施。

## 异甘草酸镁（magnesium isoglycyrrhizinate）

【适应证】 本品适用于慢性病毒性肝炎和急性药物性肝损伤。可改善肝功能异常。

【用法用量】

**1. 慢性病毒性肝炎** 一日 1 次，一次 0.1～0.2g，4 周为 1 个疗程或遵医嘱。

**2. 急性药物性肝损伤** 一日 1 次，一次 0.2g，2 周为 1 个疗程或遵医嘱。

【调配方法】 以 10%葡萄糖注射液或 5%葡萄糖注射液或 0.9%氯化钠注射液 250ml 或 100ml 稀释后静脉滴注。

【禁忌证】 严重低钾血症、高钠血症、心力衰竭、肾衰竭和未能控制的重度高血压患者禁用。

## 多烯磷脂酰胆碱（polyene phosphatidylcholine）

【适应证】 各种类型的肝病，如肝炎、慢性肝炎、肝坏死、肝硬化、肝性脑病（包括前驱肝性脑病）。脂肪肝（也见于糖尿病患者）。胆汁阻塞。中毒。预防胆结石复发。手术前后的治疗，尤其是肝胆手术。妊娠中毒，包括呕吐。银屑病。神经性皮炎。放射综合征。

【用法用量】

**1. 静脉注射** 成人和青少年一般每日缓慢静脉注射 5～10ml，严重病例每日静脉注射 10～20ml。一次可同时注射 10ml 的量。不可与其他任何注射液混合注射。

**2. 静脉滴注** 严重病例每天输注 10～20ml。如需要，每天剂量可增加至 30～40ml。

【调配方法】 若要配制静脉输液，只可用不含电解质的葡萄糖注射液稀释，如 5%葡萄糖注射液、10%葡萄糖注射液、5%木糖醇注射液。严禁用电解质溶液（0.9%氯化钠注射液、林格液等）稀释。

【给药速度】 缓慢静脉注射。

【配伍禁忌】 本品与注射用还原型谷胱甘肽、复方氨基酸注射液、维生素 $K_1$ 注射剂、左氧氟沙星注射剂、注射用丁二磺酸腺苷蛋氨酸等药品存在配伍禁忌，联合用药时应分别滴注，且需冲管或换管，冲管应使用 5%葡萄糖注射液或 10%葡萄糖注射液、5%木糖醇注射液等非电解质溶液。

【禁忌证】

（1）3 岁以下儿童禁用。

（2）对本品成分及辅料过敏者禁用。

（3）本品含有苯甲醇，禁止用于儿童肌内注射。

## 腺苷蛋氨酸（ademetionine）

【适应证】

（1）适用于肝硬化前和肝硬化所致肝内胆汁淤积。

（2）适用于妊娠期肝内胆汁淤积。

**【用法用量】**

**1. 初始治疗** 使用注射用丁二磺酸腺苷蛋氨酸，静脉注射每天 500～1000mg，共 2 周。

**2. 维持治疗** 使用丁二磺酸腺苷蛋氨酸肠溶片，每天 1000～2000mg，口服。

**【调配方法】** 注射用冻干粉针须在临用前用所附溶剂溶解。用于静脉注射给药的适当剂量腺苷蛋氨酸必须溶于 250ml 0.9%氯化钠注射液或 5%葡萄糖注射液中稀释。

**【给药速度】** 静脉注射必须非常缓慢。静脉滴注时于 1～2 小时内缓慢输注。

**【配伍禁忌】** 本品不应与碱性溶液或含钙溶液混合。

**【禁忌证】**

（1）对本品过敏者。

（2）腺苷蛋氨酸禁用于有影响蛋氨酸循环和（或）有引起高胱氨酸尿和（或）高同型半胱氨酸血症的遗传缺陷的患者（如胱硫醚 β-合酶缺陷，维生素 $B_{12}$ 代谢缺陷）。

## 还原型谷胱甘肽（reduced glutathione）

**【适应证】** 用于酒精及某些药物（化疗药、抗肿瘤药、抗结核药、抗抑郁药、对乙酰氨基酚）导致的中毒的辅助治疗。用于酒精、病毒、药物及其他化学物质导致的肝损伤的辅助治疗。用于电离射线所致治疗性损伤的辅助治疗。用于各种低氧血症的辅助治疗。

**【用法用量】**

（1）可作为化疗（顺铂、环磷酰胺、阿奇霉素、柔红霉素、博来霉素）的辅助用药，可以减轻化疗造成的损伤而不影响疗效，从而增加化疗的剂量。首剂给药 1.5g/m² 本品溶解于 100ml 0.9%氯化钠注射液或 5%葡萄糖注射液中，于 15 分钟内静脉滴注，第 2～5 天每天肌内注射本品 600mg。使用环磷酰胺时，为预防泌尿系统损害，建议在环磷酰胺注射完后马上静脉注射本品，于 15 分钟内注射完毕；用顺铂化疗时，建议本品的用量不宜超过 35mg/mg 顺铂，以免影响化疗效果。或遵医嘱。

（2）可用于酒精、病毒、药物及其他化学物质导致的肝损伤的辅助治疗。

1）病毒性肝炎：1.2g，一日 1 次，静脉注射，30 天。

2）重症肝炎：1.2～2.4g，一日 1 次，静脉注射，30 天。

3）活动性肝硬化：1.2g，一日 1 次，静脉注射，30 天。

4）脂肪肝：1.8g，一日 1 次，静脉注射，30 天。

5）酒精性肝炎：1.8g，一日 1 次，静脉注射，14～30 天。

6）药物性肝炎：1.2～1.8g，一日 1 次，静脉注射，14～30 天。

（3）作为放疗辅助用药时，照射后给药，剂量 1.5g/m²，或遵医嘱。

（4）其他疾病，如低氧血症，可将 1.5g/m² 本品溶解于 100ml 0.9%氯化钠注射液中静脉滴注，病情好转后每天肌内注射 300～600mg 维持。

**【调配方法】** 静脉注射给药，药物能够被溶解液溶解然后缓慢注射；静脉滴注给药至少需要 20ml 溶解液。

**【配伍禁忌】** 本品不得与维生素 $B_{12}$、维生素 $K_3$（亚硫酸氢钠甲萘醌）、泛酸钙、乳清酸、抗组胺制剂、磺胺药及四环素等混合使用。

【禁忌证】 对本品有过敏反应者禁用。

## 加贝酯（gabexate）

【适应证】 用于急性轻型（水肿型）胰腺炎的治疗，也可用于急性出血坏死型胰腺炎的辅助治疗。

【用法用量】 本品仅供静脉滴注用，每次 100mg，治疗开始的第 1～3 天每日用量 300mg，症状减轻后改为 100mg/d，疗程 6～10 天。

【调配方法】 将 5ml 注射用水注入本品冻干粉针瓶内，待溶解后即移注于 5%葡萄糖注射液或林格液 500ml 中，供静脉滴注用。

【给药速度】 滴注速度不宜过快，应控制在 1mg/（kg·h）以内，不宜超过 2.5mg/（kg·h）。

【成品输液的稳定性】 药液应新鲜配制，随配随用。

【禁忌证】 对本品有过敏史者禁用，妊娠妇女及儿童禁用。

## 乌司他丁（ulinastatin）

【适应证】 用于急性胰腺炎、慢性复发性胰腺炎的急性恶化期，作为急性循环衰竭的抢救辅助用药。

【用法用量】

**1. 急性胰腺炎、慢性复发性胰腺炎** 初期每次 100 000 单位，每次静脉滴注 1～2 小时，每日 1～3 次，以后随症状消退而减量。

**2. 急性循环衰竭** 每次 100 000 单位，每次静脉滴注 1～2 小时，每日 1～3 次，或每次 100 000 单位，每日缓慢静脉注射 1～3 次。并可根据年龄、症状适当增减。

【调配方法】

**1. 静脉滴注** 溶于 500ml 5%葡萄糖注射液或 0.9%氯化钠注射液中使用。

**2. 静脉注射** 溶于 5～10ml 的 0.9%氯化钠注射液中使用。

【配伍禁忌】 本品避免与加贝酯或球蛋白制剂混合使用。

【成品输液的稳定性】 本品溶解后应迅速使用。

【禁忌证】 对本品过敏者禁用。

## 甲氧氯普胺（metoclopramide）

【适应证】 镇吐药。

（1）用于化疗、放疗、手术、颅脑损伤、脑外伤后遗症、海空作业及药物引起的呕吐。

（2）用于急性胃肠炎、胆道胰腺、尿毒症等各种疾病所致恶心、呕吐症状的对症治疗。

（3）于诊断性十二指肠插管前用，有助于顺利插管；于胃肠钡剂 X 线检查前用，可减轻恶心、呕吐反应，促进钡剂通过。

【用法用量】 静脉注射。

**1. 成人** 一次 10～20mg，一日剂量不超过 0.5mg/kg。

**2. 儿童** 6 岁以下一次 0.1mg/kg；6～14 岁一次 2.5～5.0mg。

**3. 肾功能不全者** 剂量减半。

【给药速度】 静脉注射甲氧氯普胺须慢，1～2分钟注射完。

【禁忌证】

（1）对普鲁卡因或普鲁卡因胺过敏者。

（2）癫痫发作的频率与严重性均可因用药而增加。

（3）胃肠道出血、机械性肠梗阻或穿孔，因为使用本品会使胃肠道的动力增加，病情加重。

（4）嗜铬细胞瘤，因为使用本品会出现高血压危象。

（5）不能用于因行化疗和放疗而呕吐的乳腺癌患者。

## 东莨菪碱（scopolamine）

【适应证】

（1）用于胃、十二指肠、结肠内镜检查的术前准备，用于内镜逆行胰胆管造影，胃、十二指肠、结肠的气钡低张造影或腹部CT扫描的术前准备，可减少或抑制胃肠道蠕动。

（2）用于各种病因引起的胃肠道痉挛、胆绞痛、肾绞痛或胃肠道蠕动亢进等。

【用法用量】 静脉滴注：成人一次10～20mg；或一次用10mg，间隔20～30分钟后再用10mg。

【调配方法】 溶于5%葡萄糖注射液、0.9%氯化钠注射液中。

【配伍禁忌】 禁止与碱、碘及鞣酸配伍。

【禁忌证】

（1）严重心脏病、器质性幽门狭窄或麻痹性肠梗阻患者禁用。

（2）对本品过敏者禁用。

## 硫普罗宁（tiopronin）

【适应证】

（1）用于改善各类急慢性肝炎的肝功能。

（2）用于脂肪肝、酒精性肝炎、药物性肝损伤的治疗及重金属的解毒。

（3）用于减少放化疗的不良反应，并可预防放化疗所致的外周白细胞减少。

（4）用于老年性早期白内障和玻璃体混浊。

【用法用量】 静脉滴注：一次0.2g，一日1次，连续4周。

【调配方法】 临用前每0.1g注射用硫普罗宁先用5%碳酸氢钠注射液2ml溶解，再扩容至250～500ml 5%～10%葡萄糖注射液或0.9%氯化钠注射液中，按常规静脉滴注。

【禁忌证】

（1）对本品或其中任何成分过敏的患者。

（2）重症肝炎并伴有高度黄疸、顽固性腹水、消化道出血等并发症的患者。

（3）肾功能不全合并糖尿病者。

（4）孕妇及哺乳期妇女。

（5）儿童。

（6）急性重症铅、汞中毒患者。

（7）既往使用本品时曾发生粒细胞缺乏症、再生障碍性贫血、血小板减少或其他严重不良反应者。

## 促肝细胞生长素（hepatocyte growth-promoting factors）

【适应证】 用于亚急性重症肝炎（病毒性；肝衰竭早期或中期）的辅助治疗。

【用法用量】 静脉滴注：每次 120μg，一日 1 次或分 2 次静脉滴注，疗程一般为 4～8 周，或遵医嘱。

【调配方法】 加入 10%葡萄糖注射液中。

【配伍禁忌】 临床使用应单独给药；需合并使用其他药物时，应分别滴注，且两组给药之间需冲管。

【禁忌证】 对本品过敏者禁用。

## 甘草酸二铵（diammonium glycyrrhizinate）

【适应证】 本品适用于伴有丙氨酸转氨酶升高的急、慢性病毒性肝炎的治疗。

【用法用量】 静脉滴注：一次 150mg，一日 1 次。

【调配方法】 以 10%葡萄糖注射液 250ml 稀释后缓慢滴注。

【禁忌证】 严重低钾血症、高钠血症、高血压、心力衰竭、肾衰竭患者禁用。

## 甘草酸单铵半胱氨酸（monoammonium glycyrrhizinate and cysteine）

【适应证】 本品具有抗肝中毒，降低丙氨酸转氨酶、恢复肝细胞功能的作用，主要用于慢性迁延性肝炎、慢性活动性肝炎、急性肝炎、肝中毒、初期肝硬化。亦可用于过敏性疾病。

【用法用量】 静脉滴注：缓慢滴注，一次 100～250ml，一日 1 次。

【禁忌证】

（1）严重低钾血症、高钠血症患者禁用。

（2）高血压、心力衰竭患者禁用。

（3）肾衰竭患者禁用。

（4）对本品过敏者禁用。

## 门冬氨酸鸟氨酸（ornithine aspartate）

【适应证】 治疗因急、慢性肝病如肝硬化、脂肪肝、肝炎所致的高氨血症，特别适用于因肝脏疾病引起的中枢神经系统症状的解除及肝性脑病的抢救。

【用法用量】

**1. 急性肝炎** 每天 5～10g，静脉滴注。

**2. 慢性肝炎或肝硬化** 每天 10～20g，静脉滴注（病情严重者可酌量增加，但根据目前的临床经验，以每天不超过 40g 为宜）。

**3. 肝性脑病治疗可以参考以下方案** 第一天的第一个 6 小时内用 20g，第二个 6 小时内分两次给药，每次 10g，静脉滴注。

【调配方法】　使用时先将本品用适量注射用水充分溶解，再加入到 0.9%氯化钠注射液或 5%葡萄糖注射液、10%葡萄糖注射液中，最终门冬氨酸鸟氨酸的浓度不超过 2%，缓慢静脉滴注。

【配伍禁忌】　有文献报道，门冬氨酸鸟氨酸与维生素 $K_1$ 等存在配伍禁忌，为保证用药安全，尽量避免与维生素 $K_1$ 等连续静脉滴注。

【禁忌证】

（1）对本品中任何成分过敏者禁用。

（2）严重肾功能不全的患者禁用。

# 第六节　血液系统静脉用药处方审核要点

## 右旋糖酐铁（iron dextran）

【适应证】　适用于不能口服铁剂的缺铁患者，如不耐受或口服铁剂治疗不满意者。

【用法用量】　可静脉注射或静脉滴注。每天 100~200mg 铁，根据补铁总量确定，每周 2~3 次。如果临床要求患者快速达到铁贮备，右旋糖酐铁可采用静脉滴注的方式按体重最高 20mg/kg 的总剂量给药。

【调配方法】

**1. 静脉滴注**　100~200mg 铁（相当于 2~4ml 右旋糖酐铁）用 0.9%氯化钠注射液或 5%葡萄糖注射液稀释至 100ml。

**2. 静脉注射**　100~200mg 铁（相当于 2~4ml 右旋糖酐铁）用 0.9%氯化钠注射液或 5%葡萄糖注射液 10~20ml 稀释后缓慢静脉注射。

**3. 总剂量静脉滴注**　按照剂量表或通过计算确定所需右旋糖酐铁的总量，将右旋糖酐铁在无菌条件下立即稀释至所需体积，通常为 500ml 无菌 0.9%氯化钠溶液或 5%葡萄糖注射液，总量最高为 20mg/kg。

【给药速度】

**1. 静脉滴注**　给予首次剂量时，应先缓慢滴注 25mg 铁至少 15 分钟，如无不良反应发生，可将剩余剂量以最高 100ml/30min 的速度滴注完毕。

**2. 静脉注射**　在每次缓慢给药之前，先缓慢注射 25mg 铁（1~2 分钟），如 15 分钟无不良反应发生，再给予剩余的剂量（0.2ml/min）。

**3. 总剂量静脉滴注**　静脉滴注 4~6 小时。最初 25mg 铁应至少滴注 15 分钟。需对患者进行密切观察。如无不良反应发生，再给予剩余的剂量。滴注速度可逐渐增加到 45~60 滴/分。滴注期间及滴注完成后至少 30 分钟内，需对患者进行密切观察。

【禁忌证】

（1）对本品活性成分及辅料过敏者，对其他注射用铁剂曾发生严重过敏史者。

（2）非缺铁性贫血（如溶血性贫血）。

（3）铁超负荷或铁利用障碍（血色病、含铁血黄素沉着症）。

（4）肝硬化失代偿期和肝炎。

（5）急慢性感染，因肠胃外给药可加剧细菌或病毒的感染。

（6）急性肾衰竭。

## 蔗糖铁（iron sucrose）

【适应证】 本品用于口服铁剂效果不好而需要静脉铁剂治疗的患者，如口服铁剂不能耐受的患者和口服铁剂吸收不好的患者。通过适当检查，明确适应证后才能使用。

【用法用量】

**1. 成人和老年人** 根据血红蛋白水平每周用药 2～3 次，每次 5～10ml（100～200mg 铁），给药频率应不超过每周 3 次。

**2. 儿童**（大于 3 岁） 根据血红蛋白水平每周用药 2～3 次，每次每千克体重不超过 0.15ml 本品（相当于每千克体重 3mg 铁）。

【调配方法】 本品只能与 0.9%氯化钠注射液混合使用。

**1. 静脉滴注** 1ml 本品最多只能稀释到 20ml 的 0.9%氯化钠注射液中，稀释液配好后应立即使用（如 5ml 本品最多稀释到 100ml 的 0.9%氯化钠注射液中，而 25ml 本品最多稀释到 500ml 的 0.9%氯化钠注射液中）。

**2. 静脉注射** 本品可不经稀释缓慢静脉注射。

【给药速度】

**1. 静脉滴注** 100mg 铁至少滴注 15 分钟；200mg 铁至少滴注 30 分钟；300mg 铁至少滴注 1.5 小时；400mg 铁至少滴注 2.5 小时；500mg 铁至少滴注 3.5 小时。

**2. 静脉注射** 推荐速度为每分钟 1ml 本品（5ml 本品至少注射 5 分钟），每次的最大注射剂量是 10ml 本品（200mg 铁）。

【配伍禁忌】 本品不能与其他的治疗药品混合使用。

【成品输液的稳定性】 如果在日光中于 4～25℃下贮存，0.9%氯化钠注射液稀释后的本品应在 12 小时内使用。

【禁忌证】

（1）对蔗糖铁或本品中任何成分过敏者。

（2）非缺铁性贫血。

（3）确定的铁过载或遗传性铁利用障碍。

（4）妊娠的前 3 个月。

## 亚叶酸钙（calcium folinate）

【适应证】

（1）用作叶酸拮抗剂（如甲氨蝶呤、乙胺嘧啶或甲氧苄啶等）的解毒剂。

（2）用于预防甲氨蝶呤过量或大剂量治疗后所引起的严重毒性作用。

（3）当口服叶酸疗效不佳时，也可用于叶酸缺乏所引起的巨幼红细胞贫血的治疗。

（4）与氟尿嘧啶合用，用于治疗晚期结肠癌、直肠癌。

【用法用量】

**1. 作为叶酸拮抗剂治疗后亚叶酸钙"解救"疗法** 根据甲氨蝶呤的血药浓度决定亚叶酸钙的剂量。一般静脉注射甲氨蝶呤 24 小时后，采用本品剂量按体表面积 $9\sim15mg/m^2$，每 $6\sim8$ 小时一次，持续 2 日，直至血中甲氨蝶呤浓度在 $5\times10^{-8}mol/L$ 以下（表 11-35）。作为乙胺嘧啶或甲氧苄啶等的解毒剂，每次肌内注射 $9\sim15mg$，视中毒情况而定。

**表 11-35 甲氨蝶呤治疗后亚叶酸钙使用指导剂量**

| 临床情况 | 实验室检查 | 亚叶酸钙剂量和疗程 |
| --- | --- | --- |
| 甲氨蝶呤常规消除 | 给药后 24 小时，血浆甲氨蝶呤水平大约为 10μmol，48 小时大约为 1.0μmol，72 小时后低于 0.2μmol | 60 小时内，肌内注射或静脉注射 15mg，每 6 小时一次（在使用甲氨蝶呤 24 小时后开始，共给药 10 次） |
| 甲氨蝶呤晚期延迟消除 | 给药后 72 小时血浆甲氨蝶呤水平大于 0.2μmol，并在用药后 96 小时仍大于 0.05μmol | 继续肌内注射或静脉注射 15mg，每 6 小时一次，直到甲氨蝶呤水平低于 0.05μmol |
| 甲氨蝶呤早期延迟消除和（或）急性肾损伤 | 血浆甲氨蝶呤水平在给药后 24 小时大于等于 50.0μmol，或给药后 48 小时大于等于 5.0μmol 或使用甲氨蝶呤后，血肌酐在 24 小时内增加 100%以上 | 每 3 小时静脉注射 150mg，直到血浆甲氨蝶呤水平低于 1.0μmol，然后 3 小时静脉注射 15mg，直到血浆甲氨蝶呤水平低于 0.05μmol |

**2. 甲氨蝶呤过量的补救** 当不慎超剂量使用甲氨蝶呤时，应尽可能及时使用亚叶酸钙进行急救；排泄延迟时，也应在甲氨蝶呤使用 24 小时内应用亚叶酸钙。一般每 6 小时肌内注射或静脉注射亚叶酸钙 10mg，直到血中甲氨蝶呤水平低于 $10^{-8}mol/L$（0.01μmol/L）。出现消化系统反应（如恶心、呕吐）时，亚叶酸钙可胃肠外给药，但不可鞘内注射。

治疗前后每 24 小时监测血清肌酐和甲氨蝶呤水平。用药后 24 小时血肌酐超过治疗前 50%或甲氨蝶呤量大于治疗前 $5\times10^{-6}mol/L$。或用药后 48 小时甲氨蝶呤量大于治疗前 $9\times10^{-7}mol/L$，亚叶酸钙的用量增加到 $100mg/m^2$，每 3 小时一次，静脉注射，直到甲氨蝶呤水平低于 $10^{-8}mol/L$。

**3. 叶酸缺乏引起的巨幼红细胞贫血** 一般每天肌内注射 1mg，尚无证据证明剂量增加会使疗效增加。

**4. 与氟尿嘧啶联用，用于晚期结肠癌、直肠癌**（推荐以下两种联合用药方案）

（1）缓慢静脉注射 $200mg/m^2$ 本品（不少于 3 分钟）后，接着用 $370mg/m^2$ 氟尿嘧啶静脉注射。

（2）静脉注射 $20mg/m^2$ 本品后，接着用 $425mg/m^2$ 氟尿嘧啶静脉注射。

每日 1 次，连续 5 日为 1 个疗程，间隔 4 周，用 2 个疗程；根据毒性反应的恢复情况，每隔 $4\sim5$ 周可重复一次，并根据患者的耐受性调整氟尿嘧啶的剂量，以延长存活期。

【给药速度】 因本品含有钙离子，静脉注射时每分钟不得超过 160mg。

【配伍禁忌】 本品不可与氟尿嘧啶混合输注，因可能产生沉淀。

【禁忌证】

（1）恶性贫血或维生素 $B_{12}$ 缺乏所引起的巨幼红细胞贫血禁用本品。

（2）禁止鞘内注射本品。

## 维生素 K₁（vitamin K₁）

【适应证】 用于维生素 K 缺乏引起的出血，如梗阻性黄疸、胆瘘、慢性腹泻等所致出血，香豆素类、水杨酸钠等所致的低凝血酶原血症，新生儿出血，以及长期应用广谱抗生素所致的体内维生素 K 缺乏。

【用法用量】 预防新生儿出血，可于分娩前 12～24 小时给母亲缓慢静脉注射 2～5mg。

【给药速度】 本品用于重症患者静脉注射时，给药速度不应超过 1mg/min。

【禁忌证】 严重肝脏疾病或肝功能不良者禁用。

## 肌苷（inosine）

【适应证】 临床用于白细胞或血小板减少症，各种急慢性肝脏疾病，肺源性心脏病等心脏疾病，中心性视网膜炎、视神经萎缩等疾病。

【用法用量】 静脉注射或静脉滴注：每次 200～600mg，每日 1～2 次。

【配伍禁忌】 不能与氯霉素、双嘧达莫、硫喷妥钠等注射液配伍。

【禁忌证】 对本品过敏者禁用。

### 重组人粒细胞集落刺激因子（recombinant human granulocyte colony stimulating factor）

【适应证】

（1）骨髓移植时促进中性粒细胞的增加。

（2）预防抗肿瘤化疗药物引起的中性粒细胞减少症及缩短中性粒细胞减少症的持续期间；实体瘤；急性淋巴细胞白血病。

（3）骨髓增生异常综合征的中性粒细胞减少症。

（4）再生障碍性贫血的中性粒细胞减少症。

（5）先天性及原发性中性粒细胞减少症。

（6）免疫抑制治疗（肾移植）继发的中性粒细胞减少症。

【用法用量】

**1. 骨髓移植时促进中性粒细胞的增加** 成年患者及儿童患者通常在骨髓移植后次日至第 5 日开始。静脉滴注，5μg/kg，每日 1 次。

**2. 预防抗肿瘤化疗药物引起的中性粒细胞减少症及缩短中性粒细胞减少症的持续期间**

（1）实体瘤（成年患者及儿童患者）：通常在抗肿瘤化疗药物给药结束后次日开始。皮下注射 2μg/kg，每日 1 次。由潜血等原因导致皮下注射困难时，可静脉注射（含静脉滴注）5μg/kg，每日 1 次。

（2）急性淋巴细胞白血病（成年患者及儿童患者）：通常在抗肿瘤化疗药物给药结束后次日开始。静脉注射（含静脉滴注）5μg/kg，每日 1 次。如果没有潜血等问题，可皮下注射，2μg/kg，每日 1 次。

**3. 骨髓增生异常综合征的中性粒细胞减少症** 成年患者：通常从中性粒细胞数低于 $1×10^9$/L 时开始。静脉注射，5μg/kg，每日 1 次。

**4. 再生障碍性贫血的中性粒细胞减少症** 成年患者：通常从中性粒细胞数低于 1000/mm³ 时开始。静脉注射，5μg/kg，每日 1 次。小儿患者：从中性粒细胞数低于 1000/mm³ 时开始。皮下注射或静脉注射，5μg/kg，每日 1 次。

**5. 先天性及原发性中性粒细胞减少症** 成年患者及小儿患者：通常从中性粒细胞数低于 1000/mm³ 时开始。静脉注射或皮下注射，2μg/kg，每日 1 次。

**6. 免疫抑制治疗（肾移植）继发的中性粒细胞减少症** 成年患者及小儿患者通常从中性粒细胞数低于 1500/mm³（白细胞数 3000/mm³）时开始。皮下注射，2μg/kg，每日 1 次。

【调配方法】 使用本制剂时，将本制剂溶解于每瓶制剂所附带的溶解液（1ml 注射用水）中后使用。静脉滴注时，与 5% 葡萄糖注射液或 0.9% 氯化钠注射液等混合使用。

【给药速度】 静脉给药时，应尽量减慢给药速度。

【配伍禁忌】 本制剂不得和其他药剂混合注射。

【禁忌证】

（1）对本制剂或其他粒细胞集落刺激因子制剂有过敏反应的患者。

（2）骨髓中幼稚细胞没有充分减少的髓系白血病患者及在外周血中确认有幼稚细胞的髓系白血病患者禁用，因有可能增加幼稚细胞。

（3）严重肝、肾、心、肺功能障碍者禁用。

## 氨基己酸（aminocaproic acid）

【适应证】 适用于预防及治疗血纤维蛋白溶解亢进引起的各种出血。

（1）前列腺、尿道、肺、肝、胰、脑、子宫、肾上腺、甲状腺等富有纤溶酶原激活物脏器的外伤或手术出血，组织型纤溶酶原激活物（t-PA）、链激酶或尿激酶过量引起的出血。

（2）弥散性血管内凝血晚期，以防继发性纤溶亢进症。

（3）可作为血友病患者拔牙或口腔手术后出血或月经过多的辅助治疗。

（4）可用于上消化道出血、咯血、原发性血小板减少性紫癜和白血病等各种出血的对症治疗，对一般慢性渗血效果显著；对凝血功能异常引起的出血疗效差；对严重出血、伤口大量出血及癌肿出血等无止血作用。

（5）局部应用：可用本品 0.5% 溶液冲洗膀胱，用于术后膀胱出血；拔牙后可用本品 10% 溶液漱口或用蘸有本品 10% 溶液的棉球填塞伤口；亦可用浸泡本品 5%～10% 溶液的纱布敷贴伤口。

【用法用量】 因本品排泄快，需持续给药才能维持有效浓度，故一般皆用静脉滴注法。本品在体内可有效抑制纤维蛋白溶解的浓度至少为 130μg/ml。对于外科手术出血或内科手术大量出血者，使用本品可迅速止血，要求迅速达到上述血液浓度。初量可取 4～6g 溶于 100ml 0.9% 氯化钠注射液或 5%～10% 葡萄糖注射液（20% 溶液）。

【给药速度】 于 15～30 分钟滴完。持续剂量为每小时 1g，可口服也可静脉注射。维持 12～24 小时或更久，依病情而定。

【禁忌证】

（1）尿道手术后出血的患者慎用。

（2）有血栓形成倾向或有血管栓塞史者禁用。

（3）肾功能不全者慎用。

## 氨甲环酸（tranexamic acid）

【适应证】　本品主要用于治疗急性或慢性、局限性或全身性原发性纤维蛋白溶解亢进所致的各种出血。弥散性血管内凝血所致的继发性高纤溶状态，在未肝素化前，一般不用本品。

（1）前列腺、尿道、肺、脑、子宫、肾上腺、甲状腺等富有纤溶酶原激活物脏器的外伤或手术出血。

（2）用作组织型纤溶酶原激活物链激酶及尿激酶的拮抗物。

（3）人工流产、胎盘早期剥落、死胎和羊水栓塞引起的纤溶性出血，以及病理性宫腔内局部纤溶性增高的月经过多症。

（4）用于防止或减轻凝血因子Ⅷ或凝血因子Ⅸ缺乏的血友病患者拔牙或口腔手术后的出血。

（5）中枢神经病变所致轻症出血，如蛛网膜下腔出血和颅内动脉瘤出血，应用本品止血优于其他抗纤溶药，但必须注意并发脑水肿或脑梗死的危险性；对于重症有手术指征的患者，本品仅可作为辅助用药。

（6）用于治疗遗传性血管神经性水肿，可减少其发作次数和严重程度。

（7）血友病患者发生活动性出血时，可联合应用本品。

（8）用于心脏外科手术中因纤溶亢进导致的出血。

【用法用量】　静脉注射或静脉滴注：一次 0.25～0.5g，一日 0.75～2g。为防止手术前后出血，可参考上述剂量。治疗原发性纤维蛋白溶解所致出血时，剂量可酌情加大。用于心脏外科手术中因纤溶亢进导致的出血时，建议采用以下方案：麻醉诱导后、切皮前，给予负荷剂量 20mg/kg 静脉滴注，20 分钟给药完毕，然后静脉泵注维持剂量 15mg/（kg·h）至手术结束。尚无本品维持剂量给药超过 4 小时的数据。

【调配方法】　本品可与 0.9%氯化钠注射液、5%葡萄糖注射液、10%葡萄糖注射液和25%葡萄糖注射液配伍使用。

【配伍禁忌】　与青霉素、尿激酶等溶栓剂或输注血液有配伍禁忌。

【禁忌证】

（1）禁止与凝血酶联合使用。

（2）禁用于后天色觉缺陷患者。

（3）禁用于蛛网膜下腔出血患者。

（4）禁用于活动性的血管内凝血患者。

（5）禁用于有惊厥病史者。

（6）禁用于对本品中任何成分过敏者。

## 酚磺乙胺（etamsylate）

【适应证】　用于防治多种手术前后的出血，也可用于血小板功能不良、血管脆性增加而引起的出血，也可用于呕血、尿血等。

【用法用量】

**1. 静脉注射**　一次 0.25～0.5g，一日 0.5～1.5g。

**2. 静脉滴注**　一次 0.25～0.75g，一日 2～3 次，稀释后滴注。

**3. 预防手术后出血**　术前 15～30 分钟静脉滴注或肌内滴注 0.25～0.5g，必要时 2 小时后再注射 0.25g。

【配伍禁忌】　不可与氨基己酸注射液混合使用。

## 鱼精蛋白（protamine）

【适应证】　抗肝素药。用于因注射肝素过量所引起的出血。

【用法用量】

**1. 成人**

（1）静脉注射：抗肝素过量，用量与最后 1 次肝素使用量相当（1mg 硫酸鱼精蛋白可中和 100U 肝素），每次不超过 5ml（50mg）。

（2）缓慢静脉注射：一般以每分钟 0.5ml 的速度静脉注射，10 分钟内的注入量以不超过 50mg 为度。本品自身具有抗凝作用，因此 2 小时内（即本品作用有效持续时间内）不宜超过 100mg，除非另有确凿证据，不得加大剂量。

**2. 儿童**

（1）静脉滴注：抗自发性出血，每日 5～8mg/kg，分 2 次，间隔 6 小时，每次用 300～500ml 灭菌 0.9%氯化钠注射液稀释后使用，3 日后改用半量，一次用量不超过 25mg。

（2）静脉注射：抗肝素过量，用量与最后 1 次肝素使用量相当。一般用其 1%溶液，每次不超过 2.5ml（25mg），缓慢静脉注射，1mg 硫酸鱼精蛋白可中和 100U 肝素。

【禁忌证】　对本品过敏者禁用。

## 蛇毒血凝酶（hemocoagulase）

【适应证】　本品可用于需减少流血或止血的各种医疗情况，如外科、内科、妇产科、眼科、耳鼻喉科、口腔科等临床科室的出血及出血性疾病；也可用来预防出血，如手术前用药，可避免或减少手术部位及手术后出血。

【用法用量】

**1. 一般出血**　成人 1～2 单位；儿童 0.3～0.5 单位。

**2. 紧急出血**　马上静脉注射 0.25～0.5 单位，同时肌内注射 1 单位。

**3. 各类外科手术**　手术前一天晚上肌内注射 1 单位，术前 1 小时肌内注射 1 单位，术前 15 分钟静脉注射 1 单位，术后 3 天，每天肌内注射 1 单位。

**4. 咯血**　每 12 小时皮下注射 1 单位，若有必要，开始时再静脉注射 1 单位，最好是加入 10ml 0.9%氯化钠注射液中，混合注射。

**5. 异常出血**　剂量加倍，间隔 6 小时肌内注射 1 单位，至出血完全停止。

【禁忌证】

（1）虽无关于血栓的报道，但为安全考虑，有血栓病史者禁用。

（2）对本品或同类药品过敏者禁用。

## 人凝血酶原复合物（human prothrombin complex）

【适应证】 用于治疗先天性和获得性凝血因子Ⅱ、Ⅶ、Ⅸ、Ⅹ缺乏症（单独或联合缺乏）包括：①凝血因子Ⅸ缺乏症（乙型血友病），以及凝血因子Ⅱ、Ⅶ、Ⅹ缺乏症。②抗凝剂过量、维生素K缺乏症。③肝病导致的出血患者需要纠正凝血功能障碍时。④各种原因所致的凝血酶原时间延长而拟做外科手术患者；但对凝血因子Ⅴ缺乏者可能无效。⑤治疗已产生凝血因子Ⅷ抑制物的甲型血友病患者的出血症状。⑥逆转香豆素类抗凝剂诱导的出血。

【用法用量】

（1）使用剂量随因子缺乏程度而异，一般每千克体重输注 10～20 血浆当量单位，以后凝血因子Ⅶ缺乏者每隔 6～8 小时给药，凝血因子Ⅸ缺乏者每隔 24 小时给药，凝血因子Ⅱ和凝血因子Ⅹ缺乏者每隔 24～48 小时给药，可减少或酌情减少剂量输注，一般历时 2～3 天。

（2）在出血量较大或大手术时可根据病情适当增加剂量。

（3）凝血酶原时间延长患者如拟做脾切除，要先于手术前用药，术中和术后根据病情决定。

【调配方法】

（1）本品专供静脉滴注，应在临床医师的严格监督下使用。

（2）用前应先将本品和灭菌注射用水或 5%葡萄糖注射液预温至 20～25℃，按瓶签标示量注入预温的灭菌注射用水或 5%葡萄糖注射液，轻轻转动直至本品完全溶解（注意勿使产生很多泡沫）。

（3）可用 0.9%氯化钠注射液或 5%葡萄糖注射液稀释至 50～100ml，然后用带有滤网装置的输液器进行静脉滴注。

（4）静脉滴注时，医师要随时注意使用情况，若发现弥散性血管内凝血或血栓的临床症状和体征，要立即终止使用，并用肝素拮抗。

【给药速度】 滴注速度开始时要缓慢，15 分钟后稍加快滴注速度，一般在 30～60 分钟滴完。

【配伍禁忌】 不可与其他药物合用。

【禁忌证】

（1）须严格控制适应证，对本品过敏者禁用。

（2）有肝素过敏史或有肝素诱导的血小板减少症患者禁用。

## 辅酶 A（coenzyme A）

【适应证】 用于白细胞减少症、原发性血小板减少性紫癜及功能性低热的辅助治疗。

【用法用量】 静脉滴注：一次 50～200 单位，一日 50～400 单位。

【调配方法】 临用前用 5%葡萄糖注射液 500ml 溶解后静脉滴注。

【禁忌证】 急性心肌梗死患者禁用。对本品过敏者禁用。

# 氨甲苯酸（aminomethylbenzoic acid）

【**适应证**】 本品主要用于因原发性纤维蛋白溶解过度所引起的出血,包括急性和慢性、局限性或全身性的高纤溶出血, 后者常见于癌症、白血病、妇产科意外、严重肝病出血等。

【**用法用量**】 静脉注射或静脉滴注：一次 0.1～0.3g, 一日不超过 0.6g。或遵医嘱。

【**配伍禁忌**】 与青霉素或尿激酶等溶栓剂有配伍禁忌。

【**禁忌证**】 对本品中任何成分过敏者禁用。

# 第十二章 常见静脉药物处方审核案例分析

## 第一节 适应证不适宜

### 案例 1

【患者信息】 女，45岁。

【临床诊断】 亚急性甲状腺炎。

【处方用药】 左氧氟沙星氯化钠注射液 0.5g iv.gtt q.d.

阿司匹林肠溶片 100mg p.o. q.d.

盐酸普萘洛尔片 10mg p.o. t.i.d.

【错误分析】 无适应证用药。亚急性甲状腺炎是由病毒感染引起的甲状腺急性炎症病变，并非细菌感染，无使用左氧氟沙星注射液用药指征。

### 案例 2

【患者信息】 男，57岁。

【临床诊断】 颈椎间盘突出。

【处方用药】 注射用鼠神经生长因子 30μg+0.9%氯化钠注射液 100ml i.m. q.d.

【错误分析】 无适应证用药。注射用鼠神经生长因子具有促进神经损伤恢复的作用，用于治疗视神经损伤。该患者因颈椎间盘突出，导致周围神经受压迫，从而出现右手无力伴感觉不适等症状，无使用该药的适应证。该药物于2019年进入第一批国家重点监控合理用药药品目录，在临床使用中更应严格把握适应证，保证患者用药安全。

### 案例 3

【患者信息】 男，48岁。

【临床诊断】 下肢动脉硬化闭塞症。

【处方用药】 注射用乌司他丁 10万单位+5%葡萄糖注射液 500ml iv.gtt q.d.

丹参川芎嗪注射液 10ml+5%葡萄糖注射液 250ml iv.gtt b.i.d.

【错误分析】 无适应证用药。①注射用乌司他丁是从人尿中提取纯化的天然水解酶抑制剂，能够有效抑制多种水解酶的活性和炎症因子的释放，阻断过度炎症反应。说明书中适应证为急性胰腺炎、慢性复发性胰腺炎及急性循环衰竭。该患者无用药指征。②丹参川芎嗪注射液为复方制剂，其组分为盐酸川芎嗪及丹参素，为活血化瘀类中药注射剂，具有抗血小板聚集、扩张冠状动脉、降低血液黏度、加快红细胞流速、改善微循环的作用，并具有抗心肌缺血和心肌梗死的作用。根据《中药注射剂临床使用基本原则（2008 年版）》，临床使用时应辨证用药，严格按照药品说明书规定的功能主治使用，禁止超功能主治用药。该药说明书中所列适应证为闭塞性脑血管疾病，如脑供血不全、脑血栓形成、脑栓塞及其他缺血性心血管疾病，如冠心病所致的胸闷、心绞痛、心肌梗死、缺血性卒中、血栓闭塞性脉管炎等症，该患者无心脑血管相关疾病诊断。该药说明书中另一个适应证是血栓闭塞性脉管炎，其是一种非动脉硬化性节段性炎性疾病，而该患者被诊断为下肢动脉硬化闭塞症，是因下肢动脉硬化造成的下肢供血动脉内膜增厚、管腔狭窄或闭塞，继而使病变肢体血液供应不足，因此无使用该药物的指征。

## 案例 4

【患者信息】　女，3 岁。

【临床诊断】　流行性感冒。

【处方用药】　注射用盐酸头孢甲肟 0.4g+5%葡萄糖注射液 100ml　iv.gtt　t.i.d.

注射用单磷酸阿糖腺苷 0.075g+0.9%氯化钠注射液 100ml　iv.gtt　q.d.

【错误分析】　无适应证用药。①根据《流行性感冒诊疗方案（2020 年版）》，流行性感冒是流感病毒引起的一种急性呼吸道传染病，该患者目前诊断为流行性感冒，偶有咳嗽，无痰，无感染相关诊断，盐酸头孢甲肟属头孢菌素类抗菌药物，对病毒无杀灭和抑制病毒复制的作用，因此无用药指征。②单磷酸阿糖腺苷是一种人工合成的腺嘌呤核苷类抗病毒药，其药理作用是与病毒的脱氧核糖核酸聚合酶结合，使其活性降低从而抑制 DNA 合成。临床用于治疗疱疹病毒感染所致的口炎、皮炎、脑炎及巨细胞病毒感染。而流感病毒属于黏病毒科，为 RNA 病毒，注射用单磷酸阿糖腺苷对流感病毒治疗无效。国家食品药品监督管理总局发布的《药品不良反应信息通报（第 70 期）》明确指出，注射用单磷酸阿糖腺苷容易引起严重过敏反应，如过敏性休克、过敏样反应、呼吸困难等，还可能会引起精神障碍、神经损害及骨髓抑制等。而在已上报的该药不良反应报告中，14 岁以下儿童发生不良反应的报告约占 80%。注射用阿糖腺苷目前尚无儿童应用的安全性和有效性的系统研究资料。结合以上两点，患者无使用该药的指征。

## 案例 5

【患者信息】　男，39 岁。

【临床诊断】　腹股沟疝。

【手术名称】　腹股沟疝修补术。

【处方用药】　注射艾司奥美拉唑钠 40mg+0.9%氯化钠注射液 100ml　iv.gtt　q.d.

【错误分析】　无适应证用药。患者为青壮年男性，无基础疾病，腹股沟疝修补术为非复杂手术，根据《质子泵抑制剂临床应用指导原则（2020 年版）》，该患者无应激性溃疡风险因素，无须预防性使用质子泵抑制剂，没有使用艾司奥美拉唑钠的适应证。

### 案例 6

【患者信息】　男，35 岁。

【临床诊断】　社区获得性肺炎。

【处方用药】　注射用氨曲南 2g+0.9%氯化钠注射液 100ml+灭菌注射用水 10ml iv.gtt q12h.

【错误分析】　无适应证用药。该患者属于青壮年，无基础疾病，需入院治疗，但不必收住 ICU。根据《中国成人社区获得性肺炎诊断和治疗指南（2016 年版）》，其常见病原体为肺炎链球菌、流感嗜血杆菌、金黄色葡萄球菌、肺炎支原体、肺炎衣原体等。氨曲南为单环 β-内酰胺类抗菌药物，对肠杆菌科细菌、铜绿假单胞菌等需氧革兰氏阴性菌具有良好抗菌活性，但对肺炎链球菌、肺炎支原体、肺炎衣原体等社区获得性肺炎常见致病菌并无抗菌活性，因此经验性治疗药物品种选择不适宜。建议根据肺炎严重程度，选用青霉素、氨基青霉素类、青霉素类/酶抑制剂复合物；第二代或第三代头孢菌素、头霉素类、氧头孢烯类；或者以上药物联合多西环素、米诺环素或大环内酯类；也可单用氟喹诺酮类或大环内酯类药物进行经验性抗感染治疗。同时，留取痰液进行微生物学培养，并根据药敏结果，选择敏感抗菌药物进行治疗。

# 第二节　用法用量不适宜

### 案例 1

【处方用药】　氨基己酸注射液 2g+0.9%氯化钠注射液 100ml iv.gtt q.d.

【错误分析】　给药频次不适宜。氨基己酸半衰期短，约为 77 分钟，排泄速度快，静脉给药 24 小时内大约 70%的药物通过尿液排出。体内药物浓度至少维持在 130g/ml 时，才能有效抑制纤维蛋白溶解，从而发挥止血作用。一天一次给药，无法维持体内有效止血浓度。建议持续给药，初始剂量 4～6g 溶于 100ml 0.9%氯化钠注射液或 5%～10%葡萄糖注射液中，15～30 分钟快速滴完，使其迅速达到有效血药浓度。维持剂量为每小时 1g，根据患者病情变化，给药时间维持 12～24 小时或更久。

### 案例 2

【处方用药】　注射用阿莫西林舒巴坦钠 4.5g+0.9%氯化钠注射液 100ml iv.gtt q.d.

【错误分析】　给药频次不适宜。阿莫西林舒巴坦钠为时间依赖性抗菌药物，药物浓度达到细菌最低抑菌浓度的 4～5 倍时，杀菌速率达到饱和状态，药物浓度继续增高，其杀菌活性及速率没有明显改变。但杀菌活性与血药浓度高于细菌最低抑菌浓度的时间有关。因此，增加给药频次、延长血药浓度高于细菌最低抑菌浓度的时间均可提高疗效。临床应用时，有效小剂量多次给药的治疗方案的疗效优于一次性大剂量给药。建议用法用量调整为每次 0.75～1.5g，静脉滴注，每 6 小时 1 次或每 8 小时 1 次。

## 案例 3

【患者信息】 男，1 岁，体重 14kg。

【临床诊断】 车祸外伤；尿路感染；医院获得性肺炎。

【处方用药】 注射用替卡西林钠克拉维酸钾（替卡西林 3.0g，克拉维酸 0.2g）1.6g+5% 葡萄糖注射液 100ml iv.gtt t.i.d.

【错误分析】 药物剂量选择不适宜。该药主要经肾排泄，单剂量给药 6 小时后，60%～70%替卡西林和 35%～45%的克拉维酸在尿中以原型排出。患儿 1 岁，机体处于一个不断生长发育的阶段，组织器官发育不完善，肾脏功能尚不成熟，选用成人剂量可造成体内药物蓄积，导致不良反应或中毒，甚至带来永久性的影响。另外，该药物为时间依赖性抗菌药物，增加给药频次可增加抗菌活性。建议按照说明书中推荐的儿童剂量，即每次每千克体重 80mg。该患儿 14kg，经计算单次给药剂量为 1.1g，每 6～8 小时给药 1 次。

## 案例 4

【患者信息】 女，69 岁，60kg。

【临床诊断】 2 型糖尿病；高血压；发热。

【辅助检查】 体温 38.7℃，白细胞 $12.7\times10^9$/L，血肌酐 150μmol/L。血培养提示耐甲氧西林葡萄球菌。

【处方用药】 注射用盐酸万古霉素 1g+0.9%氯化钠注射液 250ml+灭菌注射用水 20ml iv.gtt q12h.

【错误分析】 药物剂量选择不适宜。万古霉素在体内基本不代谢，给药剂量的 90% 以原型经肾脏代谢，肾功能受损患者血中药物半衰期延长，可造成药物体内蓄积，产生不良反应，应根据肾功能调整给药剂量。患者为老年人，血肌酐升高，肾功能存在异常，根据 Cockcroft-Gault 公式计算，肾小球滤过率为 29.5ml/min，肾小球滤过功能减退，肾功能重度损害，应调整万古霉素给药剂量。根据说明书中的推荐剂量，该患者日推荐剂量为 7.7mg/kg，建议万古霉素一次 230mg，每 12 小时给药 1 次。

## 案例 5

【处方用药】 异甘草酸镁注射液 0.4g+0.9%氯化钠注射液 250ml iv.gtt q.d.

【错误分析】 药物剂量选择不适宜。临床研究异甘草酸镁注射液每日最大用量 0.2g，若过量或长期使用，可出现低钾血症，增加低钾血症的发病率，存在血压上升、钠潴留、体液潴留、水肿、体重增加等假性醛固酮增多症的危险。建议一般一日 1 次，一次 0.1g，病情需要时可用至 0.2g。

# 第三节 给药途径不适宜

## 案例 1

【患者信息】 男，65 岁。

【临床诊断】 尿毒症（规律血液透析治疗）。

【处方用药】 左卡尼汀注射液 2g+0.9%氯化钠注射液 250ml iv.gtt q12h.

【错误分析】 给药途径不适宜。左卡尼汀是水溶性物质，可以随透析排出体外，造成左卡尼汀的大量丢失，可引起心肌病、骨骼疾病、心律失常等透析相关左卡尼汀缺乏症。因此建议每次透析后，予以迅速补充左卡尼汀，而静脉滴注药物浓度低，起效慢，建议溶于 5～10ml 注射用水中，静脉注射，使左卡尼汀血药浓度迅速提高，避免出现透析相关左卡尼汀缺乏症。

## 案例 2

【处方用药】 维生素 $K_1$ 注射液 10mg+0.9%氯化钠注射液 100ml iv.gtt q.d.

【错误分析】 给药途径不适宜。维生素 $K_1$ 注射液不应选择静脉给药，维生素 $K_1$ 为脂溶性维生素，其基本结构为甲萘醌，和血液中蛋白结合会产生较强的免疫原性，可能致使机体处于致敏状态，引起过敏反应。我国《药品不良反应信息通报——警惕维生素 $K_1$ 注射液的严重过敏反应》中指出，维生素 $K_1$ 给药途径不当，速度过快，可能导致严重不良反应，该药引起的严重不良反应/事件报告中 95.3%为静脉途径给药。《中国医师药师临床用药指南（第 2 版）》特别警示：维生素 $K_1$ 肌内注射和静脉注射时可导致包括死亡在内的严重不良反应，肌内和静脉给药途径仅在皮下给药途径不可行且必须时才可使用。因此，给药途径建议选择安全性更高的皮下注射。

## 案例 3

【处方用药】 盐酸氨溴索注射液 30mg b.i.d. 雾化吸入

【错误分析】 给药途径不适宜。盐酸氨溴索在国内尚无雾化吸入剂型，有效雾化颗粒直径应在 0.5～10μm，盐酸氨溴索注射液雾化无法达到有效雾化颗粒要求，无法经呼吸道清除，可能沉积在肺部，从而增加肺部感染的发生率。《雾化吸入疗法合理用药专家共识（2019 年版）》中明确指出，不推荐非雾化吸入制剂用于雾化吸入治疗。因此盐酸氨溴索注射液应选择静脉滴注或慢速静脉注射给药。

## 案例 4

【患者信息】 男，45 岁。

【临床诊断】 左下肢动脉闭塞。

【处方用药】 前列地尔注射液 10μg+0.9%氯化钠注射液 100ml iv.gtt q.d.

【错误分析】 给药途径不正确。前列地尔注射液以脂微球为药物载体，属于热力学不稳定体系，加入过多的溶媒可导致破乳，稳定性下降，使药物从脂微球的包裹中析出。失去脂微球保护的前列地尔在体内提前大量释放，一方面增加了静脉炎等不良反应的发生率；另一方面，大量释放的药物在体内迅速代谢失活，同时失去了脂微球的血管靶向作用，使到达治疗部位的药物剂量减少，降低药物治疗效果。建议将 0.9%氯化钠注射液剂量调整为 10ml，可缓慢静脉注射，或直接入小壶缓慢静脉滴注。

# 第四节　存在重复给药

## 案例 1

【患者信息】　女，54 岁。

【临床诊断】　盆腔肿物；子宫肌瘤；肠粘连。

【手术及术后情况】　腹式全子宫双附件大网膜阑尾切除术+肠粘连松解术+引流术。术后持续发热 3 日，体温最高 38.7℃。

【处方用药】　注射用头孢西丁 2g+0.9%氯化钠注射液 100ml　iv.gtt　t.i.d.

　　　　　　　奥硝唑氯化钠注射液 0.5g　iv.gtt　b.i.d.

【错误分析】　抗菌谱重复。头孢西丁为头霉素类抗菌药物，对革兰氏阳性菌与革兰氏阴性菌有抗菌活性，与第二代头孢菌素类抗菌药物相仿。此外，该药还可覆盖妇科手术部位常见的厌氧菌。奥硝唑氯化钠注射液的抗菌谱主要覆盖厌氧菌，与头孢西丁抗菌谱重复。建议停用奥硝唑氯化钠注射液，单用注射用头孢西丁即可。同时可留取血液标本等进行微生物学培养，根据药敏结果调整给药方案。

## 案例 2

【患者信息】　女，57 岁，体温 38.9℃。

【临床诊断】　急性肾盂肾炎。

【处方用药】　注射用头孢哌酮舒巴坦 3g+0.9%氯化钠注射液 100ml　iv.gtt　b.i.d.

　　　　　　　左氧氟沙星氯化钠注射液 0.5g　iv.gtt　q.d.

【错误分析】　抗菌谱重复。患者诊断为急性肾盂肾炎，并伴有发热等明显全身症状，应选择注射给药治疗，退热后可改为口服给药，疗程一般为 2 周。对于急性单纯性上尿路感染，病原菌 80%以上为大肠埃希菌，因此经验性治疗应予以覆盖。而头孢哌酮舒巴坦与左氧氟沙星均可覆盖该病原菌，抗菌谱重复，无联合使用抗菌药物指征，可选其中一种药物进行抗感染治疗。同时可进行尿细菌培养，根据药敏结果选用敏感抗菌药物。

## 案例 3

【患者信息】　女，80 岁。

【临床诊断】　慢性支气管炎。

【处方用药】　注射用盐酸溴己新 4mg+5%葡萄糖注射液 100ml　iv.gtt　b.i.d.

　　　　　　　盐酸氨溴索注射液 15mg+5%葡萄糖注射液 100ml　iv.gtt　b.i.d.

【错误分析】　重复用药。溴己新和氨溴索同属黏液调节药，都可起祛痰作用，属于重复用药，单用一种即可。氨溴索为溴己新在体内的活性代谢物，无须经肝脏代谢即可发挥祛痰作用，起效快，安全性好。该患者为老年人，肝血流量减少，肝细胞合成蛋白质的功能减退，各种酶活性减弱，可使盐酸溴己新在体内的代谢减慢，引起药物蓄积，增加不良反应风险，因此建议选择盐酸氨溴索更为适宜。

## 案例 4

【患者信息】 男，75 岁。

【临床诊断】 脑梗死。

【处方用药】 舒血宁注射液 20ml+5%葡萄糖注射液 250ml　iv.gtt　q.d.

　　　　　　 银杏叶提取物注射液 20ml+0.9%氯化钠注射液 250ml　iv.gtt　b.i.d.

【错误分析】 重复给药。舒血宁注射液为银杏叶或银杏叶提取物经加工制成的灭菌水溶液。银杏叶提取物注射液（5ml）成分为银杏叶提取物 17.5mg，其中银杏黄酮苷 4.2mg。两种药物含有相同成分，功能主治相似，都为扩张血管、改善微循环药物，属于重复给药，两者同时使用可增加不良反应发生风险。

## 案例 5

【患者信息】 女，36 岁。

【临床诊断】 急性胆囊炎；脓毒血症。

【处方用药】 注射用厄他培南 1g+0.9%氯化钠注射液 50ml　iv.gtt　q.d.

　　　　　　 盐酸莫西沙星注射液 0.4g　iv.gtt　q.d.

【错误分析】 抗菌谱重复。根据《急性胆道系统感染的诊断和治疗指南（2021 版）》，急性胆囊炎常见致病菌以大肠埃希菌、肺炎克雷伯菌等革兰氏阴性菌为主，约占 70%，厄他培南与莫西沙星都可覆盖，抗菌谱重复。该患者被诊断为脓毒血症，考虑为胆囊局部感染较重，细菌移位入血导致。在我国，大肠埃希菌、肺炎克雷伯菌对喹诺酮类抗菌药物耐药率较高，因此胆道感染经验性治疗应避免使用喹诺酮类药物。推荐该患者选用厄他培南单药抗感染治疗更为适宜，同时可留取胆汁、血液标本进行微生物学培养，根据药敏结果调整给药方案。

# 第五节　存在药物相互作用

## 案例 1

【患者信息】 女，78 岁。

【临床诊断】 慢性阻塞性肺疾病急性加重；肺炎；心律失常。

【处方用药】 盐酸左氧氟沙星注射液 0.5g　iv.gtt　q.d.

　　　　　　 盐酸胺碘酮片 0.1g　p.o.　q.d.

【错误分析】 存在药物相互作用。左氧氟沙星与ⅠA 类和Ⅲ类抗心律失常药有相互作用，可能对 QT 间期产生累加效应，增加心脏不良事件发生率。患者为阻塞性肺疾病急性加重合并肺炎，根据《中国成人社区获得性肺炎诊断和治疗指南（2016 年版）》，该患者社区发病，年龄大于 65 岁，患有慢性阻塞性肺疾病、心律失常，应考虑肠杆菌科细菌感染的可能，同时还应考虑铜绿假单胞菌感染的可能，建议更换为哌拉西林他唑巴坦、头孢哌酮舒巴坦或厄他培南等。同时可留取痰液培养，结合药敏结果选择敏感抗菌药物。

### 案例 2

【患者信息】 男，48 岁。

【临床诊断】 右股骨颈骨折；尿路感染。

【手术名称】 右髋部人工双极头置换术。

【处方用药】 依诺沙星注射液 0.2g+5%葡萄糖注射液 100ml iv.gtt b.i.d.

氟比洛芬酯注射液 50mg+0.9%氯化钠注射液 100ml iv.gtt q12h.

【错误分析】 存在药物相互作用。依诺沙星可阻断抑制性中枢神经介质 γ-氨基丁酸与受体结合，使神经兴奋阈值降低。氟比洛芬酯为非甾体抗炎药，其代谢产物可使得上述作用加强，诱发惊厥、癫痫和急性脑血管疾病，因此，依诺沙星与氟比洛芬酯存在药物相互作用。建议抗感染药物可选用第二、三代头孢菌素或 β-内酰胺类药物/β-内酰胺酶抑制剂。

### 案例 3

【患者信息】 女，18 岁。有青霉素、头孢菌素、莫西沙星过敏史。

【临床诊断】 EB 病毒感染；阑尾炎；盆腔积液。

【处方用药】 注射用更昔洛韦 250mg+0.9%氯化钠注射液 250ml iv.gtt b.i.d.

注射用亚胺培南西司他丁钠 0.5g+0.9%氯化钠注射液 100ml iv.gtt q6h.

【错误分析】 存在药物相互作用。更昔洛韦与亚胺培南西司他丁联合使用时可产生严重的相互作用，从而引起癫痫大发作。应选用抗菌谱相似的美罗培南、比阿培南等其他碳青霉烯类抗菌药物进行抗感染治疗。

### 案例 4

【患者信息】 女，65 岁。

【临床诊断】 不稳定型心绞痛；冠脉支架术后。

【处方用药】 硫酸氢氯吡格雷片 75mg q.d. p.o.

阿托伐他汀片 20mg q.n. p.o.

注射用奥美拉唑钠 10mg+0.9%氯化钠注射液 100ml iv.gtt q12h.

【错误分析】 存在药物相互作用。氯吡格雷是一种前体药物，需要通过 CYP2C19 在体内转化为活性产物，而奥美拉唑的代谢主要依赖 CYP2C19，两药联用时，奥美拉唑可以抑制氯吡格雷经 CYP2C19 代谢的过程，使其活性代谢物的血药浓度降低，抗血小板作用减弱，增加血栓发生的风险。我国国家食品药品监督管理总局在 2013 年发布的《药品不良反应信息通报》中也提到应警惕 PPI 与氯吡格雷的相互作用。建议可考虑使用泮托拉唑、兰索拉唑等 PPI。

### 案例 5

【患者信息】 女，65 岁。

【临床诊断】 肺曲霉菌病；高脂血症。

**【处方用药】** 注射用伏立康唑 200mg+0.9%氯化钠注射液 100ml iv.gtt q12h.

辛伐他汀片 20mg q.n. p.o.

**【错误分析】** 存在药物相互作用。辛伐他汀经 CYP3A4 代谢，而伏立康唑为 CYP3A4 强抑制剂，二者合用存在相互作用，可使辛伐他汀血药浓度增高，从而导致横纹肌溶解和肝脏损伤的情况发生。辛伐他汀说明书中将使用伏立康唑的患者列为禁忌，应避免联合使用。

## 案例 6

**【患者信息】** 女，68 岁。

**【临床诊断】** 吸入性肺炎；慢性阻塞性肺疾病。

**【处方用药】** 氨茶碱注射液 0.25g+5%葡萄糖注射液 100ml iv.gtt b.i.d.

克林霉素注射液 0.6g+0.9%氯化钠注射液 100ml iv.gtt b.i.d.

**【错误分析】** 存在药物相互作用。克林霉素可抑制 CYP450 酶的活性，与氨茶碱联合使用可降低氨茶碱在肝脏的清除率，使血药浓度升高，甚至出现毒性反应。建议停用克林霉素。根据《中国成人社区获得性肺炎诊断和治疗指南（2016 年版）》，吸入性肺炎多为厌氧菌、革兰氏阴性菌及金黄色葡萄球菌感染，治疗应覆盖以上病原体，并根据患者病情严重程度选择阿莫西林克拉维酸、氨苄西林舒巴坦、莫西沙星、碳青霉烯类等具有抗厌氧菌活性的药物，待痰培养及药敏试验结果回报后进行针对性目标治疗。

## 案例 7

**【患者信息】** 女，74 岁。

**【临床诊断】** 医院获得性肺炎；症状性癫痫。

**【处方用药】** 丙戊酸钠缓释片 1g p.o. q.d.

注射用美罗培南 0.5g+0.9%氯化钠注射液 100ml iv.gtt q6h.

**【错误分析】** 存在药物相互作用。美罗培南与丙戊酸钠联合使用可显著降低丙戊酸钠的血药浓度，有研究显示，这种相互作用可导致丙戊酸血浆浓度在 2 天内降低 60%～100%。丙戊酸钠不能达到有效治疗窗浓度，可以引起癫痫复发。目前美罗培南说明书中使用丙戊酸钠为禁忌证。建议停用美罗培南，根据病原学结果，选用 β-内酰胺类抗生素/β-内酰胺酶抑制剂或第四代头孢菌素等敏感抗菌药物。

## 案例 8

**【患者信息】** 女，61 岁。

**【临床诊断】** 肺炎；抑郁状态。

**【辅助检查】** 2 次双侧肺泡灌洗液细菌培养结果示金黄色葡萄球菌。

**【处方用药】** 利奈唑胺葡萄糖注射液 600mg iv.gtt q12h.

度洛西汀肠溶胶囊 60mg p.o. q.d.

**【错误分析】** 存在药物相互作用。利奈唑胺是可逆的非选择性单胺氧化酶抑制剂，能够抑制单胺氧化酶 A 的活性，抑制 5-羟色胺的代谢，使其代谢途径受阻。度洛西汀作为 5-

羟色胺-去甲肾上腺素再摄取抑制剂,可以抑制突触前膜对5-羟色胺的再摄取,使突触间隙中的5-羟色胺浓度增加。当两种药物同时使用时,可以使突触间隙中的5-羟色胺浓度大量增加,继而使5-羟色胺大量蓄积,过度激活突触后膜上的5-羟色胺受体,导致5-羟色胺综合征,因此应避免联合使用。建议抗菌药物可以选择抗菌谱相似的万古霉素、去甲万古霉素、替考拉宁等进行治疗。

## 案例 9

【患者信息】　男,73岁。

【临床诊断】　慢性阻塞性肺疾病急性发作;Ⅱ型呼吸衰竭;肺炎;肺心病。

【处方用药】　左氧氟沙星氯化钠注射液 0.5g　iv.gtt　q.d.

沙丁胺醇/异丙托溴铵雾化液 2.5ml 雾化吸入 q8h.

多索茶碱注射液 0.3g+0.9%氯化钠注射液 100ml　iv.gtt　q.d.

【错误分析】　两药存在潜在的相互作用。喹诺酮类药物对多索茶碱的药代动力学有影响,二者联合使用,茶碱在体内可能发生蓄积,增加药物不良反应风险,出现茶碱中毒的症状。患者有肺心病,茶碱中毒可引起心肌细胞兴奋,诱发窦性心动过速、心房颤动及心房扑动、房性期前收缩、室性期前收缩等不良反应,建议停用左氧氟沙星,可选择同样能覆盖铜绿假单胞菌的β-内酰胺类抗生素/β-内酰胺酶抑制剂进行抗感染治疗。

## 案例 10

【患者信息】　男,3岁。

【临床诊断】　急性喉炎;鼻窦炎。

【处方用药】　注射用头孢甲肟 1g+0.9%氯化钠注射液 100ml　iv.gtt　q8h.

欧龙马口服滴剂 3ml　p.o.　t.i.d.

【错误分析】　两药存在潜在的相互作用。欧龙马滴剂是以欧龙胆、报春花、酸模、洋接骨木、马鞭草五种植物为主要原料制成的中成药制剂,具有显著的化解分泌物作用,临床用于急性鼻窦炎,该药辅料乙醇的含量为19%,与头孢甲肟可引起双硫仑反应,应避免联合使用。

# 第六节　存在配伍禁忌

## 案例 1

【处方用药】　注射用头孢曲松钠 1g+葡萄糖酸钙注射液 1g+0.9%氯化钠注射液 100ml iv.gtt　b.i.d.

【错误分析】　存在配伍禁忌。头孢曲松钠与含钙的药物存在配伍禁忌,二者配伍时,可在输液容器及输液管中混合产生头孢曲松-钙沉淀物,可阻塞毛细血管、在组织中沉积并形成肉芽肿,如发生在心、脑、肾、肺等重要器官则可致死。建议头孢曲松和葡萄糖酸钙注射液分开配制，并在两组输液之间使用可配伍的溶液充分冲洗输液管。

### 案例 2

【处方用药】 肾康注射液 100ml+10%葡萄糖注射液 250ml+胰岛素注射液 6IU iv.gtt q.d.

【错误分析】 存在配伍禁忌。肾康注射液为中药注射剂，是从中药饮片中提取的，成分比较复杂，且有些蛋白质等大分子物质难以剔除，残留在药液中作为抗原在输注时易引起过敏反应。因此，卫生部在《关于进一步加强中药注射剂生产和临床使用管理的通知》（2008）中明确规定：中药注射剂应单独使用，禁忌与其他药品混合配伍。肾康注射液说明书也明确提示其严禁混合配伍，应单独使用，不得与其他药物在同一容器内混合使用。建议肾康注射液应单独配制使用，不应与胰岛素注射液配伍。同时监测患者血糖波动情况，必要时可单独予以胰岛素治疗。

### 案例 3

【处方用药】 20%甘露醇注射液+地塞米松磷酸钠注射液 10mg iv.gtt q.d.

【错误分析】 存在配伍禁忌。甘露醇注射液在单独使用过程中极易出现液体结晶情况，原因是甘露醇在水中的溶解度为 1∶5.5，所以 20%甘露醇注射液属于饱和溶液，再加上外界温度低下或季节转换等因素影响，20%甘露醇注射液极易形成部分结晶。加入地塞米松可降低甘露醇的溶解度，特别是在 15～20℃范围内降低最明显；同时加入地塞米松可增加甘露醇溶液中的微粒数，加速结晶的产生。建议临床将两种药品分开单独使用，且确保其液体温度在 20℃以上。

### 案例 4

【处方用药】 盐酸氨溴索注射液 30mg+二羟丙茶碱注射液 0.25g+5%葡萄糖注射液 100ml iv.gtt b.i.d.

【错误分析】 存在配伍禁忌。盐酸氨溴索注射液 pH 为 5.0，其游离碱不溶于水，若溶媒的 pH 增高，呈碱性时，氨溴索游离而产生沉淀。二羟丙茶碱注射液 pH 为 4.0～7.0，二者配伍会使氨溴索游离而产生白色沉淀。

### 案例 5

【处方用药】 维生素 $B_6$ 注射液 100mg+地塞米松磷酸钠注射液 5mg+5%葡萄糖注射液 100ml iv.gtt b.i.d.

【错误分析】 存在配伍禁忌。肾上腺皮质激素等药物可增加维生素 $B_6$ 经肾排泄，可引起贫血或周围神经炎，另外，地塞米松注射液 pH 7.0～8.5，维生素 $B_6$ 注射液 pH 2.5～4.0，两者 pH 差异较大，混合后易产生浑浊沉淀、降低效价、增加不良反应。

### 案例 6

【处方用药】 氯化钾注射液 0.5g+中/长链脂肪乳注射液（C6-24）250ml iv.gtt q.d.

【错误分析】　存在配伍禁忌。脂肪乳稳定性主要通过电位屏障、机械屏障进行保护。正常乳粒的平均粒径是 0.4~1μm，每个乳粒表面有大量的负电位，从而使乳粒之间存在同性相斥的现象，使每一个乳粒相互分离。该处方的一价阳离子浓度为 223.5mmol/L。一价阳离子浓度＞150mmol/L 时，会使乳粒间的负电位被阳离子中和，乳粒表面的负电位减少，乳粒间排斥力减弱，导致乳粒之间发生聚集，形成大的乳粒，若乳粒直径＞5μm，很容易形成肺部栓塞。建议使用全营养混合液肠外营养液，以降低阳离子浓度，增加其稳定性。

### 案例 7

【处方用药】　维生素 C 注射液 2g ＋ 复合磷酸氢钾注射液 2ml ＋ 0.9%氯化钠注射液 500ml　iv.gtt　q.d.

【错误分析】　存在配伍禁忌。维生素 C 注射液显酸性，复合磷酸氢钾注射液由磷酸氢二钾和磷酸二氢钾组成，磷酸氢二钾显碱性，pH 为 8.5~9.6，两者 pH 差异大，如果配伍，在碱性条件下，维生素 C 注射液内酯结构水解开环，失去活性。

# 第七节　存在用药禁忌

### 案例 1

【患者信息】　女，36 岁。

【临床诊断】　粒细胞缺乏；肺曲霉病；充血性心力衰竭。

【处方用药】　伊曲康唑注射液 200mg+0.9%氯化钠注射液 50ml　iv.gtt　q.d.

【错误分析】　存在用药禁忌证。临床使用中有伊曲康唑引起心血管事件的报道。在药品说明书中标有黑框警示，在健康志愿者可观察到负性肌力效应，应避免用于心力衰竭的患者，防止心力衰竭加重。FDA 建议左心室功能受损的患者禁用伊曲康唑。该患者患有充血性心力衰竭，存在用药禁忌，为避免引起心力衰竭加重，建议选用其他抗真菌药物进行治疗。

### 案例 2

【患者信息】　女，30 岁。

【临床诊断】　急性细菌性咽炎；扁桃体炎；重症肌无力。

【处方用药】　硫酸依替米星注射液 0.3g　iv.gtt　q.d.
　　　　　　　溴吡斯的明片 60mg　p.o.　t.i.d.

【错误分析】　存在用药禁忌证。重症肌无力患者神经肌肉接头突触后膜乙酰胆碱受体受累，依替米星作为氨基糖苷类抗菌药，具有神经肌肉阻滞作用，使乙酰胆碱浓度降低，从而使重症肌无力症状加重，应避免使用。

## 案例3

【患者信息】 男，7岁，体重28kg。

【临床诊断】 急性阑尾炎。

【处方用药】 替硝唑氯化钠注射液 0.4g iv.gtt q.d.

注射用头孢曲松 1g+0.9%氯化钠注射液 100ml iv.gtt q.d.

【错误分析】 存在用药禁忌证。在长期使用甲硝唑治疗的动物中已观察到致癌性，因此，FDA黑框警告，替硝唑与甲硝唑结构相似，具有相似的生物学作用，可能存在潜在的致癌风险，在12岁以下儿童中使用本品的安全性未被证实，为确保患者用药安全，替硝唑氯化钠注射液说明书中明确标注12岁以下患者禁用。该患者年龄为7岁，因此应用替硝唑氯化钠注射液存在用药禁忌证。

## 案例4

【患者信息】 女，12岁，体重32kg。

【临床诊断】 肺炎。

【处方用药】 左氧氟沙星氯化钠注射液 0.5g iv.gtt q.d.

【错误分析】 存在用药禁忌证。美国和中国的药品说明书中明确规定左氧氟沙星用于小于18岁儿童时，仅可用于炭疽患儿的治疗。因为动物实验表明氟喹诺酮类药物在幼年动物中可诱发不可逆的关节损伤，目前的研究尚未建立儿童使用本品的安全性，因此左氧氟沙星禁用于18岁以下非炭疽患者。

## 案例5

【患者信息】 女，1岁，体重9kg。

【临床诊断】 肺炎；肝损伤。

【处方用药】 注射用头孢曲松钠 0.5g+0.9%氯化钠注射液 50ml iv.gtt q.d.

多烯磷脂酰胆碱注射液 5ml+5%葡萄糖注射液 50ml iv.gtt q.d.

【错误分析】 存在用药禁忌证。多烯磷脂酰胆碱注射液辅料中含有苯甲醇，苯甲醇常作为镇痛剂和抑菌剂加入中药注射剂中，可引起溶血反应、低血压、局部刺激等，说明书中有黑框警示，3岁以下儿童禁用。

## 案例6

【临床诊断】 癫痫。

【处方用药】 脑蛋白水解物 20ml+0.9%氯化钠注射液 250ml iv.gtt q.d.

丙戊酸钠缓释片 1g p.o. q.d.

【错误分析】 脑蛋白水解物存在用药禁忌证。脑蛋白水解物为一种大脑所特有的肽能神经营养药物。能以多种方式作用于中枢神经，调节和改善神经元的代谢，促进突触的形成，诱导神经元的分化，并进一步保护神经细胞免受各种缺血和神经毒素的损害。该患者诊断为癫痫，由于脑蛋白水解物干预神经元的代谢有诱发癫痫的可能，对于癫痫患者，建议不宜使用脑蛋白水解物。

### 案例 7

【患者信息】　女，32 岁，妊娠 16 周。

【临床诊断】　急性胆囊炎；肝损伤。

【处方用药】　注射用厄他培南 1g+0.9%氯化钠注射液 50ml　iv.gtt　q.d.

注射用硫普罗宁 0.2g+5%葡萄糖注射液 250ml　iv.gtt　q.d.

【错误分析】　存在用药禁忌证。根据 FDA 妊娠分级，硫普罗宁属于 C 类（可能有害）。在美国普通人群中，临床公认妊娠中重大出生缺陷和流产的背景风险分别为 2%～4%和 15%～20%。在实验动物研究中，高剂量的硫普罗宁被证明会干扰妊娠的维持和胎儿的活力。目前还未对孕妇群体进行恰当且良好的对照研究，只有当潜在获益高于对胎儿可能的风险时，才可以在妊娠期间使用硫普罗宁。为保障妊娠妇女的用药安全，减少妊娠期用药不良反应，药品说明书中规定，妊娠期妇女禁用本品。建议患者使用异甘草酸镁注射液等妊娠分级为 B 类的保肝药物进行治疗，以减少不良反应发生，保障妊娠期用药安全。

# 第八节　溶媒的选择、用法用量不适宜

### 案例 1

【处方用药】　蔗糖铁注射液 100mg+10%葡萄糖注射液 250ml　iv.gtt　q.d.

【错误分析】　溶媒选择不适宜。蔗糖铁注射液是一种无菌的氢氧化铁胶体溶液和蔗糖水溶液复合注射液，其中更是加入了氢氧化钠以调节 pH，20℃时 pH 为 10.5～11.1，是一种碱性较强的溶液，而葡萄糖注射液 pH 在 3.2～5.5，属于酸性物质，若二者混合则会发生酸碱中和反应，轻则影响蔗糖铁注射液的稳定性，重则使蔗糖铁注射液失效或发生不良反应，所以蔗糖铁注射液静脉滴注时只能与 0.9%氯化钠注射液混合使用，不能使用 10%葡萄糖注射液。蔗糖铁注射液用量不适宜，100mg 蔗糖铁注射液最多使用 100ml 的 0.9%氯化钠注射液，出于稳定性考虑，不允许浓度过低，建议更换溶媒并保证适宜的终浓度。

### 案例 2

【处方用药】　氟罗沙星注射液 0.2g+0.9%氯化钠注射液 250ml　iv.gtt　q.d.

【错误分析】　溶媒选择不适宜。氟罗沙星化学结构中含有喹啉环骨架，而且含有 3 个氟原子。该结构可与氯离子结合发生螯合反应，生成大分子螯合物沉淀，从而使氟罗沙星含量降低，治疗作用减弱。此外，不溶性微粒增多，输注入体内后还会引起血管栓塞。因此，氟罗沙星禁止用含有氯离子的溶液（氯化钠注射液、葡萄糖氯化钠注射液、复方氯化钠注射液等）稀释。氟罗沙星注射液建议加入 5%葡萄糖注射液 250ml 中，避光静脉缓慢滴注。

### 案例 3

**【处方用药】** 通关藤注射液 40ml + 0.9%氯化钠注射液 250ml iv.gtt q.d.

**【错误分析】** 溶媒选择不适宜。通关藤注射液为中药注射液，它是从植物、动物和矿物等药材中提取而成的，其中含有微量鞣质、蛋白质、树脂及淀粉等杂质。若与氯化钠注射液、复方氯化钠注射液等电解质输液配伍，这些微量杂质因为盐析作用形成溶解度较小的络合物，导致混合溶液中微粒增加，会增加输液反应发生的概率。通关藤注射液和 0.9%氯化钠注射液配伍使用时，因盐析作用而产生不溶性微粒，故应采用葡萄糖注射液作为溶媒。

### 案例 4

**【处方用药】** 硫辛酸注射液 0.6g + 5%葡萄糖注射液 250ml iv.gtt q.d.

**【错误分析】** 溶媒选择不适宜。硫辛酸注射液常以焦亚硫酸钠或亚硫酸氢钠作为抗氧剂，以辅料成分加入到注射剂中。硫辛酸注射液与 5%葡萄糖注射液可发生硫基或二硫键的反应，生成乳白色浑浊物，因此应使用 0.9%氯化钠注射液作为溶媒。

### 案例 5

**【处方用药】** 夫西地酸钠 0.5g+5%葡萄糖注射液 250ml iv.gtt t.i.d.

**【错误分析】** 溶媒选择不适宜。夫西地酸钠直接加入溶媒中，在一定条件下会导致溶解度降低并有析出，需要先用专配的缓冲溶液溶解，再将溶解后的溶液转移至溶媒中稀释静脉滴注。5%葡萄糖注射液 pH 过低，可出现溶解不完全。建议用专配的缓冲溶液（pH＞7.0）稀释后，再加入 250ml 氯化钠注射液中滴注。

### 案例 6

**【处方用药】** 注射用雷贝拉唑钠 40mg+5%葡萄糖注射液 250ml iv.gtt b.i.d.

**【错误分析】** 溶媒品种选择及溶媒用量均不适宜。雷贝拉唑的 pH 为 11.0～12.5，应选用 pH 较高的 0.9%氯化钠注射液来配输液，体积以 100ml 为宜，配伍后输液的 pH 为 9.9 左右，人体可耐受。溶媒体积为 250ml 时，配制后的溶液 pH 偏低，增加了溶液不稳定性，滴注时间延长时容易降解。应选用 0.9%氯化钠注射液 100ml 作为溶媒，以保证配制后药物的安全性及稳定性。

### 案例 7

**【处方用药】** 注射用阿奇霉素 0.5g+0.9%氯化钠注射液 250ml iv.gtt q.d.

**【错误分析】** 稀释溶媒不适当。应当采取两步稀释法。先用 4.8ml 的灭菌注射用水复溶成 100mg/ml 的阿奇霉素溶液，然后再加入 0.9%氯化钠注射液或 5%葡萄糖注射液中制备成 1.0～2.0mg/ml 的阿奇霉素溶液。因为阿奇霉素的溶解受到溶液 pH 和电解质的影响，如果直接用 0.9%氯化钠注射液或 5%葡萄糖注射液会增加不溶性的晶体，易导致注射部位的炎症反应，造成患者注射部位的疼痛。使用灭菌注射用水稀释待充分溶解后，能减少不溶性晶体的产生。进而减少不良反应的发生。建议医生按照阿奇霉素说明书的用药指导修改医嘱为注射用阿奇霉素　0.5g+灭菌注射用水　4.8ml+0.9%氯化钠注射液　250ml iv.gtt　q.d.。

### 案例 8

【处方用药】　依达拉奉注射液 30mg+5%葡萄糖注射液 100ml　iv.gtt　b.i.d.

【错误分析】　溶媒选择不适宜。依达拉奉与含糖成分的溶液配伍易使之浓度下降，导致药效降低，因此应选用 0.9%氯化钠注射液作为溶媒。

### 案例 9

【处方用药】　依达拉奉注射液 30mg+0.9%氯化钠注射液 500ml　iv.gtt　b.i.d.

【错误分析】　溶媒用量不适宜。依达拉奉 30 分钟内滴完可以达到给药速率和消除速率的平衡，从而达到并维持稳定血药浓度和较高的脑脊液药物浓度，使用 500ml 的溶媒量过大，正常情况下，成人使用的滴速是每分钟 40～60 滴，30 分钟大概静脉滴注 80～120ml，500ml 溶媒 30 分钟内无法滴完，建议使用 100ml 的溶媒。

### 案例 10

【处方用药】　注射用亚胺培南西司他丁钠 1g+0.9%氯化钠注射液 100ml　iv.gtt　b.i.d.

【错误分析】　溶媒用量不适宜。根据注射用亚胺培南西司他丁钠说明书中对静脉滴注溶液的配制要求，每 0.5g 亚胺培南西司他丁钠需使用 100ml 溶媒稀释，配制成终浓度为 5mg/ml 的溶液，缓慢滴注给药。该患者的用药剂量是 1.0g，使用 0.9%氯化钠注射液 100ml 进行稀释，配制后的终浓度为 10mg/ml，为说明书要求的配制浓度的 2 倍。2010 年卫生部出台的《静脉用药集中调配质量管理规范》明确指出，静脉用药集中配制的成品输液需严格按照说明书的浓度要求配制，配制浓度应该在标准浓度范围内。浓度过高时，放置后极易析出难溶性微粒，出现浑浊。结合以上原因，建议临床医生按照说明书推荐的终浓度要求选择适宜的溶媒剂量，使用 0.9%氯化钠注射液 200ml 进行稀释，保证成品输液的质量。

### 案例 11

【处方用药】　多烯磷脂酰胆碱注射液 10ml+0.9%氯化钠注射液 100ml　iv.gtt　q.d.

【错误分析】　溶媒选择不适宜。由于多烯磷脂酰胆碱注射液的主要成分是亚油酸、亚麻酸和油酸，会与强电解质溶液（如 0.9%氯化钠注射液、林格液等）产生沉淀反应，破坏乳化剂，使脂肪凝聚进入血液，导致微血管栓塞。建议多烯磷脂酰胆碱只可用不含电解质的注射液（如 5%葡萄糖注射液、10%葡萄糖注射液、5%木糖醇注射液）稀释。

### 案例 12

【处方用药】　注射用七叶皂苷钠 10mg+果糖注射液（250ml∶12.5g）iv.gtt　q.d.

【错误分析】　溶媒选择不适宜。果糖是一种还原性糖，与碱性植物提取物七叶皂苷配伍时，溶液 pH 发生明显改变，其多羟基酮经烯醇化形成醛糖并发生裂解，建议使用 10%

葡萄糖注射液或 0.9%氯化钠注射液作为溶媒。

### 案例 13

【处方用药】 注射用阿莫西林钠克拉维酸钾 1.2g+转化糖注射液 250ml iv.gtt q8h.

【错误分析】 溶媒选择不适宜。阿莫西林钠克拉维酸钾在含有葡萄糖的溶液中不稳定，而转化糖注射液是由等量的葡萄糖与果糖混合制成的复方注射剂。因此阿莫西林钠克拉维酸钾与转化糖注射液配伍使用时稳定性降低，避免一起使用。为保证临床安全性、有效性，建议使用 0.9%氯化钠注射液作为溶媒。

### 案例 14

【处方用药】 参麦注射液 40ml+0.9%氯化钠注射液 250ml iv.gtt q.d.

【错误分析】 溶媒选择不适宜。参麦注射液偏酸性，与 0.9%氯化钠注射液配伍，pH 改变，稳定性降低。建议使用说明书中推荐的溶媒 5%葡萄糖注射液，保证药物稳定性，保证临床疗效，避免不良反应发生。

# 第九节　给药的速度不适宜

### 案例 1

【处方用药】 注射用两性霉素 B 50mg+5%葡萄糖注射液 500ml iv.gtt q.d.（滴注 1 小时）

【错误分析】 滴注速度不适宜。两性霉素 B 通过 Toll 样受体 1、2 和 CD14 刺激先天性免疫细胞产生促炎性细胞因子，可能引起寒战、发热等输液相关药物不良反应，而缓慢滴注可有效降低输液反应的发生率。临床应用两性霉素 B 时，应避光缓慢静脉滴注，滴注时间需在 6 小时以上。该医嘱两性霉素 B 滴注时间为 1 小时，滴注速度过快。

### 案例 2

【处方用药】 盐酸万古霉素 500mg+灭菌注射用水 10ml+0.9%氯化钠注射液 250ml iv.gtt q6h.（滴注 30 分钟）

【错误分析】 滴注速度不适宜。快速注射或短时间内静脉滴注盐酸万古霉素可使组胺释放出现红人综合征（面部、颈部、躯干红斑性充血、瘙痒等）、低血压等副作用，所以每次静脉滴注应在 60 分钟以上。该医嘱应调整滴注时间大于 60 分钟。

### 案例 3

【处方用药】 注射用尤瑞克林 0.15 PNA+0.9%氯化钠注射液 100ml iv.gtt q.d.（滴注 30 分钟）

【错误分析】 滴注速度不适宜。尤瑞克林滴注时间小于 50 分钟，部分反应敏感患者，在使用过程中会出现血压明显下降。该组医嘱应调整滴注时间大于 50 分钟。以避免出现严重不良反应。

## 案例 4

【处方用药】　中/长链脂肪乳（C6-24）注射液 50g iv.gtt q.d.（滴注 3 小时）

【错误分析】　滴注速度不适宜。脂肪超载综合征为脂肪廓清能力下降所致，可有嗜睡、发热、呼吸急促、心率加快、血压升高或降低、血小板水平降低、贫血、高脂血症、肝功能异常及昏迷等临床表现。停止输注脂肪乳剂后，上述症状多可消退。脂肪超载综合征的主要原因可归结为两个方面：其一，患者本身的脂肪廓清能力正常，而脂肪乳剂使用过量；其二，脂肪乳剂常量使用，但患者本身的脂肪廓清能力下降。滴注速度过快也会致脂肪廓清能力不足。因此脂肪乳的滴注速度应控制在 1.2～1.7mg/（kg·min）以下，每日总滴注时间不应短于 12 小时。与此同时应避免单瓶形式输注脂肪乳剂或短时间内快速滴注。

## 案例 5

【处方用药】　注射用阿奇霉素 0.5g+0.9%氯化钠注射液 250ml iv.gtt q.d.（滴注 30 分钟）

【错误分析】　滴注速度不适宜。阿奇霉素呈碱性，静脉滴注速度过快可对血管产生局部刺激，引起疼痛、水肿，甚至引起静脉炎。此外，阿奇霉素可使胃动素水平升高，与相应受体结合，可引起恶心、呕吐等消化系统不良反应。有研究显示，滴注速度与阿奇霉素的不良反应显著相关。减慢阿奇霉素滴注速度可降低上述不良反应发生的概率，因此，建议静脉滴注时间不少于 1 小时。

## 案例 6

【处方用药】　参麦注射液 100ml+5%葡萄糖注射液 250ml iv.gtt q.d.（滴注 1 小时）

【错误分析】　滴注速度不适宜。参麦注射液应缓慢滴注，否则短时间内血药浓度急剧升高，可引起神经系统、消化系统不良反应，甚至还可能诱发超敏反应。建议参麦注射液静脉滴注速度控制在每分钟 40～60 滴，滴注时间控制在 1.5 小时左右。

## 案例 7

【处方用药】　骨瓜提取物注射液 100mg+0.9%氯化钠注射液 250ml iv.gtt q.d.（滴注 1 小时）

【错误分析】　滴注速度不适宜。骨瓜提取物注射液成分复杂、含有异种动物蛋白、辅料右旋糖酐 40，可引起过敏性休克、急性过敏反应等严重不良反应。为避免发生严重不良反应，建议滴注时速度最好控制在 30 滴/分，相当于每分钟 2ml，250ml 液体量输注时间应为 2 小时。

## 案例 8

【处方用药】　舒肝宁注射液 10ml+10%葡萄糖注射液 250ml iv.gtt q.d.（滴注 30 分钟）

【错误分析】　滴注速度不适宜。舒肝宁注射液为复方制剂，由黄芩苷、茵陈、栀子、板蓝根和灵芝的提取物制成，成分复杂。其中黄芩苷、茵陈、栀子等成分可作为致敏原进入人体，刺激机体产生过敏反应。说明书提示用药后可发生各种类型过敏反应，如皮疹、皮肤瘙痒、发热、面红等。据文献报道，因舒肝宁注射液致过敏以速效型为主，严重病例占比高达31.8%。因此，建议使用时应缓慢滴注，推荐以40～60滴/分的速度进行静脉滴注。

### 案例9

【处方用药】 注射用夫西地酸钠 0.5g+0.9%氯化钠注射液 250ml iv.gtt t.i.d.（滴注 1小时）

【错误分析】 滴注速度不适宜。注射用夫西地酸钠滴注速度过快，注射用夫西地酸钠静脉给药可能导致血栓性静脉炎和静脉痉挛。建议滴注时间不应少于2～4小时。

### 案例10

【处方用药】 盐酸克林霉素注射液 1.2g+0.9%氯化钠注射液 250ml iv.gtt b.i.d.（滴注 30分钟）

【错误分析】 滴注速度不适宜。克林霉素注射液静脉给药速度过快。克林霉素快速静脉滴注可引起血压下降、心搏骤停等严重心血管和呼吸抑制的不良反应。2009年3月发布的《药品不良反应信息通报》中指出，应"警惕克林霉素注射剂的严重不良反应"。同时建议静脉使用该药时，应避免剂量过大、滴注速度过快、浓度过高。为避免克林霉素注射液使用过程中产生严重过敏反应，临床使用克林霉素注射液时，应严格遵照药品说明书的用法用量，注意滴注速度。该药说明书中用法用量为克林霉素600mg加入100ml输液中，至少滴注20分钟。该处方使用1.2g该药物，故建议输注时间则应在40分钟以上。

### 案例11

【处方用药】 莫西沙星注射液 0.4g iv.gtt q.d.（滴注 1小时）

【错误分析】 滴注速度不适宜。莫西沙星输注速度过快可引起 QT 间期延长，可能导致室性心律失常的风险增加，甚至发生尖端扭转型室性心动过速。建议滴注时间不少于90分钟。

# 第十节 医嘱录入错误

### 案例1

【处方用药】 注射用奥美拉唑钠 40mg+0.9%氯化钠注射液 100 袋 iv.gtt b.i.d.
【错误分析】 医嘱录入错误。将 0.9%氯化钠注射液 100ml 错录成 100 袋。

### 案例2

【处方用药】 注射用奥美拉唑钠 1mg+0.9%氯化钠注射液 100ml iv.gtt b.i.d.
【错误分析】 医嘱录入错误。将注射用奥美拉唑钠 1 支错录成 1mg。

## 案例 3

【处方用药】　异甘草酸镁注射液 40mg+0.9%氯化钠注射液 250ml　iv.gtt　b.i.d.

【错误分析】　医嘱录入错误。将异甘草酸镁注射液 40ml 错录成 40mg。

## 案例 4

【处方用药】　注射用夫西地酸钠 500g+0.9%氯化钠注射液 250ml　iv.gtt　t.i.d.

【错误分析】　医嘱录入错误。将注射用夫西地酸钠 500mg 错录成 500g。

## 案例 5

【处方用药】　肾康注射液 100 支+0.9%氯化钠注射液 250ml　iv.gtt　q.d.

【错误分析】　医嘱录入错误。将肾康注射液 100ml 错录成 100 支。

## 案例 6

【处方用药】　注射用二丁酰环磷腺苷钙 40mg+5%葡萄糖注射液 100ml+注射用血塞通 400mg+0.9%氯化钠注射液 250ml　iv.gtt　q.d.

【错误分析】　医嘱录入错误。将注射用二丁酰环磷腺苷钙 40mg+5%葡萄糖注射液 100ml 与注射用血塞通 400mg+0.9%氯化钠注射液 250ml 两组医嘱关联在一起。

## 案例 7

【处方用药】　注射用奥美拉唑钠 40mg+注射用奥美拉唑钠 40mg+0.9%氯化钠注射液 100ml　iv.gtt　b.i.d.

【错误分析】　医嘱录入错误。将注射用奥美拉唑钠 40mg 重复录入。

## 参 考 文 献

陈孝平，汪建平，赵继宗，2018. 外科学. 第 9 版. 北京：人民卫生出版社.

杜光，赵杰，卜书红，等，2019. 雾化吸入疗法合理用药专家共识（2019 年版）. 医药导报，38（2）：135-146.

国家卫生健康委办公厅，国家中医药管理局办公室，2021. 流行性感冒诊疗方案（2020 年版）. 中国病毒病杂志，11（1）：1-5.

国家药品不良反应监测中心，2016. 药品不良反应信息通报——警惕注射用单磷酸阿糖腺苷严重不良反应及超适应证用药风险. 中国药物警戒，13（6）：381.

何聪，黄崎峰，2022. 维生素 K₁ 严重皮肤过敏致相关性死亡 1 例. 临床合理用药杂志，15（22）：161-163.

何志超，伍俊妍，邱凯锋，2015. 万古霉素个体化给药临床药师指引. 今日药学，25（2）：78-82.

孔旭东，王晓星，陈玥，等，2022. 两性霉素 B 不同制剂的药学特性和临床应用. 临床药物治疗杂志，20（7）：7-12.

刘留成，赵俊，2009. 注射用雷贝拉唑钠与常见输液的配伍稳定性. 中国药师，12（1）：75-77.

刘胜，陈敏，涂远珍，2022. 基于前置审核系统优化的三唑类抗真菌药与他汀类药物相互作用精细化审核. 药学实践杂志，40（2）：175-179.

罗序睿，黄亮，2022. 氨基己酸临床用药的研究现状. 中国临床药理学杂志，38（16）：1967-1971，1976.

马雪英，熊代琴，余永强，等，2019. 维生素 $K_1$ 注射液安全警戒信号的挖掘与评价. 中南药学，17（1）：117-121.

孟超，吴玉琳，郑双艳，等，2020. 伊曲康唑致心力衰竭 1 例. 中国药物应用与监测，17（2）：128-130.

瞿介明，曹彬，2016. 中国成人社区获得性肺炎诊断和治疗指南（2016 年版）. 中华结核和呼吸杂志，39（4）：253-279.

万古霉素临床应用剂量专家组，2012. 万古霉素临床应用剂量中国专家共识. 中华传染病杂志，30（11）：641-646.

王娟，陈艳华，王燕，2021. 儿童输注夫西地酸钠致静脉炎的风险管理研究进展. 药物评价研究，44（10）：2274-2279.

王涛，梁苗苗，崔丽贤，等，2022. 静脉药物体外相互作用发生机制及配伍禁忌文献分析. 中国药物滥用防治杂志，28（1）：113-121.

杨惠，陈泽莲，苏兰，等，2017. 多烯磷脂酰胆碱注射液配伍禁忌的文献分析. 中国药师，20（6）：1104-1105，1122.

杨伶俐，李春燕，徐帆，2015. 地塞米松注射液对甘露醇注射制剂稳定性的影响. 中国药业，24（22）：43-45.

张碧青，卢佩霞，2011. 果糖及其相关溶媒的合理应用. 医学综述，17（3）：447-449.

张菁，吕媛，于凯江，等，2018. 抗菌药物药代动力学/药效学理论临床应用专家共识. 中华结核和呼吸杂志，41（6）：409-446.

赵燕菊，马安翠，2021. 某院前列地尔注射液临床应用持续整改情况分析. 临床合理用药杂志，14（25）：8-11.

郑滑，翟留群，付海尔，等，2019. 注射用盐酸氨溴索在儿科的临床应用分析. 中国现代医药杂志，21（7）：92-95.

中华人民共和国卫生部，国家食品药品监督管理局，国家中医药管理局，2009. 卫生部、国家食品药品监督管理局、国家中医药管理局关于进一步加强中药注射剂生产和临床使用管理的通知（卫医政发[2008]71号）. 中华人民共和国卫生部公报，（2）：64-65.

中华人民共和国国家卫生健康委员会，2021. 质子泵抑制剂临床应用指导原则（2020 年版）. 中国实用乡村医生杂志，28（1）：1-9.

中华医学会感染病学分会，肝脏炎症及其防治专家共识专家委员会，2014. 肝脏炎症及其防治专家共识. 中华临床感染病杂志，7（1）：4-12.

中华医学会外科学分会胆道外科学组，2021. 急性胆道系统感染的诊断和治疗指南（2021 版）. 中华外科杂志，59（6）：422-429.

Hisham M, Sivakumar MN, Nandakumar V, et al, 2016. Linezolid and rasagiline—A culprit for serotonin syndrome. Indian J Pharmacol, 48（1）：91-92.